utb 2239

Eine Arbeitsgemeinschaft der Verlage

Brill | Schöningh – Fink · Paderborn
Brill | Vandenhoeck & Ruprecht · Göttingen – Böhlau · Wien · Köln
Verlag Barbara Budrich · Opladen · Toronto
facultas · Wien
Haupt Verlag · Bern
Verlag Julius Klinkhardt · Bad Heilbrunn
Mohr Siebeck · Tübingen
Narr Francke Attempto Verlag – expert verlag · Tübingen
Psychiatrie Verlag · Köln
Ernst Reinhardt Verlag · München
transcript Verlag · Bielefeld
Verlag Eugen Ulmer · Stuttgart
UVK Verlag · München
Waxmann · Münster · New York
wbv Publikation · Bielefeld
Wochenschau Verlag · Frankfurt am Main

Klaus Fischer

Einführung in die Psychomotorik

Mit 44 Abbildungen und 13 Tabellen
5., durchgesehene Auflage

Ernst Reinhardt Verlag München

Prof. em. Dr. *Klaus Fischer,* war Universitätsprofessor und Leiter des Arbeitsbereiches Bewegungserziehung und Bewegungstherapie an der Humanwissenschaftlichen Fakultät der Universität zu Köln, Department Heilpädagogik und Rehabilitation.

Bibliografische Information der Deutschen Nationalbibliothek

Die Deutsche Nationalbibliothek verzeichnet diese Publikation in der Deutschen Nationalbibliografie; detaillierte bibliografische Daten sind im Internet über <http://dnb.d-nb.de> abrufbar.

UTB-Band-Nr.: 2239
ISBN 978-3-8252-6178-8
5. Auflage

Printed in EU
Einbandgestaltung: Atelier Reichert, Stuttgart
Cover unter Verwendung eines Fotos von © philippe Devanne/Fotolia
Abbildung 12a und b im Innenteil wurden erstellt von Roland Seeger/FFS, Hohenahr
Satz: Bernd Burkart; www.form-und-produktion.de

Ernst Reinhardt Verlag, Kemnatenstr. 46, D-80639 München
Net: www.reinhardt-verlag.de E-Mail: info@reinhardt-verlag.de

Inhalt

Hinweise zur Benutzung dieses Lehrbuches

Zur schnelleren Orientierung werden in den Randspalten Piktogramme benutzt, die folgende Bedeutung haben:

Literaturempfehlung

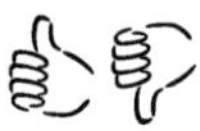

Pro/Contra, Kritik

Fallbeispiel

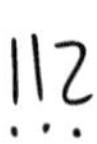

Übungsaufgaben

Vorwort zur vierten Auflage

Die grundlegend überarbeitete und in großen Teilen ergänzte vierte Auflage dieser Einführung erscheint zu einem Zeitpunkt, an dem sich das Fachgebiet der Psychomotorik einerseits im Feld von Bildung, Förderung und Gesundheit und im Aus-, Fort- und Weiterbildungssektor etabliert hat, andererseits erfordert die aktuelle interdisziplinäre Körper- und Bewegungsdebatte verschiedener Fachdisziplinen Aufmerksamkeit und eine eigene (Neu-)Positionierung. Bewegung und Körperlichkeit haben im internationalen Fachdiskurs in den 2000er Jahren eine erhöhte Aufmerksamkeit erfahren (Marshall 2015, 2016). Gegenwärtig etabliert sich interdisziplinär ein dynamisch-systemisches Entwicklungsverständnis (Witherington 2015), das Bewegung und Körperlichkeit eine fundamentale und verbindende Bedeutung für alle Entwicklungsbereiche zuschreibt (Krist 2006; Fogel 2011; Shepherd 2017). Genau dieses ist der Hauptbegründungsstrang für das psychomotorische Paradigma. Es geht darum, die Wechselwirkung von Bewegung, Kognition und sozial-emotionaler Kompetenz zu verstehen und für Prozesse der (kindlichen) Bildung und Entwicklungsförderung zu nutzen (Berthoz 2000; Kastner 2010). International hat sich dafür der Begriff „embodiment" (Körperlichkeit) etabliert. Die neue Debatte um Körper und Bewegung weist der psychomotorischen Entwicklung eine integrierende Bedeutung zu (Krist 2006; Weber 2017).

Der Begriff Psychomotorik betont innerhalb der Fachdiskurse über die menschliche Motorik den engen Zusammenhang von Wahrnehmen, Erleben, Erfahren und Handeln in sozial-ökologischer Einbettung. Es sind dies die Schlüsselbegriffe und Gegenstandsbereiche, über die Selbstbildungsprozesse, Entwicklungsförderung und psychomotorische Gesundheitsförderung über die Entwicklungsspanne in vielen Anwendungsfeldern unseres Bildungs-, Hilfe- und Gesundheitssystems wirksam werden. In diesem Verständnis hat sich das Fach seit den 1950er Jahren als pädagogisch-therapeutisches Konzept entwickelt, das ebenfalls von der Wechselwirkung psychischer und motorischer Prozesse ausgeht und diese in einen Bezug zur menschlichen Persönlichkeitsentwicklung stellt (Eggert 1994/2008; Reichenbach 2011; Zimmer 2012; Fischer 2015a; Krus 2015a; Kuhlenkamp 2017).

Das neue Lehrbuch gibt einen Überblick über die zahlreichen Mosaiksteine der psychomotorischen Konzeptdiskussion in der Theorie und den Praxisfeldern und leistet somit einen Beitrag zum Implementationsprozess des Faches. Die Kapitelfolge bearbeitet die Historie und Quellenbezüge des Faches, die Schlüsselbegriffe, die entwicklungstheoretische Grundlegung und die Ausrichtung zwischen Pädagogik und Therapie einerseits sowie die Anwendung auf die verschiedenen Handlungsfelder von der Frühförderung bis zur Psychomotorik im Alter (Motogeragogik) andererseits. Das Kapitel Motodiagnostik, Evaluation und Wirkungsforschung sowie eine Adressenliste von nationalen und internationalen Vereinigungen, Hoch- und Fachschulausbildungen und Weiterbildungsakademien beschließen die Fachübersicht. Die Grundstruktur der vorliegenden Einführung ist gegenüber der letzten Ausgabe beibehalten, alle Teile aktualisiert und um diese Themen ergänzt worden:

- die Embodimentdebatte
- die Spielthematik in der Psychomotorik
- den Stellenwert der psychomotorischen Diagnostik
- Naturerfahrung und Spielraumgestaltung
- Bewegung in der Kindheitsforschung
- das Konzept der Bewegungsbaustelle
- Wirksamkeitsforschung in der Psychomotorik
- viele Bezüge und Quellen aus dem reichhaltigen Repertoire psychomotorischer Publikationen zu den Handlungsfeldern

Die Praxisthemen der Psychomotorik und ihre theoretischen Begründungszusammenhänge sind heute fester Bestandteil zahlreicher Ausbildungsgänge auf Fachschul-, Hochschul- und Universitätsebene. In vielen Studienschwerpunkten zur Kindheits-, Sozial-, Heil- und Sportpädagogik, aber auch zur Physio-, Ergo- und Sprachtherapie finden psychomotorische Themen Berücksichtigung; an vier Universitäten des deutschsprachigen Raumes (Köln, Marburg, Wien, Zürich) sind forschungsorientierte Masterschwerpunkte entstanden.

Dieses Lehrbuch möchte verschiedene interdisziplinäre Diskussionsstränge und Zusammenhänge verdeutlichen und mit dem psychomotorischen Fachdiskurs in Beziehung setzen. Sie eröffnet damit Möglichkeiten, dem gewachsenen Bedarf an fachlich-wissenschaftlicher Grundlegung für Abschluss- und Prüfungsarbeiten (z.B. Bachelor, Master) zu entsprechen.

Köln, im November 2018 — Klaus Fischer

1 Historie und Entwicklung der Psychomotorik

1.1 Ursprünge

Ein Konzept entsteht nicht plötzlich aus dem Nichts heraus, sondern es erwächst aus einem praxeologischen Hintergrund. Praxeologisch heißt praxisbezogen: Das Erkenntnisinteresse des Wissenschaftlers ist primär erfahrungs- und praxisfeldbezogen. Erst in einem zweiten Schritt wird der Versuch unternommen, durch Theorieanleihen eine Stimmigkeit des Theorie-Praxis-Verhältnisses herzustellen und das eigene fachliche Handeln zu begründen (Hölter 1998). Ein Konzept entwickelt sich also prozesshaft aus verschiedenen Ideen, Erfahrungen und Theoremen, die zusammengefasst, geordnet und weiterentwickelt werden. **Konzeptbildung**

Einen solchen Entwicklungsweg hat das psychomotorische Konzept genommen. Versucht man die Quellen der Psychomotorik zu beleuchten, so wird man feststellen, dass das Ideengut, das in die Psychomotorik eingeflossen ist, einer langen Tradition heil-, sonder- und sportpädagogischer Vorstellungen über die Bedeutung der Bewegung für die Förderung von Kindern, insbesondere entwicklungsbeeinträchtigten Kindern, entspricht. Das ursprüngliche Konzept der psychomotorischen Übungsbehandlung von Kiphard und Hünnekens nimmt also Anleihen bei der Leibeserziehung und Gymnastikbewegung, der Sinnes- und Bewegungsschulung und der rhythmischen Erziehung und macht Elemente für die individuelle Förderung motorisch beeinträchtigter Kinder nutzbar.

> „Die großen Erfolge der Psychomotorischen Übungsbehandlung und Erziehung in der Förderung beeinträchtigter Kinder, die zu der großen Verbreitung dieser Methode führten, sind sicherlich darauf zurückzuführen, daß sie in besonderer Weise die enge Verbindung von Wahrnehmen, Bewegen, Denken und Erleben betonte und in das Zentrum praktischer Arbeit stellte" (Irmischer 1993, 9).

Kiphard beobachtet in der kinder- und jugendpsychiatrischen Klinikpraxis, dass viele seiner Patienten Beeinträchtigungen in ihren Wahrnehmungs- und Bewegungsmustern aufweisen und versucht ihnen die **Sinneserziehung**

Möglichkeit zu geben, Entwicklungsprozesse nachzuholen. Praktische Anregungen und theoretische Begründung holt er sich aus den Arbeiten von Maria Montessori sowie Itard und Seguin. Bereits in der ersten Hälfte des 19. Jahrhunderts publizieren diese ihre Ideen, dass die Förderung von Wahrnehmung und Bewegung einen entscheidenden Einfluss auf die Erziehung von Kindern nehmen kann. Aus seinen erzieherischen Experimenten mit Victor, einem „wilden" Jungen, der in den Wäldern Südfrankreichs aufgewachsen ist, entwickelt der französische Arzt Jean Itard eine Erziehungsmethode, bei der die Sinneserziehung einen wichtigen Platz einnimmt. Er versucht die „scheinbare Idiotie des Kindes" zu heilen, indem er über gezielte Übungen die Entwicklung der Sinnesfunktionen, der intellektuellen und der affektiven Fähigkeiten des Jungen fördert. Itard findet heraus, dass eine isolierte Stimulation der Sinne sich positiv auf deren Entwicklung auswirkt. Dieses Prinzip der Förderung empfehlen später auch Maria Montessori und Kiphard. Seguin greift die Ideen von Itard auf und erweitert das Anwendungskonzept: Er vermutet, dass die intellektuellen Fähigkeiten des Menschen auf der Wahrnehmungsentwicklung aufbauen. In der Konsequenz entwickelt er ein Fördersystem spezieller Übungen (etwa Tast- und Geschicklichkeitsübungen, Übungen zur Förderung des Gehörs, des Gesichts- und des Geschmackssinns) und besondere Materialien zur Schulung von Nerven, Muskeln und der Sinne als Grundlage der Entwicklung von Intellekt und Wille.

> „Wenn Seguin als Voraussetzung für eine gezielte Förderung die Analyse der psychologischen und physiologischen Voraussetzungen der Kinder fordert, so erkennt er bereits den Wert dessen, was später als Diagnostik beschrieben wird" (Irmischer 1993, 10).

Maria Montessori greift die Ideen der beiden Franzosen auf und integriert sie in ihr differenziertes Erziehungskonzept. Sie stellt die Erziehung der Sinne und der Bewegung in den Vordergrund und entwickelt dazu vielfältige Sinnesmaterialien. So betont sie die Wichtigkeit der Selbsttätigkeit und des Selbstlernens des Kindes, was später von Kiphard aufgegriffen wird. Während jedoch Montessori das Spiel als unnütze Tätigkeit ablehnt, dient es in der Psychomotorik als eine wichtige Ausdrucks- und Tätigkeitsform sowie als therapeutisches Medium (Irmischer 1993, 11). Kiphard entlehnt aus der Montessori-Pädagogik wertvolle Beiträge zur Sinnesschulung und auch einige Ideen über Fördermaterialien.

Geistig-orthopädische Übungen

In Auseinandersetzung mit der Arbeit von Maria Montessori entsteht in Deutschland das System der geistig-orthopädischen Übungen von Lesemann (1925, 1972), das die Sonderpädagogik in der Bundesrepublik bis in die fünfziger Jahre beeinflusst. In der reformpädagogischen Tradition stehend weist Lesemann schon sehr früh der motorischen Förderung seiner Hilfsschulkinder einen besonderen Stellenwert zu, um mit einem gezielteren Entgegenwirken körperlicher Beeinträchtigungen und Gebrechen einen Beitrag zur ganzheitlichen Erziehung zu leisten. In der besten Absicht, die kindliche Persönlichkeit als Ganzes zu thematisieren, sind diese Sichtweisen doch ein Beleg für die defektologische Grundlegung der Heilpädagogik der damaligen Zeit und ein Quellennachweis für Parallelen des psychomotorischen Konzepts der Anfangszeit.

Rhythmik

Die Entwicklung der Psychomotorik wird von Anbeginn stark durch die Rhythmik geprägt; Elemente der Rhythmik sind bis heute wichtige Bestandteile psychomotorischer Arbeit. Mimi Scheiblauer (1956) und Charlotte Pfeffer (1958) versuchen, phantasievoll und einfühlsam durch Rhythmik die ganzheitliche natürliche Bewegungsentwicklung ihrer behinderten Kinder zu fördern. Kiphard übernimmt beispielsweise Teile aus dem Orff-Schulwerk und Orff-Instrumente, um das rhythmisch-musikalische Angebot zu erweitern (Schäfer 1993, 21).

Individuelle Zielsetzung

Das Verdienst des Psychologen Löwnau ist es schließlich, die Bewegungserziehung entwicklungsbeeinträchtigter Kinder um gezielte (psycho-)therapeutische Akzente bereichert zu haben. Kennzeichen seiner therapeutischen Überlegungen ist es, stärker individualisierte Zielsetzungen in den Förderprozess zu integrieren. Kein fremdbestimmter Lehr- oder Stoffplan (etwa der Leibeserziehung) solle Problemkindern „übergestülpt“ werden, um durch körperliche Ertüchtigung eine Verhaltensregulation zu erwirken, sondern gehemmte, ängstliche, aber auch unruhige und triebhafte Kinder bräuchten vielmehr einen möglichst behutsamen, nicht direktiven Weg, bei dem die Anerkennung der Persönlichkeit des Kindes im Vordergrund steht (Irmischer 1993, 16). Es sind dies bereits konzeptionelle Strukturelemente, die heute unter dem Begriff kindzentrierte Bewegungserziehung diskutiert werden und die Wesenszüge des psychomotorischen Konzepts ausmachen.

Einflüsse der Leibeserziehung

Wesentliche Impulse erhält die Psychomotorik aus der Leibeserziehung. Vertreter wie Liselott Diem (1935), die bereits 1935 für den Primarbereich eine ganzheitliche Bewegungserziehung fordert, Ludwig Mester, der das Ziel der Leibeserziehung in der Grundschule 1954 in der „Erziehung durch Bewegung“ sieht und Konrad Paschen, der dem Sportunterricht fachübergreifende Erziehungsaufgaben zuweist, sind nur einige Vertreter, die die Entstehung und Entwicklung der Psychomotorik beeinflussen. Von Seiten der Psychomotorik sind diese Quellen und Bezüge nicht hinreichend aufgearbeitet worden; allenfalls Irmischer (1984, 1993) beschäftigt sich mit einer historischen Perspektive. Sie sind jedoch wichtig für die Entstehungsgeschichte und wissenschaftliche Einordnung des Ansatzes sowie die Begründungslinien der aktuellen Annäherung von Psychomotorik und Sportpädagogik im Begriff der Bewegungserziehung. Wichtige Hinweise finden sich bei Röthig (1966) und Größing (1993), die die Quellen der Reformpädagogik und der Gymnastikbewegung – insbesondere des rhythmischen Prinzips – für eine sportpädagogische Grundlegung nachzeichnen. Als Überblicksdarstellung für den Elementar-, Primar- und Förderschulbereich unter einer inklusiven Perspektive ist auch das Werk von Stabe (1996) zur Rhythmik als ganzheitliche Entwicklungsförderung wertvoll. Erst in jüngerer Zeit wird das Thema des Rhythmisch-Musikalischen als wesentliches Element der psychomotorischen Entwicklungsförderung wiedererkannt (Röthig 2002; Wehle 2003; von Dreusche/Graul-Mayr 2006; Bankl 2016).

1.2 Psychomotorik als Meisterlehre

E. J. Kiphard

Der Begriff Psychomotorik ist in Deutschland eng mit dem Namen Kiphard (1923–2010) verbunden; dieser wird nicht selten als „Urvater“ und „Seele“ bezeichnet (Abb. 1). Kiphard entwickelt die wesentlichen Grundzüge der Psychomotorik im Laufe seiner langjährigen Tätigkeit am Westfälischen Institut für Kinder- und Jugendpsychiatrie und Heilpädagogik in Hamm. Kiphard und Hünnekens (als ärztlicher Leiter) verknüpfen im klinischen Kontext die gerade bei dieser besonderen Klientel deutlich zu Tage tretende „diagnostische Erkenntnis des Zusammenhangs zwischen Entwicklungsstörungen/seelischen Behinderungen und motorischen Retardierungen mit dem Ansatz von Therapie über Bewegung, Förderung der Entwicklung über Motorik, der „Psychomotorischen Übungsbehandlung“ (Jarosch et al. 1987, 12). Am Anfang der konzeptionellen Entwicklungen in Deutschland steht in den fünfziger und sechziger Jahren nicht die Theorie, sondern die Praxis.

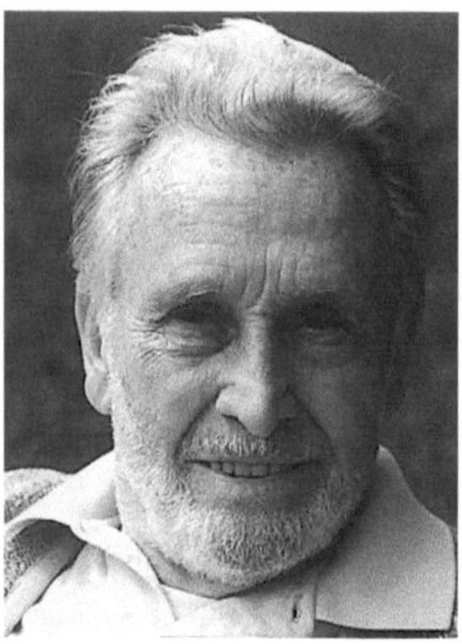

Abb. 1: E. J. Kiphard, der Begründer der deutschen Psychomotorik

Nach dem Umzug der Gütersloher Fachklinik in das Institut für Kinder- und Jugendpsychiatrie und Heilpädagogik nach Hamm (1965) kommt es verstärkt zu Forschungen und Veröffentlichungen über die Bedeutung der Motorik für die kindliche Entwicklung, Möglichkeiten der Motodiagnostik und pädagogischer und therapeutischer Förderung durch Psychomotorik.

Erste Effizienzüberprüfung

Durch einen Forschungsauftrag des Sozialministeriums Nordrhein-Westfalen im Jahre 1957/58 kommt es zu einer ersten Effizienzüberprüfung der damaligen Psychomotorischen Übungsbehandlung. Die Ergebnisse werden 1960 im Jahrbuch der Jugendpsychiatrie (Band 2) veröffentlicht und im gleichen Jahr erscheint die erste Auflage des Büchleins „Bewegung heilt", in dem Kiphard versucht, die Grundzüge seiner praktischen Arbeit in systematisierter Form darzustellen. Er setzt sich zum Ziel, über die Motorik eine leibseelische Harmonisierung und Stabilisierung der Gesamtpersönlichkeit der ihm anvertrauten jungen Patienten zu bewirken. So werden Übungen zur Sinnesschulung, Körper-, Raumwahrnehmung, Behutsamkeit, Selbstbeherrschung, rhythmisch-musikalischen Schulung und zum Körperausdruck spielerisch motivierend in Kindergruppen durchgeführt.

> „Die besondere Faszination, die von der Persönlichkeit Kiphards über Zauberkünste, Gags, akrobatische Einlagen, Einsatz des Schifferklaviers ausging, darf nicht unerwähnt bleiben. Verhaltensänderungen waren bei den Kindern nach einer ca. 6-wöchigen psychomotorischen Übungsbehandlung deutlich beobachtbar: Die Kinder waren aufmerksamer, strukturierter, sozial integrierter, fröhlicher, mutiger und ausgeglichener im Verhalten" (Schäfer 1998, 82).

Entwicklung der Motodiagnostik

Ein Forschungsauftrag der Deutschen Forschungsgemeinschaft (DFG) im Jahre 1965/66 soll die ausgewiesenen Effekte belegen; jedoch erweisen sich die bekannten psychomotorischen Testbatterien als wenig effektiv. Forschungsanliegen wird es nun, neben der Erweiterung motometrischer Tests vor allem motoskopische Verfahren zu entwickeln. So entstehen in mehrjähriger interdisziplinärer Zusammenarbeit zwischen Kiphard (unterstützt durch seine Mitarbeiter Ingrid Schäfer und Georg Kesselmann), dem Jugendpsychiater Helmut Hünnekens und dem Psychologen Friedhelm Schilling

- der Trampolin-Körperkoordinations-Test (TKT); Veröffentlichung 1970,
- der Körperkoordinations-Test für Kinder (KTK); Veröffentlichung 1974,
- das Sensomotorische Entwicklungsgitter; Veröffentlichung mit Filmdokumentation 1975 (Schäfer 1998, 82).

Für die Anfangszeit der Psychomotorik konstitutiv – und wesentlich für ihre interdisziplinäre Anerkennung – ist somit ein diagnostisches Fundament (Schilling 1973, 2002; Schäfer 1993), das sich im Laufe der Ausdifferenzierung des Fachgebietes zu einem umfassenden (aber nicht einheitlichen) motodiagnostischen Konzept entwickelt hat. Dennoch bleibt die ursprüngliche psychomotorische Übungsbehandlung als Meisterlehre kiphardscher Prägung bekannt; sie gilt als Inbegriff der praxeologisch ausgerichteten Entwicklungslinie der Psychomotorik. Kiphards Verständnis zufolge handelt es sich um eine „Ermutigungspädagogik mit zirzensischen Mitteln“ (Seewald 1997, 4). Eine kategorische Zuordnung zu Pädagogik oder Therapie ist nicht erkennbar, vielmehr soll mittels einer spielerischen und darstellenden Methodik eine Hilfe zur Selbsterziehung ermöglicht werden. Kiphard selbst hat in seinem Werk eine Wandlung vollzogen, die die paradigmatischen Veränderungen der Psychomotorik widerspiegelt. Von einer medizinisch-psychiatrischen Sichtweise ausgehend hat er sich später verstärkt einem ganzheitlichen Paradigma verschrieben. Hierbei beruft er sich u.a. auf den Gestaltkreis von V. von Weizsäcker, auf die Reformpädagogik und die Rhythmikerziehung. Insgesamt ist die Meisterlehre (Kiphard 1998) jedoch vornehmlich als praxeologisches Konzept zu verstehen, da sie das Selbstverständnis aus der Praxis und weniger aus theoretischen Begründungszusammenhängen gewinnt. Kiphard bleibt sich im Grundkonzept seines Ansatzes ein Leben lang treu. In den persönlichen Rückblicken von Kiphard selbst (Kiphard 2002, 2004a und b) und in einem Schwerpunktheft der Zeitschrift Motorik nach Kiphards Tod durch Wegbegleiter (Höhne/Jessel 2011; Schäfer 2011; Göbel 2011) wird deutlich, dass Bewegung und Spiel als kindgerechte Elemente pädagogisch-therapeutischer Interventionen verbunden mit einem Schuss Freude, Humor und Clownerie immer ihre Wirkkraft entfalten. In einer Zeit der Verarmung des kindlichen Spielverhaltens gilt freudvolle Aktivität und Leidenschaft als Lebensbereicherung. Insofern hat das Lebenswerk Kiphards auch eine Zukunftsperspektive.

1.3 Etablierung der Psychomotorik als Wissenschaftsdisziplin (Motologie)

Aktionskreis Psychomotorik e. V.

Die Verwissenschaftlichung der Meisterlehre Kiphards ist in der Anfangsphase eng an die Gründung des Aktionskreises Psychomotorik (e.V.) gebunden. Dieser wird 1976 als gemeinnütziger Verein in Hamm/ Westfalen gegründet. Der Begriff Psychomotorik betont innerhalb der menschlichen Motorik den engen Zusammenhang von Wahrnehmen, Erleben, Erfahren und Handeln. Damit ist der Gegenstandsbereich als Ausdruck der gesamten Persönlichkeit des Menschen programmatisch gesichert, der Zielbereich von Anfang an als interdisziplinäre Arbeitsgemeinschaft von Bewegungsfachleuten aus den Disziplinen Pädagogik, Psychologie und Medizin ausgewiesen (Kiphard 2004a; Müller 2001, 2002; Schilling 2001).

Internationale Motorik-Symposien

Vorausgegangen ist der Vereinsgründung ein erhöhtes Interesse der Fachöffentlichkeit an den Themen und Erfolgen der psychomotorischen Arbeit. Im Jahre 1968 findet das 1. Internationale Motorik-Symposium auf Initiative von Kiphard in Hamm statt. Es folgen das 2. Internationale Motorik-Symposium 1971 in Frankfurt zum Thema *Die Bedeutung der Motorik für die Entwicklung normaler und behinderter Kinder* und das 3. Symposium 1973 in Luxemburg zum Thema Motorik im Vorschulalter. Letzteres wird vom Bundesinstitut für Sportwissenschaft (Köln) durchgeführt und dokumentiert das gewachsene nationale und internationale Interesse an Ergebnissen der Motorikforschung in der Entwicklungsspanne der Kindheit. Der Kongressbericht wird dreisprachig (deutsch, englisch, französisch) von Müller et al. (1975) herausgegeben und wird zu einem Anknüpfungspunkt interdisziplinärer Fachgespräche.

Zeitschriften-publikationen

In der Folgezeit häufen sich die wissenschaftlichen Publikationen zur Psychomotorik (für einen Rückblick s. Fischer/Behrens 2012). Im Jahre 1976 gibt der AKP die Zeitschrift *Psychomotorik* heraus. F. Schilling (Marburg) übernimmt die Funktion des verantwortlichen Redakteurs und vertritt fortan den inhaltlichen Schwerpunkt Motologie und Motodiagnostik. E.J. Kiphard wird Fachredakteur für Mototherapie und G. Neuhäuser wird zuständig für die medizinischen Grundlagen. Ab 1978 ändert sich die Zeitschriftenpublikation durch Herausgabe von zwei Zeitschriften, der eher praktisch orientierten *Praxis der Psychomotorik* und der eher theoretisch orientierten *Motorik*. In der Folge erscheinen psychomotorisch orientierte Beiträge in zahlreichen pädagogischen, psychologischen und medizinischen Fachzeitschriften. Mehrere wissenschaftliche Buchreihen mit psychomotorischen Themenschwerpunkten werden herausgegeben.

Grundlagen-kommission

Nach der Gründung des Aktionskreises entsteht das Problem, das von Kiphard und seinen Mitstreitern geschaffene Gedanken- und Übungsgut lehrbar zu machen und weiter theoretisch zu fundieren. Zu diesem Zwecke wird eine Grundlagenkommission einberufen, die in den Jahren 1977 bis 1979 die theoretischen Grundlagen der deutschen Psychomotorik entwickelt. In der Folge werden diese zum Fundament für

- die erste Motopädenausbildung (ab 1977 in Dortmund). Heute existieren in Deutschland mehr als ein Dutzend Fachschulausbildungen von ein- bis dreijähriger Dauer mit pädagogischen und therapeutischen Schwerpunktsetzungen (Borgmeier 2002);
- den ersten post-gradualen Studiengang Motologie (seit 1983 an der Universität Marburg mit einer wissenschaftlichen und berufspraktischen Doppelqualifikation in den Bereichen Motopädagogik und Mototherapie sowie zahlreiche Neukonzeptionen in Deutschland, Österreich und der Schweiz. Wer sich in der Aus-, Fort- und Weiterbildungslandschaft (auch akademisch ausgebildeter)Psychomotoriker/Psychomotorikerin nennen darf stellt Späker (2012) überblicksartig zusammen. Es ist das Verdienst von Friedhelm Schilling (Abb. 2), mit seiner wissenschaftlichen Grundlegung des Fachgebietes Motologie (1976) sowie einigen wissenschaftlichen Projekten an der Universität Marburg die Voraussetzungen für die universitäre Etablierung und Entwicklung des Wissenschaftsgebietes Motologie geschaffen zu haben.

Das Fachgebiet der Motologie beschäftigt sich mit der „Lehre von der Motorik als Grundlage der Handlungs- und Kommunikationsfähigkeit des Menschen, ihrer Entwicklung, ihrer Störungen und deren Behandlung" (Schilling 1981, 187). Es gliedert sich in die Teilgebiete der Motogenese, der Motodiagnostik und der Motopathologie sowie in der Anwendung von Fördermaßnahmen in Motopädagogik und Mototherapie. Abbildung 3 gibt einen Überblick über den Aufbau der Motologie im Entwurf der 1980er-Jahre (erste Fachsystematik).

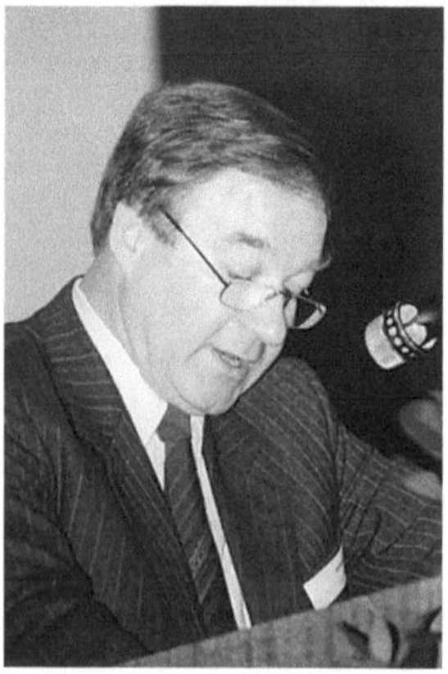

Abb. 2: F. Schilling, der Initiator des 1. Studiengangs Motologie bei seiner Festrede aus Anlass des 15-jährigen Jubiläums des Studiengangs im November 1998

Motopädagogik und Mototherapie gestalten die angewandte Motologie und beinhalten die abgeleiteten Ziele und Methoden der Grunddisziplin zur Persönlichkeitsbildung und -therapie über das Medium der Bewegung. Basis für motopädagogisches Handeln sind die Erkenntnisse über die Entwicklung des Menschen (Motogenese) mittels diagnostischer Maßnahmen und Ableitungen aus Theorien (Motodiagnostik). Dabei steht das Prinzip einer ganzheitlichen Sichtweise der Motorik im Mittelpunkt des Fachinteresses. Schilling versteht Motopädagogik als Konzepterweiterung der psychomotorischen Erziehung und definiert sie als „ganzheitlich orientiertes Konzept der Erziehung durch Wahrnehmung, Erleben und Bewegung". Mototherapie wird dagegen als

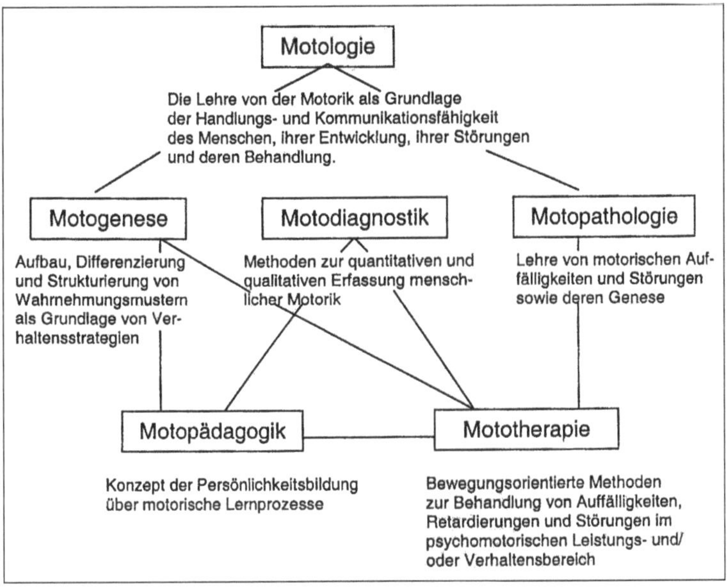

Abb. 3: Aufbau des Fachgebietes Motologie (1. Fachsystematik) (Schilling 1981, 187)

„bewegungsorientierte Methode zur Behandlung von Auffälligkeiten, Retardierungen und Störungen im psychomotorischen Verhaltens- und Leistungsbereich" verstanden (Schilling 1986a, 728).

Motopädagogik ist präventiv bedeutsam, so in der Frühförderung oder als bewegungserzieherisches Konzept der Vorschulpädagogik; Mototherapie wirkt eher rehabilitativ und ist u.a. dem klinischen Bereich der Kinder- und Erwachsenenpsychiatrie zuzuordnen. Auch für das mototherapeutische Handeln bilden die Grundlagen der Motogenese, der Motodiagnostik und Motopathologie die Voraussetzung.

1.4 Ziele und Inhalte

Erfahrungen in Handlungssituationen

Motopädagogik will den Menschen anregen, sich handelnd seine Umwelt zu erschließen, um seinen Bedürfnissen entsprechend auf sie einwirken zu können. Sie versucht dies zu erreichen, indem sie vielfältige Wahrnehmungs- und Bewegungserfahrungen in Handlungssituationen vermittelt. Motopädagogik ist auf die Ganzheit der menschlichen Persönlichkeit gerichtet, weil sie nicht die Verbesserung bestimmter motorischer Fertigkeiten in das Zentrum ihrer Bemühungen stellt, sondern weil sie Bewegungshandeln als Verwirklichungsmöglichkeit der kindlichen Persönlichkeit und als wesentliches Mittel der Förderung betrachtet (Irmischer 1987, 13; im Überblick s. Zimmer 2012, 19–25; Krus 2015a; Schneider 2015). Als Richtziel ihres Förderungsbemühens formuliert die Motopädagogik die Kompetenzerweiterung des Kindes, sich sinnvoll mit sich selbst, mit seiner materialen und personalen Umwelt auseinander zu setzen und entsprechend handeln zu können. Daraus lassen sich folgende, nur analytisch trennbare Kompetenzbereiche ableiten:

- sich und seinen Körper wahrzunehmen, zu erleben, zu verstehen, mit seinem Körper umzugehen und mit sich selbst zufrieden zu sein (*Ich-Kompetenz*);
- die materiale Umwelt wahrzunehmen (= sie zu erleben und zu verstehen) und in und mit ihr umzugehen (*Sach-Kompetenz*);
- *Sozial-Kompetenz* zu erwerben, d. h. zu erfahren und zu erkennen, dass sich alle Lernprozesse im Spannungsfeld zwischen den eigenen und den Bedürfnissen anderer vollziehen.

Körpererfahrung

Daraus ergeben sich die drei inhaltlichen Lernfelder der Körpererfahrung, der materialen Erfahrung und der Sozialerfahrung. Die Körperlichkeit des Kindes ist das Zentrum seiner Persönlichkeit, der Dreh- und Angelpunkt seiner Existenz. Handeln schließt immer die körperliche Bewegung mit ein. Im Bewegungshandeln lernt das Kind seinen Körper kennen, mit ihm umzugehen, ihn einzusetzen und auf die Umwelt einzuwirken. Die Orientierung am eigenen Körper ist die Basis jeder Orientierung im Raum. Zugleich ist der Körper der Spiegel psychischen Erlebens; über seinen Körper erlebt das Kind seine Befindlichkeit und bringt seine Gefühle und Bedürfnisse zum Ausdruck. Das Lernfeld Körpererfahrung in der Motopädagogik will Körper- und Bewegungserfahrungen vielfältigster Art ermöglichen und gestaltet seine Angebote adäquat dem Entwicklungsalter der Zielgruppen entsprechend.

Materiale Erfahrung

Der Lernbereich der materialen Erfahrung strukturiert schwerpunktmäßig die kognitiv-emotionalen Entwicklungsimplikationen der räumlich-gegenständlichen Umwelt. Der Umgang mit Materialien wird zum Medium der Erkenntnisgewinnung. Im Spiel mit unterschiedlichsten Objekten gewinnt das Kind Informationen über Eigenschaften und Gesetzmäßigkeiten der dinglichen Umwelt: Es erweitert seine Sach- und Handlungskompetenz. Entscheidend für die Förderung kindlicher Handlungskompetenz sind Materialien, die die Selbstständigkeit und das kreative Spiel des Kindes provozieren. Bevorzugt werden Alltagsmaterialien in die Angebote einbezogen, um sinnvolle Bezüge zur Alltagsrealität herzustellen. Materialgestaltete Spielsituationen im Kindesalter wären etwa die Benennung, Kategorisierung, Unterscheidung von Gegenständen, der sach- und zielgerichtete Einsatz von Material, die Kombination unterschiedlicher Spielobjekte, das Transportieren, Bewegen und Verändern von Material. Auch die Natur (Wald, Wiese, Wasser, Schnee etc.) bietet aus motopädagogischer Perspektive ein reichhaltiges Feld materialer Erfahrungen.

Sozialerfahrung

Nur im Kontakt mit den Mitmenschen lernt der Mensch sich zu verständigen und auszudrücken. In geeigneten Situationen lernen Kinder mit Partnern zu kooperieren, Rücksicht zu nehmen, Verantwortung zu tragen, Einfühlungsvermögen zu zeigen, aber auch sich durchsetzen zu können. So sind z.B. Wagnis und Abenteuerlust psychisch erlebbare Zustände, die pädagogisch viel zu selten im Sinne der Stärkung von Selbst- und Sozialerfahrungen genutzt werden. Dabei ist es durchaus legitim und pädagogisch sinnvoll, etwa durch das Arrangement eines Geräteparcours in der Turnhalle oder die Aufgabenstellung der Überwindung eines Hindernisses in der Natur (Erklimmen eines Hanges oder Überqueren eines Baches), bei Kindern Prozesse in Gang zu setzen, die das Selbstwertgefühl des Einzelnen stärken und die Anerkennung in der Gruppe sichern. Die Erfahrungen gemeinsam durchlebter Abenteuersituationen und der kooperativen Bewältigung komplexer Aufgabenstellungen erweisen sich für die besondere Klientel beeinträchtigter Kinder als persönlichkeitsstärkende Lebenshilfe.

Abgrenzung von Mototherapie und -pädagogik

In der Anfangszeit der Verwissenschaftlichung der Meisterlehre sind die Übergänge zwischen Motopädagogik und Mototherapie fließend und lassen sich nur unscharf voneinander abgrenzen. So spielen in der Mototherapie pädagogische Grundlagen eine wichtige Rolle, während in der Motopädagogik auch therapeutische Elemente zum Tragen kommen. Dieses ändert sich in den 1980er-Jahren mit der Notwendigkeit, eine klare Definition und Indikationsstellung zu formulieren, will die Mototherapie die Verordnungsfähigkeit durch das medizinische System erreichen. Die wissenschaftliche Fundierung dient dazu, die damalige Psychomotorik zu legitimieren. Es zeigt sich, dass motorische Schwierigkeiten des Kindes immer in Verbindung mit anderen emotionalen und sozialen Persönlichkeitsbereichen stehen. Erstere werden als „zentrales Problem der Persönlichkeitsentwicklung" interpretiert. Dies führt zu dem theoretischen Grundaxiom der „Sekundärstörungen" (Schilling 1984, 102), wonach psychische Auffälligkeiten als sekundäre Kompensationsphänomene zu verstehen sind. Die weiteren Überlegungen führen zu einer dynamischen Betrachtungsweise von Störungen, da sich die behinderten Kinder trotz gleicher Ursachen ihrer Behinderungen im Verhaltens- und Leistungsbereich erheblich voneinander unterscheiden.

Wissenschaftliche Grundlagen

Da die Motologie zu diesem Zeitpunkt über keine eigene Entwicklungs- und Persönlichkeitstheorie verfügt, die individuelle Entwicklungsförderung jedoch zentrales Anliegen von Motopädagogik und -therapie ist, wird in der Theoriebildung auf allgemeine Theorien zurückgegriffen. Für den wissenschaftlichen Hintergrund der Motologie der 1970er- und 1980er-Jahre sind insbesondere die Gestaltkreistheorie von v. Weizsäcker (1947), die materialistische Handlungstheorie von Leontjew (1973) und die kognitive Entwicklungstheorie Piagets (1975) bedeutsam, wobei Theoriebezüge üblicherweise zu Grundlagen hergestellt werden, die von Piaget und seinen Mitarbeitern in der Zeit von 1936 bis 1948 erarbeitet wurden (Fischer 1996a, 19) (zur Vertiefung s. Kapitel 3 und 4). Für die motologische Theoriekonstruktion steht die Handlungs- und Kommunikationsfähigkeit des Menschen im Vordergrund. Entwicklung vollzieht sich danach „in der tätigen, wechselseitigen Interaktion mit der Umwelt in Abhängigkeit von biologischen Bedingungen“. Dem Bewegungsfachmann – auch dem Forscher – kommt dabei die Aufgabe zu, „Differenzierungsprozesse zwischen Reifen, Wachsen und Lernen als umfassende adaptive biologische Aneignungsprozesse zu verstehen“ (Schilling 1986b, 59; 1993, 55).

Die klassische Theorielegung der Motologie ist ein Beitrag zur Verwissenschaftlichung der Psychomotorik, dennoch ein Kind ihrer Zeit und gerät aus diesem Grund mit dem sich wandelnden Wissenschaftsverständnis der 1990er-Jahre in die Kritik. Diese bezieht sich im Wesentlichen auf die ursprünglich linear-kausale Modellvorstellung der Psychomotorik (Motologie) und den nur schleppenden Übergang zu einem ressourcenorientiert-kontextuellen Wissenschaftsverständnis des Ansatzes.

1.5 Paradigmenwechsel in der Fachdiskussion

Der Mensch als Subjekt

Der Wandel zu einer eher ganzheitlichen Sichtweise in der Wissenschaft beginnt vor mehr als einem halben Jahrhundert und ist noch nicht abgeschlossen. Der Mediziner und Philosoph Viktor von Weizsäcker kann als geistiger Initiator des Paradigmenwechsels in der wissenschaftlichen Diskussion betrachtet werden, da er in den fünfziger Jahren die Aufhebung des Dualismus fordert und der Frage nachgeht, wie sich Subjekt und Objekt, d.h. Mensch und Welt, begegnen (Philippi-Eisenburger 1991a, 10). Er sieht den Menschen als einen aktiven, sich selbst gestaltenden und ganzheitlichen Organismus an, den das informationstheoretische Verarbeitungsmodell nicht hinreichend darstellen kann, da Phänomene von Wahrnehmung und Bewegung nicht berücksichtigt werden. Von Weizsäcker legt damit die theoretische Grundlage für neuere konzeptionelle Entwicklungen in der Psychomotorik (Motologie). In der gegenwärtigen postmodernen Sichtweise wird der Mensch als Subjekt, als ein „sich bewegendes, wahrnehmendes, fühlendes, denkendes und sinngebendes" (Philippi-Eisenburger 1991a, 10; Eisenburger 2003a) Wesen, damit als Person gesehen und innerhalb eines Netzwerkes von Entwicklungsfaktoren verortet. Über verschiedene Zwischenschritte des Fachdiskurses hat sich das Wissenschaftsverständnis der Psychomotorik und Motologie kontinuierlich weiterentwickelt und ein modernes Menschen- und Weltbild etabliert (Hammer 2004a; Mattner 2004).

Darüber hinaus trifft die Fachdebatte auf einen internationalen und interdisziplinären Fachdiskurs, der Bewegung und Körperlichkeit (Embodiment) zur tragenden Thematik in den Kognitions- und Entwicklungswissenschaften erhebt und ein (radikal) ganzheitliches Wissenschaftsverständnis formuliert (Shepherd 2017)(siehe Kap. 3.2).

In der Begriffswahl hat sich seit einiger Zeit der Terminus Psychomotorik gegenüber dem der Motologie durchgesetzt (Fischer 2001a, 2015a, b; Krus/Jasmund 2015; Reichenbach 2011; Zimmer 2012). Zum einen weil Motologie enger das von Schilling (1976a) konzipierte und von Seewald (2007) modifizierte Fachgebiet und den Studiengang in Marburg repräsentiert, zum anderen weil der Begriff Psychomotorik sich als Leitbegriff des von Kiphard begründeten Fachdiskurses über die Einheit von Bewegen, Wahrnehmen, Erleben, Erfahren und Handeln als Basis von Bildung, Förderung und Therapie versteht. Zudem ist Psychomotorik der international gebräuchliche Fachterminus (s.Kap. 1.6).

Vier Perspektiven

In der Konzeption der Psychomotorik der letzten Jahre gibt es verschiedene Diskussionslinien oder Perspektiven, die prinzipiell gemeinsame Leitmotive erkennen lassen (etwa die Orientierung am Kind bei gleichzeitiger Berücksichtigung der Prinzipien der Ganzheitlichkeit und der Nähe zur Lebenswelt); dennoch gibt es unterschiedliche begriffliche und inhaltliche Akzentsetzungen. Vier Perspektiven seien an dieser Stelle überblicksartig angesprochen (vgl. Fischer 2015a; Fischer/Krus 2013; Krus 2015a; Kuhlenkamp 2017); einzelne Konzepte werden in Kapitel 4 ausführlicher dargestellt.

Die funktionale Perspektive

Die klassische Perspektive ist eher funktional ausgerichtet; sie umfasst den ursprünglichen Ansatz der Psychomotorischen Übungsbehandlung von Kiphard, das Konzept der Klinischen Psychomotorischen Therapie

(Jarosch et al. 1993) sowie, aus der engen Zusammenarbeit mit Inge Flehmig am Institut für Kindesentwicklung in Hamburg, die Sensorische Integrationstherapie von Ayres (1984, 1998) in der Weiterentwicklung von Brand et al. (1985) sowie Kesper und Hottinger (1992, 2015), die Bewegung als Funktionsgeschehen betrachten. Hauptkriterien der funktionalen Perspektive sind: Gewandtheit, Wohlkoordiniertheit, Rhythmus, Sicherheit, Tempo, Kraft, Ausdauer, Tonusregulation. Der Ansatz orientiert sich traditionell stärker an der medizinisch-defizitorientierten Sichtweise, in der die vier Stationen Ursachendiagnostik, Therapieindikation, Durchführung der Therapie und Erfolgskontrolle programmatisch durchgeführt werden. In der Psychomotorischen Übungsbehandlung ist die Gruppentherapie mit ihrer sozialen Wechselwirkung von Anfang an wesentlich für den Erfolg. Sie zielt nicht nur auf die Verbesserung bestimmter Teilfunktionen. Das Kind soll durch die gezielte Sinnes- und Bewegungsschulung in seiner gesamten Persönlichkeit gefördert werden. Neuere Konzeptentwicklungen nehmen Bezug zur Systemtheorie (etwa Brüggebors, 1992), eröffnen eine ganzheitlich-dialogische (Kiesling 1999) oder eine symbolische Perspektive in Bezug auf die französische Psychomotorik (Esser 2011; Lapierre/Aucouturier 2002).

Die erkenntnisstrukturierende Perspektive

Die erkenntnisstrukturierende/kompetenztheoretische Perspektive: Dieser stärker an (kognitiven) Kompetenzen orientierte Ansatz, den u.a. Schilling (1977a) und Zimmer (1981a) vertreten, lässt sich entwicklungstheoretisch auf Piaget (1975) zurückführen und enthält lernpsychologische Regeln. Bewegung wird als Strukturierungsleistung und als wichtiger Teil der Handlungsfähigkeit betrachtet. Um Bewegungsmuster zu generalisieren und sich dadurch der sich stetig verändernden Umwelt anzupassen, muss die Wahrnehmung des Kindes in einem Lernprozess umstrukturiert werden. Nach diesem Ansatz ist die Differenzierung von Wahrnehmungs- und Bewegungsmustern die wichtigste Grundlage der Handlungsfähigkeit. Dementsprechend findet der Ansatz eine starke Anwendung in der frühen Förderung, vor allem in vorschul-, grundschul- und heilpädagogischen Kontexten. Die Frage nach den Kompetenzen wird in den letzten Jahren stärker auf Aspekte des subjektiven Bewegungserlebens und die dahinterstehenden sozial-emotionalen Lebensthemen ausgeweitet. Die Konzepte der *kindzentrierten psychomotorischen Entwicklungsförderung* nach Zimmer (2012) und der *psychomotorischen Entwicklungstherapie* nach Krus (2004a) integrieren Erkenntnisse der nichtdirektiven Spieltherapie sowie der Selbstkonzepttheorien. Inhaltlich geht es in dieser Perspektive um die Stärkung eines positiven Selbstkonzeptes durch Selbstwirksamkeitserfahrungen in Problemlösesituationen durch Handeln. Insofern habe ich diesen Zugang in früheren Klassifikationen als identitätsbildende Perspektive bezeichnet (Fischer 2001a, b).

Der Verstehende Ansatz

Eine Besonderheit ist der Verstehende Ansatz von Seewald (2007). Er favorisiert eine phänomenologische Grundlegung und integriert tiefenpsychologische Aspekte. Gegenstand der Methode sind Bewegungs- und Spielsituationen, in denen Lebensthemen bespielt werden können. Es geht um das Ausleben von Erlebnissen, Gefühlen und Bedürfnissen der Kinder. Es werden Geschichten und Spielsituationen inszeniert, um ein dialogisches Verstehen der dahinterstehenden Lebensthemen zu ermöglichen.

Die ökologisch-systemische Perspektive

Die ökologisch-systemische Perspektive: Dieser Ansatz zielt auf eine Perspektivenerweiterung, da das Kind nicht länger individuumszentriert, sondern im Zusammenhang mit seiner Umwelt betrachtet wird. Zur Entwicklung braucht das Kind Sozialpartner, vor allem die Eltern, Geschwister und Gleichaltrigen sowie die Zeit und den Raum für gemeinsame Aktivität. Somit wird Bewegung zum sozialen und sozialräumlichen Phänomen, weil ein Verstehen der kindlichen Verhaltensweisen nur im Kontext sinnvoll ist (Fischer 1996b, d). Das neue Interesse des Pädagogen oder Therapeuten richtet sich auf den partnerschaftlichen Dialog in der Fördersituation, um die dominierenden Lebensthemen des Kindes zu verstehen (Seewald 1993) und entwicklungsfördernde Angebote zu machen. Das Interesse richtet sich aber auch auf die Frage, unter welchen Bedingungen (z.B. bei Überforderungen) Probleme sichtbar werden und wie Lebensräume (z.B. Spielräume) und Beziehungen gestaltet sein müssen, um eine Vermittlung zwischen individuellen, sozialen und kulturellen Anforderungen zu ermöglichen (Balgo 1998a, 2004, 2009).

Die dargestellten Perspektiven sind fachhistorisch nacheinander entstanden, setzen in der Betonung der zu erklärenden Aspekte im Theorie-Praxis-Bezug der Psychomotorik unterschiedliche Schwerpunkte. Im Praxisfeld existieren sie praktisch nebeneinander. So geht es in der „Ansatzdiskussion“ (Seewald 2009) eher um eine komplementäre Erklärungsweise und die psychomotorischen Forscher verfolgen heute eine integrative oder mehrperspektivische Vorgehensweise (Richter-Mackenstein 2014), was in eine veränderte Fachsystematik einmündet (Abb. 4).

	Allgemeine Grundlagen • Historische Perspektive des Faches • Gesellschaftliche Funktion • Wissenschaftstheorie • Methodologie	
Themenfelder • Wahrnehmung/Bewegung • Körper/Leib/Embodiment • Entwicklung • Gesundheit • Diagnostik • Gesellschaftlicher Bezug	**Paradigmen und Perspektiven/Ansätze** **Entwicklungsförderung** • Funktionale Perspektive • Kompetenztheoretische Perspektive • Verstehender Ansatz • Ökologisch-systemische Perspektive **Gesundheitsförderung** **Therapie** **Bildung/ Erziehung**	**Angrenzende Fachdiskurse** • Sportpädagogik • Heil- und Förderpädagogik; Reha-Wissenschaften • Kindheitswissenschaften • Teilgebiete der Psychologie • Teilgebiete der Medizin • Entwicklungs-/Neurowissenschaften • PM in Europa • Adapted Physical Activity • Körperpsychotherapie
	Praxis **Qualitätsentwicklung und Evaluation,** z. B.: • Effekte- und Wirkungsforschung • spezifische und unspezifische Wirkfaktoren • Fallstudien	

Abb. 4: Weiterentwicklung des Faches Psychomotorik/Motologie (Seewald 2007; Fischer 2017)

Die Etablierung der Psychomotorik als Wissenschaftsdisziplin führte schließlich zu zahlreichen Schwerpunkten in Hochschulausbildungen der Lehrerbildung und in Studiengängen für psychosoziale Berufe, Kindheitswissenschaften und der Behindertenarbeit (z.B. in Bochum, Braunschweig-Wolfenbüttel, Darmstadt, Dortmund, Emden, Koblenz, Köln). Gegenwärtig gibt es zahlreiche Bestrebungen, die Konzepte in konsekutive Bachelor-Master-Modelle zu integrieren und auch die Motopädenausbildung zu akademisieren. Auf vier der Studiengangsentwicklungen wird nachfolgend wegen der konzeptionellen Besonderheiten überblicksartig hingewiesen. Zur Vertiefung sei auf die Homepages (Adressen im Anhang) verwiesen.

- Der Masterstudiengang Motologie (Universität Marburg) integriert seit 2006 einen Studienschwerpunkt in Körperpsychotherapie in der Arbeit mit Erwachsenen und akzentuiert die Themenbereiche der

Gesundheitsförderung und der Organisationsentwicklung (Wolf 2010a, b, 2016). Für Seewald (2010) hat diese Erweiterung neben inhaltlichen auch studienstrategische und berufspolitische Gründe.

Studiengangsentwicklungen

- Eine Verknüpfung motologischer Inhalte mit Grundlagen anderer Gesundheitsberufe im Schnittfeld von Primär-, Sekundär- und Tertiärprävention bietet der *Interdisziplinäre Bachelorstudiengang Physiotherapie – Motologie – Ergotherapie* an der Hochschule Emden/Leer (FH). Dieser zielt darauf ab, die Kooperation der im Gesundheitswesen tätigen Professionen Physiotherapie, Motologie und Ergotherapie transdisziplinär zu vernetzen, ohne das fachspezifische Profil zu vernachlässigen. Inhaltlich stellt der Studiengang ein bio-psycho-soziales Menschenbild in den Mittelpunkt seines Konzepts.
- Die Neuorientierung der Bildungslandschaft in der Bundesrepublik Deutschland hat ein Zusammenwachsen der vorschulischen und der Grundschulausbildung in den Fokus des Interesses gebracht. Exemplarisch genannt seien die Bildungspläne des Landes Nordrhein-Westfalen (MGFFI & MSW 2010) und Hessen (HSM & HKM 2011), die einen Bildungsplan bzw. Bildungsgrundsätze für Kinder von null bis zehn Jahren aus einem Guss formulieren. Dieses wirft Schlaglichter auf eine veränderte Ausbildung von Erziehern und Erzieherinnen einerseits und Grundschullehrern und Grundschullehrerinnen andererseits. Dabei hat die Akademisierung der Erzieher und Erzieherinnen in Deutschland inzwischen zu der stattlichen Anzahl von über 115 BA- und 25 MA-Studiengängen geführt (WIFF 2017; Bahr 2017, 49). Ein synoptischer Blick auf die Bildungs- und Erziehungspläne aller Bundesländer für den Elementarbereich (vgl. Beudels 2010) verdeutlicht ein Dilemma: Zwar findet der Bereich Bewegung in allen Plänen eine Berücksichtigung, aber kaum eine adäquate Verortung in den Ausbildungsgängen (BiK 2011; Fischer et al. 2016).

Der BA-Studiengang Kindheitspädagogik (Hochschule Niederrhein FH in Mönchengladbach) und das Masterfach Bildung und Förderung in der Frühen Kindheit sowie der neue Master-Studiengang Psychomotorik als Frühe Hilfe in Institutionen der Kindheit (Universität Köln) setzen hier Akzente.

1.6 Nationale und europäische Entwicklungen der Psychomotorik

Die Akademisierung der Psychomotorik im neuen Jahrtausend führt parallel zu neuen berufsverbandsspezifischen Orientierungen, die bald eine fachliche und wissenschaftliche Verständigung und Identitätsbildung erfordern.

WVPM e. V. und DGfPM e. V.

Erste Meilensteine der Neustrukturierung der Psychomotorik in Deutschland sind die Gründung der Wissenschaftlichen Vereinigung Psychomotorik und Motologie (WVPM e.V.) am 27./28. Januar 2006 in Marburg und die Gründung der Deutschen Gesellschaft für Psychomotorik und Motologie (DGfPM e.V.) am 6. Mai 2007 in Hamm. Letztere resultiert aus der enormen Ausweitung und der damit verbundenen zunehmenden Unübersichtlichkeit der psychomotorischen Landschaft und der Intention der Bündelung der Ressourcen. Mit der Gründung der Gesellschaft gibt es in Deutschland zum ersten Mal eine fachspezifische Dachorganisation mit Sitz in Hamm. Damit erreicht in der Lippestadt ein historischer Entwicklungsprozess eine neue Qualität, der mit dem Westfälischen Institut als Wirkungsstätte Kiphards in den 1950er-Jahren seinen historischen Ausgangspunkt genommen hat.

Aufgaben und Ziele der DGfPM

Die DGfPM und ihre Mitgliedsvereinigungen verfolgen das Ziel der stärkeren Vernetzung und der Bündelung gemeinsamer Ziele: Die Aufklärung und Information von Öffentlichkeit, Politik und Verwaltung sowie die gemeinsame Verfolgung wissenschaftlicher, erzieherischer und therapeutischer Interessen von Psychomotorik, Motologie und Motopädie im Bildungs- und Gesundheitswesen. Unter dem Dach sammeln sich der Aktionskreis Psychomotorik e.V. (*Sektion 1*), der Deutsche Berufsverband der MotopädInnen/MototherapeutInnen e.V. (DBM) (*Sektion 2*), der Berufsverband der Motologen – Diplom/Master e.V.– (*Sektion 3*), die Wissenschaftliche Vereinigung für Psychomotorik und Motologie e.V. (WVPM) (*Sektion 4*), der Bundesverband der Ausbildungsstätten für staatlich anerkannte Motopädinnen und Motopäden e.V. (BAM) und die AG Klinisch Orientierte Psychomotorik (KOPM) im Zentralverband Krankengymnastik (Physiotherapie) (*Sektion 5*) sowie der MOVERE – Verein für Psychomotorische Entwicklungsförderung (*Sektion 6*) (Abb. 5).

Europäische Entwicklungen

Ein herausragendes Beispiel der Ausgestaltung der psychomotorischen Idee ist der Prozess der *Internationalisierung*. Im Jahre 1994 treffen sich Fachleute aus Deutschland, Belgien und den Niederlanden unter dem Motto „Psychomotorik in Europa – ein länderübergreifender Erfah-

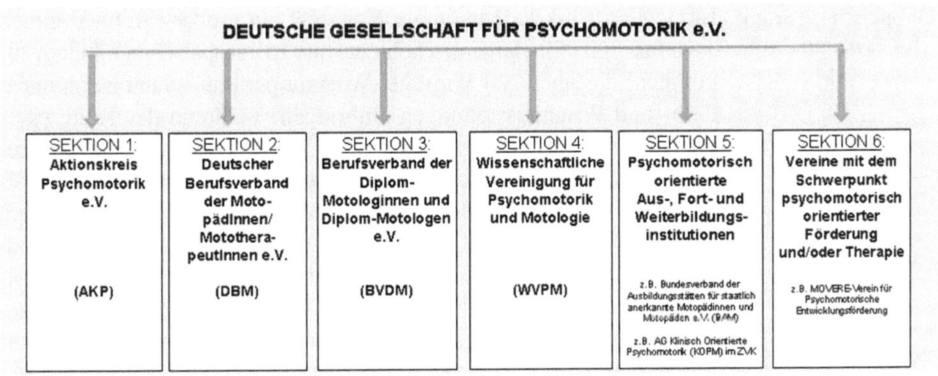

Abb. 5: Struktur der Deutschen Gesellschaft für Psychomotorik und Motologie (www.dgfpm.org)

rungsaustausch“ auf Initiative der Europäischen Akademie des Sports e.V., Rhede, und des Aktionskreises Psychomotorik. Zur Diskussion stehen die Entwicklungstendenzen der psychomotorischen Konzepte der beteiligten Länder sowie ein Erfahrungsaustausch zu den nationalen Ausbildungsbedingungen. Hieraus entwickelt sich ein regelmäßiger Austausch in einem immer größer werdenden Teilnehmerkreis. Im Mai 1995 findet ein Symposium in Marburg statt. 55 Delegierte aus 15 europäischen Ländern (Norwegen, Schweden, Dänemark, Belgien, Niederlande, Luxemburg, Frankreich, Spanien, Portugal, Italien, Schweiz, Österreich, Slowenien, Tschechien, Deutschland) kommen zusammen, um über das Verständnis von Psychomotorik, wissenschaftliche und Ausbildungskonzepte, Verbandstätigkeiten und über Erwartungen im Europa des Jahres 1995 zu diskutieren. Bereits im Vorfeld konnten die Stellungnahmen der Partnerländer eingeholt werden und in einer zweisprachigen Dokumentation (deutsch und französisch) den teilnehmenden Delegationen zur Verfügung gestellt werden. Dieses Treffen wird zur Geburtsstunde einer europäischen Bewegung, vereinbaren die Teilnehmer doch,

- die wissenschaftliche Literatur zur Psychomotorik sowie zu Bewegung, Spiel und Sport für Behinderte auf europäischer Ebene zu einem stärkeren Austausch zu bringen und möglicherweise in einer gemeinsamen Datenbank zusammenzubringen;
- ein Europäisches Forum für Psychomotorik zu gründen, dessen Ziele und Statuten von einer Kommission erarbeitet werden sollen;
- vom 19.–21. September 1996 den 1. Europäischen Kongress für Psychomotorik unter dem Motto „Psychomotorik in der Entwicklung“ an der Universität Marburg unter Beteiligung aller Partnerländer durchzuführen (Abb. 6).

Europäisches Forum für Psychomotorik

Tatsächlich wird der Marburger Kongress ein großer Erfolg, kommen doch fast 800 teilnehmende Fachleute aus 16 europäischen Ländern zusammen, die über 200 Vorträge, Workshops, Praxisdemonstrationen, Film- und Posterausstellungen einbringen. Während des Kongresses entsteht ein großer Bilderreigen, der die Vielfalt der Psychomotorik Europas in Theorie und Praxis widerspiegelt. Es wird aber auch die Notwendigkeit deutlich, diese Vielfalt zu vergleichen, zu analysieren, um die zugrunde liegenden Konzepte zu verstehen. Dazu wird das Europäische Forum für Psychomotorik gegründet. Tilo Irmischer, der 1. Präsident des Forums, verdeutlicht den inhaltlichen Konsens über den gemeinsamen Gegenstand, der nach langen Diskussionen in einer Präambel definiert wird.

Auf Grund eines holistischen Menschenbildes, das von einer Einheit von Körper, Seele und Geist ausgeht, beschreibt der Begriff Psychomotorik die Wechselwirkung von Kognition, Emotion und Bewegung und deren Bedeutung für die Entwicklung der Handlungskompetenz des Individuums im psychosozialen Kontext. Das übergeordnete Ziel des „Europäischen Forums für Psychomotorik" ist die Förderung der Psychomotorik in Europa, in der pädagogischen und therapeutischen Anwendung in der Aus- und Weiterbildung, in der Professionalisierung und wissenschaftlichen Forschung. Daraus abgeleitet stellt sich das „Europäische Forum für Psychomotorik" folgende konkrete Aufgaben:

- Förderung der Zusammenarbeit zwischen Psychomotorikern und Psychomotorikerinnen in den Europäischen Ländern und Regionen (Austausch, Kongresse, Projekte, Forschungsvorhaben);
- Unterstützung für Länder und Regionen, in denen die Psychomotorik noch nicht ausreichend etabliert ist: organisatorische und finanzielle Hilfen, Unterstützung in der Fort- und Weiterbildung;
- Koordination der Aus- und Weiterbildung: Abstimmung von Inhalten, Richtlinien, Prüfungen, Förderung der Harmonisierung der beruflichen Ausbildung auf dem Niveau staatlicher Anerkennung;
- gegenseitige Anerkennung;
- Vertretung gemeinsamer berufspolitischer Interessen, Anerkennung durch die Krankenkassen, Lohnniveau, Schutz der Ausbildung (Irmischer 1998, 136).

Abb. 6: Einladung zum Europäischen Kongress für Psychomotorik 1996

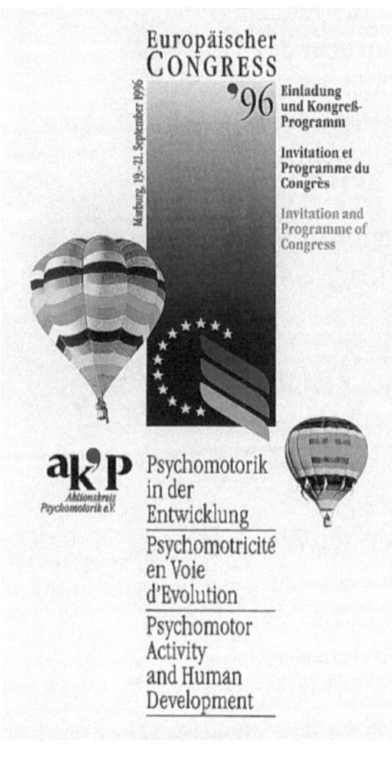

Die Arbeit des EFP ist tatsächlich eine Erfolgsgeschichte gemeinsamer Aktivitäten und der fachlich definierten europäischen Verständigung. Im Jahr 2007 erzielt das EFP das wichtigste politische Ziel: die offizielle Anerkennung als Vertretungsorganisation der Psychomotorik durch die Europäische Kommission. Das EFP erscheint jetzt als anerkannte Organisation auf der Homepage der Europäischen Kommission. Die Homepage des EFP (psychomot.org) informiert über die Aktivitäten und Erfolge seit den Gründungsjahren.

EFP

Kommission Ausbildung:

Kommissionen

- Internationale Datenbank von Psychomotorik-Experten
- Entwicklung einer verbindlichen Minimalqualifikation in der Psychomotorik
- Fachglossar der Psychomotorik
- Liste von Fachschulen mit einer Grundausbildung sowie von Hochschulen mit einer Masterqualifikation in Psychomotorik

Kommission Berufe:

- Internetauftritt aller EFP-Mitgliedsländer mit Auflistung der jeweiligen Aus-, Fort- und Weiterbildungssituation sowie der gesetzlichen Anerkennung der Berufssituation:
- Kompetenzprofil für Fachleute in Wissenschaft und Praxis (2017)

Kommission Wissenschaft und Forschung:

- Leitlinien für Themenfindung und Projektorganisation der EFP-Forschungsstrategien
- Taxonomien des Forschungs- und Anwendungsfeldes
- Listen mit Zeitschriften und ausgewählten Publikationen in der Psychomotorik
- Methodologische Zugänge der Erforschung von Wirkfaktoren in der Psychomotorik

Seit 1996 findet in der Regel alle vier Jahre ein großer internationaler Kongress statt (s. nachstehende Auflistung). Darüber hinaus findet seit 1998 jedes Jahr turnusmäßig in den Mitgliedsländern eine dreitägige Studentenakademie statt, auf der neben kulturellen Angeboten der fachliche Austausch der Studierenden der Psychomotorik in Workshops, Fachseminaren und Hospitationen erfolgt.

Kongresse

Internationale Psychomotorikkongresse:

- 19.–21.9.1996 in Marburg (D):

Thema: Psychomotorik in der Entwicklung

- 19.–21.5.2000 in Strassburg (F): Thema: Psychomotorik im Wandel der Gesellschaft auf der Schwelle in das 3. Jahrtausend
- 31.3.–2.4.2004 in Lissabon (P): Thema: Psychomotorische Identität – Besonderheit und Verschiedenartigkeit:
- 21.–23.5.2008 in Amsterdam (NL): Thema: Crossing Borders
- 9.–11.5.2013 in Barcelona (SP): Thema: Different Faces in Psychomotricity
- 5.–7.5.2016 in Luzern (CH): Thema: Movement and Lifelong Development

Inhaltlich hat sich die Psychomotorik in den Ländern Europas relativ eigenständig entwickelt. In Erweiterung früherer Auflagen der *Einführung in die Psychomotorik* werden die landesspezifischen Quellen der psychomotorischen Fachdiskussion hier differenzierter rezipiert, nicht zuletzt um historische und vergleichende Bearbeitungen und Forschungen in zukünftigen Bachelor- und Masterarbeiten anzuregen.

Dänemark Dänemark hat im europäischen Vergleich die längste Tradition. Schon in den 1940er-Jahren gründen Gerda Alexander und Morrussia Bergh die ersten Ausbildungsinstitute zum „Entspannungspädagogen“, dessen berufliche Qualifikation im Spannungsfeld zwischen Kunst, Ballet, Rhythmik, Theater und der Gesundheitspädagogik angesiedelt ist. Die seit 1978 existierende Berufsvereinigung entwickelt eine dreijährige Ausbildung an sieben Ausbildungsstätten und erreicht eine staatliche Anerkennung des Berufsbildes durch konzeptionelle Abgrenzung und Absprache mit dem Berufsbild der Physiotherapeuten. Im Jahre 2002 kann der Berufsverband mit dem Erziehungsministerium das Curriculum für eine akademische BA-Ausbildung von dreieinhalb Jahren (210 ECTS) vereinbaren, die seither an den Universitäts-Colleges von Kopenhagen und Randers angeboten wird. Die dänische Psychomotorik untersucht die Beziehung von muskulärem Tonus und der Psyche (Persönlichkeit) des Menschen. Als Teil der Gesundheitslehre beschäftigt sie sich mit der Bewegungsqualität insbesondere über die Entspannungsfähigkeit des Klienten. Schwerpunkte liegen sowohl in der Praxis als auch der Beratungstätigkeit. Es werden Fragen gestellt, gemeinsam Entscheidungen, Antworten und Lösungen gesucht und die passenden Realisierungsmöglichkeiten erörtert. Im Vordergrund steht das Prinzip *Hilfe zur Selbsthilfe im Kontext der Gruppe und der Familienarbeit*. Hat die klassische Arbeit sich stärker auf Erwachsene konzentriert, erreicht heute die Arbeit mit Kindern zwischen sechs und zehn Jahren annähernd den gleichen Anteil. Bei den Erwachsenen konzentriert sich die Arbeit auf Stress- und Beziehungsthematiken mit den damit verbundenen Haltungsproblemen und Körperspannungen; entsprechend verfügt die Psychomotorikerin über ein reichhaltiges Repertoire an Entspannungsmethoden (Frimodt 2003; Akasha 2004).

Finnland und Schweden

Die beiden anderen skandinavischen Länder haben erst in den 90er-Jahren des letzten Jahrhunderts eigene Psychomotorikorganisationen gegründet (Finnland 1994 und Schweden 1996). Seit den 1970er-Jahren bestehen intensive Fortbildungskontakte zu Personen und Einrichtungen vor allem in Deutschland; in der Folge werden psychomotorische Inhalte in zahlreiche Ausbildungsgänge der vor-, grund- und sonderschulischen Lehrerbildung und der Physiotherapie integriert(z.B. an den Universitäten Helsinki und Jyväskylä). Seit der Gründung des Europäischen Forums gehen Schweden und Finnland verstärkt eigene Wege. In Schweden weisen die Universität Växjö, das Falun College und das Karolinska Institut (Stockholm) psychomotorische Teilcurricula für ihre Lehrer- bzw. Physiotherapeutenausbildungen aus.

Frankreich

Die weitestgehende Anerkennung im gesellschaftlich-staatlichen Sinne hat die Psychomotorik in Frankreich mit einer Tradition von mehr als einem halben Jahrhundert. Durch die Arbeiten des Psychiaters de Ajuriaguerra und der Beschäftigungstherapeutin Soubiran etabliert sich die psychomotorische Arbeit zuerst im klinischen Bereich mit eher funktionellen Methoden, die im Laufe der Zeit zu einer ganzheitlichen Methode der Körperarbeit mit Unterstützung von Entspannungstechniken weiterentwickelt werden. Heute existieren in Frankreich elf staatlich anerkannte Ausbildungsinstitute zum „Psychmotricien“ verteilt über ganz Frankreich. Das Berufsbild des Psychomotorikers (BA und MA) ist gesetzlich geschützt. Parallel dazu hat sich eine erzieherische Strömung der Psychomotorik im Kindergarten und im Grundschulbereich etabliert.

Das Feld der Psychomotorik in Frankreich speist sich aus mehreren Disziplinen: Kinderpsychiatrie, Neurologie, Sportpädagogik, Psychologie. Beeinflusst wurde sie von unterschiedlichen Entwicklungstheorien (Wallon, Piaget), Entspannungstechniken (Schultz, Jacobson), die Leibeserziehung (Demeny, Hebert etc.) und von der rhythmischen und gestuellen Erziehung (Duncan, Popard, Dalcroze) (Guillarmé 1990). Trotz verschiedener Einflussquellen verfolgen die verschiedenen Konzepte ein gemeinsames Ziel: die Erziehung des Menschen durch seinen Körper (Eggert 1994/2008). Heute existieren im Wesentlichen vier Ansätze: der kinderpsychiatrische, der psychopädagogische, der sportpädagogische und der tiefenpsychologische Ansatz (Übersicht nach Bathke 2007).

Der kinderpsychiatrische Ansatz nach Ajuriaguerra

Die Kinderpsychiatrie beschäftigte sich schon in den 1950er- und 1960er-Jahren mit den Zusammenhängen von Verhaltensstörungen, Schulschwierigkeiten und Störungen der psychomotorischen Entwicklung. Der Neuropsychiater Ajuriaguerra interessierte sich für die Zusammenhänge von Störungen der Psychomotorik und der Sprache und erforschte das Fundament des Körpers für die Entwicklung des Kindes. Das Kind entwickelt zunächst über die motorische Funktion eine Vorstellung seines Körpers und der Körperteile; in der Folge entsteht ein innerer Plan seines Körperaufbaus und letztlich werden die erworbenen Körperbewegungen automatisiert. Eine besondere Rolle für Ajuriaguerra spielen die „tonischen und motorischen Funktionen in der Aktivität und der Organisation von Beziehungen" (Heintz 1983, 105). Diese ermöglichen eine aktive Kontaktaufnahme zur Umwelt, so wird der Körper zum Kommunikationsmittel. Ihre ersten Erfahrungen machen Kinder durch ihren Körper und ihre Handlungen. Eine psychomotorische Störung tritt nach Ajuriaguerra nicht isoliert auf, sondern hängt mit weiteren Problemen des Kindes zusammen. Deswegen richtet sich seine Therapie auf die Gesamtpersönlichkeit des Patienten und vermeidet eine reine symptomorientierte Vorgehensweise. Das Ziel der Therapie richtet sich auf die indirekte Behebung der Störungssymptome und die Kontrolle des Tonus. Grundlegend für Ajuriaguerra ist die Sichtweise der „tonisch-affektiven Dialektik", das Verständnis, dass „jede Gemütsbewegung auch eine tonische Veränderung zur Folge" hat (Heintz 1983, 248). Mittel der Intervention sind für Ajuriaguerra vor allem Entspannungsmethoden. Interessant sind hier Parallelen zur deutschen Psychomotorik. Diese liegen im ganzheitlichen Zugang zum Kind mit einer Betonung der Bedeutung des Körpers. Unterschiede liegen in der Rolle der Bewegung, die im Ansatz von Ajuriaguerra eine geringere Rolle spielt.

Der psychopädagogische Ansatz nach Picq und Vayer

Für die Sportlehrer Louis Picq und Pierre Vayer (1965) ist Psychomotorik Folgendes: „Psychomotorische Erziehung ist eine pädagogische und psychologische Handlung, die die Mittel der Leibeserziehung braucht, um das Verhalten des Kindes zu normalisieren und zu verbessern" (zit. n. Heintz 1983, 112). Ihre Bezugsgruppe sind verhaltensauffällige Kinder, die Zielrichtung eine bessere Integration in der Schule über „eine systematische Erziehung motorischer und psychomotorischer Verhaltensweisen“ (Heintz 1983, 112). Der Ansatz geht von der Untrennbarkeit von Motorik und Psyche aus und versteht sich eher als erzieherische denn als therapeutische Maßnahme. In der Praxis haben motorische Übungen bei „unangepassten Handlungen“ in den Entwicklungsbereichen Koordination, Raumorientierung, räumlich-zeitliche Strukturierung, Lateralität, Rhythmusgefühl etc. vor allem die vorschulische Erziehungspraxis (école maternelle) erobert.

Der sportpädagogische Ansatz von Le Boulch

Als Sportlehrer und Psychologe entwickelt Le Boulch einen persönlichkeitsorientierten Ansatz und nennt diesen „Psychokinetik“ (1977, 1983). Es handelt sich dabei „um eine allgemeine Konzeption der Bewegung als Mittel der Gesamterziehung der Persönlichkeit“ (1983, 4). Le Boulch betont die Wichtigkeit der Förderung der Entwicklung perzeptiver, motorischer und kommunikativer Funktionen in Verbindung mit mentalen Prozessen. Dieser Ansatz weist viele Parallelen zum kindzentrierten Ansatz von Volkamer/Zimmer (1986) auf. Es ist beachtlich, dass Le Boulch schon in den 1960er-Jahren erkannte, dass der Sportunterricht in den Schulen verändert werden muss. Eine reine Stoffvermittlung und Leistungsorientierung lehnte er ab; der Ansatz an der Persönlichkeit des Kindes ist ihm wichtig. Das Körperschema als Grundvoraussetzung für das Selbstbewusstsein steht im Vordergrund. Dabei findet das Prinzip der Autonomie zur Förderung der Selbsttätigkeit des Kindes eine Berücksichtigung.

Der tiefenpsychologische Ansatz nach Aucouturier und Lapierre

Ein neuerer Ansatz ist der von Bernard Aucouturier und André Lapierre. Das psychoanalytische Konzept findet mittlerweile Anhänger in ganz Europa und in Südamerika. Aucouturier, wie sein Kollege Lapierre Sportlehrer, arbeitete in den 1960er-Jahren als Leiter am Centre d'Éducation Physique specialisée in Tours mit Kindern unterschiedlicher motorischer Auffälligkeiten. Durch seine Arbeit erkannte er sehr bald den Zusammenhang von physischen und psychischen Störungen. Er wandte sich psychomotorischen Ansätzen zu und stieß dabei auf die Arbeiten von Le Boulch, Wallon, Piaget und Vayer. Die klassische symptomorientierte praktische Arbeit erzeugte jedoch Widerstände bei den Kindern; diese hielten – bewusst oder unbewusst – an ihren Störungen fest, was sie durch Verweigerung und Passivität ausdrückten. Die Analyse des Problems mündete in dem Eingeständnis, dass die fachliche Aufmerksamkeit sich mehr auf die Störung richtete als auf das Kind selbst. Aucouturier veränderte das Konzept seiner Arbeit und betont jetzt die *Ganzheit des Körpers* (unité corporelle). Das Kind soll in seiner Gesamtpersönlichkeit unterstützt werden, es ist als ein ganzheitliches Wesen (être global) zu betrachten, das seine motorischen, affektiven und kognitiven Strukturen miteinander verbindet. Der Körper vereint all diese Strukturen und kann sie zum Ausdruck bringen. Er wird hier nicht als ein rein funktionales Instrument betrachtet, er ist vielmehr „Bezugs- und Orientierungspunkt in der Welt" (Esser 2011, 19).

Entfaltung der kindlichen Kreativität

Der Ansatz orientiert sich an der individuellen Entwicklung eines Kindes durch Förderung der kindlichen Kreativität. Dem Kind wird genügend Freiraum gegeben, sich selbst Übungen und Geschichten in Praxissituationen auszudenken. Der Therapeut versucht dabei die spontanen Handlungen und deren „innewohnende Symbolik" zu verstehen. Aucouturier spricht in seiner Förderstunde drei Bereiche an und stellt im Raum die entsprechenden Materialien zur Verfügung, deren Auswahl den Kindern selbst überlassen wird:

- *Den sensomotorischen Bereich:* Das Kind verwendet Material, um elementare sensomotorische Aktivitäten zu erleben. Gleichgewichtssinn, Tiefensensibilität und Tastsinn werden angesprochen. Das Kind soll mit seinem Körper experimentieren, um seine Bedürfnisse und Stärken, aber auch Grenzen zu erfahren.
- *Den symbolischen Bereich:* Die verwendeten Materialien lassen Freiraum für die kindliche Phantasie. Mit Hilfe von Tüchern, Schaumstoffblöcken oder Kleidungsstücken soll das Kind zum symbolischen Spiel/Rollenspiel angeregt werden. Es kann in andere Rollen schlüpfen, Erfahrungen aufarbeiten oder Wunschvorstellungen ausleben. Die Rolle des Therapeuten ist eher begleitend und passiv.
- *Den Konstruktionsbereich:* Über Bautätigkeiten oder Spiel mit Knete etc. soll das Kind zu Ruhe und Konzentration kommen.

Schlüsselbegriffe

Als Grundvoraussetzungen der Therapie gilt, das Kind in seiner Einzigartigkeit zu akzeptieren, von seinen Fähigkeiten auszugehen und es in seinen Möglichkeiten zu unterstützen. Es sollen „die Handlungsfähigkeit, Eigenständigkeit und die Autonomie gestärkt und die Beziehungen zur Umwelt stabilisiert werden" (Esser 2011, 84). Auch die französische Psychomotorik identifiziert sich über Schlüsselbegriffe: Körperschema (schéma corporel), Tonus als Kommunikationsmittel (de dialogue tonique) im Rückgriff auf Entspannungsmethoden (relaxation), Bewegung (le mouvement) und die Beziehungserfahrung im tonisch-emotionalen Dialog.

Als deutschsprachige Überblicksdarstellungen sei auf Amft (1990), Guillarmé (1990) und Prévost (1990) verwiesen.

Die französische Psychomotorik verfügt über kein einheitliches Konzept. Neben der Früherkennung und Vorbeugung in der école maternelle hat sich der Arbeitsschwerpunkt französischer Psychomotoriker auf den klinisch-psychiatrischen Bereich verlagert. Hier ergeben sich jedoch Identifikationsprobleme, da die Psychomotorik als ganzheitliches Konzept auf ein symptomorientiertes medizinisches System trifft (Contant/Calza 1994). Trotz der Widersprüche hat sich die Psychomotorik in Frankreich als anerkannte Therapieform etabliert. Auch wenn es der französischen Psychomotorik im Vergleich zur deutschen an Strukturiertheit im wissenschaftlichen Diskurs mangelt (vgl. Bathke 2007, 91), ist es ersterer letztlich konzeptionell gelungen, die Dichotomie von Geist und Körper aufzuheben.

Italien, Spanien, Portugal

Von Frankreich ausgehend werden psychomotorisch orientierte Ausbildungen in den romanischen Ländern (Italien, Spanien, Portugal) initiiert, unterliegen aber sehr schnell eigenen Entwicklungen. Die italienische Berufsausbildung folgt noch relativ eng dem französischen Modell einer klinisch-therapeutischen Schwerpunktsetzung. Allerdings existiert eine konkurrierende Strömung, die psychomotorische Inhalte eher als Bestandteile pädagogischer und psychologischer Hochschulausbildungen vermittelt sehen möchte (Caliari 2004). In Italien sind Berufsausbildungen in Psychomotorik lediglich auf der Ebene privater Fachschulen organisiert und haben eine Dauer von drei Jahren (180 ECTS).

Wurden in Italien, Spanien und Portugal in der ersten Entwicklungsphase viele Literaturübersetzungen aus dem Französischen verwendet, so ändert sich dieses seit den 1980er Jahren. Mit dem südamerikanischen Sprachraum hat dabei die spanische Fachliteratur die größte Verbreitung. Die spanische Fachzeitschrift *Psicomotricidad: Revista de Estudios y Experiencia* erscheint seit 1981 als erste, die italienische Revista Psycomotrictà ReS (ab 1993) und A Psicomotricidade (Portuguese Review of Psychomotricity) (seit 2003) folgen und zeugen von einer lebhaften Fachdiskussion.

In *Spanien* ist die Psychomotorik im therapeutischen Feld nicht offiziell anerkannt; psychomotorische Inhalte haben in vielen klassischen Berufsausbildungen (Psychologie, Logopädie, Sondererzieher) eine stärker pädagogische Ausrichtung erfahren. In den 1990er-Jahren wurde der spanische Dachverband der Psychomotoriker gegründet, dem fünf Teilorganisationen angehören. Auch wenn die staatliche Anerkennung der Psychomotorik als Fachberuf noch nicht erreicht ist, sind psychomotorische Inhalte in den Curricula von 10 spanischen Universitäten und zahlreichen weiteren Instituten und Ausbildungsstätten ausgewiesen.

Einen sehr guten Überblick (in spanischer Sprache) zur Psychomotorik im Erziehungfeld gibt der Revisionsband von Pescador et al. (2000).

Den größten Sprung in der fachlichen, wissenschaftlichen und fachpolitischen Anerkennung der letzten zwanzig Jahre hat die Psychomotorik in *Portugal* vorgenommen. An fünf Universitäten bestehen seit einigen Jahren BA-Ausbildungen in Psychomotorik mit einem Schwerpunkt in der Erziehung; an der Universität Lissabon sogar ein MA-Studiengang.

Für eine fachliche Vertiefung sei auf Fonseca (2004), Neto (2004) und Martins (2006) verwiesen.

Niederlande In den Niederlanden ist der Terminus Psychomotorische Therapie (PMT) vorherrschend. Nach Bosscher (2006) sowie Bosscher/Probst (2001) etabliert sich die PMT historisch zuerst im psychiatrischen Kontext und wird dabei vor allem durch die „aktivere Krankheitsbehandlung“ psychiatrischer Patienten des deutschen Psychiaters Simon (1929) beeinflusst. Entsprechend übernimmt sie den Terminus „Aktivere Therapie“. Dahinter verbirgt sich die aus heutiger Sicht durchaus ressourcenorientierte Vorgehensweise, den „gesunden Teil“ des Patienten durch Arbeit, Körperübungen und Erholung zu aktivieren, wodurch das bisherige Fehlen von sinngebenden Aktivitäten in den psychiatrischen Krankenhäusern ausgeglichen werden sollte. Nach einer bewertenden Übersicht von van Praagh (2003) handelt es sich bei der Aktiveren Therapie bereits um einen systematisch durchgeführten therapeutischen Ansatz, denn es werden nach den Kriterien nötige Konzentration, Maß an selbstständigem Denken und Grad der Verantwortlichkeit fünf Niveaus unterschieden, auf denen mit den Patienten gearbeitet werden kann. Ausgehend von diesem Basiskonzept wird in den Jahrzehnten nach dem zweiten Weltkrieg systematisch ein Therapiekonzept entwickelt, das von den Wirksamkeiten der Bewegungsaktivitäten ausgeht und unter Hinzunahme anthropologischer und phänomenologischer Erkenntnisse ein umfassendes Erkenntnisinteresse entwickelt (Gordijn et al. 1975) und sowohl pädagogische als auch therapeutische Anwendungsfelder begründet (vgl. Bosscher 2006, 240; Emck 2004).

Der aktuelle psychomotorische Ansatz wird als eine Sichtweise beschrieben, die sowohl bewegungsorientierte als auch körperorientierte Behandlungsweisen integriert. Obwohl in der Praxis entstanden, etabliert sich die PMT in den Niederlanden zunehmend als theoriegeleitetes Konzept, das zudem in einem Zwei-Wege-System studiert werden kann. Weg eins führt über ein praxisorientiertes BA-Studium (vier Jahre) an den Fachhochschulen Windesheim in Zwolle und Arnheim Nijmegen und anschließender mindestens zweijähriger Berufspraxis zu einem Master-Abschluss. Der zweite Weg führt als wissenschaftliches Studium über den Bachelor of Science in Bewegungswissenschaften an der Freien Universität Amsterdam und anschließender (mindestens) zweijähiger Berufspraxis zu einem Master of Arts an der FH Windesheim/Zwolle. Aufgrund des sich wandelnden Anspruches im Gesundheitswesen verbunden mit einem erhöhten Kostendruck steigern sich die Anforderungen an die wissenschaftlichen Kompetenzen der Absolventen. Die Forderungen nach Qualitätssicherung und Effektivitätsnachweisen lassen die holländischen Kollegen mit ihren Partnern im Europäischen Forum für Psychomotorik bzw. den Hochschulausbildungsstätten der Nachbarländer zusammenrücken (vgl. Bosscher 2006, 246; Fischer 2006, 238).

Belgien

Enge konzeptionelle Verbindungen bestehen zum flämischen Teil Belgiens. Hier ist – wie in den Niederlanden – die psychomotorische Ausbildung seit etwa den 1980er Jahren universitär ausgerichtet (Leuwen) und den Fakultäten für Bewegungswissenschaften zugeordnet. Nach Simons (2000a, b) können in der PMT zwei Richtungen unterschieden werden. Die eine platziert sich im Rahmen der allgemeinen Therapiediskussion zwischen neurobiologischen, phänomenologischen und verhaltenstherapeutischen Modellvorstellungen, die andere Richtung entspricht dem holländischen Modell einer spezifischen und eigenständigen Behandlungsform mit den entsprechenden Erklärungsansätzen. Das belgisch-wallonische Ausbildungssystem folgt eher dem französischen Muster mit recht unterschiedlichen berufsspezifischen Akzentsetzungen zwischen Therapie und Pädagogik. Interessant ist, dass insbesondere der Ansatz von Aucouturier eine starke Berücksichtigung in der psychomotorischen Therapie gefunden hat.

Luxemburg Die psychomotorische Erziehung in Luxemburg untersteht dem Erziehungsministerium und wird von einer kleinen Gruppe von Spezialisten, die meistens eine Aus- oder Weiterbildung in Frankreich oder Deutschland genossen haben, in unterschiedlichen Ausbildungsbereichen (Vorschule, Schule, klinischer und rehabilitativer Bereich) vertreten. Dabei hat das mehrsprachige Luxemburg schon immer eine Mittlerfunktion zwischen den deutschen und französischen Konzeptentwicklungen in Europa innegehabt. Robert Decker analysiert seit den 1960er-Jahren die spezifischen Entwicklungen und macht die psychomotorischen Prinzipien als Grundelemente für die Aus- und Fortbildung in Luxemburg nutzbar (Decker 1967; 1984; 2002). Schon im Jahre 1983 wird der „Letzeburger Aktiounskrees Psychomotorik“ (LAP) gegründet. Die therapeutischen Arbeitsfelder werden heute eher von in Frankreich ausgebildeten Psychomotoriktherapeuten, die pädagogischen eher von in Deutschland ausgebildeten Spezialisten besetzt. In jüngster Zeit wird die Frage der Sozialen Gerechtigkeit unter besonderer Berücksichtigung des Themas „Kinderarmut und Bildung“ diskutiert (Caritas Luxembourg 2008). Achten et al. (2008) nehmen dabei eine kindorientierte Perspektive ein und weisen der Bewegung/Psychomotorik eine herausragende Rolle für die nationale Bildungsdiskussion zu. Insbesondere in der (Vor-)schulischen Erziehung der drei- bis sechsjährigen Kinder (classe précoce und classe d'éducation préscolaire) hat die Vermittlung psychomotorischer Handlungskompetenzen – etwa durch das Konzept der Neuen Bewegungsbaustelle (Miedzinski/Fischer 2006) – Fuß gefasst (Koppes 2007).

Schweiz Das schweizerische Psychomotorikkonzept ist ursprünglich durch eine enge Zusammenarbeit der Tanzpädagogin Suzanne Naville und des Psychiaters de Ajuriaguerra entstanden, hat sich aber von dem ursprünglich klinischen Vorbild Frankreichs sehr schnell zu einer anerkannten Ausbildung zum Psychomotorik-Therapeuten mit einer Qualifikation für den heilpädagogischen Bereich entwickelt. In der Schweiz werden in Zürich, Basel und Genf die Ausbildungen in Psychomotorischer Therapie auf Hochschulebene vermittelt. Von der heutigen Warte zurückblickend muss festgestellt werden, dass sich die klassische Klientel (nicht nur) in der Schweiz grundlegend verändert hat. Hartmut und Susanne Amft (2003) weisen mit ihrer groß angelegten Studie zu über 1300 Psychomotoriktherapien in der deutschen und französischen Schweiz mit Kindern im Grundschulalter nach, dass die Klientel der mit Psychomotorik geförderten Kinder umdefiniert werden muss. Nicht mehr Kinder mit „Bewegungsschwierigkeiten“ sind Hauptklientel der Psychomotorischen Therapie (so der offizielle Begriff in der Schweiz), sondern „Kinder mit komplexen Auffälligkeiten und Störungen, welche auf psychosozial bedingte Ursachen- und Entstehungszusammenhänge hinweisen. Diese Kinder sind nicht behindert, sondern sie weisen problemanzeigende Verhaltensweisen auf. Der heilpädagogische Auftrag beinhaltet daher nicht in erster Linie die Förderung von Bewegungskompetenzen, sondern von psychosozialen Bewältigungsressourcen. Dies sollte Konsequenzen für das Selbstverständnis und die paradigmatische Zuordnung der PMT haben" (Amft/Amft 2003, 30–31). Entsprechend hat die Interkantonale Hochschule für Heilpädagogik in Zürich ab dem Studienjahr 2006 das Curriculum verändert und bietet einen interdisziplinär ausgerichteten Bachelor-Studiengang „Psychomotoriktherapie" an, der den neuen fachwissenschaftlichen Qualifikationskriterien entspricht (Amft et al. 2013). Ein weiterer BA-Studiengang wurde an der Hochschule für Soziale Arbeit in Genf eingerichtet.

Österreich

Österreich folgt stark dem Entwicklungsweg Deutschlands und versucht Psychomotorik durch die bevorzugte Verwendung der Begriffe Motologie und Motopädagogik eher wissenschaftlich-universitär mit einer Akzentsetzung im (heil/sonder-)pädagogischen Feld zu etablieren. Ein interdisziplinär und international begleiteter Modell-Studiengang an der Donau-Universität Krems und der Niederösterreichischen Landesakademie St. Pölten entwickelt in den Jahren 1996–1998 ein Fachcurriculum nach europäischem Standard (zu den Ergebnissen s. Weiß/Ullmann 2003). Leider ist der Abschluss anfangs trotz hoher Qualität national nicht anerkannt. Ab dem Wintersemester 2001/2002 wechselt der Studiengang an die Universität Wien. Heute ist die Ausbildungssituation in Österreich verändert. Die Universität Wien bietet einen vollwertigen Masterstudiengang (Weiß 2018) als Universitätslehrgang Psychomotorik an und auch die Donauuniversität Krems einen sechssemestrigen Universitätslehrgang Mototherapie (Ullmann 2003). Auch die Fortbildungskonzeption zur „Zusatzqualifikation Motopädagogik" des 1993 gegründeten Aktionskreises Motopädagogik Österreich (akmö) nach ursprünglichem Vorbild des Aktionskreises Psychomotorik e.V. in Deutschland (Stehno 1997) entwickelt sich in Kooperation mit zahlreichen Initiativen und Ausbildungsstätten im pädagogisch/therapeutischen Tätigkeitsbereich zu einem differenzierten und anerkannten Anwendungskonzept (Pinter-Theiss/Theiss 1997).

Tschechien und Slowenien

Die beiden (süd-)osteuropäischen Länder im Forum (Tschechien und ehemals auch Slowenien) halten schon seit den 1960er- bzw. 1970er-Jahren sehr intensive Fortbildungskontakte zu E.J. Kiphard und intensivieren seit ihrer Mitgliedschaft im Europäischen Forum und der Europäischen Union Bestrebungen zu eigenen Fort- und Ausbildungskonzeptionen. In Tschechien ist die Psychomotorik insbesondere in der Vorschul- und Grundschulpädagogik verbreitet. Im Sonderschulwesen (Special Education) besteht eine enge Verbindung zur Internationalen Vereinigung Adapted Physical Activity (APA). Gegenwärtig findet eine sehr differenzierte Auseinandersetzung – auch mit den wissenschaftlichen Konzepten des psychomotorischen Paradigmas – statt (Blahus 2004). Eine formale Organisation besteht in der tschechischen „Association Sport for All". In Slowenien existiert eine „Gesellschaft für Motopädagogik und Psychomotorik", die sich sehr um die therapeutische Versorgung von Kindern und Jugendlichen bemüht.

Griechenland Griechenland ist bisher nicht Mitglied des Europäischen Forums für Psychomotorik. Dennoch gibt es in Griechenland eine kleine, vorwiegend in Deutschland ausgebildete Gruppe von Fachspezialisten. Deren Aktivitäten sind inzwischen so weitreichend, dass nicht nur im Jahre 2002 eine wissenschaftliche Vereinigung „Hellas" der Psychomotoriker (Kambas 2003) gegründet wurde, auch wurden inzwischen geeignete Inhalte in die Curricula der (Sport-)Lehrerausbildungen der Universitäten Athen, Thessaloniki und Kreta sowie der Vorschulerziehung integriert. Darüber hinaus existiert seit 2005 eine wissenschaftliche Online-Zeitschrift.

Mit Bezug auf eine Darstellung Irmischers (1998, 134) und Fischers (2006a) sollen die Gemeinsamkeiten sowie die Unterschiede der europäischen Besonderheiten zusammenfassend dargestellt werden.

Gemeinsamkeiten *Gemeinsamkeiten in der Entwicklung:*

- die Ursprünge der praktischen und theoretischen Überlegungen, die zu den unterschiedlichen Verfahren in den Ländern führen konnten, ergeben sich sehr oft aus der therapeutischen Arbeit mit gesellschaftlichen Randgruppen in klinisch-psychiatrischen Einrichtungen;
- die jeweiligen Initiatoren und Initiatorinnen hatten erkannt, dass nur ein holistisches Menschenbild Grundlage ihrer Arbeit, die über die Körper-, Sinnes-, und Bewegungsfunktionen hinaus ganzheitlich auf den Menschen wirken sollte, sein konnte;
- eine differenzierte Analyse der theoretischen Hintergründe lässt gemeinsame philosophische und anthropologische Quellen erkennen, die sicherlich erst auf der Grundlage der gemeinsamen Kulturgeschichte zu verstehen sind;

- die jeweiligen Initiatoren und Initiatorinnen fokussieren ihre Arbeit auf ein enges Zusammenspiel von motorischen und psychischen Vorgängen, um das Verhalten des Menschen beeinflussen zu können;
- das jeweilige Zentrum der Bemühungen ist die Behandlung von Beeinträchtigungen, die einen ursächlichen psychomotorischen Hintergrund haben können oder deren Auswirkungen sich in psychomotorischen Veränderungen darstellen lassen;
- allen gemeinsam ist das Bestreben, die psychomotorische Ausbildung zu akademisieren und in das gestufte europäische Ausbildungssystem von Bachelor- und Masterstudiengängen einzugliedern;
- für die Psychomotoriker Europas kommt es zunehmend zu den gewünschten fachlichen und persönlichen Austauschprozessen bei Wahrung der kulturellen Identitäten (diversity and specifity);
- auch die wissenschaftlichen Aktivitäten (Kongresse und Tagungen, Projekte) haben an Momentum zugenommen.

Unterschiede in der Entwicklung:

Unterschiede

- die Begründer hatten durch ihre jeweilige Ausbildung unterschiedliche Ausgangspositionen (Entspannungstherapeutin, Beschäftigungstherapeutin, Tanztherapeutin, Sportlehrer, Mediziner), die bei ähnlichen Grundannahmen im Detail zu unterschiedlichen theoretischen und praktischen Konzepten führen mussten;
- in der französisch beeinflussten südeuropäischen, der dänischen und holländischen Psychomotorik wird intensiver mit dem Körper und am Körper gearbeitet. Hier findet das „Symbolische" eine stärkere Beachtung;
- in der deutschen, schweizerischen und flämisch-belgischen Psychomotorik werden die Konstrukte Wahrnehmung und Bewegung intensiver in die Arbeit einbezogen, gleichzeitig der symbolische Anteil der Bewegungsaktivität betont;
- in Frankreich und Dänemark sind differenzierte Modelle der Entspannung entwickelt worden;
- im deutschsprachigen Raum ist der Aspekt des Erlebnisses, der Sensation viel stärker berücksichtigt worden.

Und welche sind die gemeinsamen neuen Herausforderungen?

Zukünftiges

Handlungsbedarf gibt es noch an einer Intensivierung der fachidentitätsbildenden Konzeptdiskussionen. Wir brauchen mehr Praxisforschung und -evaluation unseres Fachgebietes selbst (Qualitätsentwicklung): Mehr Beobachtungen, Erfahrungsberichte, Studien über Fördergruppen und deren reale Lebenskontexte in ganz Europa, mehr Forschungen über die Wirkfaktoren des psychomotorischen Methodenkanons. Dieses erfordert zwingend die Fortführung und Intensivierung der interdisziplinären und internationalen Zusammenarbeit und die Akquisition von Mitteln für Forschung und wissenschaftliche Nachwuchsförderung. Das sind neue Herausforderungen unter einer Perspektive der Psychomotorik als Wissenschaftsdisziplin in Europa.

1.7 Evaluations- und Wirksamkeitsforschung in der Psychomotorik

Qualität im Gesundheitswesen

Vor dem Hintergrund der Verknappung öffentlicher Mittel hat sich in Deutschland seit Beginn der 90er Jahre des letzten Jahrhunderts eine Debatte entwickelt, die die *Qualität* der Arbeit im Gesundheits- und Sozialwesen in den Fokus des Interesses rückt. Im alltäglichen Sprachgebrauch wird der Begriff der Qualität nur selten gemäß seiner ursprünglichen Bedeutung (lateinisch *qualitas* für Beschaffenheit oder Eigenschaft) wertneutral verwendet, sondern eher, um die Güte einer Sache, einer Person oder deren Arbeit zum Ausdruck zu bringen. Dementsprechend versteht die *Deutsche Gesellschaft für Qualität* unter diesem Begriff „die Gesamtheit von Eigenschaften und Merkmalen einer Leistung oder Tätigkeit, die sich auf deren Eignung zur Erfüllung gegebener Erfordernisse bezieht“ (zit. n. Burmeister 1996, 26). Die eigentliche Qualitätsdiskussion entwickelt sich erst mit der gesetzlichen Umorientierung der Finanzierung von Hilfeleistungen. In der Novellierung des § 93 des Bundessozialhilfegesetzes (BSHG) wird erstmals die Qualität von Leistungen erwähnt und stellt die Leistungserbringer vor neue Herausforderungen. „Zum einen sollen Qualitätsmerkmale im Rahmen der Leistungsvereinbarungen verbindlich festgelegt werden, zum anderen soll die Qualität der erbrachten Leistung überprüft werden können“ (Frühauf 1997, 10; Pothman/Trede 2014; Welsche 2018b).

Qualitätssicherung

Mit der Neufassung des BSHG und des KJHG (Kinder- und Jugendhilfegesetz) liegen heute Rechtsgrundlagen vor, die der Qualitätsdebatte einen verbindlichen Rahmen geben und sozialen wie pädagogischen Einrichtungen den Auftrag auferlegen, die jeweiligen Leistungen (Angebote, Konzepte etc.) auszuweisen und deren Effekte zu evaluieren.

Was ist in diesem Rahmen unter *Evaluation* zu verstehen? Unter Evaluation ist ein auf empirischen Methoden beruhendes Verfahren der Bewertung von Interventionen zu verstehen, das bereits in den 1970er-Jahren unter der Bezeichnung „wissenschaftliche Begleitung“

in die soziale und pädagogische Arbeit eingeführt wurde (Beywl 1996). Die empirische Grundlage einer Evaluation baut in der Regel auf einer guten Dokumentation auf. Beispielsweise kann durch Dokumentation des Entwicklungsstandes (oder anderer Aspekte) von Kindern und Jugendlichen zu verschiedenen Zeitpunkten eines Förder-/Therapieprozesses der Erfolg dieser Maßnahmen überprüft werden. Evaluation kann sowohl als Fremdevaluation, das heißt durch unabhängige Spezialisten (ohne Beteiligung der Personen, die mit der zu evaluierenden Intervention befasst sind) oder auch als Selbstevaluation (durch die beteiligten Partner) erfolgen. In der Praxis sind jedoch Mischformen aus beiden Ansätzen am häufigsten anzutreffen (Heiner 1996; Arnold 2006; 2017; Knab/Klein 2017).

SPES

Die Frage nach der Wirksamkeit einer Interventionsform trifft auch die Psychomotorik. Sie wird nicht nur durch das allgemeine Kosten-Nutzen-Interesse (Effizienz) gespeist, sondern ist so alt wie der generelle Anspruch eines Ansatzes auf Anerkennung im Spektrum wissenschaftlich fundierter Förder- und Therapiemethoden (vgl. Knab/Klein 2006, 167). Vor dem Hintergrund dieser Fragestellung hat sich im Jahre 2003 eine Arbeitsgruppe – bestehend aus Vertretern aus Wissenschaft und Praxis – gegründet, die sich dem Feld der Verfahrensentwicklung psychomotorikspezifischer Qualität widmet. Das Ergebnis ist das System psychomotorischer Effekte-Sicherung (SPES) zur Evaluation und Qualitätsentwicklung psychomotorischer Förder- und Therapiemaßnahmen für Kinder und Jugendliche. Die speziell zu diesem Zweck entwickelten Fragebögen können dabei in verschiedenen Arbeitsfeldern (motopädische Praxen, klinisch-therapeutische Institutionen, Fördervereine, Kinder- und Jugendhilfeeinrichtungen, Förderschulen etc.) zur Einzelfalldokumentation von Kindern und Jugendlichen mit Förderbedarf eingesetzt werden. Was leistet das Verfahren? SPES ermöglicht den teilnehmenden Institutionen den Aufbau eines einheitlich strukturierten Dokumentationssystems zur Erfassung von Struktur-, Prozess- und Ergebnisqualität (Donabedian 1982). Darüber hinaus ergeben sich durch den Vergleich der eigenen Evaluationsergebnisse mit denen anderer Teilnehmer grundlegende Erkenntnisse über die Qualität der eigenen Angebote und Leistungen. Die SPES-Daten dienen somit einer wissenschaftlich fundierten Evaluation und Qualitätsentwicklung des eigenen Förder- bzw. Therapiekonzepts.

Vor allem aber bietet SPES die Gelegenheit, auf der Basis einer gemeinsamen Sprache die psychomotorische Arbeit zu bewerten und zu reflektieren. Da in allen Einrichtungen nach dem gleichen Verfahren erhoben wird, kann die einzelne Einrichtung ihre persönlichen Daten in Beziehung zu den Daten aller anderen teilnehmenden Einrichtungen setzen, ohne dabei ihre Daten öffentlich zu machen. Durch Einzel-, Gruppen-, Einrichtungs-, Regional- und Bundesauswertungen werden konkrete Vergleiche ermöglicht, die zu Verbesserungen der psychomotorischen Praxis und zur Erkennung von Einsparungspotenzialen beim ökonomischen Mitteleinsatz führen können.

Ein weiteres zentrales Anliegen von SPES ist es, mit Hilfe spezifischer Kennwerte Effekte der Förderung bzw. Therapie sichtbar zu machen, wodurch fundierte Hinweise auf den Wirkungsgrad psychomotorischer Angebote gegeben werden. Typische Fragestellungen in diesem Kontext sind etwa:

- Welche inhaltlichen Angebote wirken besonders positiv?
- Bei welcher Ausgangslage sind große bzw. nur geringe Erfolge zu erwarten?
- Gibt es „sensible Phasen" im Verlauf einer Intervention, in denen besonders effektiv gearbeitet werden kann?
- Wie wichtig ist eine gute Beziehung zwischen Psychomotoriker und Kind?
- Welche Rolle spielen die Eltern?
- Hat Psychomotorik nur Auswirkungen auf die motorische Entwicklung oder sind auch andere Effekte nachweisbar? (Arnold 2006).

Vertiefte Informationen zur Wirksamkeitsforschung in der Psychomotorik sollen am Ende dieses Bandes diskutiert werden.

Übungsaufgaben zu Kapitel 1

1. Vergegenwärtigen Sie sich zunächst Ihren persönlichen Zugang zum Thema *Bewegung* und zur *Körperlichkeit*. Welche Erfahrungen habe ich selbst im Laufe meines Lebens mit Bewegung und auch mit sportlichen Aktivitäten gemacht?

2. Was bedeutet Psychomotorik?

3. Auf welchen historischen Quellen beruht der ursprüngliche Ansatz der Psychomotorischen Übungsbehandlung? Hat „Üben" heute noch eine Bedeutung?

4. Was ist der Unterschied zwischen Motopädie und Motologie?

5. Skizzieren Sie die Lernfelder *Körpererfahrung, Materialerfahrung* und *Sozialerfahrung*.

6. Wodurch unterscheiden sich Motopädagogik und Mototherapie? Halten Sie diese Begriffe noch für zeitgemäß?

7. Versuchen Sie die vier Perspektiven oder Ansätze der Psychomotorik in ihren wesentlichen Aspekten voneinander abzugrenzen.

8. Suchen Sie Beispiele für eine praktische Arbeit/Förderung, die dem Verständnis der einzelnen Ansätze angemessen ist. Kann man nur nach einem bestimmten Ansatz arbeiten oder fördern?

9. Welche Hintergründe führten zur Gründung der Deutschen Gesellschaft für Psychomotorik und Motologie?

10. Wann wurde das Europäische Forum für Psychomotorik gegründet und welche Aufgaben stellt sich dieses internationale Gremium?

11. Skizzieren Sie die inhaltlichen Schwerpunkte der psychomotorischen Arbeit in verschiedenen europäischen Ländern.

12. Beschreiben Sie die Eckpunkte der Evaluations- und Wirksamkeitsforschung in der Psychomotorik. Warum soll Wirksamkeit der eigenen Arbeit nachgewiesen werden?

2 Schlüsselbegriffe der Psychomotorik und deren Bezugstheorien

2.1 Bewegung und Wahrnehmung als Grundkategorien

Um sich dem Phänomen menschlicher Bewegung zu nähern, unterscheiden wir die Alternativen analytisch-naturwissenschaftlicher sowie phänomenologisch-geisteswissenschaftlicher Interpretationen (vgl. Grössing 1993, 82). Während die erste Möglichkeit der Betrachtung die Bewegung als Ortsveränderung eines Körpers oder einzelner Teile im Verhältnis zur Zeit definiert und in erster Linie die damit zusammenhängenden motorischen Bedingungen erforscht, erklärt die phänomenologische Sichtweise die ganzheitlichen Bewegungshandlungen im Sinnzusammenhang des Lebens des Menschen. Bei dieser Betrachtungsweise wird den Erlebnisdimensionen der Bewegung, ihrer Ausdruckskraft und ihrem dynamischen Verlauf eine größere Bedeutung beigemessen als der physikalischen Raum-Zeit-Korrelation (vgl. Grupe 1992, 82).

In der klassischen phänomenologischen Diskussion der Begriffe Leib und Körper wird vom Doppelcharakter „Leib sein“ und „Körper haben“ ausgegangen, was begrifflich auf die Besonderheit der deutschen Sprache und inhaltlich auf die Zweiteilung von (denkendem) Geist und (geistlosem) Körper der Philosophie Descartes’ zurückzuführen ist. Der Begriff *Leib* wird immer dann gewählt, wenn das Subjekt als erlebender Akteur des Geschehens beschrieben werden soll. Leib ist also die „Verankerung des Subjekts in der Welt“ (Merleau-Ponty 1966; zit. nach Prohl 2010, 226), während *Körper* als „objektiver“ Gegenstand der Betrachtungen gilt.

Die *Bewegung als sinngeleitete Handlung* des Menschen gilt als Medium der Überwindung der Trennung von Körper und Geist (Hölter 2011b, 20f.). In der Bewegungshandlung verschmelzen das bewusst handelnde, entscheidende und (vorreflexiv) erlebende Subjekt und seine dingliche und soziale Welt, wofür Trebels (1992) im Rückgriff auf Buytendijk (1956) und Tamboer (1979) die Metapher *„Bewegungsdialog“* einführt (Dietrich 2003, 13; zit. nach Fischer 2008b, 94). Er beschreibt in seinem dialogischen Bewegungskonzept eine Position, die dem kindlichen Bewegungshandeln als Mensch-Welt-Beziehung die Ebenen der kommunikativen Bedeutungserschließung und der Erschließung der Sachlogik der Objektwelt zuschreibt (vgl. Fischer 2008b; 2013a; Krus 2015b; Schneider et al. 2015). Hier liegt die gemeinsame Basis für ein Bewegungskonzept von Sportpädagogik/Bewegungspädagogik und Psychomotorik, das letztlich auf den erkenntnistheoretischen Ansatz Piagets (1975) einerseits und die medizinische Anthropologie v. Weizsäckers (1993) zurückgeht (Philippi-Eisenburger 1991a; Scherler 1975; Tamboer 1979; Zimmer 1981a). Im Prozess des Sich-Bewegens tritt der Mensch in einen Dialog mit sich selbst, mit anderen Menschen und seiner materialen Umwelt und bringt dadurch Bedeutungen hervor. Rekursiv führen diese wiederum zu weiteren, „neuen" Bewegungsdialogen zwischen Mensch und Welt. In dieser Tradition wird Bewegung im psychomotorischen Fachdiskurs als Handlung im Dialog verstanden und zu einem wichtigen Medium fachlichen Handelns.

In seinem anthropologisch motivierten Zugang beschreibt Grupe (1976; 1992) vier Bedeutungsdimensionen der Bewegungstätigkeit von Kindern: die instrumentelle, die explorative, die soziale und die personale Bedeutung der Bewegung. Zimmer (2006a) erweitert die Klassifikation später um die impressive, expressive, komparative und adaptive auf acht Funktionen.

Bedeutungsdimensionen der Bewegung

Dieser Beitrag orientiert sich am Klassifikationsschema des Forschungsprojektes „BiK – Bewegung in der frühen Kindheit" (Fischer et al. 2016a; Fischer 2016b), das die folgenden fünf – vor allem für Bildungs- und Entwicklungsprozesse im frühen Kindesalter relevanten – Dimensionen herausarbeitete. Dabei erfolgt die dimensionale Trennung aus analytischen Gründen; in der Praxis können sich verschiedene Funktionen durchaus überlagern und ergänzen (vgl. Fischer 2013a, Fischer et al. 2016b, 240f.).

a) *Die impressive und expressive Bedeutung der Bewegungshandlung*
Bewegungsaktivität vermittelt Erfahrungen über alle Sinne. Insofern sind ganzheitliche Körpererfahrungen sehr stark emotionale, vorreflexive Prozesse, die die Empfindungsfähigkeit des Kindes berühren. Komplementär sind Bewegungshandlungen immer Chance und Möglichkeit, Gefühle und persönliche Themen über Körper und Bewegung auszudrücken und auszuleben.

b) *Die explorative Bedeutung der Bewegungshandlung*
Eine Kernbedeutung der Bewegungsaktivität liegt darin, Wahrnehmungserfahrungen des Kindes zu ermöglichen. Über Bewegungstätigkeit kann das Kind gezielt seinem Entdeckersinn folgen und auf

Erfahrungsgewinn ausgerichtet sein. Es erfährt, sich im Bewegungsspiel zu verlieren, mit der Aufgabe eins zu sein und individuelle Lösungswege für (selbst gestellte) Aufgaben zu finden. Dieses Aufgehen im Tun ist gleichermaßen Grundlage für die Entwicklung von Kreativität und Fantasie wie für ausdauerndes Üben.

c) *Die personale/psychisch-emotionale und kognitive Bedeutung der Bewegungshandlung*
Die personale Bedeutung der Bewegung bezieht sich im Wesentlichen auf den Bereich der Erfahrung des Selbst, indem das Kind in seiner Bewegung die eigene Person erlebt. Es erfährt Entscheidungsfreiheiten (Autonomie), aber auch Grenzen und ggf. Einschränkungen. So wird deutlich, dass Bewegung weit mehr als Fortbewegung (Bewegung im Raum) darstellt; sie dient dem Kind als elementares Medium seiner Erkenntnisgewinnung und personalen Selbstgestaltung. Entsprechend stehen kognitive und emotionale Aspekte der Körpererfahrung im Vordergrund. Über grundlegende Bewegungstätigkeiten des Schaukelns, Rutschens, Balancierens, Rollens und Kletterns etc. erwirbt das Kind eine Vorstellung von Schwung, Gleichgewicht, Schwerkraft oder Reibung und gewinnt damit einen intuitiven Einblick in physikalische Zusammenhänge seiner Handlungswelt. Vielfältige Bewegungserfahrungen generieren eine variabel verfügbare Handlungskompetenz; diese ist Grundlage für die Entstehung von Planungskompetenz als bedeutsamer Kulturtechnik. Bewegungsaktivitäten sind aber auch untrennbar mit psychischen Zuständen wie Neugier und Spannung, Aufregung, Anstrengung oder auch Enttäuschung verbunden, sodass das Kind über Gefühlsverarbeitung seine personalen Kompetenzen moduliert und seine Persönlichkeit entwickelt.

d) *Die sozial-kommunikative Bedeutung der Bewegungshandlung*
Bewegung dient dem Kind nicht nur als Medium der *sozialen Erfahrung*, sie stellt auch die Basis für soziale Beziehungen dar. Spielhandlungen erfordern Abstimmungen über Rollen und Partnerschaften und sie machen Aushandlungen von Kooperationen und Regeln notwendig. Damit ist die körperliche Aktivität ein wichtiges Instrumentarium für das soziale Beziehungsrepertoire, muss jedoch immer auf kulturelle und soziale Werte bezogen und in diesen sozialen Bedeutungsmustern spezifisch erlernt werden. Bewegungssituationen in der Gruppe sind ein ideales Kommunikations- und Lernfeld; hierin liegt deren besondere pädagogische Bedeutung. Das Kind lernt, sich mit anderen zu vergleichen und selbst einzuschätzen. Im Aushandlungsprozess entwickeln sich Vorstellungen über individu-

elle Leistungsfähigkeiten; sie sind aber auch Basis für sozial gestaltete Unterstützungsprozesse und die Genese von Hilfsbereitschaft.

e) *Die instrumentelle und produktive Bedeutung der Bewegungshandlung*
Eine wesentliche Bedeutung der Bewegung ist die instrumentelle. Bewegung dient dem Menschen im Alltag, im Sport, bei der Arbeit, im sozialen Umfeld sowohl instrumentell als auch funktional. Sie übernimmt Werkzeugcharakter (etwas greifen, erreichen, festhalten) und überzeugt durch Funktionalität (Treppen steigen, Radfahren, Balancieren, Tanzen). Die Verbesserung von Fähigkeiten und Fertigkeiten setzt auch die Bereitschaft zum Üben und Vertiefen und den Spielraum für schöpferisches Handeln und Gestalten voraus.

Bewegungshandlung

In ihren Anfängen legt die psychomotorische Theorielegung ihren Handlungsbezug nicht eindeutig genug aus. Es wird sowohl Bezug auf die Gestaltkreistheorie v. Weizsäckers genommen und damit ein subjekt-orientiertes ganzheitliches Menschenbild angenommen als auch Bezüge zur bewegungswissenschaftlichen Handlungsregulationsforschung unter Berücksichtigung des sensomotorischen Regelkreismodells hergestellt (für eine Übersicht s. Philippi-Eisenburger 1991a und Vetter 2003). Eine solche Sichtweise läuft Gefahr, menschliches Handeln ausschließlich als Regelkreis zwischen sensorischem Input und motorischem Output zu verstehen und zu sehr auf eine neurophysiologische Basis zu verkürzen. Derartige Handlungsmodelle verfolgen das Ziel, ein Bewegungsgeschehen zu beschreiben, zu erklären, Verlaufsprozesse zu antizipieren und Erfolge zu beeinflussen. Auf der Strecke bleibt das handelnde Subjekt, die Frage nach der Bedeutungsebene und den Sinngebungen der Bewegungshandlung. In neuerer Zeit wird eher die Frage thematisiert, welche Bedeutung das Handeln für die Entwicklung des Menschen hat und wie sich Handlungskompetenz selbst entwickelt. Gegenwärtig laufen verschiedene Strömungen zusammen: Das in Bewegung handelnde Subjekt wird zum Forschungsgegenstand für verschiedene Disziplinen (Krist 2006; Engel et al. 2013; Prinz 2014a; b).

2.1.1 Entwicklung durch Handeln

Entwicklungshandeln

Für die Psychomotorik bedeutsam ist ein Konzept, das Lerner (1988) als kontextualistischen Zugang in der Handlungsdiskussion bezeichnet. Kontextualismus bezieht sich auf die Wechselwirkungen des handelnden Subjekts mit seinen personalen sowie dinglichen Umweltbedingungen. Die Perspektive ist insofern interessant, als sie dem Individuum – dem handelnden Subjekt – die Rolle des Produzenten der eigenen Entwicklung zuschreibt. Diese aktive Einflussnahme auf die Gestaltung der eigenen Entwicklung ist inzwischen als eine übergeordnete Kategorie anerkannt und wird auch als aktionale Entwicklungsperspektive (also als Perspektive der Entwicklung durch Handeln) bezeichnet. In der Entwicklungspsychologie hat diese Sichtweise eine allgemeine Akzeptanz gefunden (Brandtstädter/Greve 2006). Danach ist intentionales Handeln zugleich „Produkt und Bedingung von Entwicklung über die Lebensspanne“ (Brandtstätter/Greve 2006, 444). Entwicklung erfolgt als kognitiv-reflexive Vermittlung in einem selbstreferenziellen Prozess zwischen Handlungsintention und Wirkung auf die eigene Person oder auch das Selbst (s. auch Daum/Aschersleben 2014). Für das Menschenbild bedeutet dieses: Die Person ist nicht passives Produkt ihrer Umwelt, sondern nimmt aktiv Einfluss auf deren Veränderung, wird allerdings auch durch Umwelteinflüsse verändert. Die Akteursperspektive ist ein starkes Zeugnis für Selbstaktualisierung und Selbstkompetenz in der Ontogenese.

Handlung statt Behandlung

So ist es verständlich, dass der Paradigmenwechsel die Praxis erreicht hat. Stand etwa in der Frühförderung entwicklungsbeeinträchtigter oder behinderter Kinder lange das *Behandlungskonzept* im Vordergrund, so gewinnt das *Handlungskonzept* die Oberhand: Die Eigenaktivität wird zum „Motor der Entwicklung des Kindes“ (Schlack 2000, 32). In der Entwicklungsforschung hat dieses Prinzip der Eigenaktivität unwidersprochene Akzeptanz gefunden. „Entwicklung erfolgt wesentlich über die Eigenaktivität des Kindes in der Interaktion mit Personen und Gegenständen“ (Ohrt 2006, 146).

Einigkeit besteht heute auch darin, Person-Kontext-Interaktionen als lebenslangen Prozess zu begreifen. Eine eben solche Übereinstimmung existiert in der Einschätzung, den frühen Lebensabschnitten eine besondere Bedeutung für die Ausbildung der Grundstrukturen oder basalen Kompetenzen menschlicher Persongenese beizumessen. Dazu zählen *sensorische* (z.B. Sehen), *motorische* (z.B. körperliche Aktivität), *interaktive* (z.B. Fähigkeit zur Perspektivenübernahme, Kontaktbereitschaft), *intellektuelle* (z.B. mehrdimensionale Wissensaneignung, kognitives Verstehen) und *affektive* (z.B. Bindungsfähigkeit, Empathie, emotionales Verstehen) Qualifikationen. Entscheidend ist aber, dass diese Entwicklungsbereiche sich nicht isoliert, sondern im Handeln konstituieren, das somit eine intrapersonale Vernetzung von Persönlichkeitsdimensionen ermöglicht.

2.1.2 Wahrnehmung: Von der Sinnestätigkeit zur Erkundungsaktivität

Sinnestraining

Die andere wesentliche Kategorie des psychomotorischen Theoriekonzeptes, die *Wahrnehmung*, ist eng mit der Kategorie der Bewegung verbunden: Bewegung und Wahrnehmung werden als Einheit verstanden (v. Weizsäcker 1947). Leider hat die *Förderpraxis* entwicklungsbeeinträchtigter Kinder diese untrennbare Einheit nicht immer realisiert. In der Vergangenheit wurden Wahrnehmungsprogramme in der Annahme entwickelt, über ein gezieltes *Sinnestraining* die Wahrnehmungsfähigkeit des Kindes zu fördern und somit „Grundfunktionen kindlicher Persönlichkeit zu entwickeln" (Kiphard 1979; Ohlmeier 1979; Ayres 1998). Wahrnehmung ist jedoch nicht die Verarbeitung visueller, akustischer, taktiler, vestibulärer, propriozeptiver, olfaktorischer und gustatorischer Reize. Und Wahrnehmungsförderung ist schon gar nicht die additive Förderung (Stimulation) der genannten Sinnesfunktionen. Die Kritik an dieser Praxis betrifft das *Menschenbild*, das den Menschen auf seine funktionierenden Nervenzellen und Synapsen reduziert und die intentionale Seite des Menschen mit seinen Ängsten, Hoffnungen und Wünschen nur peripher berücksichtigt. Aus diesem Grund ist der Anspruch auf *Ganzheitlichkeit* in Frage zu stellen.

Die Hauptkritik betrifft den Wahrnehmungsbegriff des Ansatzes. Die beschriebene Praxis ist sowohl aus wahrnehmungs-psychologischer wie auch aus handlungstheoretischer Sicht zu kritisieren. Vor allem seitens der ökologisch orientierten Wahrnehmungspsychologie wird schlüssig nachgewiesen, dass Wahrnehmung nicht ein Abbild funktionierender Sinnestüchtigkeit ist, die sich quasi automatisch aus einem gezielten Sinnestraining ergibt. Wahrnehmung ist – bezogen auf den Prozess der kindlichen Entwicklung – von Anfang an eine komplexe, intermodale Leistung des Subjekts (der Person) auf der Basis bedeutungsgebundener Bewegungshandlungen.

Eleanor Gibson

Für eine veränderte Fundierung des Wahrnehmungsbegriffes in der Psychomotorik ist das Theorieverständnis Eleanor Gibsons grundlegend (Gibson 1992; 2000; Fischer 2001c; Osterwälder 2004; Schwarzer/Degé 2014). Entscheidend ist die ökologische Ausrichtung des Wahrnehmungsprozesses, d.h. Wahrnehmung als Phänomen ist ohne seine Einbettung in Umweltbezüge gar kein Untersuchungsgegenstand. Umweltbezüge herstellen und Umwelt verändern kann der Mensch nur über seine Handlung. Folglich ist Wahrnehmung immer auf die Erfassung handlungsrelevanter Informationen ausgerichtet. Für Gibson ist Wahrnehmung ein Prozess der Differenzierung eines aktiv handelnden

Kindes und niemals das Resultat eines Anreicherungsprozesses von Informationen (Pick 1992). Damit setzt sie sich von anderen Ansätzen ihrer Zeit ab, die Wahrnehmung als Abbildungsprozess im (klassischen) psychophysischen Sinne konzipieren. Ihre Theorie hat einen hohen Aussagewert für die gesamte Entwicklung des Kindes, stellt sie doch

> „stärker als die meisten anderen Wahrnehmungstheorien das natürliche Verhalten in einer spezifischen Umgebung heraus. Der Mensch muß Objekte, räumliche Anordnungen und zeitliche Ereignisse wahrnehmen, um sich an die Welt anpassen zu können – um sich darin zu bewegen, Dinge zu finden, zu spielen und sogar, um darin zu überleben. Bei diesen Reizen handelt es sich um komplexe relationale Einheiten und nicht einfach um visuelle oder akustische Reize" (Miller 1993, 322).

Wahrnehmung der Umwelt

Durch den Wahrnehmungsakt tritt das Individuum in Beziehung zu seiner Umwelt, es entdeckt, was die Umwelt anzubieten hat, was wiederum eine erhöhte Aufmerksamkeitszentrierung zur Folge hat. Wahrnehmungen sind nicht Selbstzweck, sondern erhalten Sinn und Bedeutung durch die Ausrichtung auf Handlungsziele, die uns die eigenen Erkundungsaktivitäten ins Blickfeld rücken. Auf die Wahrnehmung bezogen fordert das Konzept nun, dass die Umwelt einem Individuum jede Art von Angeboten (im Original: affordances) macht:

> „Ein Angebot ist eine Leistung, die eine bestimmte Umwelt einem Organismus gewährt oder zur Verfügung stellt; es handelt sich um Gelegenheiten zum Handeln. Die Umwelt des Menschen bietet ihm stabile Oberflächen, Gegenstände, die er ergreifen kann, Wege, auf denen er sich bewegen kann und Barrieren, die ihn daran hindern. Mensch und Umwelt bilden also ein Ganzes, in dem die Aktivitäten des Menschen und die Angebote der Umwelt ineinandergreifen" (Miller 1993, 322).

Vom Kind aus betrachtet sind diese Angebote Handlungsmöglichkeiten, die es im Wahrnehmungsprozess erkennen lassen, was es mit dem Objekt tun kann: „Ein Stuhl bietet uns an, darauf zu sitzen, eine Tür bietet uns an hindurchzugehen, ein Mensch bietet uns an, sozialen Kontakt herzustellen" (Kaufmann-Hayoz 1989, 415; Kaufmann-Hayoz/van Leeuwen 2003; Siegler et al. 2016b, 179ff.). Die Qualität der Wahrnehmungsfähigkeit hängt also von der Variationsbreite der Erkundungsaktivität ab. Entsprechend wichtig sind die Prozesse der Wahrnehmungsentwicklung und des Wahrnehmungslernens.

2.1.3 Wahrnehmungsentwicklung und Wahrnehmungslernen

In ihrem Konzept geht Gibson von der Frage aus, was sich entwickelt bzw. was gelernt wird, und bezieht die Frage auf das (frühe) Kindesalter.

> „Säuglinge lernen, Information zu entdecken, die für Fortbewegung, Greifen und Handhabung von Objekten sowie für grundlegende Kommunikationsfertigkeiten relevant ist [...]. Sie lernen, daß das Selbst von anderen Objekten getrennt ist und daß die planmäßigen Anordnungen und die dauerhaften Eigenschaften der Umwelt konstant bleiben. Wenn wir im Laufe unserer Entwicklung durch Wahrnehmen erkunden, können wir die Wahrnehmungsstruktur unserer Umwelt, einschließlich ihrer Angebote, entdecken und lernen, wie sich dieses Wissen gezielt anwenden läßt" (Miller 1993, 332).

Meilensteine der Wahrnehmungsentwicklung

Es ist dies eine Charakterisierung des Forschungsgegenstandes, der sowohl von der inhaltlichen Ausrichtung als auch vom zugrunde liegenden Menschenbild sehr stark an Piaget erinnert. Allerdings steht nicht die Genese der Intelligenz des Kindes, sondern dessen Wahrnehmungsentwicklung im Zentrum des Interesses, die Gibson interessanterweise als Erkundungsaktivität (exploratory activity) bezeichnet. Diese unterliegt einer eigendynamischen, aber für die Persönlichkeitsentwicklung des Individuums sehr bedeutsamen Veränderung. Die Meilensteine dieser Entwicklung will ich exemplarisch für das erste Lebensjahr verdeutlichen.

- Die ersten Lebensmonate (Phase I) stehen unter dem vordringlichen Lebensthema der interpersonalen Beziehungsgestaltung. Die Aktivitäten des Säuglings (z. B. Schauen und Zuhören) sind von Anfang an koordiniert und auf Interaktion ausgerichtet. Auch die Tätigkeiten, Gesten und die Sprache der Mutter sind synchronisiert (face-to-face interaction); eine gelungene „Absprache" führt zu wechselseitiger Responsivität. Es ist dies eine Grundeigenschaft, die aus der gelungenen interaktiven Passung entsteht, ihrerseits die Basis für die dynamische Herausbildung der eigenen Identität und weiteren Öffnung (Aufmerksamkeitsausrichtung) zur Welt bildet. Der Lernbezug zur materialen Umwelt ist zwangsläufig sekundär, weil das manipulative Explorationsvermögen des Säuglings anfangs noch relativ gering ist.
- Dieses ändert sich in der zweiten Phase (4.–7. Monat). Erkundungsaktivität durch Handeln wird zum beherrschenden Element der Le-

bensgestaltung. Alles Gegenständliche ist jetzt motivierend: Die Sinne sind darauf gerichtet, durch Tasten, Lutschen, Anschauen, Zusammendrücken, Fallenlassen, Wegwerfen, Nachhorchen (den Aufschlag erwartend) die Objekteigenschaften des Spielgegenstandes zu erkunden und zu einem multimodalen Eindruck zu verschmelzen. In diesem Sinne geht die Taktilität über Spüren und Fühlen hinaus und wird zum Außenfühler und Werkzeug des Erfahrungsprozesses.

- Mit der Fortbewegung (Phase III; ab etwa 8 Monaten) erhält die perzeptive Orientierung zur Welt eine neue Dimension. Doch beginnt die Lokomotion nicht erst mit dem Laufen, entscheidend sind die Möglichkeiten, die sich das Kleinkind durch Krabbeln, Rutschen, Gehen, Laufen, Rennen und Klettern eröffnet. Es entdeckt, dass es Distanzen überbrücken kann, um Dinge zu erreichen, die bisher außerhalb seiner Reichweite lagen. Stufen, Abhänge, schwankende oder glitschige Untergrundbeschaffenheiten (Umweltangebote) beanspruchen die Aufmerksamkeitszentrierung des gesamten Wahrnehmungssystems.

2.1.4 Implikationen für die Psychomotorik

Entwicklungsaufgaben

Mit einer solchen aktivitäts- oder handlungsgebundenen Skizzierung der Wahrnehmungsentwicklung erfährt der Wahrnehmungsbegriff eine entscheidende Bedeutungsveränderung. Wahrnehmung ist nicht mehr Teilfunktion, sondern Integral der Persönlichkeitsentwicklung. Das Entscheidende in dem hier favorisierten Konzept ist nun, dass Entwicklung immer als Passung der Person-Umwelt-Interaktion zu sehen ist, wobei die von Gibson beschriebenen Phasen als entwicklungslogische Schwerpunktsetzung zu verstehen sind, bei denen beispielhaft die gelungene Passung zwischen dem sich entwickelnden Säugling bzw. Kleinkind und der personalen und dinglichen Umwelt gelingt. Man kann diese als *Entwicklungsaufgaben* bezeichnen, die gleichsam an das Individuum wie an die Umwelt zu stellen sind. Die Entwicklungsaufgabe entspricht dabei jener Anforderungsstruktur, die in einem Entwicklungsabschnitt thematisch vorherrschend ist. Gibson beschreibt in ihrem Ansatz diejenigen Erkundungsaktivitäten, die das Erreichen der Knotenpunkte (Entwicklungsaufgaben) ermöglichen (Zum Konzept der Entwicklungsaufgaben s. Kapitel 3.5.2). Dabei sind zwei Elemente des Gesamtkonzeptes von besonderer Bedeutung: erstens die Tatsache, dass Wahrnehmungsentwicklung immer *multimodal* ausgerichtet ist und zweitens, dass Wahrnehmungslernen wesentlich von der Selbstbewegung, d.h. von den eigenmotorischen Erfahrungen des Kindes abhängen (Gibson 1992; 2000; Pick 1992).

Ökologische Wahrnehmungstheorie

Was ist das Besondere an diesem Ansatz? Mit Hilfe des bei Gibson zugrunde gelegten Wahrnehmungskonstrukts lässt sich erklären, wie das Kind durch Erkundungs- und Handlungsprozesse Wissen über die Welt erwirbt und sein Wissen in Veränderungsstrategien umsetzt. Das Kernelement der ökologischen Wahrnehmungstheorie ist die Erkenntnis, dass der kindliche Wahrnehmungsfortschritt und das Wissen um die Objektbeschaffenheiten der dinglichen Umwelt geradezu an die Explorationsmöglichkeiten des Kindes gebunden sind (vgl. Schwarzer/Degé 2014, 100). Wissen gründet also auf Handlung und dieses ist die Verbindung zur aktuellen Kognitionsforschung (v. Hofsten 2009).

2.1.5 Aktuelle Entwicklungen in interdisziplinärer Blickrichtung

Dynamisch-systemisches Entwicklungsverständnis

Interessanterweise wird das bei E. Gibson ausgewiesene Grundverständnis zum Kernstück des gegenwärtigen Fachdiskurses um kindliche Entwicklung. Sowohl die Entwicklungspsychologie als auch die kognitive Psychologie (Wilkening/Krist 2008; Krist 2006; Adolph/Robinson 2015; Siegler et al. 2016a; 2016d) weisen der Forschung zur motorischen Entwicklung eine „paradigmatische Bedeutung für das Verstehen der Entwicklung von Kindern“ (Michaelis 2003, 853) im Allgemeinen zu. Dabei geht die interdisziplinäre scientific community von einem dynamisch-systemischen Entwicklungsverständnis aus. Die dynamische Systemtheorie (Thelen/Smith 2006; Spencer et al. 2011; Witherington 2015) versucht, Entwicklung als Interaktion aller biologischen Funktionen des Körpersystems mit der untrennbaren Natur individueller, umweltbezogener und aufgabenspezifischer Faktoren bzw. Herausforderungen zu erklären (Haywood/Getchel 2005, 23). Dabei werden so genannte Wahrnehmung-Handlungs-Kopplungen zum strukturierenden, d.h. entwicklungsfördernden Prinzip (Kunde 2017). Diese geballte Positionsbestimmung soll im Folgenden noch etwas näher ausgeführt werden.

Der siebte Sinn

Kurz (2005) beschäftigt sich in einem sportpädagogisch-psychomotorisch motivierten Beitrag mit der Bedeutung der Wahrnehmung und nennt diesen „Der siebte Sinn“. Ausgehend von der aristotelischen

Einteilung der ersten fünf Sinne Sehen, Hören, Riechen, Schmecken und Tasten kommt er über den bewegungspädagogisch/psychomotorisch bedeutsamen *Gleichgewichtssinn* als sechsten Sinn zur Beschreibung des siebten Sinnes und tut sich damit schwer. Alle üblichen Begriffsfassungen als Stellungs-, Kraft- und Bewegungssinn sind für ihn nicht präzise oder umfassend genug, sodass er es bei der Bezeichnung „siebter Sinn" belässt. Auch wenn man diesen Sinn offensichtlich definitorisch schlecht erfassen kann, so ist er doch allgegenwärtig und damit grundlegend für die Wahrnehmung. Er speist sich aus allen anderen Sinnen und ist – wie beim Beispiel der Wahrnehmungshandlungen eines Radfahrers auf unwegsamen, holprigen Gelände – von Prozessen der Selbst- und Umweltwahrnehmung des Akteurs gar nicht zu trennen. Das Meistern der Aufgabe gibt umfassende Informationen und ist dabei für den Handelnden subjektiv realistisch (= unersetzlicher Zugang zur Wirklichkeit). Der siebte Sinn ist multimodal (= wir sehen nicht nur mit den Augen) und ist von Verstehen und Erleben nicht zu trennen (= wir begreifen und fühlen nicht nur mit dem Tastsinn). Der siebte Sinn ist eigentlich von der Bewegung nicht zu trennen. Die Wahrnehmungsfähigkeit des Kindes entwickelt sich durch Bewegung: vielseitige Bewegung wird zum *Entwicklungs-Elexier für Kinder* (Kurz 2005, 233; vgl. auch Fischer 2001c).

Integration Die aktuelle Wahrnehmungs- und Kognitionsforschung bestätigt die besondere Bedeutung des Handelns für die Entwicklung des Kindes. Grundsätzlich hat Wahrnehmung die Bedeutung, den Handelnden in Beziehung zu seiner Umwelt und Lebenswelt zu setzen (er erhält Informationen über seine Position zur Welt und über die Objektbeschaffenheiten). Dabei sind alle Sinne beteiligt und liefern modale wie intermodale Erkenntnisse, die sich gemeinsam auf drei entwicklungsrelevante übergeordnete Aufgabenbereiche beziehen:

- die räumliche Orientierung und die zielgenaue Steuerung der eigenen Bewegung, anfangs auch der Fortbewegungsmöglichkeiten;
- das Erkennen der gegenständlichen Welt und von Ereignissen in ihrer Bedeutung für das Handeln;
- die Steuerung der sozialen Kommunikation (Fischer 2001c).

Wahrnehmung ist also nicht Informationsverarbeitung, sondern ein zielgerichteter und bedeutungsvoller Akt im Dienste des Akteurs mit einer Ausrichtung auf die Welt. Die Forschung beschäftigt sich zunehmend mit Prozessen der intermodalen oder auch multisensorischen

multisensorische Wahrnehmung

Wahrnehmung. Dabei wird zwischen multisensorischer Kombination und multisensorischer Integration unterschieden (Drewing 2017, 77). Es ergibt Sinn, wenn Stimme und Aussehen einer Person miteinander kombiniert werden (für das Wiedererkennen) oder auch wenn zusätzlich zur Betrachtung die haptischen Qualitäten eines Gegenstandes durch die tastenden Hände erfahren werden und so die die Objektwahrnehmung (Konsistenz, Gewicht, nicht sichtbare Oberflächenbeschaffenheit der Rückseite des Objekts) verbessert wird (vgl. Drewing 2017, 77). Hier optimieren komplementäre Erfahrungen aus verschiedenen Sinnen die Objekt-, Person- oder Situationswahrnehmung. Wenn eine Person beispielsweise die Absicht hat in einen Raum einzutreten und zuvor an die Tür klopft, hört, sieht und spürt sie was sie tut. Für die Handlungsabsicht, den Raum zu betreten, sind die integrierten Sinnesinformationen redundant, ermöglichen aber eine präzisere und schnellere Wahrnehmung im Sinne einer erfolgreichen Handlungsorganisation (Drewing 2017, 77; 95). Die Forschungen zur multisensorischen Informationsverarbeitung sind zukunftsweisend, vor allem weil sie in den Kontext entwicklungsrelevanter Handlungsforschung eingebettet sind.

Nach derzeitiger Vorstellung erfolgt die Entwicklung des Kleinkindes in Handlungssystemen (action systems, von Hofsten 2003), die Wahrnehmung und Handlung miteinander verbinden, nach Meinung einiger Forscher auch gemeinsam repräsentiert sind (Kunde 2017, 831). Zielgerichtetes Handeln erfolgt danach durch „sequenzielles Explorationsverhalten" (Schwarzer/Degé 2014, 112) und den ständigen Abgleich zwischen Selbst- und Umweltwahrnehmung. Entwicklung ist dann das Ergebnis von Feedback-Schleifen zwischen Handlung und Wahrnehmung, die neben räumlichen und zeitlichen Komponenten auch affektive und soziale (Selbst-)Bewertungen einbeziehen (vgl. Kunde 2017, 834).

Was bedeutet das für die Psychomotorik?

1. Fragestellungen zur psychomotorischen Entwicklung sind auf dem richtigen Weg, solange ein Verständnis zugrunde gelegt wird, das Handeln und Wahrnehmen als Einheit versteht. Die Förderpraxis muss sich hüten, Wahrnehmungsförderung als Sinnestraining misszuverstehen.
2. Der veränderte Wahrnehmungsbegriff erfordert eine veränderte Förderpraxis: Erstens ist die bewegungsbezogene Förderung immer im Sinne Gibsons als mehrdimensionale (= multimodale) Erkundungstätigkeit zu verstehen und in ganzheitlichen Handlungssituationen

zu vermitteln. Zweitens sind Handlungssituationen immer als Problemlösesituationen zu gestalten, die Kindern den kreativen Umgang mit Handlungsmöglichkeiten erlaubt und nicht den Nachvollzug vorgegebener Lösungswege vorschreibt.

3. Ein Handlungssystem ist nicht als rein kognitives Konstrukt zu verstehen, sondern nur in Verbindung sozial-emotionalen Verstehens. So stellt die Psychomotorik verstärkt Fragen zu den psychoemotionalen Entwicklungsprozessen, die Handeln und Wahrnehmen auch auf die Facetten der Sozialwahrnehmung und die Emotionsverarbeitung richten (Mroncz 2001). Insofern sind Fragen zur Wahrnehmungsentwicklung des Kindes nie ohne Aspekte des Identitätsbildungsprozesses (Selbstkonzept) zu behandeln.

2.2 Bedeutung und Entwicklung emotionaler Kompetenzen

Umgang mit Emotionen

Als „emotionale Kompetenzen" (Petermann/Wiedebusch 2003, 9) werden ausgeprägte emotionale Fähigkeiten und Fertigkeiten eines Kindes bezeichnet, die sich in den Bereichen Emotionsausdruck, -verständnis und -regulation widerspiegeln. Das Erlernen eines kontrollierten Umgangs mit den eigenen positiven wie negativen Emotionen und den Gefühlen anderer wird als Entwicklungsaufgabe bezeichnet (Helmsen/Petermann 2008, 8) und nimmt eine Schlüsselstellung in der Entwicklung eines Kindes ein. Emotionsverständnis impliziert ein Bewusstsein für die eigenen emotionalen Zustände sowie die Fähigkeit, die Emotionen des Gegenübers zu erkennen und zu verstehen. Kompetenter Emotionsausdruck äußert sich schließlich in der Fähigkeit, die eigenen Gefühle angemessen zeigen sowie auf die Emotionen anderer empathisch reagieren zu können (vgl. Petermann/Wiedebusch 2003, 9ff.; Braun 2014).

Kinder erleben ihre Emotionen als Widerfahrnisse, die ihnen unvorhergesehen zustoßen, die nach Ausdruck drängen und sich ihrer direkten und willkürlichen Kontrolle entziehen. Auch Erwachsene können situativ heftige Emotionen zeigen; dennoch unterliegen sie der Tendenz zunehmender Kontrolle im Einklang mit Handlungen. Dahinter steht die Absicht der Misserfolgsvermeidung infolge sozialer Bewertungen der gezeigten Verhaltensweisen. Dieses gilt gleichermaßen für das Erlebnis positiver Emotionserfahrungen. Nach Friedlmeier/Holodynski (1999, 2ff.) vermindert sich mit dem Entwicklungsalter die Spontaneität und Variationsbreite der emotionalen Verhaltensweisen, da die

Erfolge mit den dazugehörigen Erlebniszuständen zunehmend vorhersagbar geplant werden. Während Kleinkinder in ihrem Handeln wesentlich von Emotionen geleitet werden, lernen Erwachsene es im Laufe ihrer Entwicklung also, ihre Emotionen weitgehend zu kontrollieren bzw. gezielt einzusetzen. Die Facetten der Emotionsregulation wurden erstmals bei Goleman (1997) als emotionale Intelligenz bezeichnet. War die Emotionalität lange Zeit als individuelles Konzept verstanden worden, scheint hier die erfahrungsabhängige und soziale Determiniertheit des Konstrukts durch. Die Emotionsforschung hat vor dem Hintergrund differenzierter Beobachtungen und Problemstellungen vier übergreifende Forschungsparadigmen entwickelt, die bezugnehmend auf Friedlmeier/Holodynski (1999) bzw. Holodynski (2006; 2014) für die weiteren Erörterungen erläutert werden.

2.2.1 Das strukturalistische Paradigma: Emotion als spezifischer psychischer Zustand

4 Formen der Emotion

Nach dem strukturalistischen Erklärungsparadigma haben Emotionen die überlebensrelevante Funktion „den Organismus in eine bedürfnis- und situationsangepasste Handlungsbereitschaft zu versetzen" (Izard 1994, zit. n. Holodynski 2014, 441).

Der strukturelle Ansatz versteht Emotion als einen spezifischen emotionalen Zustand, der quasi als Reaktion auf einen emotionsspezifischen Anlass erfolgt. Eine solche Sichtweise kommt am ehesten einem Alltagsverständnis nahe (Friedlmeier/Holodynski 1999, 5). Der Forscher sucht nach beschreibbaren Formen oder Konfigurationen, die er als Anzeichen für das Vorhandensein einer Emotion heranzieht. Diese werden vier Klassen zugeordnet:

1. *Das Gefühl:* Diese Form umfasst das subjektive Erleben und wird über Selbstberichte von Personen zugänglich, z. B. Aussagen wie, „Ich fühle mich fröhlich" als subjektives Anzeichen für Freude.
2. *Der Körperzustand:* Diese Form beinhaltet (peripher-) physiologische Reaktionen und wird über Blutdruck, Hautwiderstand etc. erfasst. So gilt z. B. eine erhöhte Durchblutung der peripheren Muskelgruppen als körperbezogenes Anzeichen von Freude.
3. *Ausdruck:* Der Ausdruck beinhaltet expressive und instrumentelle, beobachtbare Verhaltensweisen. So wird z. B. ein Lächeln oder ein Luftsprung jeweils als ausdrucksbezogenes Anzeichen für Freude bewertet.

4 *Situative Kontexte und Ereignisse als Emotionsanlass:* Diese Form umfasst das Wissen, welche emotionalen Reaktionen in welchen Kontexten mit sehr hoher Wahrscheinlichkeit auftreten. So nimmt man z. B. an, dass das Ereignis „Geburt eines Kindes" bei den Eltern Freude auslöst (Holodynski/Friedlmeier 1999, 5).

Basisemotionen

Emotionalität muss aus dieser Perspektive heraus als ein qualitativ näher beschreibbarer Zustand gesehen werden, der mit Veränderungen dieser Klassifikationsebenen einhergeht. Die Forschungen ergaben eine Differenzierung von universalen Basisemotionen – Plutchik (1991) etwa differenziert acht Basisemotionen in vier Gegensatzpaaren: Freude/Traurigkeit; Furcht/Wut; Überraschung/Vorahnung; Akzeptanz/Ekel –, die sich über Reifungsvorgänge sowie über Anregungen der Umwelt entfalten. Emotionale Entwicklung wird danach im Wesentlichen als eine Veränderung quantitativer Parameter wie Häufigkeit oder Intensität der Basisemotionen konzeptualisiert (Holodynski/Friedlmeier 1999, 7). Veränderungsprozesse münden allenfalls in Variationen und Kombinationen von Basisemotionen, die man Mischformen nennt: aus Freude und Akzeptanz wird etwa Liebe. Da Sozialisation und Erziehung lediglich auf Anlässe und den Ausdruck von Emotionen Einfluss nehmen können, müssen Kinder lernen, ihr emotionales Verhalten strukturell vorgegebenen Ausdrucksregeln anzupassen (Holodynski/Friedlmeier 1999, 7).

Kritisch muss angemerkt werden, dass dieses Paradigma empirisch nicht belegt werden konnte. Es gelang nicht, diskrete Emotionen eindeutig und valide zu identifizieren, sodass das Erklärungsparadigma angepasst werden musste.

2.2.2 Das funktionalistische Paradigma: Emotion als spezifische psychische Funktion

Handlungsregulation

Die Schwierigkeit, die Modellannahmen eindeutig zu belegen, führt zur Ergänzung um den Aspekt der Handlungsregulation. So definiert man in den 1980er-Jahren Emotion u. a. als eine „... Änderung der Handlungsbereitschaft, die auf eine Transformation der Person-Umwelt-Beziehung gerichtet ist" (Holodynski/Friedlmeier 1999, 8). Emotion wird nun als Mittel der Sicherstellung und Überwachung der Befriedigung individueller Motive und Anliegen betrachtet. Im Gegensatz zum strukturalistischen Paradigma, in dem eine diskrete Emotion über eine Konfiguration von Emotionsformen definiert wird, definiert sich die Emotion aus funktionalistischer Perspektive über ihre Funktion im System der individuellen Handlungsregulation.

Die Veränderungsperspektive der Emotionen eines Individuums über die Zeit erfolgt also über *Handlungsprozesse*. Einfluss nehmen dabei drei Systemkomponenten, die für die Wirkweise von Emotionen bedeutsam sind.

- *Vorauslaufende Bewertungsprozesse (appraisals):* Im Kontakt mit seiner Umwelt versucht der Mensch eine Vielzahl an Motiven zu befriedigen. Alle Ereignisse, Personen, Gegenstände werden fortlaufend auf ihre Bedeutung für die Motivbefriedigung hin überprüft. Holodynski/Friedlmeier nennen in Anlehnung an Frijda (1986) als Beispiele das Motiv sich Nahrungsmittel zu beschaffen oder das Bindungsmotiv.
- *Handlungsbereitschaft (action readiness):* Emotionen stellen erlebte Handlungsbereitschaften dar, welche die Intention verfolgen, die Person-Umwelt-Beziehung derart zu verändern, dass sie der aktuellen Motivlage dient. Bei der zuvor beschriebenen strukturalistischen Analyse wird die Emotion aufgrund ihrer Unvorhersagbarkeit und Unwillkürlichkeit als ein passives Widerfahrnis verstanden. Im Fokus steht als charakteristisches Merkmal der subjektive Zustand. In der funktionalistischen Analyse ändern sich die Kriterien insofern, als sie die aktive Wirkung auf die nachfolgenden Handlungen der Person in den Vordergrund rücken. „Die Qualität der Emotion ist dabei abhängig von der Art der Bewertung, die zu einer spezifischen Beziehungsbedeutung führt und eine dieser Beziehungsbedeutung entsprechende Handlungsbereitschaft auslöst“ (Holodynski/Friedlmeier 1999, 10). Demzufolge besteht eine direkte Abhängigkeit zwischen der Art der Emotion, die ausgelöst wird und der Bedeutung, die dem Ereignis hinsichtlich der eigenen Motivbefriedigung beigemessen wird. Die Handlungsbereitschaft wiederum führt zur Auswahl geeigneter Verhaltensweisen, die unter den jeweiligen situativen Bedingungen eine Motivbefriedigung sicherstellen.
- *Die nachfolgenden Bewältigungshandlungen (coping):* Für die Psychomotorik bedeutsam ist nun die Tatsache, dass der Mensch im Laufe seiner Entwicklung ein flexibel kombinierbares Handlungssystem entwickelt, das er willkürlich zur Bewältigung seiner Ziele und Motive einsetzen kann. Handlungen und Emotionen stehen also in einem wechselseitigen Abhängigkeitsverhältnis.

In seiner überarbeiteten Fassung von 2006 gibt Holodynski ein eindrucksvolles Beispiel zur Illustration der regulativen Funktion von Emotionen:

„… Der fünfjährige Max führt seinem besten Freund Timo voller Stolz ein neues Rutschauto vor, lässt ihn jedoch (zunächst) nicht fahren, obwohl Timo diesen Wunsch zum Ausdruck bringt. Je nachdem wie Timo diese Situation in Bezug auf seinen Wunsch (Rutschauto) einschätzt, werden sich unterschiedliche Emotionen zeigen, die spezifische Handlungsimpulse und letztlich auch unterschiedliche Bewältigungshandlungen nach sich ziehen: Schätzt Timo die Situation allein als Nichterfüllung seines Wunsches ein, wird er mit der Emotion Frustration reagieren, einen Schmollmund und den Handlungsimpuls „sich zurückziehen" zeigen und als resultierende Bewältigungshandlung sich vielleicht zum Trösten an seine Mutter wenden. Schätzt Timo die Situation so ein, dass Max seine Wunscherfüllung absichtlich verweigert und er sich gegen Max zur Wehr setzen kann, wird Timo mit der Reaktion Ärger reagieren, um Max z. B. durch eine aggressive Drohgebärde zum Herleiten des Rutschautos zu bewegen. Steht statt dessen der Zwiespalt im Vordergrund, dass der Max etwas besitzt, das er auch gern besitzen würde, aber nicht hat, dann würde Timo mit Neid reagieren und als Bewältigungshandlung versuchen, auf irgendeine Weise in den Besitz eines Rutschautos zu kommen.
Während die Frustration „nur" auf die Nichtbefriedigung des Wunsches orientiert, orientiert der Ärger auf die Ursache, die ungerechtfertigte Verweigerung des Wunsches durch den anderen, und der Neid auf das begehrte Objekt selbst, das man nicht hier und jetzt nur einmal benutzen, sondern besitzen möchte. Der Ärger verschwindet, wenn Max seinen Freund Timo mit dem Auto fahren lässt. Dies wäre beim Neid nicht der Fall, da er auf den Besitz gerichtet ist.
Wie in dem Beispiel verdeutlicht, bedingt die Art der Situationseinschätzung eine je unterschiedliche Emotion und je nach Emotion wird eine unterschiedliche Auswahl an motivdienlichen Handlungen vorgenommen" (Holodynski 2006, 17–18).

Die Unterscheidung von strukturalistischen und funktionalistischen Emotionstheorien liegt denn auch in der Lernkompetenz des Menschen, Klassen von Situationseinschätzungen vorzunehmen und mit stimmigen (gelernten) Handlungsbereitschaften zu reagieren. Holodynski spricht in seiner neuesten Übersicht (2014, 444ff.) von Emotionsfamilien. Danach ist Furcht beispielsweise nicht eine Emotion mit festgelegtem Reaktionsmuster, sondern sehr unterschiedliche Reaktionsmuster auf furchtauslösende Situationen bilden eine Familie von Furchtemotionen. Entsprechend unterliegen diese auch einer Entwicklung in der Ontogenese in Abhängigkeit von der Beziehungsgestaltung des Heranwachsenden und seiner Umwelt.

2.2.3 Das kontextualistische Emotionsparadigma

Die beiden ersten Perspektiven betrachten Emotionen als intrapsychische Konstrukte. Der Fokus des strukturalistischen Paradigmas liegt auf den inneren Wirkweisen von Emotionen und vernachlässigt Effekte, die über die Körpergrenzen hinausgehen. Der Neuigkeitsgrad der Handlungsperspektive im funktionalistischen Handlungsparadigma kann nicht darüber hinwegtäuschen, dass diese individualistisch – d.h. rein subjektbezogen – gesehen wird. Die Handlungsbedingungen der kulturellen Kontexte bleiben untergeordnet (vgl. Holodynski/Friedlmeier 1999, 16).

Emotion und Kultur

Das kontextualistische Paradigma fokussiert den Menschen als Kultur schaffendes Wesen. Kulturell tradiert werden technische Instrumente und Handlungsverfahren genauso wie Normen, Werthaltungen, Einstellungen und Verhaltensweisen. Zu diesen kulturellen Bedeutungssystemen zählen nun auch die Erfahrungen hinsichtlich der Wirkung und Bedeutung einzelner Emotionsformen und Bewältigungshandlungen, also die Regeln bezüglich der kontextspezifischen Angemessenheit der emotionalen Expressivität.

Das Bewertungssystem der sozialen und kulturellen Umwelt prägt den Verlauf der Emotionsgenese. Der kulturspezifische Erwartungshorizont beeinflusst wie, warum und wo Emotionen erlebt, ausgedrückt und reguliert werden. Auch die Auswahl von Bewältigungshandlungen zur Motivbefriedigung hängt von der jeweiligen Kultur und ihren Wertvorstellungen ab. Es ist also nur verständlich, dass die kontextualistisch ausgerichtete Emotionsforschung ihr Augenmerk auf die kulturspezifische Ausprägung und auf interkulturelle Vergleichsstudien richtet. Als Beispiel führen Holodynski/Friedlmeier (1999, 20) die Entwicklung der sozialen Ängstlichkeit (Schüchternheit) an. Während in der westlichen Kultur (übertriebene) Schüchternheit als Problemverhalten angesehen wird, das mit geringer Selbstbehauptung und einem geringen Selbstbild in Verbindung gebracht wird und etwa für ein Vorschulkind nicht selten zu Zurückweisung durch Gleichaltrige führt, erfährt dasselbe emotionale Verhalten unter einer kulturvergleichenden Perspektive ein völlig anderes Erklärungsmuster. So entwickeln schüchterne Kinder in China ein positives Selbstbild und bewerten auch ihre Beziehungen zu anderen positiv. Hier erfährt ein schüchternes Kind Ermutigung in seinem Verhalten, weil dieses prosoziale Verhalten als Zeichen der Leistungsorientierung gilt und die Anerkennung der peers bewirkt.

Holodynski (2006, 34) bezeichnet den kulturellen Kontext als distale Bedingung, die Vielfalt und Variabilität der emotionalen Expressivität ermöglicht. Insofern ist die soziokulturelle Perspektive der Emotionsthematik geeignet für Fragestellungen, die der besonderen Symbolkraft von Körperlichkeit und Emotionalität (Psychomotorik) für die kindliche Entwicklung nachspüren.

2.2.4 Das dynamisch-systemische Emotionsparadigma

In seiner Überarbeitung von 2006 hat Holodynski seinem Emotionsmodell eine weitere Perspektive hinzugefügt, die sich aus der disziplinübergreifenden Betrachtungsweise ergibt. Auch Emotionen lassen sich als dynamisches System betrachten, das aus der Wechselwirkung einer Komponentenvielfalt besteht und im Laufe seiner Entwicklung seine Ordnungsstrukturen hervorbringt (Lewis/Granic 2000, zit. nach Holodynski 2006, 27). In diesem Paradigma geht es eigentlich nicht um neue Grundlagenerkenntnisse. Das Modell berücksichtigt die bekannten Systemkomponenten:

- Motivrelevante Interpretationen emotionaler Zustände und Betrachtung der zugehörigen Handlungssysteme;
- Veränderungsperspektive emotionaler Erfahrungen über die Zeit in Abhängigkeit spezifischer sozialer Kontexte;
- Die Systemwirkung aller Komponenten als evolvierendes System (vgl. Holodynski 2006, 27–29).

Das Neue ist die Anwendung der Systemperspektive auf das Emotionsparadigma. Die Praxisforschung beschäftigt sich dann eher mit den Entwicklungsprozessen der Emotionen und der Überprüfung der Kontrollparameter. Wie und unter welchen Bedingungen wird aus Freude am Effekt einer Handlung Stolz über diesen Erfolg? Oder, wie wird aus Enttäuschung über einen misslungenen Effekt Beschämung über einen Misserfolg (Holodynski 2006, 32)?

Der Mensch und die Systemkomponenten der Entwicklung über handlungsbezogene Regulationsprozesse treten neuerlich in den Fokus der Betrachtung. Hier liegen die relevanten Parallelen zur Selbstwirksamkeitsdebatte in der Psychomotorik.

Die jüngste Übersicht (Holodynski 2014, 447ff.) fasst die beiden letzten Ansätze wieder zu einem „soziokulturellen Paradigma“ zusammen, in dem Emotion als sozial konstruierte psychische Funktion gesehen wird. Der besondere Blick geht auf den durch Lernen vermittelten „Erfahrungsschatz“, den Holodynski als „gelebte emotionale Praxis des Menschen“ identifiziert und der durch soziale Interaktion seine soziokulturelle Ausprägung erfährt.

2.3 Selbstkonzept und Körpererfahrung

Das Selbst

Das Selbst ist ein Konstrukt; es ist quasi als Sammelbegriff für verschiedene Positionen und Fragestellungen zu verstehen. In einer Retrospektive verortet die Begründerin der deutschen Selbstkonzeptforschung, Sigrun-Heide Filipp, das Selbst im Spannungsfeld verschiedener Kraftlinien:

> „Das Selbst steht im Spannungsfeld zwischen personaler Kontinuität und situationsbezogener Adaptivität; aber auch im Spannungsfeld zwischen dem Bedürfnis nach Einzigartigkeit und sozialer Verortung, im Spannungsfeld zwischen Normativem („Idealselbst“) und Faktischem („Realselbst“), im Spannungsfeld zwischen Wissen und Wollen, zwischen Denken und Fühlen – das Selbst im Schnittpunkt nahezu aller teildisziplinären Perspektiven unseres Faches“ (der Psychologie, K. F.) (Filipp 2000, 9–10).

Das Selbst ist auch ein Schlüsselbegriff der Psychomotorik (Fischer 1996c; Zimmer 2012, 50ff.; 2002; Reichenbach 2006a; Valkanover 2015; Keßel et al. 2016), vor allem deshalb, weil das Körperkonzept ein wichtiges Teilkonzept des Selbstkonzeptes darstellt. Die nachfolgenden Ausführungen sollen Grundpositionen ansprechen und die für die Psychomotorik bedeutsamen Akzentsetzungen des Konstruktes zusammenfassen.

Erst ab Mitte der 1960er-Jahre wird das Selbstkonzept intensiver wissenschaftlich erforscht. Bis dahin ist zwar die Trennung zwischen dem Selbst als erkennendem Subjekt („I“ = Ich) und dem Selbst als Objekt der Erkenntnis („me“ = mich) durch die Arbeiten von James (1890) bekannt, es wird jedoch fast ausschließlich das Selbst als erkennendes Subjekt untersucht. Die moderne Selbstkonzept-Forschung basiert auf der Grundannahme, dass der Mensch die Fähigkeit besitzt, sich selbst zu beobachten und wahrzunehmen und zwischen seinen Beobachtungen und Wahrnehmungen und seiner Person eine angemessene Verbindung herzustellen (Filipp 1984). Die Struktur des Selbstkonzeptes wird nach vorrangiger Fachmeinung durch ein System von Teilkonzepten des Selbst repräsentiert, das einer hierarchischen Organisation unterliegt. Dazu sollen zwei Konzepte exemplarisch vorgestellt werden.

2.3.1 Das Selbstkonzept nach Epstein

Die integrative Persönlichkeitstheorie

Im Rahmen der Integrativen Persönlichkeitstheorie Epsteins (1984) wird das Selbstkonzept als eine Theorie über das eigene Selbst verstanden. Diese Selbsttheorie muss von jeder Person für eine erfolgreiche Lebensbewältigung entwickelt werden. Die integrative Persönlichkeitstheorie basiert auf der grundlegenden Annahme, dass jeder Mensch seine Erfahrungen und Erlebnisse speichert, mit Deutungen wie Schmerz oder Freude verbindet und durch Verknüpfungen dieser Informationen ein differenziertes, integriertes und konzeptuelles System aufbaut, aus dem die Selbsttheorie hervorgeht. Er entwickelt Hypothesen über sich selbst und sein Leben, die an den neuen Erfahrungen gemessen und ggf. modifiziert werden. So entwickelt der Mensch eine eigene Theorie über die Wirklichkeit, die die Welt und das Leben für ihn übersichtlich machen und sinnvoll erscheinen lassen. Da der Mensch ein ständiges Bestreben nach positiven Erfahrungen hat, steht er vor der lebenslangen Aufgabe, ein konzeptuelles System zu konstruieren, das eine optimale Lust-Unlust-Balance gewährleistet. Dieses wird entscheidend durch die Zuschreibungen der Umwelt beeinflusst:

> „Die Theorie eines Individuums von der Wirklichkeit umfaßt Subtheorien über die eigene Person (eine Selbsttheorie), über die Außenwelt (eine Umwelttheorie) und über die Wechselwirkung zwischen beiden Subtheorien. Wie das Individuum sich selbst sieht, ist natürlich nicht unabhängig von der Wahrnehmung seiner Umwelt. Wie es seine Umwelt konzeptualisiert, ist in hohem Maße eine Reflexion seiner Selbstkognitionen und umgekehrt" (Epstein 1984, 16).

Postulate

Die Postulate der von Epstein aufgestellten Selbsttheorie sind hierarchisch geordnet. Postulate unterer Ordnung sind sehr konkret und entstehen aus unmittelbaren Erfahrungen; sie werden zu übergeordneten Postulaten mit steigendem Abstraktionsgrad zusammengefasst. Auch diese werden wiederum höheren Postulaten zugeordnet. Ein Postulat unterer Ordnung ist beispielsweise: „Ich habe schöne Augen"; ein

Postulat höherer Ordnung: „Ich bin ein gut aussehender Typ". Je konkreter und verhaltensnäher die Postulate sind, desto eher sind sie überprüf- und veränderbar. Postulate höherer Ordnung sind situationsinvarianter und entstehen aus Generalisierungen. Die Entkräftung eines niedrigen Postulates hat kaum Auswirkungen auf die Selbsttheorie einer Person. Dagegen hat die Widerlegung eines höheren Postulates deutlichere Konsequenzen für eine Person, da wesentlich mehr Postulate betroffen sind. Jedoch erhöht der Generalisierungsgrad dessen Konsistenz. Eine breite Generalisierung schützt gewissermaßen die von der Person formulierte Selbsttheorie. Die Selbsttheorie des Menschen erfüllt damit nach Epstein drei wesentliche Funktionen:

- Erfahrungsdaten zu assimilieren,
- die Lust-Unlust-Balance über vorhersehbare Zeiträume zu maximieren und
- das Selbstwertgefühl aufrechtzuerhalten.

Selbstwertgefühl

Dabei hat das Selbstwertgefühl entscheidenden Einfluss auf die Lust-Unlust-Balance und damit eine fundamentale Bedeutung für die Funktionsweise des Selbstsystems. Eine Veränderung der Selbstwertschätzung löst potentiell weitreichende Modifikationen innerhalb des Selbstsystems aus. Die Aufrechterhaltung des Selbstwertgefühls einerseits und die Stabilisierung des Systems andererseits sind zwei Systemeigenschaften, die miteinander in Konflikt geraten können. Treten Unvereinbarkeiten der beiden Systembedürfnisse auf, dominiert das Bedürfnis nach Konsistenz des Selbstsystems gegenüber der Erhaltung der situativen Selbstwertschätzung. Ist die Stabilität des Selbstsystems dennoch gefährdet, kann das Individuum auf zweierlei Art die kritische Situation bewältigen:

> „Sobald das Selbstsystem bedroht wird, kann die Person das bedrohliche Ereignis entweder assimilieren und dadurch das Selbstsystem um den Preis momentaner Angstzustände erweitern; sie kann aber auch Abwehrmechanismen entwickeln, das Selbstsystem schützen und so Angst vermeiden" (Epstein 1984, 21).

Der Persönlichkeitstheorie Epsteins liegt ein integratives Verständnis entwicklungstheoretischer Positionen zugrunde, weil es sowohl die Relevanz unbewusster innerer Bedürfnisse und Konflikte als auch den zentralen Wunsch nach Selbstwertschätzung und Geschlossenheit des Systems, gestiftet durch interaktive Beziehungsprozesse, konzeptionell integriert.

2.3.2 Das Selbstkonzept nach Filipp

Die Informations- und handlungsorientierte Persönlichkeitstheorie von Filipp beschreibt das Selbstkonzept als ein Produkt der menschlichen Erfahrung und Informationsverarbeitung, das zusammen mit individuellen Vorstellungen über die Umwelt im Sinne einer Handlungstheorie wirksam wird. Danach ist der Mensch Konstrukteur seines Wissens und aktiver Gestalter und Planer seiner Handlungen. Dies geschieht auf der Basis selbstbezogener Informationen.

> „Die Grundannahme, daß der Mensch als informationsverarbeitendes System und als aktiver Konstrukteur seines Wissens zu betrachten ist, impliziert zunächst, daß interne Selbstmodelle und die sie konstituierenden Einheiten […] zu verstehen sind als die jeweils zu einem Zeitpunkt gegebenen Endprodukte, die aus dem Prozeß der Verarbeitung selbstbezogener Informationen resultieren" (Filipp 1984, 131).

Wissen über die eigene Person

Die Aufnahme und Verarbeitung aller selbstbezogenen Informationen sind verantwortlich für den Aufbau und Wandel interner Selbstmodelle. Dieser Begriff bezeichnet den Wissensbestand eines Individuums über die eigene Person. Als organisierende Einheiten innerhalb dieser Modelle werden Selbstschemata angenommen. Diese werden gemäß einer wahrgenommenen und erlebten Unveränderlichkeit der eigenen Person in der Selbsterfahrung aufgebaut. Quellen selbstbezogener Informationen können alle realen und/oder symbolischen Kontakte des Menschen mit Personen und Gegenständen seiner Umwelt sein, die von ihm in Abgrenzung von außenweltbezogenen Informationen als selbstbezogene Informationen eingestuft werden. Unterschieden werden die Informationsquellen nach folgenden Kennzeichen:

Direkte Prädikatenzuweisungen durch andere Personen: Es sind dies alle Merkmalszuschreibungen, die im Laufe einer Interaktion direkt verbal geäußert werden.

Beispiel: Jemand sagt zu einem Kind: „Du kannst aber gut klettern!"

Indirekte Prädikatenzuweisungen durch andere Personen: Darunter sind Informationen zu verstehen, die eine Person aufgrund eigener Schlussfolgerungen aus dem Verhalten anderer gewinnt.

Beispiel: Ein Heranwachsender wird von seinen Freunden häufig nach Hause eingeladen und schließt daraus: „Ich bin in meinem Freundeskreis sehr beliebt".

Komparative Prädikaten-Selbstzuweisungen: Hierbei handelt es sich um selbstbezogene Informationen, die aus Vergleichen mit anderen Personen hervorgehen.

Beispiel: Nach einem Vergleich mit seinen Mitschülern kommt ein Schüler zu dem Ergebnis: „Ich treffe den Korb am besten!"

Reflexive Prädikaten-Selbstzuweisungen: Die Fähigkeit jeder Person, das eigene Verhalten beobachten zu können und aus dieser Beobachtung Schlussfolgerungen für sich selbst zu ziehen, ist eine weitere Quelle selbstbezogener Informationen. Solche reflexiven Selbstattribuierungen können sowohl zu einer Aufwertung als auch zu einer Abwertung des Selbst führen.

Beispiel: Ein Fußballspieler, der im Training das Tor nicht getroffen hat, denkt von sich selbst: „Ich bin kein guter Torschütze".

Ideationale Prädikaten-Selbstzuweisungen: Jede Person ist in der Lage, über sich selbst nachzudenken und sich zurückliegende Erfahrungen in Erinnerung zu rufen. Werden solche memorezeptiven Informationen abgerufen, kommt es zu einer Rekonstruktion des Informationsmaterials, welches als Basis zur Konstruktion neuer Selbstattributierungen dient.

Beispiel: Erinnert sich ein Jugendlicher daran, dass er als Kind beim Fußballspielen ein erfolgreicher Torwart war, so wird er auch später davon ausgehen, diese Funktion gut erfüllen zu können und versuchen, diese Rolle zu übernehmen.

Prozess-Schema

Die Verarbeitung selbstbezogener Informationen lässt sich nach Filipp in einem allgemeinen Prozess-Schema darstellen, welches in vier Phasen unterteilbar ist: Zu Anfang des Prozesses (*Vorbereitungsphase*) werden die Informationen selektiert. In der *Aneignungsphase* werden diese subjektiv modifiziert und in der darauf folgenden *Speicherungsphase* im Gedächtnis festgehalten. Schließlich werden in der *Erinnerungsphase* die gespeicherten Nachrichten wieder hervorgerufen. Ebenso wie die Verarbeitung der Information umfasst der anschließende Handlungsprozess weitere Phasen, die in besonderer Weise von Selbstkognitionen beeinflusst werden: In der Antizipationsphase führt das Individuum auf der Grundlage individueller Einschätzungen seiner Handlungskompetenzen eine ideelle Verknüpfung von Handlungszielen mit sinnvollen Handlungsmitteln durch. Während der Realisationsphase richtet die Person ihre Aufmerksamkeit auf die Handlungssituation und entwirft handlungsbegleitende Kognitionen. Kommt es zu einer Unterbrechung oder zu Schwierigkeiten im Handlungsgeschehen, treten wieder selbstbezogene Kognitionen mit dem Ziel der Handlungskorrektur in den Vordergrund. In der sich jeder Handlung anschließenden Interpretationsphase nimmt das Individuum eine Bewertung des Ausgangs und eine Ursachenerklärung ihres Ergebnisses vor.

Handlungstheorie

Die Ausführungen zeigen, dass die Handlungstheorie eines Individuums einerseits aus der individuellen Bewertung seiner Handlungsvoraussetzungen und Handlungsabsichten und andererseits aus der subjektiven Interpretation der jeweiligen Situation besteht. Ebenso wie Epstein begreift Filipp den Menschen als einen naiven Handlungstheoretiker, der sich aufgrund seines Selbstmodells begreift und organisiert. Diese Tatsache spielt für das menschliche Handeln eine zentrale Rolle, da es die komplexe Wirklichkeit subjektiv ordnet und so Kontinuität und Identität vermittelt. Die Besonderheit des filippschen Modells besteht darin, dass sich das Selbst handlungsgebunden und interaktiv herausbildet. In dieser Parallele liegt die besondere Bedeutung für das aktional getragene Persönlichkeitskonzept der Psychomotorik.

Das Selbst im sozialen Kontext

In der jüngeren Konzeptdiskussion (Filipp/Mayer 2005; Siegler et al. 2016c; Spencer et al. 2015; Wendler 2015a) wird das Selbst als hierarchisches und multidimensionales Konstrukt beschrieben, das kognitive, emotionale und motivationale Aspekte integriert und sich ontogenetisch über Interaktions- und Kommunikationsprozesse entwickelt (Stiller/Alfermann 2008). Im Vordergrund steht zunehmend die Kontextabhängigkeit des Selbstkonzepts, also die Frage, wie sich das Selbst mit dem sozialen Kontext entwickelt (Hannover 2000; 2005). Darüber hinaus wird die besondere Bedeutung des Körpers im Selbst-Gewahrsein (self-awareness) für die Selbstkonzeptualisierung in der neueren Forschung evident. Filipp/Mayer (2005, 271; 312) stellen in einer Überblicksdarstellung dieses „agentic self" nicht nur für die Phase der frühen Kindheit, sondern als altersübergreifenden Aspekt der Entwicklung von Selbstkonzepten heraus, der die gesamte Lebensspanne umfasst. Unter einer bewegungs-/sportwissenschaftlichen Perspektive (Conzelmann et al. 2011; Seyda 2011; 2013) wird damit vergleichbar vom physischen Selbstkonzept als Teilbereich des allgemeinen Selbstkonzepts gesprochen.

2.3.3 Körpererfahrung als Teilkonzept des Selbstkonzepts

Identitätssuche

In der Entwicklung des Menschen allgemein und in der Entwicklungsspanne der Kindheit im Besonderen ist die zentrale Thematik die Suche nach der eigenen Identität. Das Kind will wissen, wer und was es ist und wer und was es werden will.

> „In diesem Sinne ist Identität das Ergebnis eines Prozesses der Selbstidentifizierung anhand des Wissens und der Erfahrungen über sich selbst, d. h. das Kind (Subjekt) macht sich selbst (sein Selbst) zum Gegenstand (Objekt) seiner Bewusstseinsprozesse" (Neubauer 1993, 303).

Auf dem Wege der sich ständig wandelnden Bewusstwerdungs- und Bewusstseinsprozesse stellt die Körpererfahrung eine wesentliche Prozessvariable dar. Die wichtigsten Aspekte dieses Konstrukts sollen im Folgenden spezifiziert werden. Dabei orientiert sich die Darstellung generell am Strukturmodell Bielefelds (1986, 17), der den Gesamtkomplex Körpererfahrung als Oberbegriff für die „Gesamtheit aller im Verlaufe der individuellen wie gesellschaftlichen Entwicklung erworbenen Erfahrungen mit dem eigenen Körper, die sowohl kognitiv wie affektiv, bewußt wie unbewußt sein können" (s.Abb. 7).

Körperschema

Der Begriff des Körperschemas erfährt einen kognitions- bzw. wahrnehmungspsychologischen Zugang, beschreibt er doch den Prozess der Gewahr- und der Bewusstwerdung der eigenen Körperlichkeit und damit auch eine Instrumentalisierung (Wahrnehmung des Körpers als Objekt). Ein Schema stellt das wesentliche, gemeinsame Charakteristikum einer Klasse von Elementen dar, dessen Funktion es ist, Neues in Bekanntes, Bestehendes zu integrieren und gegebenenfalls zu differenzieren. In diesem Sinne hat ein Körperschema die Funktion der Verarbeitung aktueller Afferenzen aus dem Körper auf dem Hintergrund vorhandener, gespeicherter Bewegungserfahrungen. Ohne dieses In-Beziehung-Setzen ist das Erkennen der Körperposition nicht möglich. Auf diesen Sachverhalt weisen schon Head/Holmes (1911, 185) hin: Eine direkte Wahrnehmung ist nicht möglich, in jedem Fall wird die neue Körperposition in Relation zur vorherigen wahrgenommen (Übersetzung K.F.). Man geht von der Annahme aus, dass nicht alle physiologisch möglichen Körperstellungen im Körperschema gleichermaßen repräsentiert sind. Es gibt eine bequeme Grundhaltung, die als Primärlage bezeichnet wird. Unter dem Körperschema dürfen wir uns nun kein statisches, unveränderliches Muster vorstellen, sondern ein dynamisches und flexibles Bezugssystem. Neu eintreffende, von der

Abb. 7: Strukturierung des Gesamtkomplexes Körpererfahrung (Bielefeld 1986, 17, verändert)

KÖRPERERFAHRUNG

- die Gesamtheit aller im Verlaufe der individuellen wie gesellschaftlichen Entwicklung erworbenen Erfahrungen mit dem eigenen Körper, die sowohl kognitiv wie affektiv, bewusst wie unbewusst sein können

KÖRPERSCHEMA

- der neurologische Teilbereich der Körpererfahrung, umfasst alle perzeptiv-kognitiven Leistungen des Individuums bezüglich des eigenen Körpers

- KÖRPERORIENTIERUNG
  die Orientierung am und im eigenen Körper mit Hilfe der Extero- und Interozeptoren, d.h. der Oberflächen- und Tiefensensibilität, insbesondere der kinästhetischen Wahrnehmung (das KÖRPERSCHEMA im engeren Sinne!)

- KÖRPERAUSDEHNUNG
  das Einschätzen von Größenverhältnissen sowie die räumliche Ausdehnung des eigenen Körpers

- KÖRPERKENNTNIS
  Die faktische Kenntnis von Bau und Funktion des eigenen Körpers und seiner Teile einschließlich der Rechts- Links- Unterscheidung

KÖRPERBILD

- der psychologisch-phänomenologische Teilbereich der Körpererfahrung, umfasst alle emotional-affektiven Leistungen des Individuums bezüglich des eigenen Körpers

- KÖRPERBEWUSSTSEIN
  die physische Repräsentation des eigenen Körpers oder seiner Teile im Bewusstsein des Individuums, bzw. die auf den eigenen Körper gerichtete Aufmerksamkeit

- KÖRPERAUSGRENZUNG
  das Erleben der Körpergrenzen, d.h. den eigenen Körper als deutlich von der Umwelt abgegrenzt erleben

- KÖRPEREINSTELLUNG
  die Gesamtheit der auf den eigenen Körper, insbesondere auf dessen Aussehen gerichtete Einstellungen, speziell die (Un-)Zufriedenheit mit dem eigenen Körper

Grundhaltung abweichende Informationen, die das Kind über seine aktive Bewegungstätigkeit erzeugt, werden im Körperschema zentral verrechnet, d.h. es sind ständig Afferenzen und Rückkoppelungen erforderlich, um die Bewegungshandlung erfolgreich durchführen zu können. Das Körperschema kann als eine Art verinnerlichtes Koordinatensystem angesehen werden, in dem die Hauptachsen der Glieder (vorne/hinten; oben/unten; rechts/links) als Ganzes räumlich vertreten sind, während die Lokalisation einzelner Körperorte daraus sekundär abgeleitet wird (Joraschky 1986). Die Hauptkoordinaten entsprechen somit den horizontalen und vertikalen Raumdimensionen. Als Verarbeitungsmechanismus afferenter Informationen kommt dem Körperschema für die Wahrnehmung von Positionen und Bewegungsrichtungen im Raum sowie für die Bewegungskoordination eine besondere Bedeutung zu.

Handlungsgebundene Körpererfahrungen

Das psychomotorische Paradigma nimmt Bezug auf diese Zusammenhänge zwischen Wahrnehmung und Kognition und spezifiziert handlungsgebundene Förderangebote, die (entwicklungsverzögerte) Kinder spielerisch und beispielhaft die Entwicklungsschritte von der Erfahrung des Körperraumes zur Erfahrung des außerkörperlichen Raumes (nach-)vollziehen lassen (Vortisch/Wendler 1993; Fischer 2001d; Eggert et al. 2014; Lensing-Conradi 2015). Es sind dies handlungsgebundene Körpererfahrungen, die nicht allein (spätere) komplexe sportmotorische Handlungen vorbereiten, sondern ein Fundament für alle Orientierungsleistungen in Zeit und Raum darstellen: Also dafür, sich in einem unbekannten Gelände zurechtzufinden, einen Stadtplan oder eine Karte lesen zu können, für maßstabsgetreues Denken (etwa im Orientierungssport), dafür, Größen, Höhen, Tiefen, Abstände, Winkel, auch Geschwindigkeiten einschätzen zu können, die Schreib- und Leserichtung einzuhalten und das Symbolsystem der Schriftsprache und des Zahlenraumes zu verstehen.

Körperbild

Während der Begriff Körperschema eher die Struktur und den Prozess der Wahrnehmung des eigenen Körpers erfasst, spiegelt der Begriff Körperbild in erster Linie die subjektiv-erlebnismäßige Einordnung und Bewertung eben dieser Wahrnehmung wider. Es ist das unmittelbar erkannte, erlebte und bewertete Bild des eigenen Körpers, bei dem kognitive und affektiv-emotionale Faktoren gleichermaßen eine Rolle spielen. Der Forschungszugang zum Begriff des Körperbildes erfolgt primär von Seiten der Phänomenologie; diese bevorzugt die subjektbezogene Terminologie der Leiblichkeit als Bestandteil des Selbst (Körper-Sein) gegenüber dem Körper als Objektbezug (Körper-Haben) (Joraschky 1986, 35; Schache/Keßel 2016, 125). Im Gegensatz zum Körperschema entwickelt sich das Körperbild – quasi als emotionales Selbstbewertungssystem – aus der Vielfalt der (Bewegungs-)Erlebnisse. Im klinischen Bereich – etwa in der Bewegungs- und Körperarbeit mit magersüchtigen Jugendlichen – wird beobachtet, dass das Bild vom eigenen Körper nicht immer mit dem physikalischen Organismus identisch ist. Magersüchtige sehen sich viel breiter, voluminöser als sie es wirklich sind, und können ihre Person mit ihrem Körper nicht in Einklang bringen. Diese Erfahrung führt zu der Annahme, dass zwischen dem physikalischen und dem wahrgenommenen Körper unterschieden werden muss. Bei der Wahrnehmung des eigenen Körpers spielen Erinnerungen, Erfahrungen, vorangegangene Erlebnisse sowie der aktuelle psychische Zustand des Kindes eine entscheidende Rolle. Dies bedeutet, dass die Widerspiegelung der Realität – in diesem Fall des eigenen Körpers – im Bewusstsein nicht ein Abbild der objektiven Welt, sondern ein Abbild des erkennenden (interpretierenden) Subjekts ist.

Körper als Abgrenzung zur Umwelt

Das Körperbild versetzt das Kind in die Lage, in seiner Vorstellung einen personalen Raum aufzubauen und sich von der sozialräumlichen Umwelt abzugrenzen. Dem als persönliche „Puffer-Zone" bezeichneten Körperbereich, der bei jedem Kind anders ist, wird eine Schutzfunktion zugeschrieben, die einen regulierenden Einfluss auf das Verhalten bei psychischer und physischer Überforderung oder gar Bedrohung hat. Es wird deutlich, dass das Bild, das Kinder von ihrem eigenen Körper aufbauen, sich in enger Beziehung zur eigenen Gefühlswelt und zur Umwelt entwickelt. Nur wenn es dem Kind gelingt, eine innere Struktur aufzubauen, die es geradezu davor schützt, in dem es umgebenden Umweltraum aufzugehen, entwickelt das Kind eine eigene Persönlichkeit. Die Fähigkeit, zwischen Reizen aus dem Körperinneren und solchen aus der Umwelt zu unterscheiden, ermöglicht die Erfahrung und die Repräsentation der Wirklichkeit. In diesem Prozess wirken Körperschema und Körperbild wie zwei Komplemente eines Ganzen: „Im konkreten Handeln (...), das immer ganzheitlich verläuft, sind Wahrnehmungen und Empfindungen, sind neurophysiologische und phänomenal-erlebnishafte Prozesse nicht voneinander zu trennen" (Bielefeld 1986, 32).

Körperkonzept

Dieses körperbezogene Ganze wird üblicherweise als Körperkonzept oder Körperselbst bezeichnet und bildet seinerseits ein Teilkonzept des Selbstkonzepts. Die Bedeutung der Körpererfahrung für die Entwicklung des Selbstkonzepts wird zunehmend anerkannt; die nachfolgende Übersicht soll die Zusammenhänge in komprimierter Form verdeutlichen. Dabei ist nicht beabsichtigt, ein Phasenmodell der Entwicklung des Selbst nachzuvollziehen, sondern das qualitative Veränderungsprofil zwischen Innenwelt und Außenwelt zu skizzieren.

- Das Neugeborene verfügt über ein globales Selbstschema; es kann noch nicht zwischen Selbst und Umwelt differenzieren. Kernelement der Selbstentwicklung ist der Körper, über den der Säugling sehr schnell differenzierte Schematisierungen erwirbt. Diese beziehen sich sowohl auf die Wahrnehmung der materialen Umwelt („begreifen"), als auch auf die Ausbildung stabiler Personenbezüge, die zur Differenzierung von Ich und Nicht-Ich beiträgt. Die Entwicklung des Selbstkonzeptes in dieser Altersspanne ist primär wahrnehmungsgebunden. Das Ende der sensomotorischen Entwicklungsphase ist markiert durch zwei wesentliche Meilensteine: Durch ein stabiles Lage-

schema, d.h. durch die Fähigkeit der Lokalisation des eigenen Körpers im Raum und durch die Fähigkeit, das Selbst mit Hilfe des eigenen Namens identifizieren zu können. Die Folgezeit ist durch eine deutliche Abfolge von Entwicklungsschritten gekennzeichnet. Die Kinder sind zunehmend in der Lage, ihr eigenes Spiegelbild zu erkennen und von dem anderer zu unterscheiden (2./3. Lebensjahr).
- Bis zum Beginn des Grundschulalters stehen körperliche Eigenschaften und Tätigkeiten im Mittelpunkt des Bewusstwerdungsprozesses. Auf die Aufforderung „Erzähl mir etwas von Dir!" an Kinder im Vorschulalter erweist sich, dass die überwältigende Mehrzahl der Beschreibungen auf eigene Aktivitäten zielen: „Das Selbst ist also in erster Linie das handelnde Selbst: man erkennt sich als den Akteur" (Filipp/Frey 1988, 422).
- In der mittleren Kindheit erfährt das Denken dezentrierte Züge; die sechs- bis achtjährigen Kinder können ihr Verhalten von dem anderer Kinder unterscheiden und gewinnen allmählich eine Vorstellung personentypischer Verhaltensweisen. Sukzessive entwickelt sich die Einsicht, dass der Mensch über ein psychisches Innenleben verfügt. Mit etwa elf Jahren stabilisiert sich eine selbstreflexive Haltung: Die Person ist nun in der Lage, über das eigene Tun nachzudenken, sich quasi außerhalb das eigene Selbst zu stellen und eine Existenz unabhängig von der konkreten Handlung anzuerkennen. Aber erst der Jugendliche verfügt über das Potential, zwischen der verborgenen Wirklichkeit seiner psychischen Innenwelt (dem gesicherten Bild von der eigenen Person) und den Zuschreibungen (Attributionsmustern) der Außenwelt zu unterscheiden. Das Erwägen und die Einnahme einer Position zwischen Selbstkonzept und Fremdkonzept führt zu einem Selbst-Bewusstsein.

Körperbild und Weltbild

Der Weg von der ursprünglich undifferenzierten symbiotischen Beziehung des Säuglings zu seiner Umwelt bis hin zu den selbstbewussten Handlungen des Jugendlichen entspricht einem komplexen Entwicklungsgeschehen, dessen Sinn darin zu finden ist, ein realistisches Weltbild aufzubauen, das ein subjektiv sinnvolles Leben sichert. In Anlehnung an die weiter oben beschriebenen Konzepte von Epstein (1984) und Filipp (1984) sowie von Paulus (1986) gehe ich davon aus, dass der Mensch seine Erfahrungen in konzeptionellen Systemen organisiert. Als „naiver Theoretiker" konstruiert er sein Weltbild aufgrund von Erfahrungsdaten über die eigene Person (Selbsttheorie), über die Außenwelt (Umwelttheorie) und über die Wechselwirkung zwischen den Subtheorien. Die Körpererfahrung wird dabei als integraler Bestandteil einer solchen Realitätstheorie verstanden; in den frühen Lebensabschnitten ist sie vorherrschend und wird mit zunehmendem Entwicklungsalter in die komplexe kognitiv-emotionale Persönlichkeitsstruktur integriert. Das Körperkonzept erhält aber zeitlebens seine spezifische Bedeutung als Träger des Prozesses, in dem das Individuum (das Subjekt) Daten aus der Umwelt in seine subjektive Erlebniswelt transferiert. Der Körper steht immer – physisch wie psychisch – an der Nahtstelle zwischen Person und Außenwelt. Damit erhält das Körperkonzept eine tragende und bleibende Bedeutung für das Selbstkonzept.

2.3.4 Selbstkonzept und Selbstwirksamkeit in der Psychomotorik

Selbstkonzept Die Psychomotorik formuliert den Aufbau eines positiven Selbstkonzepts als zentrales Anliegen in der Arbeit mit ihrer Klientel. Unter dem Selbstkonzept lassen sich alle Einstellungen und Überzeugungen zur eigenen Person fassen, die das Individuum aus den bisherigen Lebenserfahrungen gezogen hat. Integriert werden primär jene Informationen, die für eine Person emotional bedeutsam sind – hier liegt die besondere Bedeutung der Emotionalität für den Menschen (vgl. Eggert et al. 2014). Das Konstrukt des Selbstkonzeptes beschäftigt sich im Kern mit den Fragen: „Wer bin ich?“ bzw. „Wer bin ich im Vergleich zu anderen?“ (vgl. Zimmer 2012, 50ff.; 2015a). Die Autorin differenziert das Konstrukt des Selbstkonzepts in zwei Teilkomponenten, die als *Selbstbild* und *Selbstwertgefühl* bezeichnet werden. Das Selbstbild gilt dabei als kognitive Komponente und beinhaltet ein neutrales Wissen über die eigene Person (Ich bin sehr groß; Ich kann gut zeichnen; Singen kann ich nicht so gut). Das Selbstwertgefühl bzw. die Selbstwertschätzung stellt hingegen eine bewertende, affektive Komponente dar. Hier kommt zum Ausdruck wie zufrieden das Kind mit seinen Fähigkeiten ist. Beim Aufbau des Selbstkonzepts greift das Kind auf unterschiedliche Informationsquellen zurück. Zimmer (2012,61) geht dabei von den folgenden vier Bereichen aus:

- Informationen über die Sinnessysteme (das Körperselbst oder das sensorische Selbst);
- Erfahrungen der Wirksamkeit des eigenen Verhaltens;
- Folgerungen aus dem Sich-Vergleichen und Sich-Messen mit anderen;
- Zuordnung von Eigenschaften durch andere.

Die Informationen über das Körperselbst können als elementar bezeichnet werden, da diese als Basis zur Bewusstwerdung der eigenen Person notwendig sind. Das Kind lernt durch diese Wahrnehmungen zwischen Ich und Nicht-Ich (Umwelt) zu differenzieren. Die Körperlichkeit des Kindes gewinnt als Bindeglied zwischen „innen“ und „außen“ die zentrale Bedeutung im Identitätsbildungsprozess (vgl. Zimmer 2012, 62).

Selbstwirksamkeit

Hatte sich Zimmer in ihrem ursprünglichen Konzept (1999) auf die kognitiven und emotionalen Elemente des Selbstkonstrukts konzentriert, erweitert sie ihren Ansatz später (2005; 2006b, 51ff.) um den motivationalen Aspekt der *Selbstwirksamkeit*. Diese repräsentiert die Gewissheit einer Person, Kontrolle über das eigene Leben zu haben und sich seiner Kompetenzen zur Bewältigung möglicher Probleme gewahr zu sein. Kontrollüberzeugungen bzw. Selbstwirksamkeiten entstehen, wenn Kinder sich selbst als *Urheber von Handlungen* oder als *Verursacher von Handlungseffekten* erleben. Durch sein Handeln kann sich das Kind ein Bild von seinen persönlichen Möglichkeiten machen, „ein erstes Konzept eigener Fähigkeiten“ konstruieren.

Die positiven oder negativen Erfahrungen, die ein Kind bezüglich der Erreichung oder Verfehlung von Handlungszielen macht, haben Auswirkungen auf sein Selbstwertgefühl sowie auf seine Leistungsmotivation (vgl. Krus 2004a, 54f.); als (Miss-)Erfolgserwartungen sind sie auf zukünftige Ereignisse gerichtet und modifizieren das Verhalten. In Abhängigkeit von hoher oder niedriger Kompetenzeinschätzung erfolgt die neuerliche Herangehensweise an Aufgaben und Anforderungen durch die einbindende Kultur. Bei einem negativen Selbstkonzept sind die Erfolgserwartungen einer Person eher niedrig gesteckt und unbekannte Situationen und Anforderungen erscheinen häufig bedrohlich und wenig kontrollierbar. Im Gegensatz hierzu führt ein positives Selbstkonzept zu einem offenen und selbstbewussten Umgang mit neuen Herausforderungen und zu einer positiven Selbstwirksamkeitsüberzeugung (vgl. Zimmer 2012, 64f.). Es wird deutlich, dass insbesondere im Kindesalter die Handlungserfahrung als Strukturierungshilfe der kindlichen Persönlichkeit anzusehen ist. Jedoch ist bei allen Überlegungen die soziale Dependenz kindlicher Kompetenzbildung zu berücksichtigen.

In jüngerer Zeit hat sich die Psychomotorik intensiv mit Fragen der Wirksamkeit (z.B. Behrens 2011; Amft et al. 2013; Seyda 2013; Ruploh et al. 2013; Irmler 2015; Martzy et al. 2015) mit anspruchsvollen qualitativen und quantitativen methodischen Designs auseinandergesetzt und überzeugende Ergebnisse präsentieren können. „Aufgrund der multidimensionalen, hierarchischen Struktur des Selbstkonzepts kann davon ausgegangen werden, dass die Erweiterungen der Bewegungserfahrungen und das damit einhergehende Kompetenzerleben zu einer positiven Beeinflussung des physischen Selbstkonzepts (sog. Körperkonzepts) führen (Valkanover 2015, 33). Es zeigt sich, dass die weitaus wirkungsvollsten Ergebnisse weniger in der motorischen Leistungsentwicklung selbst liegen, sondern vielmehr kann die Bedeutung von Körper- und Bewegungserfahrungen im Sinne von Selbstwirksamkeitserfahrungen für den Aufbau eines positiven Selbstwertgefühls nachgewiesen werden. Diese positiven Veränderungen auf Seiten der Kinder gehen oft einher mit einer positiven Veränderung der Bewertungsqualität und Einstellungsveränderung von Eltern und Pädagogen/Therapeuten (vgl. Fischer/Behrens 2010, 309). Aber genau dieses sind die Erklärungsbausteine eines dynamisch-interaktionistischen Entwicklungsverständnisses des Selbstkonzepts (Seyda 2015, 1).

2.4 Bedeutung und Entwicklung sozialer Kompetenzen

Ein ausgewiesenes Ziel des Sozialisationsprozesses ist die Entwicklung sozialer Kompetenzen. Dabei handelt es sich um ein Bündel von Verhaltensweisen und Eigenschaften, die ein Individuum benötigt, um soziale Interaktionen für sich und andere erfolgreich und zufriedenstellend zu bewältigen (vgl. Hinsch/Wittmann 2003). Der Fachdiskurs unterscheidet zwei Dimensionen, die sich aus einer Vielfalt von Unterscheidungen ergeben und die sich den komplementären Bereichen Durchsetzung und Anpassung zuweisen lassen (vgl. Perren et al. 2016). Zum einen ist ein Individuum dann sozial kompetent, wenn es in zwischenmenschlichen Interaktionen in der Lage ist, die eigenen Wünsche und Interessen zu befriedigen. Dazu zählen Hinsch/Pfingsten (2007, 4, zit. n. Vierhaus 2014, 118) ein Repertoire von „kognitiven, emotionalen und motorischen Verhaltensweisen, die in bestimmten sozialen Situationen zu einem langfristig günstigen Verhältnis von positiven und negativen Konsequenzen für den Handelnden führen“. Andererseits erfordert soziale Kompetenz die Notwendigkeit der Anpassung an die sozialen Normen und Werte der Gesellschaft. Von einem Mitglied der Gesellschaft werden Rücksichtnahme und Respekt gegenüber anderen erwartet; das Verhalten muss „allgemein anerkannten Standards genügen“ (Schmidt-Denter 1999, 123). Das Konstrukt soziale Kompetenz lässt sowohl gesellschaftlich und kulturell vermittelte Verhaltensweisen (soziales Miteinander) als auch sozial-emotional entwickelte personale Fähigkeiten (Feinfühligkeit gegenüber eigenen Bedürfnissen und den Bedürfnissen anderer) aufscheinen (Schmidt-Denter 2005; Pfeffer 2012).

2.4.1 Selbstbehauptungs- und Anpassungsfähigkeit als Grundlage sozialer Kompetenz

Emotionale Selbstständigkeit

Selbstsicherheit und die Fähigkeit zur Selbstbehauptung sind basale Faktoren für die Entwicklung sozialer Fähigkeiten und sind bedeutsam für gelingende zwischenmenschliche Interaktionen. Emotionale Selbstständigkeit ist Bedingungsfaktor für den Aufbau sozialer Kompetenzen und zeigt sich im Bestreben zu eigenständiger Kontaktaufnahme und am Interesse an Freundschaftsbeziehungen. Ein emotional selbstständiges Kind braucht keine permanent beschützende Nähe zu seinen Bezugspersonen und ist in der Lage, ohne deren emotionale Unterstützung eigenaktiv zu handeln und gemeinsame Spiele mit anderen Kindern zu initiieren. Ist ein Kind hingegen auf die Unterstützung durch die Bezugspersonen angewiesen, wird die Aufnahme von Interaktionskontakten zu Gleichaltrigen u.U. erheblich erschwert (vgl. Wittmann 1991, 111f.).

Beziehungsaufbau zu Gleichaltrigen

Wird ein Kind durch den Eintritt in Kindergarten und Schule mit neuen Gruppenkonstellationen konfrontiert, sind bei allen Kindern veränderte soziale Verhaltensweisen festzustellen. Der Verlauf des Anpassungsprozesses an die neue Situation hängt von der Flexibilität des kindlichen Verhaltens ab. Bei gut entwickelter Anpassungsfähigkeit wird ein Kind sich schon nach kurzer Zeit am Spielgeschehen beteiligen. Ein lang anhaltendes zurückgezogenes Verhalten behindert das Kind beim Aufbau von Spielkontakten. Die Art der Herangehensweise an Beziehungen zu Gleichaltrigen sowie der Grad der emotionalen Selbstständigkeit sind in Abhängigkeit der Bindungsbeziehungen zu den Bezugspersonen zu sehen. Ein Kind, das auf der Grundlage einer stabilen Bindungsbeziehung Selbstsicherheit entwickeln konnte, kann sich von seinen Bezugspersonen vorübergehend lösen und offen auf andere Kinder zugehen. Einem durchsetzungsfähigen und selbstsicheren Kind gelingt es, die eigenen Wünsche, Emotionen und Bedürfnisse wahrzunehmen und zu kommunizieren sowie auf kompetente Weise auf die psychische Verfassung des Gegenübers zu reagieren.

2.4.2 Theory of Mind und soziale Kognition

Selbst- und Fremdverständnis

Über soziales Handeln generalisieren Kinder das Wissen über die grundsätzlichen Funktionsweisen von Interaktionsprozessen, das sie sich für neue Sozialkontakte nutzbar machen. Im Allgemeinen wird soziale Kognition als die Fähigkeit zur Einsicht in die subjektive Befindlichkeit anderer Menschen bezeichnet. Darunter fallen alle Leistungen, die ein Verständnis für die psychische Verfassung anderer ermöglichen. Da das Fremdverständnis eng an das eigene Selbstverständnis gekoppelt ist, kann ein Kind nur in dem Maße ein Verständnis für die anderen aufbringen, in dem es sich die eigenen psychischen Zustände und Bewusstseinsvorgänge erklären kann (vgl. Bischof-Köhler 1998, 325; 336; 2011, 325ff.). Obwohl Kinder im Alter von drei Jahren bereits in der Lage sind, auf die psychische Verfassung anderer Bezug zu nehmen, gelingt ihnen das gedankliche Erschließen der eigenen und fremden psychischen Zustände erst durch die Entwicklung einer Theory of Mind, die sich zwischen dem vierten und sechsten Lebensjahr herausbildet. Als Theory of Mind wird die Denkweise bezeichnet, die es dem Kind ermöglicht, eigene und fremde Wünsche, Gefühle, Überzeugungen und Absichten zu erkennen sowie diese zur Erklärung und Voraussage von Verhalten und Gedanken bei sich und anderen heranzuziehen (vgl. Petermann et al. 2004, 133ff.). Die Herausbildung einer Theory of Mind stellt einen enormen Entwicklungsschritt dar, der mit wichtigen qualitativen Veränderungen einhergeht. Das Kind gelangt zunehmend zu der Erkenntnis des subjektiven Bezugs von Gedanken und Gefühlen und versteht es, die Situation eines anderen aus dessen Perspektive zu reflektieren. Während ein Kind ohne Theory of Mind durch empathische Identifikation davon ausgeht, dass ein anderes Kind angesichts einer Angst auslösenden Situation in gleicher Weise wie es selbst reagieren würde, ist ein Kind mit entwickelter Theory of Mind in der Lage, die emotionale Verfassung als subjektiven Zustand zu reflektieren, ohne das Verhaltensschema auf andere zu übertragen (vgl. Bischof-Köhler 1998, 365ff.; 2000, 8ff.). Die Fähigkeit zur Perspektivenübernahme ermöglicht somit ein bewusstes Nachdenken über die psychische Ausgangslage des Gegenübers in Verbindung mit der Fähigkeit zur Abstimmung des eigenen Handelns. Bei Konflikten gestattet sie die Berücksichtigung und Erfassung unterschiedlicher Standpunkte und Absichten, wodurch die Entwicklung wirkungsvoller Bewältigungsstrategien möglich wird (vgl. Bischof-Köhler 1998, 367).

Förderung der Theory of Mind

Die Entwicklung einer Theory of Mind beruht auf der Fähigkeit zur Kommunikation und Interaktion. Durch Gespräche in der Familie über

Gedanken, Wahrnehmungen, Wünsche und Emotionen sind Kinder zunehmend in der Lage, die Kenntnisse für gemeinsame Interaktionen zu nutzen, sich einfühlsam zu verhalten und ein Verständnis für die Situation anderer zu entwickeln. Kinder aus Mehrkindfamilien scheinen aufgrund eines erweiterten Erfahrungshintergrunds durch häufigere Gruppeninteraktionen gegenüber Einzelkindern einen Entwicklungsvorsprung zu haben, was sich vorteilhaft für die Entwicklung einer Theory of Mind erweist (vgl. Astington 2000, 197ff.). Vor diesem Hintergrund wird die kompensatorische Bedeutung sozialer Erfahrungen in der Psychomotorik deutlich, mehr noch, sie erhalten einen eigenen an Interaktionsprozesse gebundenen Bildungswert. Es ist ein konstitutiver Bestandteil des psychomotorischen Konzepts, dass Förderung in Kleingruppen von drei bis acht Kindern stattfindet. So werden Peer-Beziehungen zu einem sozialen Entwicklungsmotor.

2.4.3 Soziale Kompetenz im Spiegel sozialer Beziehungen

Im Verlauf der Kindergartenzeit verlagert sich das kindliche Interaktionsinteresse immer mehr zur Gruppe der Gleichaltrigen, wodurch die sozialen Beziehungen zu Peers einen immer höheren Stellenwert erhalten (vgl. Mietzel 2002, 219; Viernickel 2013). Sroufe et al. (1999) bezeichnen den Aufbau und die Aufrechterhaltung von Gleichaltrigenbeziehungen als zentrale Entwicklungsaufgabe für Kinder im Vorschulalter. Das Entwicklungsziel ist die Fähigkeit zur Herstellung längerer Spiel- und Interaktionskontakte mit anderen Kindern in Verbindung mit der Herausbildung von Konfliktlösekompetenzen, um eine Aufrechterhaltung der Kontakte bei auftretenden Differenzen zu ermöglichen (vgl. Petermann et al. 2004, 204). Die Gleichaltrigengruppe ist ein für den Erwerb sozialer Kompetenzen einzigartiges Erfahrungsfeld.

Die Gleichaltrigengruppe

In Erweiterung der familiären Erfahrungsmuster bietet die Gleichaltrigengruppe spezifische Besonderheiten, die sie zu einem wichtigen Bestandteil der kindlichen Entwicklungswelt werden lässt. Die Beziehungsstruktur zu Peers ist im Vergleich zu Eltern-Kind-Beziehungen oder Geschwisterbeziehungen stärker durch Gleichrangigkeit gekennzeichnet, wodurch sich die Verantwortlichkeit für die Aufrechterhaltung eines Interaktionskontaktes auf alle Interaktionspartner gleichermaßen verteilt. Gleichaltrigenbeziehungen bieten ideale Erfahrungsmöglichkeiten zur Entwicklung von Konfliktlösestrategien, da sich Streitigkeiten nicht von vorn herein zugunsten der älteren bzw. sozial mächtigeren Partner entscheiden, sondern gemeinsam bewältigt werden müssen (vgl. Mietzel 2002, 241f.). Das Kind lernt, sich in einer Gruppe zu behaupten und seine Rolle unter den Kindern zu sichern. Peerkontakte formen somit die soziale Identität in einem doppelten Sinne. Neben den Vergleichscharakter der Peer-Beziehung tritt die Bedeutung der Identifikation mit der solidarischen Haltung. Der Austausch über Probleme und Schwierigkeiten schmälert die eigenen Ängste und hilft, vorhandene Probleme zu erkennen und zu bewältigen (vgl. Mietzel 2002, 243).

Beliebtheit in sozialen Gruppen

Die Akzeptanz eines Kindes durch die Gleichaltrigengruppe gilt als Indikator für soziale Kompetenz, die im Sinne eines Schutzfaktors einen wesentlichen Beitrag zur psychischen Gesundheit eines Kindes leistet (vgl. Wittmann 1991, 85f.). In Abgrenzung zu Freundschaftsbeziehungen entspricht die Beliebtheit eines Kindes dem Ausmaß an entgegengebrachter Sympathie, die nicht auf Gegenseitigkeit beruhen muss (vgl. Mietzel 2002, 304). Unbeliebte Kinder sind oft Außenseiter, die in viel geringerem Umfang in Spielkontakte involviert sind und seltener Gespräche mit anderen Kindern initiieren. Beliebte Kinder hingegen werden häufig als Spielpartner ausgewählt; sie gelten als überwiegend freundlich und kooperativ im Umgang mit anderen Kindern, können Regeln einhalten und verhalten sich eher prosozial als aggressiv oder aversiv (vgl. Wittmann 1991, 87).

Aufbau und Erhalt von Freundschaften

Als weiterer Indikator für soziale Kompetenz gilt die Fähigkeit zu dauerhaftem Erhalt von Freundschaftsbeziehungen. Freundschaften sind durch zeitlich beständige, auf Gegenseitigkeit beruhende positive Beziehungen gekennzeichnet, deren Stabilität mit zunehmendem Alter ansteigt. Bereits Vorschulkinder sind in der Lage, Freundschaftsbeziehungen in Form von *Spielpartnerschaften* über mehrere Wochen aufrecht zu erhalten. Charakteristisch für freundschaftliche Beziehungen ist nicht die Häufigkeit der Spielinteraktionen, sondern das typische Verhalten zweier befreundeter Kinder. Um dauerhafte Freundschaften und Kontakte zu Gleichaltrigen aufzubauen, sind soziale Kompetenzen grundlegende Voraussetzung (vgl. Petermann et al. 2004, 207).

Fähigkeit zur Perspektivenübernahme

Die Fähigkeit zur Bildung und Unterhaltung von *Freundschaften* hängt ganz entscheidend von den sozialen Fertigkeiten eines Kindes ab, die sich mit der Fähigkeit zur Perspektivenübernahme deutlich verbessern. Je besser es einem Kind gelingt, die psychische Befindlichkeit des Gegenübers zu erfassen, desto ausgereifter sind die kindlichen Vorstellungen von Freundschaften. Petermann et al. (2004, 203) zeigen anhand eines auf Selman (1981) zurückgehenden Stufenmodells die Entwicklung des sich wandelnden Freundschaftsverständnisses in Abhängigkeit von der zunehmenden Fähigkeit zur Perspektivenübernahme auf. Für den Bereich des Vorschulalters benennt Selman zwei Entwicklungsebenen (ca. 3–7 Jahre und ca. 4–9 Jahre), die sich zeitlich überschneiden und in deren Verlauf sich die Perspektivenübernahme von einer egozentrisch-unreflektierten zu einer subjektiv-differenzierten Perspektive verändert. In Entsprechung dazu entwickelt sich das Freundschaftsverständnis von einer Spielpartnerschaft zu einer einseitigen Unterstützungsfreundschaft (vgl. Petermann et al. 2004, 202f.; Viernickel 2013). In einer *Spielfreundschaft* erkennt ein Kind noch nicht, dass sich die Bedürfnisse, Gefühle und Wünsche anderer von den eigenen unterscheiden. Kinder werden als Freunde bezeichnet, wenn sie attraktives Spielzeug besitzen oder in der Nähe wohnen und sich dadurch als Spielpartner anbieten. In einer sich anbahnenden Freundschaft kann die Sichtweise eines anderen hingegen wahrgenommen und berücksichtigt werden, wodurch eine Freundschaftsbeziehung aufgrund gleicher Interessen und Abneigungen entsteht. Die Freundschaft hat jedoch nur so lange Bestand, bis Konflikte auftreten, weil sich der Spielpartner anders verhält, als das Kind es will (vgl. Mietzel 2002, 313).

Gegen Ende der Vorschulzeit sind bei einigen Kindern bereits Freundschaftsvorstellungen vorzufinden, die einer nächsthöheren Entwicklungsstufe entsprechen. Aufgrund zunehmender Fähigkeit zur Selbstreflexion gelingt Kindern die Vergegenwärtigung eigener und fremder Gedanken und Gefühle immer besser, wodurch das Verhalten auf die jeweiligen Bedürfnisse abgestimmt und einander angepasst werden kann (vgl. Petermann et al. 2004, 203). Freundschaftsbeziehungen sind daher nicht mehr nur einseitig ausgerichtet, sondern beruhen auf gegenseitigem Geben und Nehmen, jedoch nur so lange die Vorteile für die eigene Person überwiegen. Freundschaften sind bei Konflikten nach wie vor sehr störanfällig und führen bei auftretenden Problemen häufig zu einer Beendigung oder Unterbrechung der Freundschaft (Freundschaft als Gut-Wetter-Beziehung) (vgl. Mietzel 2002, 313f.).

Stabile Vertrauensbeziehungen

Erst auf der nächsten Ebene (9–15 Jahre) wird Freundschaft zunehmend zu einer stabilen Vertrauensbeziehung. Jetzt möchte man einem Freund oder einer Freundin persönliche Gedanken und Gefühle anvertrauen. Freunde erwarten gegenseitige Hilfeleistung und das Auftreten von Konflikten hat nicht mehr die Beendigung der Beziehung zur Folge (Mietzel 2002, 314).

Die Stärkung der Sozialkompetenz ist aus psychomotorischer Sicht ein wesentliches Thema, das Zimmer und Dzikowski (2007) als Basiskom-

Abb. 8: Basiskompetenzen sozialen Handelns (Zimmer 2006b, nach Zimmer/Dzikowski 2007, 39)

Soziale Sensibilität	Toleranz und Rücksichtnahme
• Gefühle anderer wahrnehmen • Sich in die Lage eines anderen hineinversetzen • Die Bedürfnisse anderer erkennen und • Im eigenen Verhalten berücksichtigen • Wünsche anderer anerkennen	• Die Leistungen anderer akzeptieren und anerkennen • Die Andersartigkeit anderer respektieren • Die Bedürfnisse anderer tolerieren und sich beim gemeinsamen Spiel darauf einlassen • Auf schwächere Mitspieler Rücksicht nehmen

Regelverständnis	Kontakt- und Kooperationsfähigkeit	Frustrationstoleranz
• Den Sinn von Regeln verstehen • Regeln für ein Spiel aufstellen können • Gruppenspiele mit einfachen Regeln spielen • Flexibel mit Regeln umgehen und sie der jeweiligen Situation anpassen	• Beziehung zu anderen aufnehmen • Im Spiel unterschiedliche Rollen einnehmen • Hilfe annehmen und anfordern • Andere unterstützen • Gemeinsam Aufgaben lösen • Eigene Gefühle ausdrücken und anderen mitteilen • Sich verbal mit anderen auseinandersetzen	• Bedürfnisse aufschieben, zugunsten anderer Werte zurückstellen • Mit Misserfolgen umgehen lernen • Sich in eine Gruppe einordnen können • Mit Konflikten umgehen lernen und sie konstruktiv zu lösen versuchen

petenz kindlichen Handelns einschätzen. Sozialkompetenz erwirbt man nicht beiläufig, sondern vielmehr ist diese auf Anlässe angewiesen, die Kinder in ihren Fähigkeiten herausfordern (Zimmer/Dzikowski 2007, 38). Gerade Bewegungsspiele sind hier ein kindgerechtes und wirksames Mittel. Abbildung 8 stellt die für den psychomotorischen Fachdiskurs bedeutsamen Basiskompetenzen in einer synoptischen Darstellung von Zimmer (2006b) heraus.

2.5 Soziomotorik: Zur sozial-ökologischen Bedeutung von Körper und Bewegung

Die Psychomotorik hat lange Zeit soziologische Fragestellungen der Körper- und Bewegungsthematik vernachlässigt. Aber Körperlichkeit und Entwicklung sind ohne die soziale Dimension nicht nur unvollständig, sondern undenkbar. Das war in den Anfängen der Wissenschaftsgenese der Psychomotorik noch anders, als Volker Rittner (1978, 81) darauf verwies, dass eine zu entwickelnde Soziomotorik etwa die Errungenschaften des Symbolischen Interaktionismus (z.B. Mead,

Goffman) nutzen müsste, der schon immer gegenüber den Phänomenen Körperlichkeit und Körpersprache aufgeschlossen war. Grundsätzlich sind Fragen individueller Problemlagen auf der Ebene der sozialen und gesellschaftlichen Realität zu hinterfragen. Fragen der Soziomotorik wurden lange vernachlässigt, geraten aber zunehmend ins Blickfeld psychomotorischer Theorie-Praxis-Reflexionen. Mit Prenner (1996) und Weiß (1996) werden erstmals sozialwissenschaftliche/soziologische Positionen ausgewiesen und Fischer (1996a) führt die sozial-ökologische Perspektive in die Fachdiskussion ein.

2.5.1 Die gesellschaftliche Bedeutung des Körpers

> „Der Körper ist Objekt sozialer und kultureller Zuschreibungen. Auch ästhetische Ideale und Anschauungen von Gesundheit, Krankheit und Natürlichkeit, speziell aber auch Emotionen und Affekte sind nicht frei von sozialer Determination. […] Der Körper ist demnach prinzipiell ein sozialer und kultureller Körper und damit Träger von Symbolen und Elementen der Gesellschaft" (Rittner 1986, 125).

Die Bedeutung des Körpers in der heutigen Gesellschaft ist nur vor dem Hintergrund der gesellschaftlichen Entwicklung im abendländischen Kulturbereich zu verstehen. Elias (1980) verfolgt in seinem Hauptwerk („Über den Prozeß der Zivilisation") sehr eingehend die Veränderungen, die sich seit dem Mittelalter in gesellschaftlichen und individuellen Lebensbereichen vollzogen haben. Am Ende des Veränderungsprozesses stehen völlig neue Verhaltensstandards, die in zunehmendem Maße die spontane Befriedigung und den ungehemmten Ausbruch menschlicher Bedürfnisse, Impulse, Affekte und Triebe regulieren und kontrollieren. Die verstärkte Kontrolle und Modifizierung des menschlichen Verhaltens führt in der Postmoderne dazu, dass der menschliche Körper immer stärker beherrscht und unterdrückt wird, um so den gesellschaftlichen Verhaltensvorschriften gerecht zu werden. Selbstbeherrschung, Selbstdistanzierung, Selbstkontrolle, Selbstbeobachtung sind Kennzeichen dieser Entwicklung. Sie bringen zum Ausdruck, dass der Mensch hier gegen die eigene Natürlichkeit ankämpft. Der menschliche Körper wird zunehmend instrumentalisiert, der Mensch körperdistanziert und körperentfremdet.

Körperdistanzierung

Der Verlauf der Körperdistanzierung in unserem Kulturbereich findet eine Parallele in den Veränderungen des Arbeitsplatzes des Menschen: Industrialisierung und Technisierung des Arbeitsfeldes haben zur Folge, dass körperliche Arbeit nahezu überflüssig geworden ist. Vielerorts treten Computer und Maschinen an die Stelle des Menschen. Dem Menschen kommt nur noch die Aufgabe zu, diese zu bedienen und zu kontrollieren. Der Körper verliert an Einfluss und damit seine funktionelle Bedeutung. Die Folgen der körperlichen Unterforderung führen zu Erkrankungen des Herz- bzw. Kreislaufsystems und verstärkt zu psycho-emotionalen Problemlagen.

Entkörperlichung

Klein (1991) charakterisiert diesen Entwicklungsprozess im Verhältnis von Gesellschaft und Körperlichkeit mit dem Begriff der Entkörperlichung und differenziert zwei Bedeutungskategorien. Für das Individuum spaltet sich der Körper in einen öffentlichen Körper (social body) und einen persönlichen Körper (Leib). Während der öffentliche Körper einer „Verobjektivierung und Verdinglichung nach Maßgabe der dominanten kulturellen Körperbilder" unterliegt, ist der persönliche Körper zur Privatheit bestimmt und „wird entsprechend dem bürgerlichen Rückzug aus der Öffentlichkeit als umfassend subjektiv, privat und intim erlebt" (Klein 1991, 171). Bedürfnisaufschub und Affektkontrolle als Voraussetzung für das Leben in sozialen Gemeinschaften gewinnen stetig an Bedeutung, Körperbeherrschung sowie Körperkontrolle sind für das Verhalten des Menschen dieser Lebenswelt unverzichtbar geworden, und Körpererfahrung und Körpererleben werden fast vollkommen in den privaten Raum abgeschoben.

Neue Körperkultur

Mit der gesellschaftlichen Aufwertung der medialen Bildkultur seit Mitte der 1980er-Jahre (Reality-TV) kommt es zu einer Vermischung öffentlichen und privaten Interesses an der Körperthematik und damit zu dessen Neubewertung. Neue Körperkultur, neue Sinnlichkeit und neue Körpertherapien sind einerseits Zeichen gesteigerten individuellen Körperbewusstseins, andererseits Ausdruck gesellschaftlicher Instrumentalisierungen auch der letzten privaten Rückzugsräume. Das gesteigerte Interesse am Körper zeigt sich an vermehrten (wissenschaftlichen) Publikationen und an einem Boom von Lauftreffs, Aerobic- und Yogakursen, Fitness-Studios etc. Die Freizeit wird zunehmend verkörperlicht; deutlich wird dies am anhaltenden Aufschwung der Freizeit- und Sportartikelindustrie und der entsprechenden Themenzentrierung der Werbeindustrie. Der Körper, insbesondere der sportliche und der schöne Körper, erlebt eine gesellschaftliche Aufwertung: Er wird zum Leitmotiv in fast allen Lebenslagen. Thematisierung und Aufwertung des Körpers repräsentieren keinen kurzzeitig auftretenden Trend, vielmehr symbolisieren sie ein verändertes Körper- und Persönlichkeitsideal. Dieses ist jedoch eher als Authenzitätssuche, denn als Anker der eigenen Identität zu verstehen.

> „Zugespitzt formuliert: die mit dem Strukturwandel komplexer Gesellschaften einhergehenden Probleme der psycho-physischen individuellen Selbstbehauptung führen zur Erarbeitung eines neuen Körpers. Körperthematisierung wird zu einem Akt der Identitätsarbeit und Identitätssicherung, in gewisser Weise zur letzten Ressource der individuellen und sozialen Selbstvergewisserung in hochkomplexen Gesellschaftssystemen. Deutlich wird damit auch der Grund für die Renaissance des Körpers in der Gegenwart: hochkomplexe, durch Körperdistanzierung gekennzeichnete Gesellschaften benötigen 'mehr Natürlichkeit' als jede andere Gesellschaftsformation zuvor. Dies vermittelt körperbetonten sozialen Systemen, in denen körperliche Nähe, Natürlichkeit, Intimität gleichsam erzeugt und erarbeitet werden kann, eben hohen Stellenwert" (Rittner 1986, 147).

Körper und Identitätsbildung

Die moderne Gesellschaft hat zwar das Phänomen der Körperdistanzierung hervorgebracht, jedoch hat sie gleichzeitig durch ihre Idee der individuellen Selbstverwirklichung dem Körper zu einer neuen Bedeutung verholfen. Aussehen und Leistungsfähigkeit des Körpers sind veränderbar und formbar. Somit stellt der Körper ein geeignetes Medium dar, um Individualität herzustellen. Für die Identitätsbildung in der Jugendphase gilt dieses in besonderem Maße. Gerade für Jugendliche wird der Körper zu einer verlässlichen Kapitalressource, Körperinszenierungen werden dazu genutzt, soziale Anerkennung und Achtung bei Gleichaltrigen oder Erwachsenen zu erlangen. Körperdistanzierung und Körperthematisierung sind Leitbegriffe einer Wechselwirkung zwischen Körper und Gesellschaft. Die individuelle Auslegung birgt so wohl Risiken als auch Chancen. Die Risiken liegen in einer zunehmenden personalen Distanzierung (Verlust der Leib-Seele-Einheit), die Chancen liegen geradezu in dem identitätsstiftenden sozialintegrativen Potential der Körperthematik.

2.5.2 Erlebnisorientierung und Naturerfahrung als Lösungswege aus dem Körperdilemma

Die Fachdiskussion hat die besonderen (sozial-) pädagogischen Implikationen der Erlebnis- und Abenteuerthematik wiederentdeckt. Abenteuer zeigt sich als eine Form des intensiven Sich-selbst-Erlebens durch das aktive Tun innerhalb eines Handlungsbogens. Im Mittelpunkt steht dabei u.a.: sich selbst zu erfahren, eigene Grenzen und Spannungen zu erleben, sich im Vergleich mit anderen zu messen, zu unterscheiden oder gar zu behaupten. Diltey definiert das Erlebnis als ganzheitlichen, die inneren Zustände und äußeren Gegebenheiten verknüpfenden Lebensvorgang:

> „Im Erleben setzt sich der ganze Mensch in den Bezug zur Welt und ihrer Gegenständlichkeit. Wahrnehmen, Erkennen und Erfahren sind am Erleben beteiligt und tragen das Ihre dazu bei, ein Erlebnis von nachhaltiger Eindringlichkeit zu bewirken. Erleben unterscheidet sich von Wahrnehmen, Erkennen und Erfahren durch einen höheren emotionalen Gehalt, ohne die Bewußtheit auszuschließen. Erleben, das pädagogische Absichten in sich trägt, ist kein rauschhafter Zustand der Selbstvergessenheit, sondern ein mit Reflexion und Bewußtheit verknüpfter Lebensakt" (Größing 1993, 118).

Risiko und Sicherheit

Für die Psychomotorik ist die Erlebnisorientierung der eigenen Arbeit immer ein wichtiges Element gewesen. Besondere Bedeutung entfällt neben Weltbezug, Gegenständlichkeit und Außenaspekt des Begründungszusammenhanges auf die emotionale Einordnung des Einzelnen in abenteuer- und erlebnisorientierten Handlungssituationen. Hier ist nicht in erster Linie die Größe eines Ereignisses ausschlaggebend, sondern der besondere individuelle, subjektiv getönte Gehalt, sodass von nachhaltiger Eindringlichkeit behaftete Ereignisse sowohl in Risikosportarten als auch in einfachen Bewegungs-, Spiel- und Sportsituationen auftreten können. Im spielerischen Umgang mit Abenteuer und Erlebnissituationen, in denen schon Grundformen des menschlichen Bewegens (Springen, Balancieren, Klettern etc.) gereichen können, lernen Kinder und Jugendliche mit Erfolgen und Misserfolgen umzugehen. Die Vermeidung von Schonräumen sowie Situationen der Überforderung muss durch die pädagogische Planung erfolgen – hierbei trägt der Pädagoge enorme Verantwortung, da einerseits die realistische und erlebnishafte Situation gewahrt und andererseits dem Sicherheitsaspekt Genüge getan werden muss. Voraussetzung ist daher die genaue Kenntnis des Entwicklungsstandes jedes einzelnen Gruppenmitgliedes.

„Ein Recht auf Schrammen“ heißt der provokative Beitrag von Verena Ahne (2012). Die internationale Forscherwelt ist sich inzwischen einig: Kinder suchen und bevorzugen riskantes Spielen und es entspricht dem Wesen von Kindern auf sich selbst und ihre Umgebung neugierig zu sein. Für die norwegischen Forscher Sandseter/Kennair (2011) ist das Bewältigen von Herausforderungen und Risiken im Spiel entwicklungsförderlich und hat einen anti-phobischen Effekt. Kinder lieben das Spiel in großer Höhe, bei großer Geschwindigkeit und mit gefährlichem

Spielzeug. Sie scheuen sich auch nicht vor Nähe von gefährlichen Elementen und natürlichen Herausforderungen (Flussufer, steile Abhänge) und für sie sind Rangeln und Raufen attraktiv. Mit Gefahrensituationen umzugehen lernt nur, wer riskante Situationen körperaktiv bewältigt. Dass Unfallzahlen sich signifikant durch Bewegung reduzieren lassen, konnte Kunz schon 1990 und 1993 im Auftrag des Unfallversicherungsverbandes empirisch sichern (Kunz 1990; 1993).

Seitdem hat ein Umdenken stattgefunden. Es konnte nachgewiesen werden, dass Sicherheitskompetenz das komplementäre Konstrukt von Risikokompetenz darstellt, die sich aus der „Bereitschaft und Fähigkeit sich aktiv mit Risiken auseinander zu setzen und daraus lernen zu können" (Lensing-Conradi 2010, 208) ergibt. In der Bonner Risikostudie (Vetter 2004; zusammenfassende Ergebnisse bei Ahlgrimm 2004) konnte der Nachweis der präventiven Bedeutung von psychomotorischen Förderangeboten für das Unfallgeschehen im Kindesalter bestätigt werden. Dabei liegen die Ressourcen vor allem in der akteursbezogenen Selbstkompetenz des sich bewegenden Kindes. Da Sicherheits-/Risikokompetenz auch eine Teilkompetenz fachlicher situationsspezifischer und pädagogischer Angebote und Arbeit ist, nämlich „Kinder gezielt an Gefahren heranzuführen, damit sie lernen, Gefahrenquellen zu erkennen und richtig damit umzugehen" (Hundmeyer 2017, 45), ist die Rechtsauslegung die, dass Aufsichtspflicht kein Hindernis für eine bewegte Kindheit darstellt (Hundmeyer 2014).

Die Forderung nach einer erlebnisintensiven Erfahrungspraxis im natürlichen oder naturnahen Umfeld ist nicht neu (Kerste 1989; Quante 1999; Fischer/Seeger 2012). Aber erst Späker (2009; 2010a,b; 2017a,b) nimmt eine systematische Bestimmung eines naturbezogenen psychomotorischen Konzepts und eine Abgrenzung von anderen Ansätzen vor. Wie wird der Naturbegriff in den verschiedenen Zugängen verstanden (Späker 2010a, 40f.)?

- Die Sportpädagogik zielt auf eine bildungsbezogene Bewegungsförderung über Outdoorsportarten wie Mountainbiken, Sportklettern, Kanufahren etc. mit dem Ziel der Sportartenvermittlung und individueller bzw. gemeinschaftlicher Sportausübung im natürlichen Raum.
- Die Naturpädagogik thematisiert die erzieherische Annäherung an die Natur und Umwelterfahrung.
- Die Abenteuer- und Erlebnispädagogik möchte über Problemlöseaufgaben und Aktivitäten mit hohem Aufforderungscharakter (Kooperationsaufgaben, Hochseilgarten, Canyoning) innere Veränderungsprozesse initiieren, um Alltagsverhalten (z.B. von verhaltensauffälligen Kindern und Jugendlichen) zu verändern.

Naturerfahrungen Im psychomotorischen Ansatz (Späker 2017a, 175–183) geht es darum, über Wahrnehmungs- und Bewegungserfahrungen im Erfahrungsraum Natur die Handlungskompetenzen des Klienten zu erweitern, aber auch darum, persönliche Entwicklungsthemen zu aktualisieren (sich einen Weg suchen oder bahnen, gemeinsam etwas schaffen). Hier steht die persönliche oder auch soziale Bewältigung einer Aufgabenstellung im Anforderungsrahmen des natürlichen Umfelds im Vordergrund. Späker nennt dieses „Klientenorientierung“ und versteht darunter die gemeinsame Formulierung und Gestaltung von Aufgabenstellungen, um Interesse, Bedürfnisse und Entwicklungsthemen zu berücksichtigen. Das zugrunde gelegte Mensch-Naturverständnis ist ein ambivalentes, besser doppeltes: Natur als Teil des Eigenen meint die Erfahrungsmöglichkeiten des Selbst (vgl. Gebhard 2010) und die körperlich/leibliche Erfahrung wird zum Mittler zwischen innerer und äußerer Natur. Zum anderen bedeutet die Metapher „Natur als Gegenüber“ Differenzerfahrungen durch Auseinandersetzung mit den Modalitäten des Erfahrungsraumes. Für Späker (2017, 183) liegt das Ziel einer Psychomotorik in der Natur darin, die individuelle Entwicklung und Gesundheit in Beziehung mit der Natur zu fördern.

2.6 Sozialräumliche Implikationen der Bewegung

Sozialräumliche Umwelt Nach dem Modell der Ökologie der menschlichen Entwicklung Bronfenbrenners (s. Kap. 4) sind vor allem die unmittelbaren Lebensbereiche des Kindes entwicklungswirksam. Die Entwicklung des Kindes erfolgt durch die Beziehungsgestaltung mit relevanten Personen und zeigt sich in einer Differenzierung der Rollenidentität. Das Erkenntnisinteresse des Kindes ist auch auf die materialen Objekte der Umgebung gerichtet und erfolgt raumbezogen. Diese räumlich-dinghaften Faktoren der Sozialökologie der Kindheit (und der Jugend), die in bewegungspädagogischen Publikationen unter den Begrifflichkeiten der materialen und sozialen Erfahrung schon immer eine wesentliche Rolle gespielt haben, werden in der sozialökologischen Forschung schon seit einiger Zeit verstärkt betont (Gukenbiehl 1990; Zeiher/Zeiher 1998; Reutlinger 2015) und führen zur Konzeption einer Soziologie des Raumes (Lippuner 2005; Schröer 2006; Kessl/Reutlinger 2015), die den Menschen und seine sozialgeografischen Lebensbedingungen thematisiert. Der Begriff der *sozialräumlichen Umwelt* impliziert Beziehungsmuster zwischen den räumlichen Gegebenheiten und den Menschen, die diese für sich nutzen und darin ihr gemeinschaftliches Leben gestalten. Physikalisch gesehen ist die Welt in ihren materialen Beschaffenheiten als objektiv vorhanden anzusehen, zur Umwelt wird sie erst in der Bezugnahme auf den Menschen. Umwelt ist somit ein ökopsychologisches Konstrukt, das sich erst durch die Existenz und die Tätigkeit des Menschen konstituiert. In diesem Sinne ist die Umwelt als der persönliche Ausschnitt der (Außen-)Welt anzusehen. Allerdings gibt es keine starre Gebietsabgrenzung zwischen Umwelt und Welt. Der Unterschied liegt eher in einem Zentrierungswechsel. Das, was für das Kind subjektiv bedeutsam ist, seien es nun konkrete Objekte, ideelle Werte, Freundschaftsbeziehungen oder das Wohnumfeld, wird als Umwelt bezeichnet.

Umwelt als Erfahrungsraum

Aus der Perspektive des Kindes gewinnt die Umwelt die Bedeutung des Erfahrungs- und Erprobungsraumes. Die gegenständliche Welt und die räumliche Umgebung werden nicht in ihren physikalischen Dimensionen, sondern in ihren subjektiven Sinngebungen erfahren. Lewin (1936) spricht in diesem Zusammenhang von dem *Aufforderungscharakter bzw. der Valenz räumlicher Gegebenheiten.*

Die Aneignung der Umwelt spielt in der Entwicklung des Kindes eine wesentliche Rolle. Kinder eignen sich ihre Umwelt über Bewegung und Spiel an; sie bauen so eine Beziehung zu ihr auf und verleihen ihr eine eigene Bedeutung. Durch die selbstständige Bearbeitung und Nutzung werden Spielräume zu etwas Eigenem, einem Raum, der die Aktivitäten des Kindes widerspiegelt. In diesem Prozess verändert sich nicht nur die Umwelt, sondern auch das Kind, das aktiv seine Fähigkeiten und sein Können erweitert und damit in seiner Entwicklung voranschreitet.

Räume verändern und gestalten

Umweltaneignung durch Kinder ist immer verbunden mit der Möglichkeit, etwas zu verändern oder umzufunktionalisieren, um spielerisch neue Bedeutungszusammenhänge zu entdecken. Dafür sind Räume notwendig, die zweckentfremdet werden können, Material zur Umgestaltung enthalten; Räume, in denen Kinder ihre Spuren hinterlassen, sich der Dinge bemächtigen und selbst tätig werden können. Phantasie, Neugier und Kreativität bleiben nur dann erhalten, wenn Kinder die Räume nach ihrem Muster entdecken und erkunden und ihnen einen neuen Sinn, unabhängig von den bisherigen Funktionszuschreibungen, geben können. Das Kind eignet sich seine Umwelt mit Hilfe seiner Wahrnehmung und seines Körpers an, quasi Schritt für Schritt ergreift es Besitz von der Welt, und indem es voranschreitet und die Welt erkundet, erwirbt es eine Repräsentation der Welt. Diese Entwicklungsprozesse sind von Orten abhängig, die dem Kind vielfältige Möglichkeiten bieten, multimodale Erkundungserfahrungen zu machen und seinen Handlungsspielraum zu erweitern.

pull- und push-Faktoren

Die sozial-ökologische Perspektive untersucht nicht nur die Bedeutung und die Wirkung von Bewegung und Spiel für die Entwicklung des Kindes, entscheidend ist die Einbettung der Betrachtung in ein komplexes System sich wechselseitig beeinflussender Faktoren. In der Absicht, einseitige Interpretationen des sozialräumlichen Verhaltens von Kindern zu vermeiden, differenziert Flade (1993) zwischen *pull-* und *push-Faktoren:* „pull" bedeutet Hinwendung, „push" meint Abstoßung. Die Welt der Kinder beinhaltet zahlreiche attraktive Aspekte, wie eine bespielbare Umwelt, Abenteuerspielplätze, aber auch die neuen Spiele und Medien (z.B. game-boy, play-station oder Internet-Spiele), die üblicherweise unter dem Stichwort Mediatisierung der Kinderwelt diskutiert werden (Kränzl-Nagl/Mierendorff 2007, 17ff.; Stange 2006, 55ff.). Als push-Faktoren, und damit negativ in ihren Auswirkungen auf kindliche Entwicklung, bezeichnet das Konzept nun Monotonie und Langeweile, fehlende Spielfreude, Verkehrsgefährdung, geringes Anregungspotential im Elternhaus. Entscheidend ist nun, dass die Bedingungen nicht einseitig bewertet, sondern in ihrer Wechselwirkung interpretiert werden müssen.

Medienwelt

- So untersucht Rogge (1985) die Stile der Umweltwahrnehmungen von Kindern am Beispiel der *Medienrezeption* vor dem Hintergrund veränderter Erfahrungsräume, vor allem unter dem Aspekt des Verlustes an Körperlichkeit. In dem Maße, wie kindliche Primärerfahrungen in Handlungsräumen eingeschränkt werden, ist eine Umstrukturierung der Sinnlichkeit unumgänglich. Die im Prinzip positive Einschätzung Rogges (1985) zur Bedeutung der Medienwelt liegt darin, dass Kinder mit Hilfe der visuellen Medien ihrem Bedürfnis nach Spannung und emotionaler Beteiligung nachgehen (können) und auf diese Weise einen Beitrag zur produktiven Realitäts- und möglichen Problemverarbeitung leisten. Dort, wo kein Freundeskreis zu gemeinsamer Aktivität einlädt und die Lebenswelt des Kindes dessen Erkundungshandlungen einschränkt, entwickeln die Medien ihre Anziehungskraft (pull-Faktor). Das Kind kann am Spielecomputer Räume durchstreifen und findet im Fernsehangebot Themenstellungen, von denen es angesprochen wird: gemeinsam sind wir stark; Umgang mit Risikoverhalten, Spannung und Angst; Durchstreifen unbekannter Räume; Besiedeln fremder Welten; groß und stark sein; Gegner besiegen; Phantasiegestalten erleben; Rollenübernahme von Helden oder Vorbildern; geschlechtsspezifische Rollenerfahrungen; Erwachsenwerden. Besser ist jedoch eine direkte, primäre Erfahrung.

- *Primärerfahrungen* sind an Orte gebunden, die für Kinder Spielraum im doppelten Sinne bedeuten. Orte sind objektiv bestimmbar, dann ist Spielraum ein Sammelbegriff für konkrete Flächen, Ecken, Nischen, Areale und Plätze, die sich für das Spiel der Kinder eignen oder sogar reserviert sind. Durch ihren besonderen subjektiven Appellcharakter werden Orte zur Lebenswelt. Kinder lieben Räume, die spontan zum Handeln auffordern, in denen sie nach eigenen Vorstellungen schalten und walten können. Deshalb favorisieren sie funktionsdiffuse Orte wie Dachböden, Höfe, Brachflächen, Baustellen etc. Doch haben sich die klassischen Nutzungsräume der Kinder gewandelt. *Zwischenbereiche*, wie Hinterhöfe, die einen idealen Tummelplatz für kleine Kinder darstellen, da sie einerseits als halböffentliche Räume der Expansionslust der Kinder Raum geben und andererseits die schnelle Rückzugsmöglichkeit in den Intimbereich der Wohnung sichern, werden als Parkraum genutzt oder verschwinden völlig. Verschwinden die Räume mit ihren bewegungsbezogenen Nutzungsmöglichkeiten des Hüpfens, Rutschens, Kletterns, Murmel-, Ball-, Versteck- und Rollenspielens, des Malens und Spielens mit Wasser, verschwinden auch die sozial vermittelten Spiele. **Spielräume**
- Mobilität ist eine Errungenschaft unserer Zeit, aber der Zwang zu wachsender Mobilität durch Umgestaltung zu einer autogerechten Gesellschaft hinterlässt Spuren, vor allem bei unseren Kindern. Das Verschwinden der Straße als Spiel- und Sozialisationsraum führt zu einer *Verhäuslichung* moderner Kindheit. Die jüngste Kindergeneration spielt eher im *sicheren* Privatbereich der Wohnung, eher allein als mit anderen, eher mit technisiertem und fertig entwickeltem Spielzeug, eher mit Dingen als mit Menschen. Es besteht kein Mangel, sondern ein Überfluss an Spielsachen, was häufig zu Sättigung und Langeweile führt. Abnehmende Eigentätigkeit ist die Folge. Zum Erreichen des gewünschten Zieles (z.B. ein Drachen) war früher neben konstruktiver Phantasie und Kreativität die kooperative Zusammenarbeit der Kinder erforderlich. Heute wird das Objekt der Begierde einfach gekauft (Lenkdrachen fernöstlicher Bauart), womit sich der Anteil der Eigentätigkeit auch schon erschöpft. Auf diese Weise gehen unwiederbringliche Gelegenheiten manipulativer wie kognitiv-sozialer Lernerfahrungen verloren. Ein durch Eigentätigkeit und durch soziale Kognition moduliertes Selbstbewusstsein (Selbstkonzept) kann faktisch nicht entwickelt werden. **Verhäuslichung der Kindheit**
- Die autogerechte Siedlungsstruktur unserer Innenstädte minimiert den kindlichen Erkundungsdrang und reduziert so die Vielfalt ihrer Erlebnis-, Erfahrungs- und Lernmöglichkeiten. Damit gehen Frei- **Verlust der Freiräume**

räume im doppelten Sinne verloren: Nicht nur für undisziplinierte Bewegungsaktivitäten, sondern vor allem für von Erwachsenen unabhängige Handlungsentscheidungen. Die Monokultivierung der Innenstädte und das Regelungs- und Sicherheitsbedürfnis der Gesellschaft fördert auch den Prozess allumfassender *Pädagogisierung* mit der zugehörigen *Institutionalisierung* von Kindheit. Spielen findet zumeist unter Beaufsichtigung, häufig sogar unter Anleitung durch pädagogische Fachkräfte statt. Spielen findet an festgelegten Orten (Spielplätzen) und in Institutionen (Schulhof, Kindergartenfreifläche) sowie in kommerzialisierten und bewachten Freizeit- und Erlebnisparks statt. Die Transportverbindung zwischen diesen *Handlungs- und Erlebnisinseln* findet mit Hilfe des neuen Lieblingskindes statt: dem Auto.

Verinselung des Lebensraumes

Die Folgen und Zusammenhänge dieser Entwicklungen hat vor allem Zeiher (1983, 2005b) mit ihrem Konzept des verinselten Lebensraumes anschaulich verdeutlicht. Sie geht davon aus, dass sich die Entwicklung des Kindes im Zuge der Aneignung der räumlichen Umwelt bis weit in die 1960er-Jahre hinein räumlich-einheitlich in sich allmählich erweiternden konzentrischen Kreisen vollzieht, d.h. das Kind erweitert mit zunehmendem Alter seinen Lebensraum: Zunächst von der Wohnung aus, über das Haus und die Zwischenbereiche in die nähere und weitere Umgebung hinaus. Dieses Modell eines einheitlichen Lebensraumes hat sich durch die Funktionsspezialisierung seit den 1970er Jahren stark verändert und gestaltet sich heute als *verinselter Lebensraum*. Die Distanzen zwischen den einzelnen Bereichen vergrößern sich, stark befahrene Straßen bilden Hindernisse und werden für Kinder immer schwerer überbrückbar. Kinder werden aufgrund der räumlichen Entfernungen transportbedürftig, wodurch ihnen kindliche Formen der Raumerschließung verloren gehen. Die Folgen der Verinselung liegen vor allem in einer *Entsinnlichung des Lebensraumzusammenhangs*, da Räume nicht als sinnliche Einheit, sondern immer nur als Teilräume erlebt werden. Die Kinder verlieren das Gefühl, in ihrer Straße, ihrem Wohnviertel zu Hause zu sein und sich an vertraute Orte zurückziehen zu können. Da sie die Entfernungen zwischen den Spielorten nicht mehr zu Fuß oder mit dem Fahrrad bewältigen können, wird ihnen die Möglichkeit genommen, einen zusammenhängenden Plan ihres Wohngebietes (kognitive Landkarte) zu entwickeln; stattdessen repräsentieren sie nur noch verbindungslose Rauminseln (Abb. 9 u. 10). Die durch Distanzen entstehenden Zwischenräume werden durch technische Medien (Handy, Fernsehen) zeitlos überbrückt.

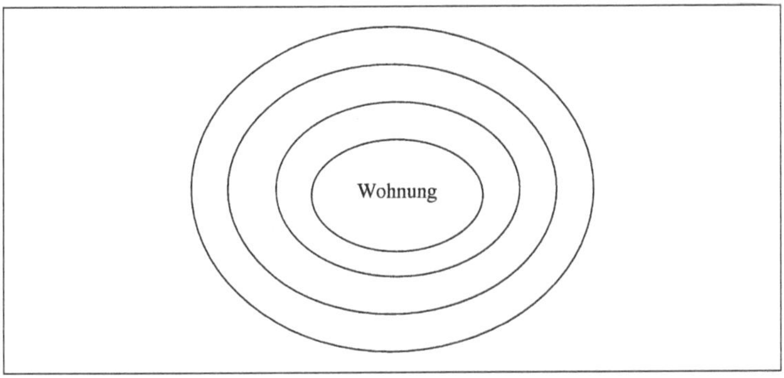

Abb. 9: Erweiterung der Streifräume in den Vorkriegsjahren und in den 1950er-Jahren (Haunert 1989)

> Spontanes Handeln ist in einem verinselten Lebensraum durch die Notwendigkeit verstärkter Planung, durch eine Absprache mit anderen Personen, durch eine Zeitregelung nach Öffnungszeiten, Fahrplänen und Fahrzeiten erschwert, was für Kinder schon sehr früh dazu führt, dass sie mit Uhr und Terminkalender leben müssen.

Die Herausforderungen moderner Kindheit sind ambivalent: Einerseits bedeuten sie Entsinnlichung und Rasterung der Handlungszeit, oft im akademischen 45- oder 90-Minutentakt von Kursanbietern wie Musikschulen, Volkshochschulen und (Sport-)Vereinen, andererseits enthält der historische Übergang vom einheitlichen zum verinselten Lebensraum auch die Chance des „Zugewinns an individueller Autonomie" (Zeiher 1983, 188; Preuss-Lausitz 1990a). Bei genauer Betrachtung gilt der Zugewinn für immer weniger Kinder, denn mehr und mehr

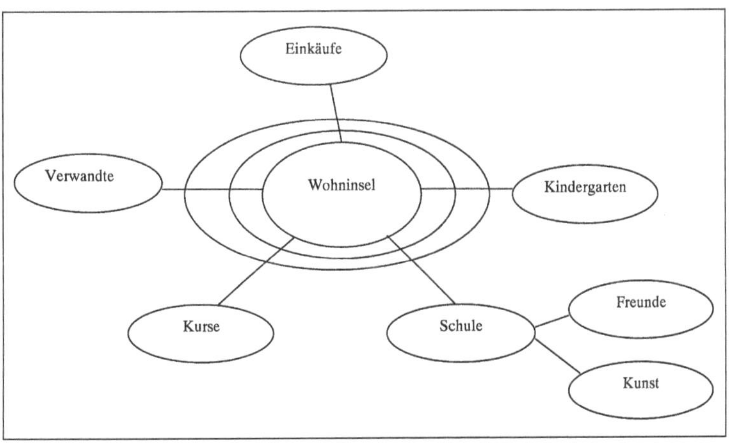

Abb. 10: Vermischung der Lebensbereiche (Haunert 1989)

Kinder im Vorschulalter (10–20 %) sind verhaltensauffällig und koordinationsgestört (Schmidt 1992; Eggert et al. 2000). Dabei stehen Verhaltensweisen wie motorische Unruhe, ziellose Aktivität gepaart mit Impulsivität, manchmal auch Aggressivität im Vordergrund. Bei vielen Kindern besteht ein erhöhtes Risiko späteren Schulversagens. In dem Maße, wie es um die schulische Karriere von Kindern geht, werden Eltern, Pädagogen, Psychologen und Therapeuten hellhörig und betreiben Ursachenforschung. Kindern wird in unserer heutigen Gesellschaft häufig ein bewegungsarmer Lebensstil aufgezwungen. Dazu tragen die Verplanung der kindlichen Freizeit und die vermeintliche Abhängigkeit vom Auto ebenso bei wie die inadäquate Infrastruktur der kindlichen Bewegungswelt.

Ortsidentität Die sozialräumlichen Akzente des Ökologie-Konzepts sind geeignet, personenbezogene und umweltbezogene Aspekte miteinander in Einklang zu bringen. Es ist deutlich geworden, dass Spielräume zur Entwicklung einer Ortsidentität (Beziehung des Menschen zu seiner geographisch-physikalischen sowie sozialen Umwelt) als einem Teil der personalen Identität des Kindes beitragen. Die Bindung an bestimmte Orte entsteht durch Vertrautheit und Familiarität, deren Entwicklung auf den Faktor Zeit angewiesen ist, d. h. auf Gelegenheiten, sich ausreichend lange in einer bestimmten außerhäuslichen Umgebung aufzuhalten und sich diese handelnd anzueignen. Ortsidentität wird als eine wesentliche Sinndimension menschlicher Existenz betrachtet, die die Einmaligkeit und Kompetenz des Individuums mitbestimmt (Keller 1993). In diesem Prozess der Identifikation des Subjekts mit seiner Umwelt haben Aneignungsprozesse über Körper und Bewegung somit existentielle Bedeutung.

Bis in die 1980er-Jahre wird Kindheit im Wesentlichen als Entwicklungsphase im Lebenslauf unter dem Leitmotiv Kindheit im Wandel (Kränzl-Nagl/Mierendorff 2007) vielfach mit Hilfe der Konstrukte „Urbanisierung", „Verhäuslichung", „Verinselung" und „Pädagogisierung des Lebensalltags" thematisiert. Der Paradigmenwechsel findet in den 1990er-Jahren statt. Jetzt treten Fragen der sozialen Konstruktion der Wirklichkeit in den Vordergrund. Das Kind wird vom Objekt (der Forschung) zum handelnden Subjekt. Ihm wird eine aktivere Beteiligung im Entwicklungsprozess zugestanden und als sozialer Akteur nimmt es eine Rolle als Interviewpartner in der Kinder-Survey-Forschung ein (Kränzl-Nagl/Mierendorff 2007, 9; Hurrelmann et al. 2006; 2007).

In der jüngeren Sozialraumforschung wird die (Handlungs-)Aktivität von Kindern und Jugendlichen zum Gestaltungsfaktor für den sozialen und geografischen Raum. Die Handlungen der Subjekte beim Schaffen eines persönlichen Lebensraumes bezeichnet Reutlinger (2015, 617) als „Geografie-Machen". Die lange vorherrschende kulturpessimistische Sichtweise des verinselten und einengenden Lebensraumes erhält durch die Gestaltungsmetapher eine positive Wendung in Richtung einer sinnstiftenden Lebensführung (Reutlinger 2015, 618).

Zeitkonflikte

Zwar sind die Veränderungen in den räumlichen und zeitlichen Strukturen des Kinderalltags auch in der Gegenwart ein wichtiger Diskussionsanlass, doch rücken in den letzten Jahren andere Themen in den Vordergrund. Neue Zeitkonflikte, die sich aus der Problematik der Vereinbarkeit der Erwerbstätigkeit der Eltern mit den Öffnungszeiten der für Kinder bedeutsamen Einrichtungen (Kindergärten, Schulen und Kinderbetreuungseinrichtungen) ergeben, bestimmen die kindheitssoziologische Forschung (Kränzl-Nagl/Mierendorff 2007, 17). Helga Zeiher (2005a, b) beschreibt die Veränderungen unter der Überschrift des Eindringens ökonomischer Zeitstrukturen in den Familienalltag und problematisiert den Machtgewinn der Arbeitswelt über die Zeit der Kinder.

Kinderarmut

Damit verbunden ist die neue Situation wachsender Kinderarmut, die mit der veränderten Arbeitswelt, dem Umbau des Wohlfahrtsstaates und generell der demografischen Entwicklung der modernen Industriestaaten am Anfang des neuen Jahrtausends zu tun hat. Unsere sich rasant verändernde und immer komplexer werdende moderne Gesellschaft stellt alle Kinder vor große Herausforderungen und scheint denjenigen Kindern Chancen auf eine gesunde seelische und körperliche Entwicklung zu nehmen, die sozial, emotional und ökonomisch benachteiligt sind. Begleitende Lebensumstände sind nicht selten Vernachlässigung, Verwahrlosung und die Erfahrung von Gewalt, die Folgen immer häufiger Aggressivität oder – in der introvertierten Form – alle Modifikationen von Ängstlichkeit.

Mögliche Hintergründe dieser Zusammenhänge liegen in den sich dramatisch ändernden Armutsverhältnissen in den Mitgliedsländern der Europäischen Union. So lagen die Armutsquoten im Jahr 2015 zwischen 12 und 25 % (EU Mittel 17 %), sind im betrachteten Zeitraum von 1995–2015 anfangs fast überall drastisch gestiegen und zeigen seit vielen Jahren eine relative (hohe) Konstanz (Benz 2018, 760–762). Auch wenn die EU im Rahmen des Lissabon-Prozesses die Bekämpfung von Armut zu einem zentralen Ziel erkoren hat, so zeigt die international vergleichende Armutsforschung (Strengmann-Kuhn/Hauser 2018), dass die jeweiligen Forschungsmuster und die Armutspolitik der Europäischen Union (Benz 2018) eher sehr strukturell und monetär ausgerichtet sind. Eine auf den Menschen gerichtete, ressourcenorientierte Perspektivensuche, die auch humanwissenschaftliche und gesundheitswissenschaftliche Lösungsmodelle einbezieht, existiert leider noch viel zu selten (etwa Haverkamp 2018; Wendler 2018, Wendler/Huster 2015).

Spielraumgestaltung als Veränderung des Sozialraumes

Agenda 21 Wenn die Psychomotorik zu den o.g. Problemanalysen bisher noch wenige eigene (Forschungs-)Beiträge geleistet hat, so treten doch gegenwärtig für Psychomotorik relevante Themenstellungen ins öffentliche Bewusstsein. Aus der Diskussion um die UN-Kinderrechtskonvention zur Verbesserung der Lebensbedingungen von Kindern hat sich inzwischen eine Bewegung verselbstständigt, die Kindesentwicklung und kindgerechte Spielraumgestaltung zum Thema macht, und bei der psychomotorische Grundanliegen maßgeblich beteiligt sind (Seeger/Seeger 2001; 2005; 2009; 2017; Franke/Fischer 2001; Fischer/Seeger 2012; Krenz 2006; Jaster 2014; Derecik 2015; Österreicher 2017). Die Grundgedanken der Arbeit basieren auf dem Abkommen Agenda 21 der Vereinten Nationen für Umwelt und Entwicklung, welches 1992 in Rio de Janeiro von 179 Unterzeichnerstaaten vereinbart wurde. In diesem Beschluss ist das Ziel festgehalten, eine „dauerhaft-umweltgerechte Entwicklung" anzustreben. Dies beinhaltet die Zukunftsbeständigkeit des Gemeinwesens und des Wirtschaftssystems und die ökologische Zukunftsbeständigkeit, d.h. den Erhalt der Artenvielfalt, der menschlichen Gesundheit sowie Sicherung von Luft-, Wasser- und Bodenqualitäten, die das Leben und das Wohlergehen der Menschen wie der Tier- und Pflanzenwelt für die Zukunft ermöglichen. So hat die Agenda eine soziale, eine ökonomische und eine ökologische Komponente.

Forschungsstelle für Spielraumplanung (FFS) Letztere wird unter der Zielsetzung der Umgestaltung von traditionellen Spielbereichen zu naturnahen Spiel- und Bewegungsräumen für alle Generationen seit einigen Jahren von der bundesweit agierenden Forschungsstelle für Spielraumplanung (FFS) (www.ffs-hohenahr.de) umgesetzt. Das Team arbeitet interdisziplinär, um so möglichst vielerlei Fachkompetenzen in die Arbeit einfließen zu lassen (Abb. 11). Die FFS versucht, den Forderungen der Agenda 21 auf kommunaler Ebene im Rahmen einer „Lokalen Agenda" gerecht zu werden. So wird ausschließlich heimisches Material berücksichtigt und es werden örtliche Betriebe beteiligt. Es werden keine industriell gefertigten Spielgeräte favorisiert, sondern heimische, natürliche und naturbelassene Materialien.

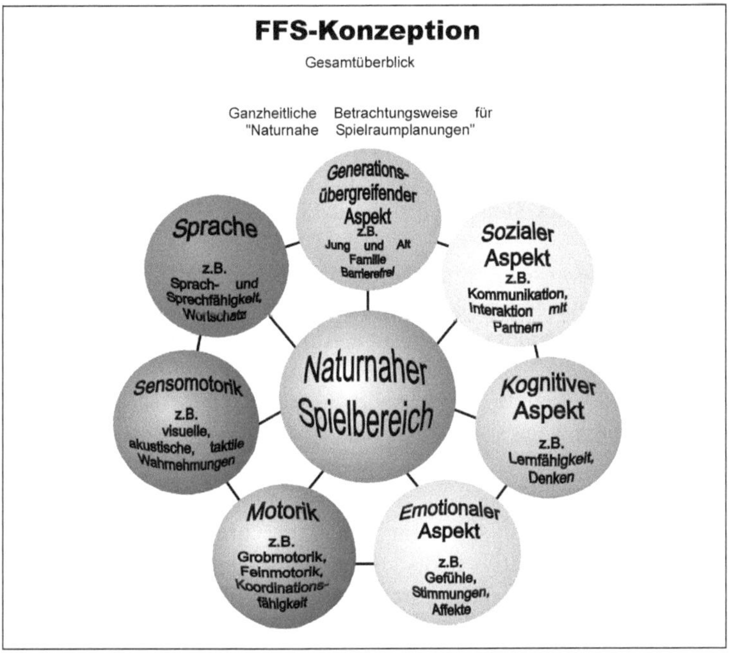

Abb. 11: Ganzheitliche Betrachtungsweise für naturnahe Spielraumplanung (Seeger/Seeger 2001)

Partizipation und Projektarbeit

Entscheidend sind in diesem Zusammenhang die Methoden der *Partizipation* und der *Projektarbeit*. Partizipation bedeutet, dass sich alle Interessierten in der für sie angemessenen Weise an dem Projekt beteiligen können. Sie schließt die Teilnahme der Betroffenen von der ersten Planung bis hin zum fertigen Produkt ein. Alle Interessierten – junge wie alte Menschen, Fachleute wie Laien – können ihre Wünsche und Vorstellungen äußern und werden am Projekt beteiligt. Wichtig für die Verwirklichung eines Vorhabens in Form der Partizipation ist die durchgehende Transparenz für alle Interessierten. Jeder Beteiligte kann sein individuelles Fachwissen und seine Handlungsmöglichkeiten in die Planung einbringen, sodass letztlich die bestmöglichen Voraussetzungen für die Organisation und Durchführung geschaffen werden. Dieses gilt auch für die Kinder, die durch das Beteiligungserlebnis Impulse für das ganze Leben gewinnen. Der besonderen Bedeutung von partizipativen Prozessen im Kontext von Spielraumgestaltung wird in einem Projekt von sieben Ländern der EU Rechnung getragen, das Partizipation durch Interaktion im pädagogischen Feld durch Forschung und Praxis thematisiert (Fischer/Schneider 2015; Schneider/Fischer 2016).

Planung

Eng mit dem Partizipationsmodell verknüpft ist die *Projektarbeit*. Das Konzept sieht vor, die Umgestaltung eines Außengeländes in drei

Schritten zu realisieren. Nach einer gemeinsamen Abklärung der Zielsetzungen und der personalen und finanziellen Ressourcen trifft sich die *Planerrunde*. Sie besteht aus Mitarbeitern der FFS, Erziehern, Lehrern, Eltern, Kindervertretern und anderen am jeweiligen Projekt interessierten Personen (z.B. Vertretern der Behörden oder des Einrichtungsträgers). An diesem Tag wird der Bauplan erstellt und versucht, alle zuvor entwickelten Ideen zu berücksichtigen.

> „Gemeinsam Planen ist der konstruktivste Ansatz mit den bestmöglichen Ergebnissen, da alle ihre Kompetenz einbringen können. Miteinander nach Lösungswegen suchen, Argumente untereinander vergleichen, abwägen und die einzelnen Zielvorstellungen berücksichtigen, schafft die besten Voraussetzungen für ein späteres Gelingen mit großer Akzeptanz bei allen Beteiligten" (Seeger/Seeger 1996, 158).

Etwa vier Wochen nach diesem Zusammentreffen liegt der maßstabsgetreue Bauplan samt einer Objektbeschreibung vor. Der Bauplan wird vervielfältigt und samt Objektbeschreibung an zentralen Stellen des Ortes (Kindergarten, Rathaus, u.ä.) veröffentlicht, um interessierten Personen, die nicht am Planertreffen beteiligt waren, die Möglichkeit zu geben, sich kritisch damit auseinander zu setzen und gegebenenfalls Änderungsvorschläge einzubringen. Nach Berücksichtigung eventueller Verbesserungsvorschläge wird der Bauplan nebst Leistungsverzeichnis des erforderlichen Materials und Kosteneinschätzung erstellt. In der Folgezeit steht die Material- und Werkzeugbeschaffung im Vordergrund. Es ist sinnvoll, verschiedene Firmenangebote zu vergleichen, Sponsoren zu gewinnen und möglichst viele freiwillige Helfer für das bevorstehende Umgestaltungswochenende zu gewinnen. Dabei ist es wichtig, für jeden Bereich einen Ansprechpartner zu bestimmen, um koordinierte Arbeit leisten zu können.

Gestaltung des naturnahen Spielraums

Den letzten Schritt des Projektes stellt die eigentliche Umgestaltung des Geländes dar. An diesem Tag finden sich zwei Bauleiter der FFS ein, um die Arbeit der freiwilligen Helfer zu koordinieren. Die Bauleiter haben eine wichtige Funktion, da sie aufgrund ihrer Erfahrung in Bau- und Rechtsfragen kompetent sind und ein Gefühl für die Gestaltung naturnaher Spielbereiche besitzen. Sie können einschätzen, wieviel Zeit und Helfer für eine bestimmte Aktion nötig sind, wie man an eine Aufgabe der Umgestaltung herangehen kann und vor allem, zu welchem Zeitpunkt einzelne Teile des Geländes verändert werden können, ohne die gesamte Umgestaltung zu behindern.

Wenn den Kindern von heute durch gesellschaftliche und strukturelle Veränderungen mehr und mehr der Erfahrungsraum **Natur** genommen wird, dann erweist sich ein solches Projekt als geeignete Maßnahme, den Lebensraum Kindergarten oder Schule wieder naturnaher zu gestalten. So entsteht ein Raum, in dem diejenigen Erlebnisse und Erfahrungen möglich sind, die in unserer Welt allzu leicht verloren gehen. Für die Prozessbeteiligten ist es zudem ein erlebtes Ereignis generationsübergreifender Bürgernähe (Jaster 2014; Derecik 2015; Österreicher 2017).

Die besondere Qualität eines naturnah gestalteten Außengeländes

Ein Gelände naturnah zu gestalten bedeutet, die Natur als dominierendes Gestaltungselement mit einzubeziehen. Gestaltungselemente werden in naturbelassener Form verwendet, etwa Hecken als natürliche Begrenzung und Versteckmöglichkeiten statt Mauern und Kunststoffhäuschen oder ein Kletterbaum anstelle eines Klettergerätes aus Metall. Auf diese Weise kann die Verwendung industriell vorgefertigter Spielgeräte eingeschränkt werden, was sowohl ökologisch wie ökonomisch sinnvoll erscheint. Ausnahmen bilden Einzelgeräte wie Schaukeln und Rutschen, da diese einen hohen Aufforderungscharakter, Spiel- und Erfahrungswert haben. Entscheidend bei kindlichen Lern- und Entwicklungsräumen ist, dass der kindliche Forschergeist und die Abenteuerlust (Erkundungsaktivität) nur dann beschleunigt gefördert wer-

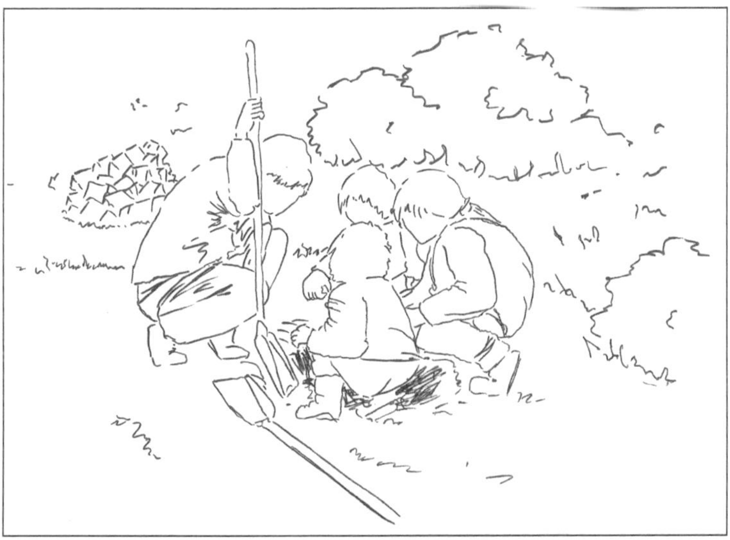

Abb. 12 a: Naturnahe Außenraumgestaltung (C. und R. Seeger FFS Hohenahr)

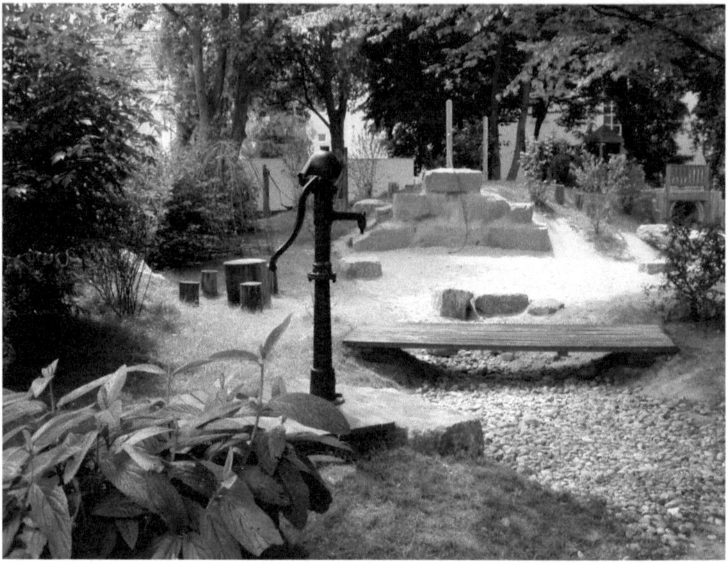

Abb. 12 b: Naturnahe Außenraumgestaltung (C. und R. Seeger FFS Hohenahr)

den können, wenn Körper, Seele und Geist als Ganzes angesprochen werden. Nichts funktioniert isoliert optimal. Berücksichtigt man diese integrierende Sichtweise, findet man im naturnah gestalteten Außenraum ideale Bedingungen in Bewegung zu kommen, sinnliche Anregungen ganzheitlich zu erleben und Geborgenheitsbedürfnisse zu befriedigen (Abb. 12a, b).

2.7 Kinderspiel und Psychomotorik

Wesen und Merkmale des Kinderspiels

Das Spiel kann als zentrale Tätigkeitsform des Kindes angesehen werden. Nach Mogel (2008) gehört es zu den „Fundamentalen Lebenssystemen" des Menschen. Hierbei geht es um „psychologisch grundlegende, die individuelle Persönlichkeitsentwicklung fördernde Vorgänge des psychischen Geschehens. In diesem Verständnis hat Spiel eine unmittelbare Relevanz für das positive Erleben und für erfolgreiches Handeln" (Mogel 2008, 6). Das kindliche Spiel ist von Bewegungen durchdrungen, durch diese werden Zeit und Raum erlebt und gestaltet sowie Gegenstandsbezüge zum eigenen Körper oder zu Gegenständen in der kindlichen Lebenswelt hergestellt. Dabei wird der Faktor Bewegung als ein wesentliches Merkmal angesehen, denn „es gibt kein Spiel das ohne die Bewegungen der Spieler stattfindet“ (Mogel 2008, 7). In der Bedeutung der Bewegung als tragendes Element spielerischer Entwicklungstätigkeit gelingt der Brückenschlag zum Konzept der psychomotorischen Entwicklungsförderung. Im Spiel setzt sich das Kind mit seiner Umwelt auseinander und gestaltet diese sowie sich selbst als Bestandteil dieser Umwelt. Im Spiel ergibt sich immer der Wechselbezug der Veränderung des Selbst und der Veränderung der Umwelt. In der psychologischen Sichtweise Mogels (2008, 9) wie auch in der Psychomotorik werden das Kind und seine Umwelt zu einer Handlungseinheit, wobei beide Seiten durch die Spieltätigkeit des Kindes eine Weiterentwicklung erfahren (Fischer 2015c, 122).

Oerter (1999; 2008) und Heimlich (2015) wählen den handlungstheoretischen Zugang, um das Phänomen Spiel zu charakterisieren. Auf diese Weise wird die ganzheitliche Wirksamkeit des Spiels deutlich. Kindliche Handlungen sind immer zielbezogen, intentional, sinngeleitet und sind letztlich entwicklungsförderlich. Oerter (1999) bestimmt das Spiel aus handlungstheoretischer Sicht anhand von drei Wesensmerkmalen:

- Selbstzweck des Spiels: Im Spiel ist vor allem die Spieltätigkeit selbst entscheidend; es wird um seiner selbst betrieben. Allenfalls das Ergebnis (Gewinn oder Verlust) spielt gelegentlich eine Rolle, jedoch werden die Folgen des Spiels, im Gegensatz zu anderen Handlungen (etwa dem Sportspiel), nicht berücksichtigt. Das Spiel ist also intrinsisch motiviert, d.h., es verstärkt und belohnt sich selbst und verfolgt keinen äußeren Zweck. Die hohe Spielmotivation erklärt Oerter vor allem durch das häufig im Spiel entstehende Flusserlebnis (»Flow«) des Spielers. Es wird als ein Aufgehen in der Spieltätigkeit oder ein Verschmelzen mit dieser beschrieben.
- Realitätskonstruktion im Spiel: Das Kind erschafft sich im Spiel eine neue Realität, in der Tätigkeiten aus der realen Lebenswelt nachgespielt und modifiziert werden können. „Spiel bildet also einen anderen Handlungsrahmen, innerhalb dessen Gegenstände, Handlungen und Personen etwas anderes bedeuten können als in der Realität außerhalb des Spiels“ (Oerter 2008, 251). Diese Realitätskonstruktion ermöglicht dem Kind, im Spiel seine eigene Welt zu schaffen. Besonders im Phantasie- und Rollenspiel ist dieses Merkmal am deutlichsten ausgeprägt.
- Ritual und Wiederholung: In allen Spielformen zeigen sich Wiederholungen von Handlungen mit Ritualcharakter. Sie „haben einen

festgelegten Ablauf und sind in ihrer Gestalt stärker profiliert als normale Handlungen“ (Oerter 2008, 237). Zu unterscheiden sind verschiedene Formen der Wiederholung. Die einfachste Form ist die Wiederholung von Bewegungen, die einen bestimmten Effekt auslösen, z.B. mit einem Löffel an ein Glas klopfen und dadurch einen Klang erzeugen. Durch Variation wird entweder ein Handlungsschema (z.B. Werfen) auf mehrere Gegenstände angewandt oder eine Handlung, die sich immer auf den gleichen Spielgegenstand bezieht, wird modifiziert und zu einem variablen Schema integriert. Als höchste Form der Wiederholung bezeichnet Oerter das wiederholte Spielen unvereinbarter, einschneidender Erlebnisse bzw. das Ausspielen von Wünschen und Zielvorstellungen mit der Funktion der Problembewältigung. Das Ritual hat im Spiel einerseits eine ordnende Funktion, indem es Sicherheit und Geborgenheit erzeugt, und andererseits bewirkt der besondere rituelle Erlebnischarakter des Spiels ein Gefühl der Existenzsteigerung.

Entwicklung der Spielformen

Die Fachwelt ist sich darin einig, die verschiedenen Spielformen Funktionsspiel, Konstruktionsspiel, Rollenspiel und Regelspiel unterschiedlichen Entwicklungsspannen zuzuordnen, da in der jeweiligen Form ganz bestimmte psychomotorische, kognitive, emotionale und soziale

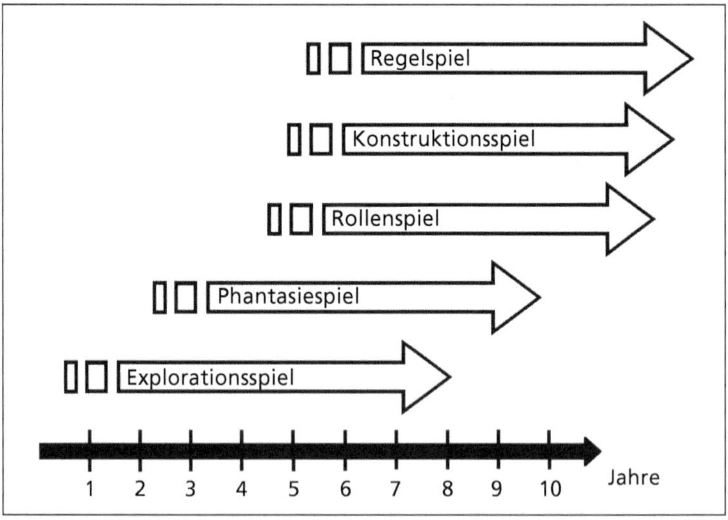

Abb. 13: Entwicklung der Spielformen (Heimlich 2015, 33)

Fähigkeiten zum Ausdruck kommen und neue Entwicklungsaufgaben zu bewältigen sind (Abb. 13). Spielkompetenz entspricht dabei einem sich ständig erweiternden Handlungsrepertoire des Kindes (vgl. Heimlich 2015, 33), das sich aus Interaktionsprozessen mit der dinglichen und sozialen Umwelt entwickelt. Jedoch lösen sich die verschiedenen Spielformen nicht trennscharf voneinander ab, sondern bestehen als parallele Entwicklungsformen eine Zeit lang nebeneinander.

Explorationsspiel

So ist das Explorationsspiel/sensomotorische Spiel das Spiel der Kleinkinder. Es beruht auf der reinen Freude an der Bewegung, trägt aber zum Erlernen von Bewegungsabläufen bei. Zum Explorationsspiel gehört schon das Krabbeln und Robben des Säuglings, das Betasten und Ergreifen von Gegenständen, aber auch der Umgang mit verschiedenen Materialien, wie z.B. Sand und Wasser. Im Spielprozess erwirbt der Säugling/das Kleinkind durch das Greifen und durch den taktil-kinästhetischen Sinn einen differenzierten Erfahrungsschatz über die Beschaffenheit der Dinge und die eigene Körperlichkeit. In der Psychomotorik sprechen wir vom wechselseitigen Prozess von materialer und körperlicher Erfahrung. Das Explorationsspiel bleibt jedoch weit über das Kleinkindalter hinaus erhalten und begegnet uns zu einem späteren Zeitpunkt etwa in Form der regelfreien Ball- und Fangspiele wieder. Auch hier wird das Kind durch variables Ausprobieren sein Handlungsrepertoire ständig qualitativ und quantitativ erweitern. Im Phantasiespiel erweitern Kinder ihren Erlebnisraum. Über Nachahmung realer Situationen und Umdeutung von Gegenständen in spielerischer Auseinandersetzung erhält das Spiel einen symbolischen Charakter (Symbolspiel bei Jean Piaget) und die Spielkompetenz des Kindes einen erweiterten Freiheitsgrad.

Rollenspiel

Im Rollenspiel werden Personen, Verhaltensweisen und Situationen nachgespielt. Es tritt erstmals im zweiten Lebensjahr auf und geht oft mit der Entwicklung des Sprachvermögens einher. Hier können soziale Fertigkeiten erprobt und erlernt und Alltagserlebnisse und damit verbundene Gefühle verarbeitet werden. Ab dem dritten Lebensjahr wird das Rollenspiel strukturierter; Kinder sind zunehmend in der Lage, komplexe Lebenskontexte (Kindergarten- und Schulsituationen) mit differenzierten Rollenverteilungen nachzuspielen und Beziehungsthemen zu verstehen. Parallel dazu entwickelt sich das Konstruktionsspiel. Geht es im sensomotorischen Spiel primär um die Betätigung (Erkundungserfahrungen) selbst, so gewinnt im Konstruktionsspiel die Freude am Handlungsprodukt (Turmbau mit Bauklötzen) und der Schaffenskraft (etwa Farbkompositionen beim Malen oder Formenvielfalt beim Zeichnen) an Bedeutung. Charakteristisch für diese Spielform ist die Realisierung einer eigenen Idee, die Kreation eigener Werke. Ab dem vierten/fünften Lebensjahr formiert sich ein Spielinteresse, das wesentlich auf Regeln basiert. Zunächst stehen ganzkörperliche Bewegungsspiele im Vordergrund – die leider immer mehr in Vergessenheit geraten (etwa Thiesen 1994; 1999) – sie werden allmählich von Brettspielen und Computerspielen abgelöst (Mogel 2008). Heimlich (2015, 41) weist darauf hin, dass das Entwicklungsprinzip der Regel Erkenntnis- sowie soziale Prozesse einschließt. Die Regel bestimmt nicht nur den Spielverlauf, sondern nimmt Einfluss auf Teilhabe oder Ausschluss (Inklusion/Exklusion).

Klassische Zugänge zur Theorie des Phänomens Spiel

Der psychoanalytische Ansatz

Auch wenn Freud nie eine eigene Theorie des Spiels entwickelt hat, präsentiert er eine der folgenreichsten Antworten auf die Frage nach dem Sinn des Spiels (Oerter 1997, 175). Freud weist auf eine direkte Verbindung zwischen dem Spiel und dem Phantasieren und Träumen hin, wodurch es sich klar von der Wirklichkeit abgrenzt (Schäfer 1986, 22). In seinen Ausführungen (z.B. Freud 1908) legt Freud den Schwerpunkt vor allem auf die wunscherfüllende Funktion des Spiels. Nur dieses bietet dem Kind die Gelegenheit, den Zwängen der Realität zu entfliehen und die sonst tabuisierten Impulse auszuleben (vgl. Oerter 1997, 175). Die Wunscherfüllung folgt dem Lustprinzip, das wiederum

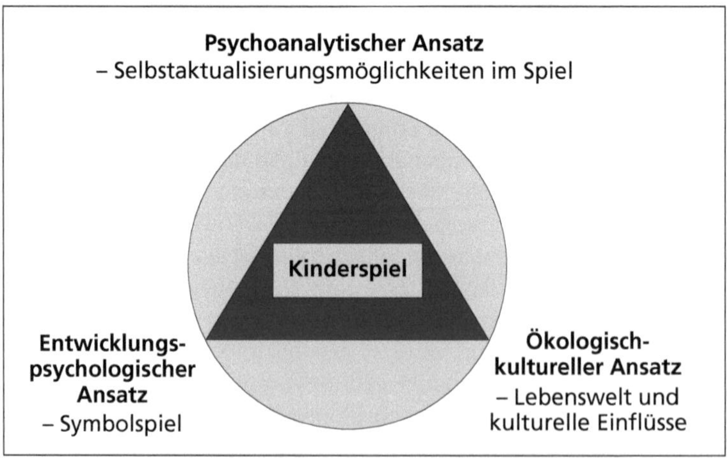

Abb. 14: Theorien des Phänomens Spiel

im Spiel über das Realitätsprinzip siegt, da es nicht die Gegebenheiten der Wirklichkeit berücksichtigen muss. Durch die klare Abgrenzung zur Wirklichkeit kann sich das Kind im Spiel eine Phantasie- und Wunschwelt erschaffen, die in der Realität nicht möglich wäre. In dieser Phantasie- bzw. Wunschwelt befriedigt das Kind nach Freud seine libidinösen und ehrgeizigen Wünsche (Schäfer 1986, 22).

Insbesondere in der Kinderpsychotherapie wird Spiel als Ausdrucksform innerseelischer Zustände verstanden und zum Gegenstand von Interventionsprozessen gemacht. Es ist das Ziel über Spiel Selbstaktualisierungsmöglichkeiten zu eröffnen, also psychoemotionale Blockaden durch neue positive Erfahrungen aufzuheben (Fröhlich-Gildhoff 2013, 54). Selten werden aber dabei Körper und Bewegung thematisiert. In der Psychomotorik wurde der Ansatz der bewegungsbezogenen nicht-direktiven Spieltherapie als kindzentrierte Mototherapie von Volkamer/Zimmer (1986) entwickelt und von verschiedenen Autoren (Hammer 2001; Eckert/Hammer 2004, Eckert 2006; 2016; Richter-Mackenstein 2012) mit verschiedenen körpertherapeutischen Aspekten des Spiels weiterentwickelt. Frank Nickel (2015) thematisiert das soziale Miteinander im psychomotorischen Spiel unter der Bedeutungsgebung von der Rollenfindung bis zur Selbstwirksamkeitserfahrung im Rollenspiel. Über die Beobachtung der Aneignung von klassischem Rollenverhalten (Mutter, Vater, Polizist etc.) hinausgehend, untersucht das Forschungsprojekt von Helen Hegerath und Sabrina Keller (2015) in einer Kindertagesstätte die subtilen sozialen Interaktionsprozesse, die sich in Gruppenprozessen drei- bis sechsjähriger Kinder unbewusst abspielen, z. B. die Rolle des Anführers, eines Mitläufers u. ä. und die das kindliche Erleben in der Gruppe entscheidend mitgestalten.

Der entwicklungspsychologische Ansatz

Piaget betrachtet die Spielproblematik in dem gleichen Erklärungsschema, das seiner Intelligenztheorie zugrunde liegt (Kap. 3.4.1). Nach diesem vollzieht sich der Prozess der Lebensanpassung eines Organismus zwischen Akkommodation – der Anpassung eines Organismus an seine Umwelt – und Assimilation, der aktiven Einverleibung von Teilen der Umwelt durch den Organismus (vgl. Flitner 1973, 46). Für Piaget ist das kindliche Spiel vor allem durch das Assimilationsschema gekennzeichnet, d. h., während des Spiels liegt eine hohe kognitive Aktivität seitens des Kindes vor, seine Umwelt an seine bereits vorhandenen Schemata anzupassen (vgl. Oerter 2008, 238). Ein Überhang an Akkommodation bedeutet demgegenüber eine reine Nachahmung.

Im Gegensatz zum Intelligenzprozess, der stetig nach einem Gleichgewicht von Akkommodation und Assimilation strebt, liegt im Moment des Spiels ein starkes Ungleichgewicht vor. Piaget erklärt diesen Zustand mit der reinen Funktionslust des Kindes, der Freude an der Assimilation, neu erworbene Handlungsschemata zu wiederholen. Nachdem es das Kind große Anstrengungen gekostet hat ein neues Handlungsschema zu entwickeln (Akkommodation), empfindet es große Freude, neue Verhaltensweisen immer wieder, ohne großen kognitiven Einsatz, hervorzubringen und an das bekannte Muster anzupassen (vgl. Oerter 1997, 178). Im Spiel steht die Anpassung der Wirklichkeit an das Ich im Zentrum, d.h., das Kind erfährt im Spiel die Möglichkeit, die Wirklichkeit nach seinen Vorstellungen zu gestalten. Damit liefert Piaget einen Erklärungsansatz für das sensomotorische Spiel oder Übungsspiel.

Im Symbolspiel erfahren Objekte und Spielhandlungen in der Vorstellungswelt des Kindes eine andere Bedeutung. Dieses erklärt Piaget anders: Das Symbolspiel ist Ausdruck einer Gegenreaktion gegen den sozialen Druck und den Zwang der Wirklichkeit (vgl. Oerter 2008, 238). In diesem Sinne ist Spielhandeln „Abwehr dagegen, dass die Welt der Erwachsenen und die allgemeine Wirklichkeit das Spiel stören, um sich an einer Wirklichkeit, die man für sich selbst hat, zu erfreuen" (Piaget 1969, 216). So erfüllt Spiel die Funktion „diese Welt gegen die erzwungenen Akkommodationen an eine allgemeine Wirklichkeit zu verteidigen" (Piaget 1969, 216).

Für eine bewegungspädagogische-psychomotorische Nutzung des Piagetschen Intelligenz- und Spielbegriffes haben Scherler (1975) und Zimmer (1981a,b) den Weg geebnet. Als bekanntes Beispiel sei das Konzept der Bewegungsbaustelle genannt, das über die Themen Bauen und Konstruieren das Konstruktionsspiel vertieft (Miedzinski/Fischer 2014).

Der Ökologische Ansatz in der Spielforschung

Ursprünglich im naturwissenschaftlichen Kontext entstanden versteht man unter Ökologie die Lehre von den Wechselwirkungen von Lebewesen mit der Umwelt. Weiter gefasst ist der Begriff auf andere Wissenschaftsdisziplinen übertragbar und erhält dadurch eine erweiterte Bedeutung im Sinne einer sozialen Ökologie (s. Kap. 3.4.3). Diese beschäftigt sich mit den wechselseitigen Beziehungen zwischen Menschen und ihrer Umwelt, verstanden als natürliche, soziale und kulturelle Umwelt (vgl. Kruse et al. 1996, 7). Im Kontext des Kinderspiels beinhaltet die ökologische Perspektive eine ganzheitliche Betrachtungsweise, die mehrere Gesichtspunkte impliziert. Bedeutsam ist eine komplementäre Sichtweise: Betrachtet wird der Einfluss des Lebensraumes auf das Kind und das spielende Kind als handelndes Subjekt, das sich seine Umwelt aktiv aneignet und diese verändert. Somit sind Kinder nicht lediglich Erzeugnisse von bestimmten Umweltkontexten (z.B. Wohnort oder Schule), sondern sie setzen sich konstruktiv mit ihrer Lebenswelt im Spiel auseinander, indem sie sich eigene Wirklichkeiten schaffen und so äußere Einflüsse bewältigen. Spiel wird als „spezifisch aktive Umweltaneignung" (Berg-Laase 1987, 40) gesehen und als „diejenige Interaktion mit Objekten und Personen auf verschiedenen Umweltebenen, in deren Verlauf personal-soziale, räumlich-materielle sowie temporale Bestandteile der Umweltebenen eine fiktive Bedeutung erhalten und so zur Spielwelt transformiert werden" (Heimlich 2001, 76). Eine wichtige Rolle in der ökologischen Perspektive spielt die individuelle Biografie des Kindes, die sozialen Interaktionen der spielenden Kinder untereinander und ihr Umgang mit der materialen und sozialen Erfahrungswelt. Die ökologische Perspektive kann demnach als eine sozial-räumliche Blickfelderweiterung für die Spielforschung aufgefasst werden.

Die Vertreter des ökologischen Ansatzes verweisen auf einen Zusammenhang von Spieltätigkeit, Spielumwelt und Kultur. Die Spieltätigkeit des Kindes unterliegt mehreren Einflüssen kultureller und ökologischer Natur, dennoch verfügt das Kind über einen Handlungsspielraum und kann seine Umwelt auch aktiv verändern. Aus kultureller Perspektive können Spiele kulturelle Konflikte thematisieren und dem Kind dadurch eine Möglichkeit bieten, diesen Konflikt spielerisch zu lösen, indem es sich im Spiel Verarbeitungsstrategien aneignet, die eine Bedeutung für reales Bewältigungshandeln haben. Gegenwärtig wächst die Bedeutung psychomotorischer Spielangebote als Intervention für Kinder und Jugendliche, die in sozialer Benachteiligung (Armut) aufwachsen. Die Psychomotorik mit ihren Prinzipien der Freiwilligkeit, Selbsttätigkeit, Ressourcenorientierung kann, unter der Perspektive der Resilienzförderung, einen Beitrag zur gesunden kindlichen Entwicklung leisten (Kuhlenkamp 2017, 146ff.; Hartmann 2011). Die ökologische Perspektive betont die Fähigkeit des Kindes, sich die Umwelt im Spiel anzueignen und für seine Zwecke umzugestalten. Dabei wird auch der spielerische Blick auf die gesamte Familie eingenommen (Schneider 2011).

Übungsaufgaben zu Kapitel 2

13. In modernen Entwicklungstheorien werden dem Menschen die Rolle des Produzenten der eigenen Entwicklung zugeschrieben. Was bedeutet dieses?
14. Beschreiben Sie die Meilensteine der Entwicklung kindlicher Handlungskompetenz.
15. Welcher Unterschied besteht zwischen der Begriffen Sinnestätigkeit und Wahrnehmung?
16. Nennen Sie Gründe, warum im psychomotorischen Konzept Wahrnehmung als *Erkundungsaktivität* beschrieben wird.
17. Was sind *emotionale Kompetenzen*?
18. Was bedeutet *Selbstkonzept?*
19. Beschreiben Sie den Unterschied zwischen den Begriffen *Körperschema* und *Körperbild*.
20. Wieso wird der Körperlichkeit eine wichtige Rolle beim Aufbau des Selbstkonzeptes zugeschrieben?
21. In der Psychomotorik spielt der Begriff der *Selbstwirksamkeit* eine bedeutende Rolle. Skizzieren Sie die Zusammenhänge erfolgreicher Bewegungsaktivität und dem Aufbau des Selbstkonzepts.
22. Welche Aspekte sind für den Aufbau sozialer Kompetenzen des Kindes bedeutsam?
23. Die Fachdiskussion hat in letzter Zeit die Bedeutung des Spiel- und Erlebnisraumes und die naturnahe Gestaltung von Außenräumen in Bildungseinrichtungen akzentuiert. In welcher Wiese sind diese entwicklungs- und bildungswirksam?
24. Heute wieder nur gespielt? Oder welche Bedeutungen liegen im Kinderspiel?
25. Ist Spiel Selbstzweck oder darf es auch zu Förderzwecken „instrumentalisiert" werden? Entwickeln Sie eine fachliche Position zu dieser Frage.

3 Entwicklungstheoretische Perspektiven der Psychomotorik

In ihrer theoretischen Grundlegung geht die Psychomotorik von dem Hauptleitgedanken aus, „daß Persönlichkeitsentwicklung durch Handeln, in dem kindliche Bewegungs- und Wahrnehmungstätigkeit, Erleben und Kognition eine untrennbare Einheit bilden, durch die tätige Auseinandersetzung mit der materialen und sozialen Umwelt geschieht" (Schilling 1990, 70f.). Damit versteht sich diese Disziplin eindeutig als entwicklungstheoriegeleitete Handlungswissenschaft mit Ausrichtung auf die Erforschung der dynamischen Person-Umwelt-Interaktionen.

Perspektive der Bewegungshandlung

Die Komplexität des Entwicklungsgeschehens macht es notwendig, verschiedene Entwicklungstheorien zur Erklärung heranzuziehen. Theorien haben einen begrenzten Aussagebereich: Sie erlauben nur ausschnitthaft Einblick in das Ganze. Dieses wird hier mit der Begriffswahl der Perspektive verdeutlicht. Das Ganze ist die Persönlichkeitsentwicklung des Menschen über die Entwicklungsspanne. Die Psychomotorik betrachtet Entwicklung aus der Perspektive der Bewegungshandlung. Auch dieses ist nur ein Ausschnitt, allerdings ein wesentlicher, denn die Realitätserfassung über die tätige Auseinandersetzung mit der materialen und sozialen Umwelt ist ein sehr funktionsgerechtes Mittel. Entwicklung vollzieht sich auf diese Weise medial über die Bewegungspraxis.

Theorieüberblick

Welche theoretischen Bezüge gibt es, die perspektivisch Einblick in das Ganze bieten? Der Theorieüberblick wird zunächst im Überblick von der Ergebnisseite vorgenommen und es werden die Bezüge zur aktuellen Körper- und Bewegungsdebatte hergestellt. Anschließend wird exemplarisch auf einzelne Theorieschwerpunkte bzw. Theoriefamilien Bezug genommen. Der Schwerpunkt der Betrachtungen liegt zunächst auf Erklärungsansätzen, die sich auf die Entwicklungsspanne der Kindheit beziehen; zunehmend werden die Betrachtungen auf die gesamte Lebensspanne ausgedehnt.

3.1 Theorieübergreifende Orientierungen der Psychomotorik

Dynamischer Konstruktionsprozess

Alle modernen Theorien gehen davon aus, dass das Wechselspiel zwischen Person und Umwelt das Entwicklungsgeschehen prägt (Silbereisen/Noack 2006; Lerner 2012). Hatten die Theoriediskurse zur Entwicklung des Menschen seit den 80er Jahren des letzten Jahrhunderts einvernehmlich die Subjektorientierung und die Individuationsperspektive zum Primat der Forschungen erklärt (vgl. Hurrelmann/Bauer 2015, 146), so geraten heute die Entwicklungskontexte stärker ins Augenmerk des Interesses. Das ändert aber nichts an dem interaktionistischen Grundverständnis des Entwicklungsgeschehens. Lechner und Silbereisen (2015) konzeptionalisieren Entwicklung als mehrdimensionales Geschehen, das aufgrund seiner Komplexität mit Erkenntnissen vieler Forschungsdisziplinen erklärbar ist, deshalb international als „developmental science" bezeichnet wird (Overton/Molenaar 2015). Entwicklung vollzieht sich danach „durch dynamische und bidirektionale Interaktion zwischen der genetischen Ausstattung des Individuums, der neuronalen und physiologischen Aktivität des Organismus, den Prozessen des subjektiven Erlebens und Verhaltens sowie den vielschichtigen physischen, sozialen und kulturellen Kontexten einschließlich ihres historischen Wandels" (Lechner/Silbereisen 2015, 108f.). Aus den aktuellen entwicklungstheoretischen Perspektiven lassen sich drei Postulate bestimmen, die als theorieübergreifende oder metatheoretische Orientierungen für eine am Handlungskonstrukt orientierte Praxis gelten können.

1. *Entwicklung als aktive und produktive Gestaltung der eigenen Persönlichkeit:* Diese Orientierung akzentuiert die Perspektive der sich entwickelnden Person im Kontext der sozial-räumlichen und gesellschaftlich-kulturellen Anforderungsstrukturen. Entwicklung ist Vermittlung zwischen inneren und äußeren Faktoren infolge aktiver (produktiver) Gestaltung und „gezielte Orientierung und Strukturierung des eigenen Handelns" (Menschen sind Produzenten ihrer eigenen Entwicklung)(Hurrelmann/Bauer 2015, 148f.).

2. *Entwicklung als interaktiver Prozess:* Die Annahme der Interaktion oder der Person-Umwelt-Beziehung ist eine Orientierung, die in ihrer weittragenden Bedeutung für die Gestaltung und wissenschaftliche Erforschung des Entwicklungs- und Erziehungsgeschehens heute vorherrschend ist. Mit Interaktion ist eine Position gekennzeichnet, die Umwelt nicht lediglich als Rahmen für individuelle

Entwicklung beschreibt, sondern Person und Umwelt als komplementäres Konstrukt erachtet. Diese Perspektive ist erst durch die ökologisch-systemische Theorie präzisiert worden. Entsprechend kennzeichnet Lang (1988) diesen Perspektivenwechsel als Dezentrierung des Denkens von einem rein anthropozentrierten Menschenbild auf den Menschen und seine Umwelt als Analyse-Einheit. Den Erkenntniswandel verdeutlicht er mit dem Begriff der *kopernikanischen Wende*. Die Person und ihre Umwelt sind als Entwicklungspartner zu sehen; eine Entwicklungsförderung kann dann mit wechselnder Zentrierung bei beiden Partnern ansetzen und damit das Entwicklungsgeschehen insgesamt beeinflussen (Dippelhofer-Stiem 2015). Für die Psychomotorik ergibt sich daraus auch die Frageperspektive nach dem Entwicklungs-, Bildungs-, Förder- und Gesundheitspotenzial der Lebenswelt und ihrer Institutionen selbst (Kindergarten, Förder- und Rehabilitationseinrichtungen, Schule, Kliniken etc.). Dabei interessiert vor allem die Bedeutung von Bewegung und Körperlichkeit als Träger von Qualitätsentwicklungsprozessen.

3. *Entwicklung als dynamischer, lebenslanger Prozess:* Entwicklung erfolgt nicht als geradliniger, endogen oder exogen vorbestimmter Prozess, sondern ist in einem hohen Maße von den Aushandlungsprozessen zwischen der Person und ihrer sozialen und materialen Umwelt abhängig. Die Entwicklung ist prinzipiell als selbstgestalteter Prozess zu konzipieren (1. metatheoretische Orientierung), in dem sich die Person zunehmend ihrer eigenen Gestaltungsmöglichkeiten bewusst wird. Der interaktive Charakter der Realitätskonstruktion (2. metatheoretische Orientierung) zwingt zu einer offenen Vorannahme des Entwicklungsverlaufes, der von den jeweils vorgefundenen und aufgesuchten Handlungswelten abhängt. Ich schlage in Anlehnung an Geulen (2005) eine Vorstellung von Entwicklung als Modell von Weichenstellungen vor, das von der Tatsache ausgeht, dass Personen in ihrem Entwicklungsverlauf auf zahlreiche kulturell bedingte Handlungs- und Entscheidungsalternativen treffen, die den Entwicklungsverlauf problematisieren und individualisieren. Diese als Entwicklungsaufgaben zu bezeichnende Balance beinhaltet auch die Möglichkeit, Aufgaben nicht zu bewältigen und Spuren im Selbsterleben und Selbstwertgefühl zu hinterlassen (vgl. Hurrelmann/Bauer 2015, 151). Damit richtet sich der Blick auf das Gefährdungspotenzial des Entwicklungsverlaufes und die wechselseitige Verantwortlichkeit von Individuum und einbindender Kultur für Krisenmanagement und Ressourcenaufbau.

Die epigenetische Entwicklung

Eine solche Sicht geht letztlich auf Waddingtons (1957) epigenetisches Entwicklungspfadmodell zurück (s. Abb. 15): Das Modell wird anhand einer Berglandschaft veranschaulicht, auf deren Gipfel sich eine Kugel – als Symbol für die sich entwickelnde Person – befindet. Diese folgt einem (alternativen) Pfad durch die Täler. Den Prinzipien der Selbstorganisation folgend durchläuft die Kugel einen Weg – dieser ist weder bekannt, noch vorherbestimmt (vgl. Petermann et al. 2004, 280). Dennoch symbolisiert das Modell den Umweltbezug möglicher Systemzustände; die Topografie der Landschaft nimmt Einfluss auf den Lauf der Kugel bzw. der Entwicklung (vgl. Wilkening/Cacchione 2007; Siegler et al. 2017d, 144ff.).

Abb. 15: Die epigenetische Landschaft nach Waddington (1957, 29)

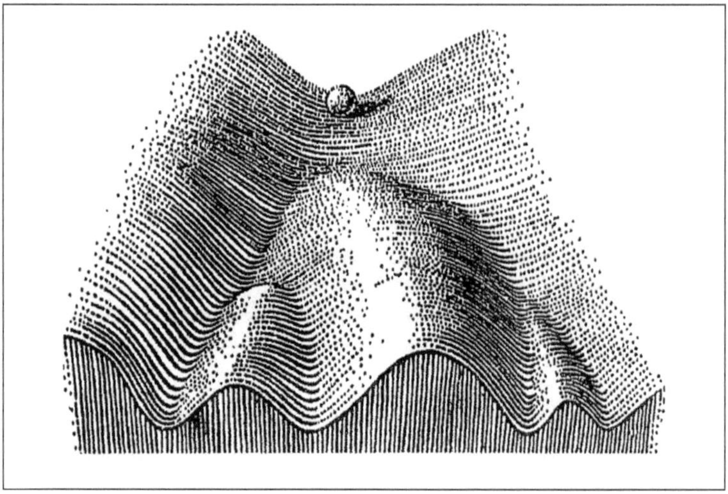

Die jüngere Entwicklungstheorie betont stärker die Handlungssensibilität des Individuums. Gemeint sind hier Angebote für die Ausübung bestimmter Aktivitäten, die von der jeweiligen Person entsprechend ihrem Entwicklungsstand wahrgenommen werden können. Das Ergebnis der Entwicklung sind die Handlungskompetenzen, die sich immer aus der Wechselwirkung zwischen persönlichen und kontextuellen Faktoren ergeben. Hieraus erwächst die Verantwortung der Erziehenden, bei der Passung von subjektiven und objektiven Strukturierungen behilflich zu sein.

3.2 Die neue Körper- und Bewegungsdebatte

Bewegung und Körperlichkeit haben im internationalen Fachdiskurs seit ca. 2000 eine erhöhte Aufmerksamkeit erfahren (Marshall 2015). Gegenwärtig etabliert sich interdisziplinär ein dynamisch-systemisches Entwicklungsverständnis (Witherington 2015), das den Konstrukten Bewegung und Körperlichkeit eine fundamentale und verbindende Bedeutung für alle Entwicklungsdomänen zuschreibt (Krist 2006; Fogel 2011). Es geht darum, die Wechselwirkung von Bewegung, Kognition und sozial-emotionaler Kompetenz zu verstehen und für Prozesse der kindlichen Bildung und Entwicklungsförderung zu nutzen (Berthoz 2000; Kastner 2010).

Embodiment

International hat sich dafür der Begriff „embodiment" (Körperlichkeit) etabliert. Nach langer Zeit der Fragmentierung entwicklungsbezogener Fragestellungen, findet gegenwärtig ein Umdenkprozess statt, bei dem die Körperlichkeit (embodiment) eine Art Integrationsfaktor darstellt. „… embodiment is the most central of these basic concepts, because embodiment is a concept of synthesis that bridges and integrates biological, sociocultural, and person-centered approaches to psychological inquiry" (Overton 2006, 47f.). Die Bedeutung des Körpers geht dabei weit über die physischen körperlichen Strukturen hinaus; „embodied action" ist vor allem gelebte Erfahrung, die sich aktiv mit der Welt soziokultureller und physikalischer Objekte verbindet. In dieser Sichtweise erhält das Konzept den Status einer „Metatheorie in der Entwicklungsforschung" (Overton 2006, 47) und Bewegung und Körperlichkeit werden zur „einigenden Perspektive" entwicklungsbezogener Forschung (Glenberg 2010). Dieses gilt für alle Bereiche der Entwicklung (v. Hofsten 2001; Fleig 2008; Goldman/Vignemont 2009).

In den Kognitions- und Entwicklungswissenschaften ist das Thema der Körperlichkeit zur zentralen Fragestellung avanciert (Tschacher/Bergomi 2011; Fingerhut u.a. 2013). Es geht darum zu beantworten, welche Bedeutung der Körper als Medium der Erkenntnisgewinnung hat. Die Untersuchungen drehen sich um die Rolle der Handlungserfahrung und die Handlungs-Wahrnehmungs-Kopplungen für den Entwicklungsprozess. Die nachfolgenden Ausführungen sollen wesentliche Aspekte der Embodimentdiskussion darstellen und die Bezugspunkte zur Psychomotorik herstellen.

3.3 Embodiment: Verbindendes Konzept transdisziplinärer Fachdiskurse

Obwohl es sehr unterschiedliche Zugänge zur Embodimentforschung gibt, beschreibt Wilson (2002,635) die Grundidee des Konzepts so:

> „Es gibt eine wachsende Zustimmung zu der Idee, dass der Geist im Kontext zur Beziehung zum Körper, welcher mit der Umwelt agiert, verstanden werden muss. Es wird argumentiert, dass wir uns von Lebewesen entwickelt haben, deren neuronale Ressourcen hauptsächlich für die wahrnehmungsbasierten und motorischen Prozesse verwendet wurden und deren kognitive Aktivität zum größten Teil auf unmittelbaren On-line-Interaktionen mit der Umgebung beruht. Deshalb ist die menschliche Kognition nicht etwa zentralisiert, abstrakt und sehr verschieden von peripheren Input- und Output-Modulen, sondern hat stattdessen tiefe Wurzeln in sensomotorischen Prozessen" (Wilson 2002, 625; vgl. auch Jansen/Richter 2016, 211).

Damit sind die konzeptionellen Abgrenzungen klar. Der Embodiment-Ansatz distanziert sich von Forschungen, die Kognition als reine Verarbeitung von abstrakten Repräsentationen verstehen. Wahrnehmung (als Input) und Motorik (als Output) wurden in der klassischen Kognitionsforschung zwar als bedeutsam, nicht aber als zentrale oder höhere kognitive Prozesse angesehen (Rieger/Wenke 2017, 774). Inhaltlich sind Körper und Handlung nach moderner Auffassung entscheidend für das Verständnis kognitiver Prozesse. Rieger/Wenke (2017, 775) bezeichnen in Anlehnung an Lakoff und Johnson (1999) Embodiment als „kognitive Psychologie der Zweiten Generation". Es gibt unterschiedliche Ansätze, die Wilson (2002) und Gallagher (2012, 323ff.) in schwächere und radikalere Versionen von Embodiment klassifizieren. Die Unterschiede liegen in der Bewertung und Gewichtung der Rolle von Körper und Bewegung für kognitive Prozesse. In der schwächeren Perspektive werden sie lediglich als wichtige kontextuelle Bedingungen für kognitive Prozesse angesehen, die auch getrennt ablaufen können. In der radikalen Sichtweise sind Körperlichkeit und Handlung die Grundbedingungen für Prozesse, ohne die Kognitionen nicht vorstellbar sind (etwa Basalou 2008, zit. nach Rieger/Wenke 2017, 775).

Embodimentforschung ist multidisziplinär ausgerichtet und hat viele Implikationen (Tschacher/Bergomi 2011). Immer geht es um Entwicklungsforschung, die Erkenntnisse aus Kognitions- und Sozialpsychologie, Neurowissenschaften, Biologie, Ökologie, Philosophie und

Psychoanalyse zusammenbringt. Genau betrachtet geht es um das Leib-Seele-Problem der Philosophie und Psychologie, also die Frage, „wie man den Zusammenhang zwischen „Leib“ (also Körper, Materie, Gehirn) und „Seele“ (also Kognition, Psyche, Denken) fassen“ oder verstehen soll (Tschacher/Storch 2012, 260).

Körper und Leib

In die Embodimentdebatte tief eingebettet sind daher auch Erkenntnisse der Phänomenologie (Merleau-Ponty 1966; Fuchs 2012), die zwischen den Begriffen Leib als Grundlage des (Selbst-)Erlebens und dem objektiv vorhandenen Körper unterscheiden. Für eine ausführliche Quellendiskussion der Begriffe Bewegung, Körper und Leib aus den Perspektiven Psychosomatik/Psychotherapie, Phänomenologie und Sport-/Bewegungswissenschaft mit der Zielrichtung der Grundlegung einer bewegungsorientierten klinischen Therapie von Erwachsenen sei auf Hölter (2011b) verwiesen. In Bezug auf die Embodimentdebatte soll hier die Definition von Koch (2013) angeführt werden. Danach bezeichnet

> „Embodiment Leibphänomene, bei denen dem Körper als lebendigem Organismus, seinen Bewegungen und Funktionen sowie der Interaktion von Leib und Umwelt eine zentrale Rolle im Rahmen der Erklärung von und den Wechselwirkungen mit Denken, Wahrnehmen, Lernen, Gedächtnis, Intelligenz, Problemlösen, Affekt, Einstellungen und Verhalten zugewiesen wird“.

Koch geht die Diskussion eher von sozialpsychologischer Seite an, nach der Social Embodiment stärker unter psychisch-emotionalen Fragestellungen akzentuiert wird.

Embodimentforschung ist empirisch ausgerichtet. Schwerpunkte lagen am Anfang in der Kindheitsforschung und gingen von der Grundannahme aus, dass kognitive Prozesse sich in enger Verbindung mit den kindlichen Erfahrungen in der Handlungswelt konstituieren. Es konnte in zahlreichen Untersuchungen bestätigt werden, dass die Feinabstimmung zwischen Wahrnehmung und Handlung an die Entwicklung des motorischen Systems gebunden ist (Corbetta et al. 2000) und die fortschreitende Handlungskompetenz „zum Motor für eine Neuorganisation in verschiedenen Entwicklungsbereichen wird“ (Schwarzer/Degé 2014, 116). Die aktuelle Embodimentforschung sucht systematisch nach Wechselwirkungen zwischen Handlung und Körperlichkeit, Kognition und Emotion. So stehen etwa die visuell-räumlichen Kognitionen im Zusammenhang mit Bewegung. Nach Parsons (1994) gelingt es besser, sich Körperteile bei Bewegungen (hier bei Handrotationen) vorzustellen, wenn diese der eigenen natürlichen Bewegungen entsprechen. Weitere Arbeiten untersuchten die Körperbezüge zur Zahlenverarbeitung und zum Zeitverständnis (Jansen/Richter 2016, 214, 216). Im Kontext von Embodiment interessiert die Forscher auch die Verbindung zur Repräsentation von Sprache. Der Ansatz kritisiert die klassische Vorstellung, dass Sprache Bedeutung übermittelt, indem Wörter/Morpheme in abstrakte und amodale Repräsentationen umgewandelt werden (Basalou 1999, 2008; zit. nach Rieger/Wenke 2017, 20). Eine wachsende Zahl an Untersuchungen konnte die Aktivierung und Beteiligung des neuronalen motorischen Systems beim Erwerb des Sprachverständnisses nachweisen; entsprechend geht das Embodiment-Konzept davon aus, dass die „linguistische Bedeutung von Wörtern in Handlungen, dem Körper und […] der Sensorik verankert ist" (Rieger/Wenke 2017, 800). Evidenzen gibt es auch bei der Qualität der Handlungsvorstellung oder auch der Voraussage eines (fremden) Handlungsablaufes in Abhängigkeit des eigenen Könnens. Tatsächlich können Bewegungen von Experten besser als von Novizen eingeschätzt, sogar in ihrem Verlauf und Erfolg prognostiziert werden, weil sie die „Körperkenematik" besser lesen können (Aglioti et al. 2008; zit. nach Rieger/Wenke 2017, 790). Als Erklärung dienen die Befunde aus Forschungen mit bildgebenden Untersuchungsverfahren, dass wir bei Beobachtungen von Handlungen auf dieselben erfahrungsabhängigen kognitiven und neuronalen Mechanismen zurückgreifen, die bei der Ausführung der Handlungen beteiligt und gemeinsam aktiviert sind. Tatsächlich zeigt sich die Qualität der „Handlungsbeobachtung in Abhängigkeit von der Erfahrung, die wir mit der Handlung haben" (Rieger/Wenke 2017, 790).

Körper und Sprache

Bewegungshandlungen sind wohl nicht nur bedeutsam für die Einschätzungsqualität des spezifischen Erfahrungsbereiches selbst, sondern auch für „akademische" Kompetenzen. Tatsächlich gibt es mittlerweile zahlreiche Publikationen, die Embodiment im Kontext von schulischem Lernen und dem Erwerb von Kulturtechniken diskutieren. Auf drei Überblicksartikel sei hier verwiesen (Kiefer/Trumpp 2012; Moser 2016; Wendler 2017).

Körper und Emotion

Embodiment hat auch für sozial-emotionale Entwicklungs- und Förderkontexte eine besondere Bedeutung. Ich zitiere ein oft angeführtes Beispiel (z. B. Tschacher/Storch 2012, 261; 2017, 121; Jansen/Richter 2016, 211ff.), das auf Befunde von Strack et al. (1988) zurückgeht und die besondere Bedeutung körperbetonter Handlungen für das Wechselspiel von Körper, Seele und Geist hervorhebt und in der Sozialpsychologie viele Untersuchungen weltweit nach sich gezogen hat. Die Autoren konnten zeigen, dass Gesichtsbewegungen Emotionen beeinflussen. Dazu ließen die Versuchsleiter Probandengruppen einen Stift entweder mit den Lippen oder mit den Zähnen halten; eine Kontrollgruppe sollte mit der nichtdominanten Hand einen Schreibstift führen. Anschließend sollten die Probanden die Witzigkeit eines Cartoons beurteilen. Tatsächlich konnten die verschiedenen Gesichtsmuskelaktivitäten signifikant nachweisbare unterschiedliche emotionale Stimmungen bewirken und kognitive Einschätzungen modifizieren. Die lachende Mimik oder der fröhliche Gesichtsausdruck, provoziert durch das Halten des Stiftes mit den Schneidezähnen, ließ die Versuchsgruppe den Cartoon wesentlich positiver einschätzen als die andere Gruppe, deren trauriger Gesichtsausdruck, provoziert durch das Stifthalten mit den Lippen, zu einer anderen emotionalen Stimmung führte.

Damit war die Grundlage der sozialpsychologischen Embodimentforschung gelegt, deren Ergebnisse empirisch eindeutig die Rückwirkung von körperlicher Aktivität auf emotionales Befinden nachwiesen. Nach Tschacher/Storch (2012; 2017) hat dieses eine besondere Bedeutung für die psychotherapeutische (auch psychomotorische) Arbeit, weil damit körperorientierte Arbeit zu einem bedeutsamen Wirkfaktor in der psychosozialen Interaktion im (psycho-) therapeutischen Setting (mit Erwachsenen) geworden ist. Tatsächlich lassen sich evidenzbasierte Aussagen über die Wirkungen von Bewegungsaktivitäten und Embodiment auf das emotionale Wohlbefinden von Erwachsenen und Kindern treffen (Jansen/Richter 2016, 227–240; Behrens 2011; Koch 2013; Lenzinger-Bohleber et al. 2013).

Transdisziplinäre Forschungen zum Thema Embodiment gehen heute davon aus, dass Körper und Handlung grundlegend für entwicklungsbezogene Fragestellungen sind. Mit diesen aktuellen Bezügen ist die Brücke zur Diskussion der entwicklungstheoretischen Grundlagen der Psychomotorik geschlagen.

3.4 Theorie-Bezüge der metatheoretischen Orientierungen

3.4.1 Bewegung und Erfahrung: Konstruktion als Leitbegriff

Erfahrungslernen

Erfahrungslernen in Bezug auf Bewegung ist zuerst von Scherler (1975) in die bewegungspädagogisch orientierte Diskussion eingeführt worden. Dabei geht es um die Erkenntnis, dass das Kind über grundlegende Bewegungstätigkeiten wie Schaukeln, Rutschen, Balancieren, Rollen, Klettern etc. eine Vorstellung von Schwung, Gleichgewicht,

Schwerkraft oder Reibung gewinnt und sukzessive komplexe Repräsentationsschemata entwickelt. Der Erfahrungsbegriff wird in diesem Sinne zu einer wichtigen didaktischen Kategorie, weil er den Prozess beschreibt, wie das Kind durch den handelnden Umgang mit den Dingen Qualifikationen erwirbt, die die Psychomotorik mit Ich-Kompetenz, Sachkompetenz, Sozial- oder Handlungskompetenz bezeichnet. Das Erfahrungslernen ist strukturbildend im doppelten Sinne für Können und Wissen. Wissen stellt dabei die abstrahierte Form der Tätigkeit dar. Bewegung ist insofern Basis für Können, als sie durch vielfältige, den Prinzipien des Experimentierens und Variierens folgende Bewegungstätigkeit die Handhabung von Dingen (Können) vervollkommnet.

Die Erkenntnisse gehen letztlich auf Piaget zurück, der die allgemeine Bedeutung der sensomotorischen Handlung für den Prozess der Erkenntnisgewinnung (das Wissen um die Dinge der Welt, für das Verstehen von Bedeutungen und Zusammenhängen) zum Gegenstand seiner Forschungen gemacht hat. Die nachfolgenden Betrachtungen geben einen Überblick über die wichtigsten Grundlagen aus Piagets Werk mit einer Relevanz für die Psychomotorik und berücksichtigen dabei auch eine Bewertung aus Piagets Spätwerk und der postpiagetschen Periode.

3.4.1.1 Jean Piaget: Leben und Werk

Jean Piaget wurde am 9. August 1896 in Neuchâtel in der Schweiz geboren. Schon in den ersten Schuljahren zeigt der junge Jean ein ausgeprägtes wissenschaftliches Interesse an der Beobachtung der Natur. Seine Vorliebe für die Biologie führt Piaget zunächst zum Studium der Zoologie an der Universität Neuchâtel, das er 1918 mit einer Promotion über die Weichtiere im Wallis abschließt. Neben den zoologischen Studien beschäftigt er sich schon früh mit soziologischen und philosophischen Fragen, insbesondere mit erkenntnistheoretischen Problemen und der Frage nach Sinn und Wert menschlichen Lebens. Nach der Promotion arbeitet Piaget in Paris am Laboratorium Alfred Binets, wo er Intelligenztests mit Kindern durchführt. Dabei faszinieren ihn die Denkprozesse, die den richtigen oder falschen Antworten der Kinder zugrunde liegen. Mit der Beschreibung der Intelligenzentwicklung des Kindes hatte er nun sein Hauptforschungsgebiet gefunden, dem er fortan ein langes und reiches Forscherleben widmen sollte (Flammer 2008, 129ff.).

Verhaltensbeobachtung

Bei seinen eigenen drei Kindern beobachtet Piaget Verhalten und Entwicklung in den ersten Lebensjahren und hält sämtliche Details in ausführlichen Protokollen fest, aus denen später drei Bücher über die kognitive Entwicklung beim Kleinkind hervorgehen. Viele grundlegende Überlegungen Piagets, vor allem die Theorie der sensomotorischen Entwicklung, fußen auf diesen ersten Beobachtungen.

In der Folgezeit übernimmt Jean Piaget verschiedene Professuren für Psychologie, Soziologie und Philosophie an den Universitäten Neuchâtel, Genf, Lausanne und der berühmten Sorbonne in Paris. Piaget vereint in seiner Forschung auf einzigartige Weise biologische, philosophische und entwicklungspsychologische Aspekte. Sein Hauptaugenmerk gilt immer wieder der Frage: „Was ist Erkenntnis und wie kommt sie zustande?" Mit seinen grundlegenden Arbeiten zur Entwicklung von Sprache, Denken, Raum- und Zeitvorstellungen sowie moralischem Urteil gelingt es ihm, der Entwicklungs- und Lernpsychologie entscheidende Impulse zu geben. In der kognitiven Entwicklungspsychologie gilt Jean Piaget deshalb als eine „monumentale Gestalt" (Montada 2002). Dies zeigt sich nicht zuletzt in den über 30 Ehrendoktoraten und zahlreichen internationalen Auszeichnungen, die ihm verliehen werden.

Jean Piaget bleibt bis ins hohe Alter produktiv mit Veröffentlichungen und Büchern, sein Gesamtwerk umfasst mehr als 40 Bücher und allein über 100 Artikel auf dem Gebiet der Entwicklungspsychologie. Bis zu seinem Tod am 16. September 1980 im Alter von 84 Jahren versucht er, das Rätsel der Entwicklung des kindlichen Denkens zu lösen.

3.4.1.2 Die Theorie der kognitiven Entwicklung nach Piaget

4 Stadien der Entwicklung

Piagets innovative Erkenntnis bezieht sich auf das Faktum, dass Denkstrukturen sich hierarchisch organisieren und in vier aufeinander folgenden Stadien periodisieren lassen (Abb. 16).

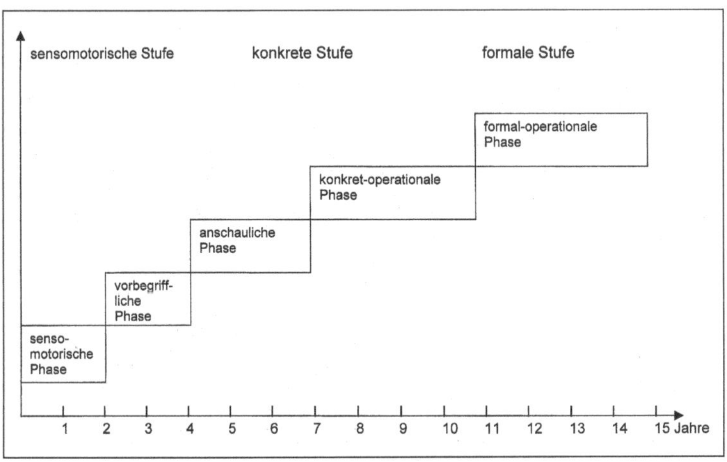

Abb. 16: Piagets Stufenmodell der kognitiven Entwicklung bezogen auf verschiedene Altersbereiche

Abb. 17:
Piagets Stadien der kognitiven Entwicklung (Oerter/Immelmann 1988)

Ungefähres Alter	Entwicklungsstadium	Beschreibung
Geburt bis 2 Jahre	1. Sensomotorische Periode	Das Kind entwickelt und koordiniert sensomotorische Schemata (z. B. visuelle Steuerung des Greifens). Es führt wiederholt Effekte herbei. Gegenstands-Schema: Objekte hören nicht auf zu existieren, wenn man sie nicht mehr sieht. Werkzeugdenken: z. B. Benutzen eines Stabes zum Herbeiholen einer Puppe.
2–7 Jahre	2. Präoperationale Intelligenz	Das Denken ist egozentrisch (Standpunkte außerhalb können nicht eingenommen werden) und nicht dezentriert (nur eine Dimension kann beachtet werden)
2–4 Jahre	Vorbegrifflich-symbolisches Denken	Das Kind kann mit Symbolen, die für Handlungen und Gegenstände stehen, umgehen. Spracherwerb u. -gebrauch. Symbolspiel und Nachahmung.
4–7 Jahre	Anschauliches Denken	Wenn Anschauungen und Denken übereinstimmen, kommt es zu richtigen Lösungen (z. B. große Menge: mehr Raum, kleine Menge: weniger Raum). Das Denken versagt jedoch, wenn mehrere Dimensionen berücksichtigt werden müssen und/oder wenn die Anschauung trügt. Ein Denkvorgang ist noch nicht umkehrbar.
7–11 Jahre	3. Konkret-logische Operationen	Benutzung logischer Operationen (abstrahierte verinnerlichte Handlungen), die umkehrbar (reversibel) sind und für die Lösung konkreter Probleme (Umgang mit Zahlen, Raum- und Zeitproblemen) eingesetzt werden können.
ab etwa 12 Jahren	4. Formal-logische Operationen	Operationen können systematisch und bewusst im Denken eingesetzt werden. Schlussfolgerndes Denken gelingt nun bei beliebigen fiktiven Annahmen: Gedankenexperimente

Der Entwicklungsprozess verläuft kontinuierlich. Das sensomotorische Entwicklungsstadium (0–2 Jahre) bildet die Basis für die nachfolgenden Stadien. In diesem Stadium erwirbt das Kind sein grundlegendes Wissen über sich und seine Umwelt ausschließlich über konkrete

Handlungen und (Sinnes-)Erfahrungen. Es bildet sich vorsprachliches Wissen, das wesentliche Voraussetzungen für den Spracherwerb schafft.

Neben dem sensomotorischen Stadium differenziert Piaget drei weitere Hauptstadien der Entwicklung: Die voroperationale Stufe (2–7 Jahre), unterteilt in die vorbegriffliche und die anschauliche Phase, die konkret-operationale Stufe (7–11 Jahre) und das abschließende formal-operationale Stadium (11–15 Jahre). Diese zeichnen sich jeweils durch spezifische geistige Fähigkeiten und Leistungen aus (Abb. 17).

3.1.1.3 Grundprinzipien der Theorie

Sensomotorische Schemata

Denken bzw. Intelligenz beschreibt Piaget als inneres Handeln und Umgehen mit innerlich repräsentierten Gegenständen, Personen und Situationen (Montada 2002). Dem abstrakten Denken geht eine praktische Intelligenz voraus, die von Piaget (1975) sensomotorische Intelligenz genannt wird, weil sie auf Sinnesleistungen und motorischen Handlungen beruht. In der handelnden Auseinandersetzung mit Objekten gewinnt das Kind erste Erkenntnisse über seine Umwelt. Es sammelt selbstständig Erfahrungen, indem es sich aktiv mit seiner Umwelt auseinander setzt und experimentierend und erforschend mit Objekten umgeht (Zimmer 1981a). Daraus entstehen Handlungsschemata, die von Piaget auch sensomotorische Schemata genannt werden. Schemata sind Konzepte des Verhaltens, die Umwelteindrücke organisieren und verarbeiten. Die sensomotorischen Schemata spielen auch in späteren Stadien eine Rolle, da es für das Kind im Verlauf seiner Entwicklung weiterhin wichtig sein wird, konkret auf Dinge und Situationen seiner Umwelt einwirken zu können.

Piagets Theorie entspricht einem konstruktivistischen Ansatz. Der Mensch entwickelt Erklärungsmodelle für die Qualitäten seiner Lebenswelt, die sich ursprünglich aus seinem Handeln generieren. Stößt er auf Grenzen, muss er neue Bewältigungsversuche und Erklärungsmodelle konstruieren und diese erproben. Danach liegt der Ursprung des Denkens im Handeln. Ein wichtiges Grundprinzip der Theorie ist die Wechselbeziehung zwischen Individuum und Umwelt. Entwicklung – quasi als Entwicklungsmotor – vollzieht sich in Form von Person-Umwelt-Interaktionen. Die Entwicklungssteuerung liegt im Menschen selbst, sie ist individuell (in der ursprünglichen Wortbedeutung: unteilbar). Die Wechselbeziehung gestaltet sich in Form von Assimilations- und Akkommodationsprozessen.

Assimilation und Akkommodation

Assimilation bezeichnet den Versuch, neue Erfahrungen bzw. Eindrücke den bereits bestehenden Denkformen anzupassen, also in vorhandene kognitive Schemata einzuordnen. So lernt ein Kind, das beispielsweise Erfahrungen mit einem Fußball sammelt, dass man dieses Objekt prellen, werfen und fangen kann. Es kann sein Schema „Ball-prellen-werfen-fangen" auf viele andere Balltypen, die es neu kennen lernt, anwenden. Trifft es nun auf einen Medizinball, so macht es die Erfahrung, dass sich dieser nicht mehr prellen, werfen und fangen lässt. Das bisherige Denkschema stellt sich als ungeeignet für den Umgang mit dem neuen Gegenstand heraus und muss umgewandelt, d.h. auf die andersartigen, bislang unbekannten Bedingungen abgestimmt werden (Zimmer 1981b). Die neue Erfahrung führt zu der Erkenntnis, dass Medizinbälle sich besser rollen lassen und zum Werfen zu schwer sind. Diesen Prozess nennt Piaget Akkommodation.

Äquilibrium

Akkommodationen sind geistige Anpassungsleistungen an die Anforderungen der Umwelt, also modifizierte geistige Schemata. Wenn Akkommodation und Assimilation im Gleichgewicht zueinander stehen, dann spricht Piaget vom Zustand des Äquilibriums. Dieses bezeichnet einen Status „mentaler Harmonie" zwischen wahrgenommenen Umwelteindrücken oder Erfahrungen und den vorhandenen kognitiven Strukturen. Prinzipiell verfolgt das geistige System die Tendenz der Gleichgewichtserhaltung. Neue Umwelterfahrungen bringen das System wieder ins Ungleichgewicht und folglich in die Notwendigkeit der Neukonstruktion der kognitiven Schemata. Entwicklung ist in diesem Sinne als konfliktträchtiger Prozess zwischen der aktuellen Gleichgewichtsherstellung und der fortschreitenden Orientierung an immer höheren Gleichgewichtszuständen zu bezeichnen. Das ständige Streben nach Gleichgewicht ist also die treibende Kraft für die Entwicklung der Intelligenz.

Bereits in den ersten Lebensmonaten ist das Kind ein handelndes Wesen, das seine Umwelt über seine Wahrnehmung und Bewegung entdeckt. Durch den praktischen Umgang mit Gegenständen, dem eigenen Körper und dem Körper von Erwachsenen lernt der Säugling etwas über die Eigenschaften dieser Dinge und ihrer Beziehung zueinander. Durch Aktivität entwickelt er eine Kenntnis über grundlegende Dimensionen der Wirklichkeit, wie dem Begriff von Raum und Zeit, der Kausalität und dem permanenten Objekt. Diese Kenntnis bezieht sich zunächst ausschließlich auf die Handlungsebene. Erst gegen Ende der sensomotorischen Phase kann das Kind seine praktischen Kenntnisse auf eine Vorstellungsebene übertragen (Ginsburg/Opper 1978).

3.4.1.4 Die Entwicklung der sensomotorischen Intelligenz

6 Stufen der sensomotorischen Entwicklung

Die sensomotorische Entwicklung beschreibt Piaget in einer Abfolge von sechs Stufen, in denen sich kontinuierlich intellektuelle Strukturen entwickeln. Die Stufen bilden eine invariante Sequenz und folgen einem bestimmten Ablauf. Das Kind kann in seiner Entwicklung keine Stufe überspringen. Jede Stufe schreitet in sich voran und bildet sich aus den vorherigen hervor. Verhaltensmuster aus früheren Stufen können also auch in späteren Stufen noch auftreten.

1. **Stufe: Übung angeborener Reflexmechanismen:** Der Säugling kommt mit angeborenen Fähigkeiten zur Welt (z.B. Saug- und Schluckreflex). Dieses angeborene Verhaltensrepertoire wird schnell durch Übung modifiziert. Dieses Verhalten nennt Piaget *funktionale Assimilation*. Der Säugling zeigt ein allgemeines Saugverhalten, das sich nicht nur auf das Saugen an der Brust beschränkt. Sein Saugschema weitet er auch auf Gegenstände seiner Umwelt aus. So saugt er z.B. an seinem Bettlaken oder an Spielzeug. Er verallgemeinert sein Verhalten auf neue Situationen, woraus sich differenziertere Erfahrungen ergeben. Er kann zwischen dem Saugen an der Brust, das der Nahrungsaufnahme dient, und dem spielerischen Saugen, das die Funktion des Einübens hat, unterscheiden. Fähigkeiten werden geübt und im Gebrauch erprobt, verinnerlicht und zunehmend automatisiert. So unterliegen bereits Reflexe einer ständigen Veränderung, indem der Säugling sie an gegebene Situationen anpasst. Hier zeigt sich, dass das Neugeborene von Anfang an ein aktiver und handelnder Mensch, und kein passives Wesen ist.

2. **Stufe: Primäre Kreisreaktion:** Auf der zweiten Entwicklungsstufe werden die Reflexe weiter modifiziert und der Säugling bildet erste Gewohnheiten heraus, die als *primäre Kreisreaktionen* beschrieben werden. Zufälliges Verhalten, das zu einem unvorhergesehenen aber angenehmen Ereignis geführt hat, versucht der Säugling zu wiederholen. Solche Verhaltensweisen sind z.B. motorische Koordinationen, wie die Hand an den Mund zu führen und an den Fingern zu lutschen. So erlangt das Kind erste Fertigkeiten. Diese Schemata zentrieren sich zunächst noch auf den eigenen Körper.

3. **Stufe: Sekundäre Kreisreaktionen:** Auf der dritten Entwicklungsstufe beginnt das Kind sich durch Robben oder Krabbeln fortzubewegen und erkennt, dass Ereignisse auch in der Außenwelt stattfinden.

Seine Handlungen sind nicht mehr ausschließlich auf den eigenen Körper ausgerichtet, sondern orientieren sich zunehmend an den Objekten der Umwelt. Damit beginnt ein bewusstes Einwirken auf die Umwelt. Das Kind macht die Erfahrung, dass seine Handlungen zu einem Ergebnis führen. Es entwickelt Handlungsschemata, die interessante Ereignisse reproduzieren, die es ursprünglich zufällig in der äußeren Umgebung entdeckt hat. So entsteht ein erstes Begreifen von Zusammenhängen und das Kind lernt, zwischen Handlung und Ergebnis zu differenzieren. Die sekundären Kreisreaktionen beinhalten bereits erste Vorläufer von intentionalem Verhalten. Die Handlungen sind allerdings noch nicht in vollem Umfang zielgerichtet, da sie sich auf zufällig entstandene Ereignisse beziehen.

4. Stufe: Die Koordinierung der erworbenen Handlungsschemata und ihre Anwendung auf neue Situationen: In diesem Entwicklungsabschnitt handelt das Kind zielgerichtet. Um sein Ziel zu erreichen, koordiniert es seine bereits erworbenen Handlungsschemata miteinander. Die Koordination der Handlungsschemata nennt Piaget *sekundäre Kreisreaktionen*. Ein Schema dient als Mittel, ein Objekt zu erreichen, ein anderes Schema ermöglicht es, einen erreichten Gegenstand zu manipulieren. Das Kind setzt alle bisher erlernten Fähigkeiten ein, um sein Ziel zu erreichen. Dadurch erfolgt eine erste Unterscheidung von Mittel und Zweck. Das Kind zeigt jetzt auch eine größere motorische Geschicklichkeit, indem es Augen- und Handbewegungen miteinander koordiniert (visuomotorische Koordination). Es ist in der Lage, Hindernisse beiseite zu räumen, die seiner Zielerreichung im Wege stehen. So erweitert es seinen Handlungsrahmen und verändert aktiv seine räumliche Beziehung zu Objekten. Gleichzeitig beginnt das Kind seine erlernten Handlungsschemata systematisch auf das aktuelle Spielobjekt anzuwenden, als wolle es die Variationsbreite seiner Handlungsmöglichkeiten erkunden.

5. Stufe: Tertiäre Kreisreaktionen: Die Entdeckung neuer Handlungsschemata durch aktives Experimentieren: Um das erste Lebensjahr herum ist das Kind in der Lage, frei zu stehen und sich fortzubewegen. Dadurch erweitert sich sein Erfahrungsraum. Das Kind geht auf Entdeckungsreise und interessiert sich für Neues. Wenn sich seine vertrauten Handlungsschemata nicht an neue Ereignisse anpassen lassen, versucht es durch aktives Experimentieren neue Handlungsschemata zu entwickeln. Spielerisch kann das Kind neue Probleme lösen, auch wenn es entsprechende Schemata hierzu noch nicht erworben hat. Es versucht willentlich neue Ereignisse hervorzurufen, sie zu wiederholen und zu variieren. Das Verhalten des Kindes gleicht einem neugierigen Erforschen der Welt und einem Erobern seiner Umwelt (Zimmer 1981b). Tertiäre Kreisreaktionen bezeichnen das Interesse an neuen Ereignissen und das Entdecken neuer Mittel durch aktives Ausprobieren. Das Kind greift jetzt nicht nur auf vertraute Handlungsschemata zurück oder kombiniert sie miteinander, sondern entwirft neue Schemata. Das stellt einen wichtigen Einschnitt in die sensomotorische Entwicklung dar. Ginsburg/Opper (1978) beschreiben das fünfte Stadium als Höhepunkt der sensomotorischen Phase.

6. Stufe: Übergang vom sensomotorischen Intelligenzakt zur Vorstellung: Im Verlauf der ersten fünf Stufen der sensomotorischen Phase entwickelt das Kind die Fähigkeit, Probleme auf der Handlungsebene zu lösen. Die Problemlösefähigkeit bezieht sich aber vorläufig noch auf den unmittelbaren Umgang mit Objekten. Die sechste Stufe stellt den Übergang zum nächsten Entwicklungsstadium, dem *Stadium des voroperatorischen anschaulichen Denkens,* und damit den Abschluss der sensomotorischen Phase, dar. Das Kind ist zunehmend in der Lage, ohne ein tätiges Erproben von Möglichkeiten Lösungen für neue Probleme zu finden. Es beginnt Handlungen auf der Vorstellungsebene zu vollziehen und findet durch „Nachdenken" zu Lösungen. Der Schritt ins nächste Entwicklungsstadium setzt die *Entstehung der Repräsentations- oder Symbolfunktion* voraus. Die sensomotorische Intelligenz entwickelt sich zum repräsentativen Denken. Handlungen und ihre Objekte sind nun innerlich repräsentiert. Dem Kind erschließt sich damit eine neue Ebene der Erkenntnis und des Handelns.

3.4.1.5 Symbolfunktion des Handelns und Objektpermanenz

Die Symbolfunktion wird bereits in der sensomotorischen Entwicklung vorbereitet. Voraussetzung für symbolische Vorstellungen ist die Erkenntnis vom permanenten Objekt. Die Objektpermanenz impliziert das Wissen, dass Gegenstände und Personen eine eigene Existenz haben, die unabhängig vom Wahrnehmen und Handeln des Kindes besteht. Dieses Wissen entwickelt sich kontinuierlich während der sechs sensomotorischen Stufen und erreicht gegen Ende des zweiten Lebensjahres einen vorläufigen Höhepunkt.

Die aufgeschobene Nachahmung

Die Bildung von symbolischen Vorstellungen erklärt Piaget anhand des Nachahmungsverhaltens des Kindes. Dabei spielt vor allem die aufgeschobene Nachahmung eine bedeutende Rolle. Hiernach ist das

Kind dazu in der Lage, Handlungen in Abwesenheit des Modells und in zeitlicher Verschiebung nachzuahmen. Durch Nachahmung entsteht die innere Repräsentation von Handlungen. Die Objektpermanenz stellt die innere Repräsentation von Gegenständen und Personen dar. Beide sind wichtige Vorläufer für die Entstehung der Symbolfunktion beim Kinde und durchlaufen ihre Entwicklung während der gesamten sensomotorischen Periode.

Das permanente Objekt

Während das Kind die sechs sensomotorischen Stufen durchläuft, entwickelt es eine Vorstellung vom permanenten Objekt. Es macht die Erfahrung, dass Spielgegenstände weiterhin existieren, auch wenn sie aus seinem Blickfeld verschwinden und es nicht unmittelbar mit ihnen spielt. Zu Beginn der sensomotorischen Entwicklung sind Objekte immer an die direkten Wahrnehmungsleistungen und Tätigkeiten des Kindes gebunden. Es begreift einen Gegenstand, indem es mit ihm hantiert, und entwickelt dabei Handlungsschemata, die auf den Gegenstand anwendbar sind. Im weiteren Verlauf beginnt eine allmähliche Loslösung des Gegenstands von der konkreten Handlungssituation. Das Kind erkennt Objekte nicht nur über die direkte Tätigkeit, sondern entwickelt eine Vorstellung von Objekten.

Der Entwicklungsweg geht über aktives Suchen nach Gegenständen, die aus dem Blickfeld geraten sind, bis zu einem systematischen Perspektivenwechsel bei der Betrachtung und Handhabung eines Objekts. Dabei erfährt das Kind, dass der Gegenstand derselbe bleibt, auch wenn er visuellen Veränderungen unterliegt. Objektpermanenz ist beim Kind erst gegen Ende der sensomotorischen Stufe ausgebildet. Dieses zeigt sich dadurch, dass das Kind eine Folge unsichtbarer Ortswechsel von Objekten rekonstruieren kann. Auch das gezielte Suchen nach verborgenen Gegenständen ist ein Anzeichen für eine verinnerlichte Objektrepräsentation (Montada 1998).

Trennung von Objekt und Selbst

Die Kenntnis von Objekten ist damit nicht mehr an das Handeln und Wahrnehmen des Kindes gebunden. Es erfolgt eine Trennung von Objekt und Handlung und damit auch eine Trennung von Objekt und Selbst. Das Kind kann jetzt zwischen Selbst, Objekt und Handlung unterscheiden und erwirbt ein Wissen über die Beziehungen von Personen, Objekten und Handlungen. Mit dieser Unterscheidung ist ein wachsendes Verständnis für die Außenwelt und eine verbesserte Eigenwahrnehmung verbunden.

Invarianzkonzept

Die Entstehung dieses Invarianzprinzips (Objektpermanenz) steht an zentraler Stelle für die Erklärung der Genese kognitiver Strukturen und unterliegt in den folgenden Entwicklungsstadien einer qualitativen Differenzierung. Es soll hier exemplarisch für die Inhaltsdimensionen von Piagets kognitiver Theorie aufgegriffen werden.

Die Fähigkeit, Objekte und sensomotorisch erfahrene Phänomene mental zu repräsentieren, differenziert sich im Vorschulalter (präoperationale Intelligenz). Charakteristisch ist das vorbegriffliche Denken, das auf Symbolhaftigkeit und Anschaulichkeit beruht. Handlungen entsprechen zunehmend Vorstellungsbildern, Gegenstände können unabhängig von den ursprünglich erfahrenen Funktionen spielerisch umgedeutet werden (Symbolspiel). Dennoch bleiben die Spielhandlungen an konkrete Gegenstände gebunden. Die Handlungsdynamik wird zum strukturierenden Medium des Denkens. Durch Handeln differenziert das Kind zwischen Handlungsverlauf und Handlungseffekt (= Sequenz und Konsequenz); in der Handlung erfährt es sich als Urheber der Aktivitäten (Subjekt), das sein Interesse auf Ziele und Objekte richtet. Eine solche Handlungsgrammatik „Akteur-Handlung-Objekt" entsteht lange vor der sprachgrammatikalischen Folge „Subjekt-Prädikat-Objekt" und bereitet die Logik der Sprache vor (Fischer/Wendler 1994). Piaget vertritt die Priorität des Denkens gegenüber der Sprachentwicklung – anders als die Kontexttheoretiker der Kulturhistorischen Schule, z.B. Wygotski (1971). Nicht der Gebrauch von Wörtern führt zu symbolischem Denken, sondern erst das repräsentative Denken ermöglicht die Verwendung der Sprache und der Zeichensysteme (z.B. der Schriftsprache). Es sei an dieser Stelle angemerkt, dass sich diese Sichtweise in der aktuellen Embodimentforschung geradezu umkehrt. In der präoperationalen Periode werden Kognition und Sprache als Kommunikationssystem parallelisiert und integriert. Integrierendes Moment ist die Symbolfunktion.

Im Laufe des Vor- und Grundschulalters modifiziert das Kind sein Invarianzkonzept im Erfahrungsfeld der physikalischen Größen Substanz, Gewicht und Volumen. Die klassischen Experimente zur Erhaltung der Quantitäten und zur Invarianz der Mengen von Piaget und Szeminska (1975, 15–57) sind in der Fachliteratur mehrfach dargestellt worden. An dieser Stelle soll exemplarisch der Invarianzbegriff der Substanz (Flüssigkeitsmenge) unter Bezugnahme auf zur Oeveste (1987, 27–30) dargestellt werden:

Invarianzbegriff der Substanz

Den Kindern werden zunächst zwei zylindrische Gefäße gleichen Ausmaßes gezeigt, die gleichviel Flüssigkeit enthalten. Anschließend wird die Flüssigkeit aus einem der Gefäße in ein anderes umgegossen, das sich in seiner Form vom Ausgangsgefäß unterscheidet. Es ist einmal höher und schmaler und einmal niedriger und breiter. Schließlich wird die Flüssigkeit auch noch in eine Reihe kleinerer Gläser umgefüllt. Die Kinder werden gefragt, ob sich die Flüssigkeitsmenge nach dem Umgießen verändert hat und sollen ihr Urteil auch begründen.

In dem Altersabschnitt von 4 bis etwa 5 ½ Jahren ist das Denken rein an die Anschauung gebunden und auf die jeweils wahrnehmbaren Zustände gerichtet. Entsprechend wird die Flüssigkeitsmenge gemäß der Formveränderung variant als mehr oder weniger beschrieben. Kinder dieses Alters beziehen sich nur auf einen der Gesichtspunkte (Höhe oder Breite der Flüssigkeitssäule, Zahl der Gefäße bzw. der Umfüllungen), die miteinander koordiniert werden müssen. Der Lösungsprozess unterliegt einer graduellen Entwicklung, bei der die Kinder zwischen anschaulichen Äußerungen und logischen Vermutungen schwanken. Erst gegen Mitte des achten Lebensjahres sind sie in der Lage, die Basisvariablen miteinander zu verrechnen. Sie verstehen, dass z.B. die Hebung des Flüssigkeitsniveaus durch eine Verringerung der Breite ausgeglichen wird (logische Multiplikation) und dass die auf mehrere Gläser verteilte Flüssigkeit wieder zur ursprünglichen Gesamtmenge zusammengefügt werden kann. Durch Stabilisierung des Invarianzbegriffes (der Substanz) hat die Denkstruktur des Kindes ein größeres Handlungsfeld erfahren.

Das Invarianzkonzept ist in der Bewertung von Piagets Theorie als Basiskonzept der kognitiven Entwicklung anzusehen. Die Qualität bzw. Komplexität des Konzeptes ist eine Funktion der handelnden Auseinandersetzung des Kindes mit den Gegebenheiten der physikalischen Umwelt. An dieser Stelle werden auch die Berührungspunkte zwischen dem psychomotorischen Förderkonzept und der strukturgenetischen Tradition der Entwicklungstheorie offensichtlich. Die Psychomotorik stellt die mediale Bedeutung der Bewegungshandlung in den Mittelpunkt des Förderinteresses. Nach dieser Auffassung differenziert sich das Verständnis für Objekteigenschaften (groß, klein, hart, weich, rund, eckig, leicht, schwer etc.) durch die Kontrastbildung des handlungsbezogenen Umgangs mit der gegenständlichen Welt. In der Psychomotorik wird der Körper zum Bezugssystem der Erfahrung, aus der sich das Weltwissen des Kindes zunehmend konstruiert.

Das konkret-operationale Entwicklungsstadium

Im konkret-operationalen Entwicklungsstadium, das mit leicht zeitlicher Versetzung (7–11 Jahre) etwa dem Grundschulalter entspricht, werden die Handlungen des Kindes sukzessive als verinnerlichte Denkprozesse geregelt. In dieser Entwicklungsperiode kann der Erhaltungsbegriff als Kriterium gewertet werden, ob das Kind den Entwicklungsschritt zu den kognitiven Operationen vollzogen hat. Entwicklungsspezifische Inhalte der konkreten Operationen lassen sich in logische, arithmetische und raum-zeitliche Operationen untergliedern. Die Darstellung des Invarianzbegriffes hat verdeutlicht, dass Kinder zunehmend in der Lage sind, sich Objekte und physikalische Phänomene unabhängig von der Erscheinungsform als transformierbar und damit als weiterhin existent vorzustellen. Mit Hilfe des Denkens vermag das Kind Transformationsregeln zu begreifen und damit sein Wahrnehmungsfeld zu strukturieren. Es lernt Objekte zu vergleichen, aufgrund ihrer Merkmale zu klassifizieren sowie Reihungen vorzunehmen. Diese logischen Operationen ermöglichen es dem Kind, den Zahlenraum zu begreifen (den Begriff der Kardinalzahl und der Ordinalzahl zu erwerben), rechnerische Transformationen (Addition, Subtraktion, Multiplikation, Division) vorzunehmen und die Rechenoperationen in ein Gesamtsystem zu integrieren. Da die geistigen Prozesse dieser Entwicklungsstufe immer an konkrete Objekterfahrungen gebunden bleiben, bezeichnet Piaget die Denkleistungen des Kindes als konkret operational. Erst die Fähigkeit des Jugendlichen, sich von konkreten Objekten zu lösen und „Gedankenexperimente" hypothetisch-deduktiv, also schlussfolgernd vorzunehmen, qualifiziert das Denken als formal-logische Operationen (Abb. 17).

3.4.1.6 Kritik, Weiterentwicklung und Bedeutung des piagetschen Konzepts

Parallelitätshypothese

Es hat zahlreiche Versuche gegeben, die Entwicklungstheorie Piagets empirisch zu überprüfen. Diese betreffen vor allem die inhaltlichen Dimensionen und die so genannte Parallelitätshypothese. Piaget geht davon aus, dass die Genese der Kognition in bereichsübergreifenden synchronen Prozessen erfolgt (Parallelitätshypothese). Die von ihm untersuchten Kategorien – er nennt sie Inhaltsbereiche – sind die Konzepte des Objekts, der Zeit, des Raumes und der Kausalität. Die Parallelitätshypothese besagt nun, dass sich in allen vier Inhaltsbereichen gleichartige Strukturen bilden, die sich in einer übergreifenden Betrachtung als alterstypische und universelle Intelligenzleistungen beschreiben lassen. Tatsächlich kann die Parallelitätshypothese nicht bestätigt werden. Vielmehr muss von einem relativ großen, altersunabhängigen Varianzanteil bei der Entwicklung der verschiedenen Inhaltsbereiche ausgegangen werden, der auf situationsspezifische Erfahrungen (Lernprozesse) zurückgeführt werden kann. Entwicklung verläuft also individuell und bereichsspezifisch. Interessanterweise können dabei die hierarchisch-strukturelle Sichtweise und die inhaltlichen Dimensionen der Theorie selbst prinzipiell bestätigt werden.

In den letzten Jahren hat es zahlreiche Überblicksdarstellungen über das Gesamtwerk Piagets gegeben (Reusser 2006; Demetriou 2006; Flammer/Gasser 2007; Flammer 2008, 129–170; Miller 2011; Sodian 2012; Hoppe-Graff 2014; Siegler et al. 2016d, 119–131; letztere fassen schwerpunktmäßig den englischsprachigen Fachdiskurs zusammen).

Diese schließen Würdigung, Kritik und Weiterentwicklungen des strukturgenetischen Konzepts ein (Neo-Piagetsche Positionen). Die Piaget-Kritik bezieht sich vor allem auf drei Punkte:

1. *die unterschätzte Kompetenz des Säuglings,*
2. *die Bereichsspezifität von Erkenntnisprozessen und*
3. *die Vernachlässigung sozialer und kultureller Faktoren für die Entwicklung.*

Der kompetente Säugling

Unter dem Schlagwort des *kompetenten Säuglings* (Dornes 2001) werden alle Forschungen der letzten Jahre zusammengefasst, die nachweisen, dass Kinder ihre Kompetenzen schon viel früher als von Piaget angegeben, ausbilden. So können verschiedene Experimente nachweisen, dass drei- bis viermonatige Säuglinge sehr wohl erwarten, dass verschwundene Objekte (unter einem Tuch verstecktes Spielzeug) weiter existieren, ein Ergebnis, das Piagets Forschungen zur Objektpermanenz widerspricht (für eine Übersicht s. Goswami 2001; Sodian 2012). Auch verfügen Kinder im Vorschulalter früher als von Piaget angenommen über intuitive Basiskonzepte – naturwissenschaftliche Konzepte zu Zeit, Raum, Zahl, Gewicht, Volumen etc. und psychologische Konzepte, etwa die Theory of Mind.

Domänenspezifische Entwicklung

Eng damit verknüpft ist die Kritik an Piagets Parallelitätshypothese. Alle modernen Forschungen sprechen eher für eine domänenspezische Entwicklung begrifflichen Wissens und widersprechen der These, dass Kinder von Geburt an mit *allgemeinen Lernfähigkeiten* zur Erschließung beliebiger Inhaltsbereiche ausgestattet sind (Sodian 2012). Stattdessen wird gegenwärtig das Forschungskonzept vertreten, dass Denken sich von einem angeborenen *Kernwissen* in verschiedenen Domänen (Inhaltsbereichen) spezifisch weiterentwickelt. „Ein Säugling verfügt über bereichsspezifische Lernpotenziale wie: spezielle Formen der sozialen Wahrnehmung, linguistische und nummerische Kompetenzen sowie Einsichten in physikalische und biologisch-psychologische Prinzipien" (Weinert 2000, 458, zit. nach Fritz et al. 2006b, 183).

Die neue Sicht ist die, dass Wissen nicht allmählich und nachgeordnet aus ursprünglich reinen Handlungserfahrungen (Verinnerlichung von sensomotorischem Handeln) entsteht, sondern dass Handeln von Anfang an von Denkprozessen begleitet wird. Allerdings ist die konstruktivistische Auffassung weiterhin gültig, dass das reflexive Subjekt sich in seinen Handlungen aktiv mit Umweltgegebenheiten auseinandersetzt und Erkenntnisse konstruiert (Fritz et al. 2006b, 184–185).

Der Gegenstandsbereich von Piagets Werk ist nach wie vor aktuell. Neben der epochalen Bedeutung des Gesamtwerkes für die Entwicklungsforschung als einer wesentlichen Stärke sind als Schwäche vor allem das Übergewicht der Kognition und die *verkannte soziale und kulturelle Abhängigkeit des Entwicklungsprozesses* zu nennen. So musste sich Piaget den Vorwurf machen lassen, dass er die Entwicklung des Kindes zu sehr von dessen (als allgemeingültig beschriebener) innerer Strukturiertheit ableite und den individuellen Aushandlungsprozessen zu wenig Bedeutung beimesse. Flammer (2008, 168) bemängelt ein Übergewicht der Kompetenz zu Ungunsten der Performanz und räumt ein, dass Piaget weniger an konkreten Inhalten interessiert sei, als von bereichsübergreifenden strukturellen Überlegungen zu Organisationsprinzipien verschiedener Inhaltsbereiche geleitet werde. Erst die Neo-Piagetianer Fischer (1980; 1987) und Case (1985) vertreten die Ansicht, dass nur die handelnde Auseinandersetzung mit konkreten Inhalten kindliche Entwicklung generiere (Flammer 2008, 168–169). Dennoch wäre es ein Verkennen der zeitübergreifenden Leistungen des Genfer Kognitionsforschers, würde man die konzeptionellen Veränderungen in Piagets Spätwerk übersehen. Die Zusammenhänge werden von mir ausführlich in Fischer (1996a, 40–50) sowie bei Reusser (2006, 104ff.) beschrieben. Nach aktueller Einschätzung muss Piaget als interaktionistischer Forscher gesehen werden, für den die Erkenntnisentwicklung des Kindes an dessen aktive Auseinandersetzung mit der Objektwelt (zu ergänzen wäre die Sozialwelt) gebunden ist (Hoppe-Graff 2014). Insofern hat Piaget nach wie vor eine Bedeutung für moderne handlungsbezogene Entwicklungsvorstellungen (Psychomotorik und Embodiment).

Soziale Handlungen

Erst in der postpiagetschen Periode treten Fragen subjektiver Sinnkonstruktion infolge *sozialer Handlungen* stärker in den Vordergrund. Zur Entwicklung braucht das Kind Sozialpartner, vor allem die Eltern, Geschwister und Gleichaltrigen, sowie die Zeit und den Raum für gemeinsame Aktivität (Seiler 1991, 117). Edelstein (1993) vertritt ein sozi-

Abb. 18: Dreiecksmodell kindlicher Entwicklung (Fischer 2000)

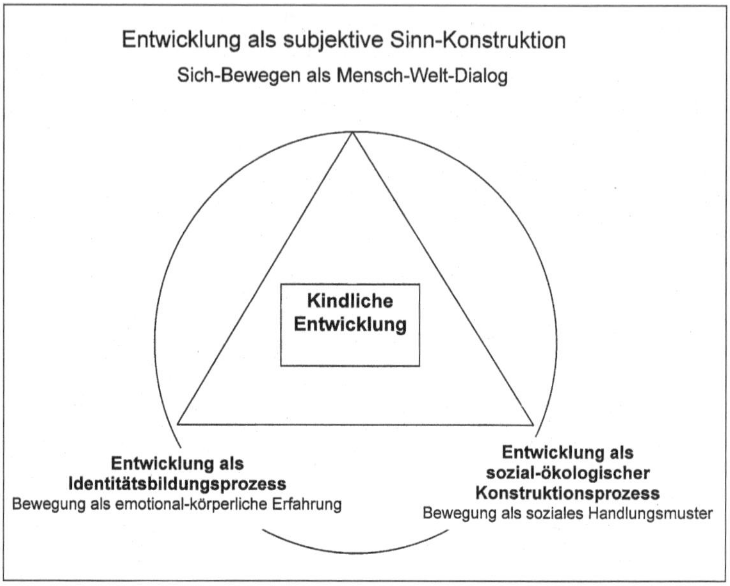

al-konstruktivistisches Konzept und bezieht aktuelle sozial-ökologische Erkenntnisse in sein Entwicklungskonzept ein. Er spricht von sozial-ökologischen Erfahrungsmustern, die die Individualität der kindlichen Identität erst hervortreten lassen. War Erfahrung bei Piaget noch ein rein individueller Prozess, bei dem das Erkenntnissubjekt seine Aufmerksamkeit auf ein Objekt richtete, so wird der Erfahrungsprozess jetzt durch die Integration eines beteiligten oder anleitenden Partners bzw. durch die Gruppe zu einem sozialen Muster. Entsprechend gestaltet sich das Entwicklungsmodell heute als subjektiver Konstruktionsprozess in der Dreiecksstruktur zwischen dem Kind und seiner sozialen und materialen Umwelt. Mit dem besonderen Akzent der Körper- und Bewegungsthematik ist dieses epistemische Dreieck für die Psychomotorik grundlegend (Abb. 18).

Welche Vorteile hat es, kindliche Entwicklung unter dem Leitbegriff der Konstruktion zu sehen? Die Perspektive ist insofern interessant, als sie dem Individuum die besagte Rolle des Produzenten der eigenen Entwicklung zuschreibt. Der Akzent liegt eindeutig auf dem handelnden Subjekt und die ganzheitliche Bewegungshandlung wird zum Entwicklungsträger.

3.4.2 Person und Bewegung: Die identitätsbildende Perspektive

Aus der Entwicklungsperspektive betrachtet, stellen Erfahrungsdaten vom eigenen Körper grundlegende Elemente der personalen Identität dar (Paulus 1986). Aufgrund der Verwurzelung des Menschen in den eigenen Körper ist dieser der Ausgangspunkt für inneres und äußeres Erleben. Die Gesamtheit menschlichen Erlebens umschließt gewissermaßen zwei – wiederum nur analytisch trennbare – Seins-Weisen des Körpers: Im-Körper-Sein (Körpererfahrung) und Außerhalb-des-Körpers-Sein (soziale und materiale Erfahrung); sie beinhaltet Selbst- und Umwelterfahrung.

Eriksons Theorie

Die körperbezogene, d.h. die subjektiv-emotionale Erlebnisqualität des Handelns betonende Sichtweise der kindlichen Entwicklung geht vor allem auf Erikson (1950; 1989) zurück. Dieser beschreibt die menschliche Entwicklung als Persönlichkeitsentwicklung mit dem Ziel der Bildung einer eigenen Identität. Erikson trennt sich von der klassischen psychoanalytischen Position, bezieht vor allem soziale Bezugspersonen und Systeme in seine Erklärungen mit ein und betont so die zentrale Bedeutung der Interaktion zwischen Kind und Umwelt für die Entwicklung der Persönlichkeit.

In der handelnden, interaktiven Auseinandersetzung des Individuums mit der Welt wird die Motorik als bewusstes und unbewusstes Bewegungsgesamt des Menschen zur wichtigen Grundlage der Handlungs- und Kommunikationsfähigkeit. Genau dieses ist der Akzent der psychomotorischen Entwicklungsförderung innerhalb eines prinzipiell ganzheitlichen und mehrdimensionalen Förderkonzepts. Da dem Handeln in allen Fällen der Körper als Fundament zugrunde liegt, basiert menschliches Handeln überwiegend auf (Bewegungs-)Erfahrungen, die in einer ständigen Wechselbeziehung zu sinnlichem Wahrnehmen, Bewegen, Erleben und Verarbeiten gewonnen und ständig differenziert und erweitert werden.

3.4.2.1 Erik H. Erikson: Leben und Werk

Erik Homburger Erikson wird 1902 in der Nähe von Frankfurt geboren. Seine Eltern, die dänischer Herkunft sind, trennen sich noch vor seiner Geburt. Erikson findet in dem Kinderarzt Dr. Homburger seinen Stiefvater (Flammer 1996, 83ff.; 2008, 73ff.). Bis 1912 besucht er die Volksschule. Seine anschließende achtjährige Gymnasialzeit stellt seine einzige Auseinandersetzung mit formaler Bildung dar. Nach einem

Wanderjahr nimmt er in München ein Studium an der Kunstakademie auf. Eriksons Erstberuf ist der des Zeichners, des Künstlers.

Studium der Psychoanalyse

1927 geht er nach Wien, wird Lehrer amerikanischer Schüler von Sigmund Freud. Hier kommt er zum ersten Mal in Kontakt mit der Psychoanalyse. Neben die Lehrtätigkeit tritt sodann ein eifriges Studium der Psychoanalyse. Zusätzlich unterzieht sich Erikson einer Lehranalyse bei Anna Freud. 1929 heiratet er Joan Serson, die halb kanadischer, halb amerikanischer Herkunft ist. 1933 schließt er seine analytische Ausbildung bei der Wiener Psychoanalytischen Gesellschaft ab und flieht noch im selben Jahr mit seiner jungen Familie nach Amerika, wo er in Boston als erster eine Praxis für Kinderanalyse eröffnet. Drei Jahre später wird ihm am Institute of Human Relations der Yale-University eine Stelle angeboten; er wird Dozent an der Yale Medical School und kurze Zeit später Assistenzprofessor.

Studien und Reisen

1938 zieht Erikson nach South Dakota, um dort zeitweilig unter den Sioux-Indianern zu leben und zu forschen. 1939 trifft er in Kalifornien ein und beteiligt sich in Berkeley an einem Längsschnittprojekt des Institute of Child Welfare zur Entwicklung von Kindern. Wieder unternimmt er zahlreiche Reisen, diesmal an die kalifornische Nordküste, um dort das Studium der Yurok, einem indianischen Fischerstamm, aufzunehmen. Im gleichen Jahr stirbt Sigmund Freud. 1949 gibt Erikson seinen Wohnsitz an der Bay wieder auf und zieht an die Ostküste, wo er als Kliniker arbeitet und später Professor der Psychologie und Dozent der Psychiatrie an der Harvard Universität wird, er, der nie einen akademischen Abschluss errungen hatte.

In den 1950er- und 1960er-Jahren unternimmt er zahlreiche Europareisen. 1953 tagt in Genf der Kongress der WHO und beschäftigt sich mit dem „Einfluss in der Kindheit wirksamer biologischer, psychologischer und kultureller Faktoren auf die Entwicklung der erwachsenen Persönlichkeit“. Erikson trifft hier namhafte Forscher, wie Konrad Lorenz, Margaret Mead, Jean Piaget und Julian Huxley. Wesentliche Punkte aus den Forschungsergebnissen Eriksons werden in dem Abschlussband „Untersuchungen zur kindlichen Entwicklung“ aufgenommen. 1994 stirbt Erik Erikson; er hinterlässt drei Kinder.

Betrachtet man Eriksons Leben, so wird deutlich, wie sehr seine Theorien von kulturellen Gegebenheiten geprägt wurden. Der Einfluss seiner Forschungen innerhalb der Indianerstämme wird in seinen Ausführungen über die Bedeutung der Umwelt und der kulturellen Situation für die kindliche Entwicklung sichtbar. Gleichzeitig erfährt Erikson am eigenen Leib, was es heißt, seine Identität zu suchen. Durch seine zahlreichen Reisen und die häufigen Wohnortwechsel, verbunden mit einem Wechsel des sozialen Umfeldes, wird sein Lebensthema sichtbar: Die Identitätsbildung des Menschen in Abhängigkeit sozialer Kontexte.

3.4.2.2 Die Theorie der psychosozialen Entwicklung nach Erik H. Erikson

Betonung der Interaktion

Anders als die strukturgenetische Theoriefamilie der Entwicklungspsychologie, die sich stärker mit Fragen der Erkenntnisgenese des Kindes auseinandersetzt, stellt die identitätsbildende Perspektive von Anfang an die subjektiv-emotionale Erlebnisqualität menschlichen Handelns als Beziehungsgeschehen ins Blickfeld des Forschungsinteresses. Als einer der Hauptvertreter mit Bedeutung für die psychomotorische Theoriekonstruktion kann Erik H. Erikson (1950; 1989) gelten. Er beschreibt die menschliche Entwicklung als Persönlichkeitsentwicklung mit dem Ziel der Bildung der eigenen Identität. In Erweiterung des Freudschen Ansatzes, der den Schwerpunkt auf die Darstellung der psychosexuellen Aspekte der kindlichen Entwicklung legt, bezieht Erikson soziale Bezugspersonen und Systeme in seine Erklärungen mit ein und betont so die zentrale Bedeutung von Interaktion zwischen Kind und Umwelt für die Entwicklung der Persönlichkeit.

Universale Entwicklungsstufen

Die Suche nach Identität ist durch ein Spannungsverhältnis gekennzeichnet. Zum einen umfasst sie das Streben des Individuums nach Kontinuität, nach einem Gefühl der Einzigartigkeit in Abgrenzung zu anderen. Zum anderen beinhaltet sie jedoch auch die Notwendigkeit, sich zu entwickeln und den ständig verändernden Anforderungen der Umwelt, insbesondere der gesellschaftlichen Bezugsgruppen, anzupassen. Erikson geht davon aus, dass sich die Entwicklung nach einem Grundplan universal gültiger Entwicklungsstufen und -krisen vollzieht. Sie ist geprägt durch phasenspezifische Konflikte, die zum einen durch die wachsenden Fähigkeiten und die damit verbundenen Bedürfnisse und Wünsche des Individuums, zum anderen durch veränderte Anforderungen des sozialen Umfeldes charakterisiert sind. Jede psychische Krise wird durch zwei Pole definiert, die miteinander in Konkurrenz stehen (Abb. 19).

Die angemessene Bewältigung von Konflikten besteht in der Ausbalancierung solch gegensätzlicher Ansprüche und wird als Entwicklungsaufgabe bezeichnet. Bleiben diese unerledigt, belasten sie die weitere Entwicklung. Nach Erikson (1989, 66) besteht jedoch die Möglichkeit der Aufarbeitung ungelöster psychosozialer Konflikte in spä-

Abb. 19: Entwicklung und psychosoziale Konflikte nach Erikson (1989) und Meier (1983)

	Psychosoziale Krisen	*Bereich bedeutsamer Beziehungen*	*Bezugspunkte sozialer Ordnung*	*Psychosoziale Modalitäten*	*Alter*
I	**Vertrauen vs. Misstrauen**	**mütterliche Person**	**Kosmische Ordnung**	**Etwas erhalten Etwas dafür geben**	**Säuglingsalter 0-1**
II	**Autonomie vs. Scham, Zweifel**	**Eltern**	**„Recht und Ordnung"**	**(Fest)halten (Los)lassen**	**Kleinkindalter 2–3**
III	**Initiative vs. Schuldgefühle**	**Engere Familie**	**Ideale Prototypen**	**Tun (= einer Sache nachgehen); „So tun" (=spielen)**	**Spielalter 4–5**
IV	Tatendrang vs. Minderwertigkeit	„Nachbarschaft", Schule	Technologische Elemente	Dinge tun (= zum Abschluß bringen); Dinge zusammenfügen	Schulalter 6–12
V	Identität und Ansehen vs. Ausschluss und Identitätsdiffusion	Gruppe der Gleichaltrigen und fremde Gruppen; Vorbilder	Ideologische Perspektiven	Sich selbst sein (oder nicht); Selbst sein unter Mitmenschen	Adoleszenz 13–18
VI	Intimität und Solidarität vs. Isolation	Partner und Freunde, Sex, Wettbewerb, Kooperation	Kooperations- und Konkurrenzmuster	Sich gegenseitig im anderen finden und verlieren	Frühes Erwachsenenalter 19–25
VII	Schaffenskraft (Generativität) vs. Isolation	Geteilte Arbeit und gemeinsamer Haushalt	Strömungen in Erziehung und Tradition	Etwas umsorgen Etwas schaffen	Erwachsenenalter 26–40
VIII	Integrität vs. Widerwille und Verzweiflung	Wesen des Menschen, mein Wesen	Weisheit	Aus der Vergangenheit leben; den Tod bedenken	Reifes Erwachsenenalter ab 41

teren Lebensphasen. Genau hier ergibt sich ein Ansatzpunkt für eine identitätsfördernde Arbeit mit Problemkindern aus psychomotorischer Sicht. Es gilt, Inhalte oder Themen zu finden, deren Bewältigung, auch Konfliktbewältigung, beim Kind eine identitätsfördernde Funktion hat. Ich beziehe mich im Folgenden exemplarisch auf die drei ersten Entwicklungsabschnitte der Theorie.

Urvertrauen Im ersten Lebensjahr geht es in psychosozialer Hinsicht um ein Gefühl von Urvertrauen und die Überwindung eines Gefühls von Misstrauen. Welche Bewegungs- und Spielaktivitäten können nun die Gelegenheit bieten, den psychosozialen Konflikt zwischen dem Erwerb von Vertrauen und der Ausprägung eines Grundgefühls von Misstrauen zu beeinflussen? Seewald (1992a) nennt dazu Bewegungen wie Schaukeln, Wiegen und Schwingen, die durch sanfte Übergänge und geringe Intensität gekennzeichnet sind. Sie können durch ihren gleichmäßigen und harmonischen Ablauf dem Kind das Gefühl von Beständigkeit und Sicherheit vermitteln.

Ähnlich schützende Erfahrungen und ein Gefühl von Geborgenheit und Wärme können dann später Situationen vermitteln, in denen Kinder die Gelegenheit finden, sich in Decken o.ä. einzuwickeln oder aus einfachen Materialien Häuschen, Höhlen, Zelte und ähnliche Unterschlüpfe zu bauen, die eine wohlige Atmosphäre ausstrahlen. Es sind dies Tätigkeiten, die Kinder in freien Spielsituationen selbst suchen, es sind dies aber auch Handlungen und Spielsituationen, die schon immer zum psychomotorischen Handlungsrepertoire gehört haben, um gerade die emotionale Komponente der kindlichen Entwicklungsförderung zu akzentuieren.

Scham überwinden

Im zweiten und dritten Lebensjahr bewegt sich das Kind zwischen den Polaritäten Autonomie und Scham/Zweifel. Die Entwicklungsaufgabe besteht darin, sich von der primären Bezugsperson zu emanzipieren und ein übergroßes Gefühl von Scham und Zweifel zu überwinden. Dies wird vor allem durch die neuen Möglichkeiten der Körperbeherrschung (Gehen, Sprechen, Stuhlkontrolle) unterstützt. Die Entwicklung und Möglichkeit der Fortbewegung bedeuten für das Kind eine „ungeheure Erweiterung des Horizonts und neue, ungeahnte Zugangsmöglichkeiten zur Welt“ (Conzen 1990, 212).

Autonomie

Das Kind weiß jetzt sicher, dass es ein Innen und Außen, ein Ich und ein Du gibt und dass es aktiv auf die Umwelt einwirken kann. Die Betonung und Durchsetzung des eigenen Willens ist in dieser Phase von besonderer Bedeutung. Es kommt zu unvermeidlichen Zusammenstößen mit anderen Familienmitgliedern. Das in der ersten Phase erworbene Urvertrauen und die symbiotische Geborgenheit in der Beziehung zur Mutter (bzw. zum Vater) werden erstmals auf eine schwere Probe gestellt. Wichtig ist in dieser Zeit, dass das Kleinkind möglichst angstfrei mit Nähe und Distanz, Weggehen und Wiederannähern experimentieren kann. Es geht darum, eine ausgewogene Balance zwischen dem Weiterbestehen der guten symbiotischen Beziehung und der Getrenntheits- und Autonomieerfahrung zu finden. Bewegungsthematisch bieten sich in dieser Altersspanne z.B. Versteck- und Fangspiele an. Versteckspiele bieten die Gelegenheit, sich abzugrenzen, enthalten aber gleichzeitig die Sicherheit des Wiedergefundenwerdens. Fangspiele aller Art thematisieren die Ambivalenz von Nähe und Distanz; ihre Reize ziehen sie aus dem Fortlaufen und Verfolgtwerden, wobei kleine Kinder das (Auf-)Gefangenwerden provozieren (Hölter 1987; Seewald 1992a). Kinder dieses Alters (und auch ältere) drängen mit Vorliebe danach, Möglichkeiten und Grenzen ihrer körperlichen Fähigkeiten kennen zu lernen, selbst wenn dieses mit gewissen Risiken behaftet ist. Erfahrungsangebote im Balancieren, Klettern und Rutschen sind deshalb besonders kindgemäß.

Abgrenzung zu anderen

Im Vorschulalter liegt der Schwerpunkt der Entwicklungsaufgabe Initiative versus Schuldgefühle auf der Entdeckung individueller Merkmale und Fähigkeiten im Vergleich und in Abgrenzung zu anderen. „Das Kind weiß jetzt sicher, daß es ein Ich ist; nun muß es herausfinden, was für eine Person es werden will" (Erikson 1989, 87). Das Streben des Kindes nach Unabhängigkeit wird durch drei Entwicklungsschübe eingeleitet:

- Das Kind ist nun in der Lage, sich freier und kraftvoller zu bewegen und gewinnt dadurch ein weites, subjektiv unbegrenztes Tätigkeitsfeld;
- sein Sprachvermögen vervollkommnet sich; die Symbolfunktion sowie die Anfänge der Verinnerlichung der Handlungsschemata entwickeln sich;
- Sprache und Bewegungsfreiheit zusammen erweitern die Vorstellungswelt des Kindes.

Charakteristisch für diese Altersstufe sind das Sich-Identifizieren mit den Rollen und Tätigkeiten der Erwachsenen und das damit verbundene Träumen vom Groß- und Starksein. Das Kind ist bemüht, mit Hilfe seines bereits im zweiten Stadium erworbenen, autonomen Willens konkrete Ziele in die Tat umzusetzen. Das Hauptthema dieser Altersspanne ist das Entwickeln von eigener Initiative. Es geht darum, neue Aufgaben und Herausforderungen anzunehmen, die individuellen Merkmale im Vergleich und in Abgrenzung zu anderen zu entdecken und damit die eigene Identität herauszubilden. Ein positives Selbstkonzept baut sich aber nur auf, wenn der Erfolg einer Handlung als selbst verursacht erlebt und nicht als zufallsbedingt oder fremdbestimmt wahrgenommen wird. Aus diesem Grund ist das Bereitstellen von Situationen, in denen das Kind selbstständig aktiv handeln kann, eine wesentliche Vorbedingung für die Entwicklung eines positiven Selbstkonzeptes.

Initiative entwickeln

Die Schuld – als Gegenpol der Initiative – wirkt hemmend auf den unermüdlichen Forscherdrang und die Initiativkraft des Vorschulkindes. Schämte sich das Kind bisher, wenn es bei verbotenen Handlungen entdeckt wurde, so können nun durch den bewussteren Umgang mit familiär und gesellschaftlich vermittelten Normen und Werten Schuldgefühle entstehen. Erikson (1989, 94) verweist diesbezüglich auf die negativen Folgen übertriebener Verbote, Ermahnungen und Handlungseinschränkungen durch die Bezugspersonen, die sich in Buchstabengehorsam, wie übertriebene Regeltreue, übertriebene Selbstbeherrschung und Einschüchterung, auswirken können. Es gibt nun zahlreiche Bewegungs- und Spielaktivitäten zur Bearbeitung des Grundthemas Initiative entwickeln. Dabei ist didaktisch die Perspektive von der Sicherheit des Bekannten und Angenehmen bedeutsam, z. B. Schaukeln, Bewegungsspiele auf dem (sicheren) Boden zur Befriedigung des Abenteuerdranges (Roll- und Fahrgeräte, Bewegungslandschaften). Spiele mit unterschiedlichen Rollen (z. B. Mutter, Vater und Kind; Räuber und Gendarm; Indianer und Cowboy) bieten die Gelegenheit, sich mit Vorbildern zu identifizieren. Durch Bewegung mit Roll- und Fahrgeräten (Rollbrett, Pedalo, Roller, Fahrrad, später Skateboard) lernen die Kinder Körper- und Selbstbeherrschung, während sie „die Welt erobern". Beim Erobern von Bewegungslandschaften beinhalten Situationen der Höhe und des Kletterns einen besonderen Aufforderungscharakter, „weil sie die dritte Dimension eröffnen und von der sicheren Mutter Erde wegführen" (Seewald 1991, 37). Spiele mit Wettkampfcharakter bieten die Gelegenheit, die eigenen Kräfte zu messen und sie mit denen anderer zu vergleichen.

Für die praktische Förderarbeit mit auffälligen Kindern bis zum Grundschulalter lassen sich entwicklungsorientiert drei Grundthemen formulieren:

- Vertrauen bilden,
- Autonomie aufbauen und
- Initiative entwickeln.

In der Bewegung kann sich das Kind freudvoll erleben und frei entscheiden, wie es handeln will. Vertrauen, Autonomie und Initiative sind dabei die wichtigsten Faktoren: Das Kind soll Vertrauen zu sich und anderen bilden, selbst entscheiden und kontrollieren dürfen (Autonomie), (neue) Aufgaben übernehmen und entwickeln können (Initiative) und in allem unterstützt und respektiert werden. Durch die Bewegung und durch seinen Körper kann das Kind an diese Entwicklungsaufgaben herangeführt werden. Hierin liegt die besondere Bedeutung der Kategorien Körper und Bewegung für die identitätsbildende Förderung von Kindern.

3.4.2.3 Bewertung und aktuelle Weiterentwicklungen der identitätsbildenden Perspektive

Entwicklung als festgelegte Stufenabfolge

Die moderne Entwicklungspsychologie hat die bei Erikson thematisierte Bedeutung von Krisen und typischen Lebensthematiken für die Entwicklung des Menschen anerkannt, eine genetisch dominierte universelle Krisenabfolge innerhalb festgelegter Zeitraster ist jedoch abzulehnen (Habermas/Döll-Hentschker 2007; Flammer 2009, Kap. 6). Hier gilt eine ähnliche lebenslaufbezogene Kritik wie zuvor bei Piaget. Der Ansatz entspricht wohl noch sehr stark der zeittypischen Sichtweise von Entwicklung als allgemeingültiger Stufenabfolge. Bei Erikson ist dieser Prozess ein mehrschichtiger Prozess, bei dem jede Schicht eine seiner typischen Lebensthematiken repräsentiert. Neu ist die Bedeutung sozialer Stimulierung: Es ist vor allem die Qualität der zwischenmenschlichen Interaktion, die die Person moduliert. Mit dieser Akzentsetzung verlässt Erikson die traditionelle psychoanalytische Denkweise und räumt der personalen Umwelt eine gewichtige Einflussmöglichkeit für den Fortgang der Ereignisse ein.

Lebenslange Identitätssuche

Die Stärke dieser Theorie ist eindeutig die zentrale Stellung der Identitätsbildung im Sinne einer lebenslangen Identitätssuche (Alsaker/Kroger 2007). Leider versäumt es Erikson mitzuteilen, über welche Inhalte dieser Prozess sozial gestiftet werden kann. Entsprechend schwer tut sich die Theoriekritik mit diesem Ansatz. Die Psychomotorik liefert nun einen inhaltsbezogenen Beitrag zur Diskussion. Die bei Erikson beschriebenen Lebensthematiken eignen sich recht gut zur Bestimmung relevanter Entwicklungsaufgaben, die dann durch motivierende Inszenierungen – wie zuvor exemplarisch für das Kindesalter beschrieben – einer Aufgabenlösung oder Konfliktbewältigung zugeführt werden können. Eriksons Ansatz hat nun seinerseits eine hohe Relevanz für Beratung und Entwicklungsförderung, insofern als er als Orientierungsrahmen für identitätsbildende Förderprozesse und damit als ein Baustein psychomotorischer Theorielegung gelten kann. Keinesfalls sollte Eriksons Acht-Phasen-Modell zur Diagnostik des Entwicklungsstandes herangezogen werden, um daraus Behandlungspläne abzuleiten. Dazu ist der soziale und kulturelle Bedeutungsrahmen für individuelle Prozesse doch zu gewichtig, um Generalisierungen zu erlauben.

Aus psychomotorischer Sicht ist Entwicklung dann in jeder Lebensphase und in ihrer Lebensbilanz (subjektiv) erfolgreich, wenn der Einzelne einen Nettogewinn an positiven Erfahrungen aus positiv bewältigten Konflikten für sich verbuchen kann. Dazu ist es aber auch zwingend notwendig, die Seite der sozialen und kulturellen Angebote zu berücksichtigen.

3.4.2.4 Bindungstheorie: Beziehungsgestaltung und Explorationsverhalten als Wirkfaktoren

Die Psychomotorik beschreibt kindliche Persönlichkeitsentwicklung immer als *bewegte Entwicklung* und als *Entwicklung in Beziehung*. Jedoch wird die Bedeutung der Beziehung im psychomotorischen Diskurs bisher primär im Hinblick auf die Beziehungsgestaltung zwischen Psychomotoriker und Kind thematisiert, da diese einen wesentlichen Wirkfaktor im Prozess der psychomotorischen Entwicklungsförderung darstellt. Vor allem Gerd Hölter richtet sein Augenmerk auf spezifische und unspezifische Wirkfaktoren in Analogie zur Psychotherapieforschung (Hölter 2005) und erforscht deren Relevanz für die professionelle psychomotorische Arbeit (vgl. auch Hölter 2002; Hölter/Flosdorf 2006). Dieser Diskussionslinie soll im Folgenden nicht gefolgt werden. Erst in jüngerer Zeit tritt die Qualität der Eltern-Kind-Beziehung in ihrer grundlegenden Bedeutung für die kindliche Entwicklung und damit Erkenntnisse der Bindungsforschung ins Bewusstsein des psychomotorischen Interesses (Krus 2004a; 2008; Schneider 2011; Friedrich/Welsche 2017). Dabei formt sich die Erkenntnis, dass die Psychomotorik ihrerseits durch ihren Gegenstandsbereich – Bewegung und Spiel als Anlässe zur Beziehungsstiftung – auf die Theoriekonstruktion der Bindungsforschung rückwirkt. Der rote Faden der Argumentationslinie soll hier dargelegt werden.

Bindung und Exploration

Bindungssicherheit

Die Entwicklung von Bindungssicherheit kann als grundlegende Voraussetzung für eine gesunde Persönlichkeitsentwicklung angesehen werden, die in emotionalen Anforderungs- und Belastungssituationen bis ins Erwachsenenalter hinein die Herausbildung effektiver und angemessener Bewältigungsstrategien begünstigt (Grossmann et al. 2003, 1164ff.). Im Laufe der ersten Lebensmonate entsteht aus den Interaktionserfahrungen zwischen Kind und Bezugsperson(en) eine Bindungsbeziehung, die sich in Abhängigkeit der Qualität des elterlichen Pflege- und Zuwendungsverhaltens im günstigsten Fall zu einer *sicheren Bindung* entwickelt, im ungünstigsten Fall zu einem *unsicheren Bindungsmuster*. Von einer sicheren Bindung kann gesprochen werden, wenn das Kind die Bezugspersonen als verlässliche, ihm positiv zugewandte Interaktionspartner erlebt, die imstande sind, seine Signale richtig zu interpretieren sowie auf seine Äußerungen und Bedürfnisse feinfühlig, angemessen und prompt zu reagieren (vgl. Petermann et al. 2004, 196). Durch die sensible Beantwortung der kindlichen Signale erfährt sich das Kind als selbstwirksam, indem ihm das Gefühl vermittelt wird, „mit seinen Appellen und Handlungen etwas bewirken und verändern zu können" (Friedlmeier 1999, 214). Der Ausdruck der eigenen Befindlichkeit wird als nützliches Mittel begriffen, um Regulierungshandlungen bei Bezugspersonen hervorrufen zu können. Diese Erfahrungen sind grundlegend, damit sich das Gefühl entwickelt, Einfluss auf die eigenen emotionalen Zustände nehmen und diese kontrollieren zu können. Elterliches Unvermögen, die kindlichen Signale sensibel zu beantworten, begünstigt hingegen die Entstehung eines unsicheren Bindungsmusters und lässt beim Kind Gefühle von Hilflosigkeit entstehen (vgl. Mietzel 2002, 134).

Bewältigung von Trennungssituationen

Die Bindungserfahrungen mit den Bezugspersonen verinnerlicht das Kind im Laufe der Zeit und entwickelt daraus ein *inneres Arbeitsmodell,* das seine Wirkung im weiteren Entwicklungsverlauf vor allem in Situationen emotionaler Belastung (verstanden als Bewältigung von Trennungssituationen) entfaltet. In diesem inneren Arbeitsmodell werden sowohl der eigene *Selbstwert* und die eigenen *Kompetenzen* repräsentiert, als auch die Erwartungen bezüglich der Verfügbarkeit und Zugänglichkeit der Bezugspersonen in stressbesetzten Situationen. Je nach Bindungstyp entwickelt ein Kind spezifische Verhaltensweisen, um seine Gefühle und Handlungen in emotionalen Anforderungssituationen unter Kontrolle zu bringen (Friedlmeier 1999, 215; Krus 2004a, 35).

- *Sicher gebundene Kinder* teilen ihren Bezugspersonen positive wie negative Emotionen deutlich mit. Sie können sich darauf verlassen, in Situationen emotionaler Belastung Unterstützung bei den Bezugspersonen zu finden und können diese ohne Bedenken aktiv einfordern. Bei der sicheren Bindung kann das Kind durch die Sicherheit aus der Nähe zur Bindungsperson sein Neugierverhalten explorativ nutzen.
- Kinder mit *unsicher-vermeidender (distanzierter) Bindungsrepräsentation* unterdrücken expressive emotionale Ausdrucksformen, da sie sowohl bei positiven als auch bei negativen Emotionsäußerungen Zurückweisung durch die Bezugsperson befürchten. Bisweilen zeigen sie unvermittelte Ausbrüche von Ärger.
- Bei der *unsicher-ängstlichen (ambivalenten) Bindung* zeigt das Kind einen übertriebenen Ausdruck von Angst, um die Bindungsperson

auf sich aufmerksam zu machen. Es ist bei einer Trennung untröstlich verzweifelt, erhält aber durch die Wiedervereinigung kaum einen Sicherheitsgewinn. Die fehlende Steuerungsmöglichkeit für die Zuwendung der Bindungsperson äußert sich beim Kind in einer unbeherrschbaren Mischung von Angst und Ärger und einem hohen Maß an Abhängigkeit zur Bindungsperson.

- Die *unsicher-desorganisierte Bindung* bezeichnet die Überlagerung aller zuvor genannten Bindungsmuster durch bizarre, stereotype oder anderweitig auffällige Verhaltenselemente. Als typische Formen der Desorganisation von Bindungsmustern gelten stereotype Bewegungen, das Ziel verfehlendes Verhalten, zufällige oder beiläufige Aggression gegen ein Elternteil in der fremden Situation, Phasen der Starrheit, etc. Bezugspersonen sind meist selbst verunsichert und wirken ängstigend auf das Kind.

Generalisierung der Bindungserfahrung

Das *innere Arbeitsmodell* dient darüber hinaus als eine Art Arbeitshypothese, die das Kind als Grundlage heranzieht, um seine Bindungserfahrungen mit den Bezugspersonen auf andere Beziehungen zu übertragen (Bischof-Köhler 1998, 336; Grossmann/Grossmann 2007, 285ff.). Das Kind entwickelt eine generelle Vorstellung davon, wie Beziehungen organisiert sind und nutzt diese in Abhängigkeit der Bindungsqualität in spezifischer Weise für die Herangehensweise an soziale Kontakte und die Gestaltung von Freundschaften in späteren Jahren. Im Vorschulalter gelten sicher gebundene Kinder als sozial kompetenter und kontaktfreudiger als unsicher gebundene Kinder und zeichnen sich darüber hinaus durch ein höheres Maß an Selbstsicherheit aus (Petermann et al. 2004, 200ff.).

Exploration

Dem *Bindungsverhalten* kommen im Wesentlichen zwei Funktionen zu; zum einen das Gefühl der Sicherheit und Geborgenheit in unbekannten Situationen, zum anderen stellt der schützende Rahmen eine sichere Basis für das *Erkundungs-* und *Autonomiebestreben* des Kindes dar, das dadurch seine Welt schrittweise erobern kann (vgl. Schneewind 2002, 117f.). Die Bindungstheorie betrachtet das Bindungs- und Explorationsverhalten als zwei getrennte Verhaltenssysteme, die sich jedoch gegenseitig bedingen und die Anpassung an die jeweiligen Lebensgegebenheiten herausfordern. Fühlt sich das Kind in der Anwesenheit seiner Bindungsperson sicher, wächst das Bedürfnis, neue Gegenstände und unbekannte Situationen zu erkunden, sich diese anzueignen und sich damit ein Stück weit von seiner schutzgebenden Person zu lösen.

Neugier *Neugier* ist ein wesentliches Antriebs- und Motivsystem des Menschen, das sein Explorationsverhalten bedingt. Schon kurze Zeit nach der Geburt beginnt der Säugling seine Aufmerksamkeit auf umgebende Reize zu lenken, in seiner Erkundungsaktivität eröffnet sich dem Kind die Welt. Je kompetenter das Kind in seinen selbst gesteuerten Fortbewegungsmöglichkeiten wird, desto größer wirkt die Anziehung von neuen Objekten und der Erkundungsradius erweitert sich (vgl. Schölmerich/Lengning 2014, 198f.). Die neueren Kenntnisse der Bindungstheorie sehen in der Bindungsperson nicht nur die passive sichere Basis für den Rückzug im Explorationsverhalten, sondern auch deren aktive, vermittelnde Rolle zwischen Kind und Umwelt. Aus dieser Perspektive werden die Unterstützung und die Haltung der Eltern im Rahmen der Autonomiebestrebungen ihrer Kinder zu einer wichtigen Einflussgröße (vgl. Schölmerich/Lengning 2014, 208).

Aktive Unterstützung der Eltern Aktuelle Perspektiven beschäftigen sich in diesem Kontext mit dem Zusammenhang einer *sicheren Basis* für die Bindungs- wie für die *Explorationsbedürfnisse* des Kindes und berücksichtigen neben dem kindlichen Erkundungsverhalten gezielt das Verhalten der Eltern in diesen Explorationssituationen. Eine sichere Basis für die sichere Exploration ist demnach nicht allein dadurch gewährleistet, dass das Kind sich bei Unsicherheit zu seiner Bezugsperson zurückziehen kann. Neben der Funktion als Rückzugsmöglichkeit erscheint von zentraler Bedeutung, inwiefern diese sichere Basis auch eine aktive, feinfühlig herausfordernde Unterstützungsfunktion übernimmt (vgl. Schölmerich/Lengning 2014, 207f.).

> „Neugier und Exploration verlangt Unterstützung und sprachliche Begleitung, um natürliche Unsicherheiten vor Fremdem und allem Fremdartigen zu vermindern und um den gemachten Erfahrungen Bedeutung zu verleihen" (Grossmann/Grossmann 2007, 287).

So erlangt feinfühliges Elternverhalten in *Spielsituationen* eine besondere Qualität: Es zeichnet sich aus durch eine aktive Ermutigung zur Exploration, wertschätzende Interaktion, Anregung umsetzbarer Ideen, feinfühlige Herausforderung und kooperative Unterstützung sowie angemessene Erwartungen. Im Gegensatz dazu kann Desinteresse und mangelnde Unterstützung einerseits oder direktive Einmischung von Seiten der Eltern andererseits das gemeinsame Spiel stören und beeinträchtigen. Derartig restriktives Elternverhalten hat nachweislich negativen Einfluss auf die emotionale, kognitive und soziale Entwicklung des Kindes (Grossmann/Grossmann 2005, 209–211).

Systemische Betrachtung

Die jüngere Bindungsforschung hat Unterschiede bindungsbezogener und sachbezogener (spielerischer) Feinfühligkeit der Bezugspersonen empirisch gesichert (Grossmann/Grossmann 2005, 212f.). Auch dieses Geschehen ist äußerst komplex und aufschlussreich. Bei der Entwicklung der Spielfähigkeit erhält die Rolle des Vaters eine besondere Bedeutung; die Qualität des Anregungspotenzials und die Sensibilität der Bezugspersonen (Spielpartner) für die Dynamik des Geschehens sind wesentlich für die Qualität der sachbezogenen Explorationstätigkeit, die sich langfristig beim Kind durch zielstrebiges Planen und Handeln in Anforderungssituationen niederschlagen (vgl. Grossmann/Grossmann 2007, 289ff.). Die Erkundungsaktivität des Kindes selbst – begleitet durch einen kompetenten Partner – erhält also eine wesentliche Bedeutung für die Modifikation des *inneren Arbeitsmodells*. Fuhrer (2008, 137) spricht sich nach Sichtung der empirischen Forschungslage zur Bindungs- und Beziehungsentwicklung über die Lebensspanne für eine Ausweitung der ursprünglichen dyadischen Sicht (Mutter-Kind- oder Vater-Kind-Beziehung) in Richtung einer netzwerkartigen Betrachtung unterstützender Ressourcen (systemische Sicht) aus. So ergeben sich völlig neue Bedeutungen beziehungsgestützter Explorationstätigkeiten für die Entwicklung(-sförderung) von Kindern. Genau hier bietet das reichhaltige psychomotorische Anregungspotenzial ungeahnte Möglichkeiten für Beziehungsgestaltungen. Die wichtigsten sollen überblickartig aufgelistet werden:

- *Bewegung als Basis:* Erste Erfahrungen sind Körper- und Bewegungserfahrungen in Beziehung. Aus psychomotorischer Sicht sind diese von zentraler Bedeutung für das Selbst- und Welterleben des Kindes. Aus bindungstheoretischer Sicht erlangt der Körperdialog bindungsgestaltende Erfahrungsmöglichkeiten.
- *Bewegung wird zum Kommunikationsmedium:* Nonverbal oder von elterlicher Seite sprachlich begleitet wird die gemeinsame Aktivität wichtiges Ausdrucksmittel aktueller Befindlichkeiten und situativer Bedürfnisse. Über Mimik, Gestik, Atmung, Muskeltonus teilen sich emotionale Zustände (Anspannung, Entspannung, Freude, Überforderung und Angst) mit und bilden die Grundlage für ein wechselseitiges Verständnis.
- *Bewegung ist von Anfang an in Beziehungskontexte gebettet:* Bewegung ist unauflöslich mit „bewegt sein“ verbunden; aus diesem intuitiven oder auch bewussten Verständnis wird Bewegung Medium der Beziehungsgestaltung.

- *Bewusstseinsbildung:* Zunehmendes Distanzerleben durch Befriedigung des Explorationsdranges ist Hinwendung zur Welt. Die Erkundungsaktivität ebnet den Weg zu differenzierter sachbezogener und sozialer Kompetenz; sie gestaltet das Bewusstsein des Kindes.
- *Fort-Bewegung führt zu Selbstständigkeit:* Das Kind löst sich im wahrsten Sinne des Wortes *schrittweise* aus seiner ursprünglich absoluten Abhängigkeit von seinen Eltern, es erobert die Welt und wird autark. Fortbewegung wird so zum Motor der Entwicklung. Unabhängigkeit bedeutet aber nicht Beziehungslosigkeit, sondern ein unsichtbares Band der Verbundenheit und Kontaktfähigkeit.
- *Kompetenz und Identität als dynamische Konstrukte:* Gemeinsames Aushandeln mit Spielpartnern und tätige Auseinandersetzungsprozesse führen genauso zu Handlungskompetenz wie zu Empathie. Ein beständiger Wechsel zwischen *sich aufeinander zu* und *voneinander weg bewegen* bewirkt ein Verständnis von sozialer Identität wie von Autonomie.

In einer solchen Sichtweise wird Bewegung zu einem idealen Medium der Beziehungsgestaltung und zum Baustein einer bindungsorientierten psychomotorischen Familienbegleitung in der Frühförderung (Wirtz 2007; Schneider 2013a, b; Friedrich/Welsche 2017).

3.4.3 Der Person-Umwelt-Bezug oder: Die ökologisch-systemische Perspektive der Entwicklung

Interaktion Eine Vielzahl selbstbezogener Erfahrungen beruht auf sozialen Vergleichsprozessen, die sich aus der Interaktion der Personen untereinander ergeben. Deshalb wird psychomotorische Förderung in der Regel als (Klein-) Gruppenförderung organisiert. In der Partnerschaft und in der Kleingruppe lernt der Klient mit anderen zu kooperieren, aber auch Formen des Leistungsvergleichs, das heißt, die eigene Individualität von der anderer zu unterscheiden. In der Interaktion mit bedeutsamen Vergleichspersonen und durch deren Bewertungsprozesse von Handlungen erfahren die Beteiligten eine realistische Modifikationen ihres Selbstbildes und dadurch eine Herausbildung der eigenen Persönlichkeit.

Lebenskontexte Eine entscheidende Erweiterung erfährt der Entwicklungsbegriff in der Psychomotorik unter einer ökologisch-systemischen Perspektive (Bronfenbrenner 1981; 1989; 1990; Fischer 1996a; Balgo 1998a). Dieser Ansatz zielt auf eine Perspektivenerweiterung und fördert ein Querdenken, indem die Person nicht länger rein individuumszentriert, sondern im Rahmen ihrer sozialen und sozialräumlichen Lebenskontexte betrachtet wird. (Kindliches) Handeln, auch vermeintlich auffälliges Verhalten, ist nur situativ und im zwischenmenschlichen Dialog zu erfahren und zu verstehen. Das neue Interesse des Pädagogen oder Therapeuten und des Forschers richtet sich auf den partnerschaftlichen Dialog in der Fördersituation, um die dominierenden Lebensthemen des Edukanden oder Klienten zu verstehen (Seewald 1993) und entwicklungsfördernde Angebote zu machen. Das Interesse richtet sich aber auch auf die Frage, unter welchen Bedingungen (z.B. bei Überforderungen) und in welchen Kontexten Probleme sichtbar werden und wie Lebensräume und Beziehungen gestaltet sein müssen, um eine Vermittlung zwischen individuellen, sozialen und kulturellen Anforderungen zu ermöglichen.

3.4.3.1 Urie Bronfenbrenner: Leben und Werk

Urie Bronfenbrenner (1917–2005) wird in Moskau geboren, wandert aber bereits mit sechs Jahren mit seiner Familie in die USA aus (Flammer 1996, 204; 2008, 247; Lüscher 2006). Er spricht zeitlebens englisch und russisch, was ihm bei seinen wissenschaftlichen Sozialisationsstudien einen überregionalen Weitblick ermöglicht. Sein Studium absolviert er an der Cornell Universität und nimmt anschließend Standortwechsel für sein Promotionsstudium an die Universitäten von Michigan und Harvard vor. Nach einer 10-jährigen Tätigkeit als praktizierender Psychologe wird er Professor für menschliche Entwicklung und Familienstudien an der Cornell Universität. Verheiratet war er mit einer deutschen Frau, hatte fünf Kinder und viele Enkelkinder.

Sozial- und familienpolitische Fragestellungen

Aus wissenschaftlichem Interesse, aber auch vor dem Hintergrund seiner Biographie, engagiert sich Bronfenbrenner für sozial- und familienpolitische Fragestellungen, mischt sich sogar in die Tagespolitik ein. Als lebensweltorientierter Wissenschaftler entwickelt er sozial-integrative Frühförderprogramme für Vorschulkinder.

Kurt Lewin

Bronfenbrenners Entwicklungstheorie ist geprägt vom Lebenswerk Kurt Lewins (1890–1947), dessen Vorstellungen ihn bereits als Student im Rahmen eines Konzeptvergleichs (Piaget–Freud–Lewin) faszinieren. Lewin (1936) ist der erste, der den Ökologiebegriff im Entwicklungskontext erwähnt. Unter Ökologie ist die Wissenschaft der wechselseitigen Beziehungen zwischen Organismen und ihrer Umwelt zu verstehen. Lewin integriert zwei wichtige Begriffe in sein Konzept, den des Lebensraumes und den des Settings, die bestimmend für das

Entwicklungskonzept Bronfenbrenners werden. Unter Lebensraum versteht er die Interpretation, die das Individuum subjektiv von seiner Umwelt vornimmt. Wesentlich beim Lebensraumkonzept ist die subjektive Bedeutung, die die Umwelt im menschlichen Leben besitzt. Dieses sei in Anlehnung an Oerter (1995, 85–86; 2008, 86–87) mit einem Beispiel verdeutlicht:

Kai sitzt zuhause in seinem Zimmer am Schreibtisch und muss seine Hausaufgaben machen. Gelegentlich schaut er aus dem Fenster und sieht den Spielplatz, auf dem seine Freunde spielen. Gern wäre er bei ihnen. Solange er noch nicht die Hausaufgaben gemacht hat, darf er nicht nach draußen.

Zum Lebensraumkonzept gehören nun zwei Dimensionen: Der physikalische Raum (Zimmer, Spielplatz) mit seinen objektiv beschreibbaren Eigenschaften und die subjektive Bedeutung dieser Räume. So besitzt der Spielplatz für Kai eine positive Bedeutung (Valenz). Gern wäre er bei seinen Freunden, muss allerdings zur Erreichung seines Zieles die dazwischen stehende Barriere (Hausaufgaben) überwinden. Der physikalische und soziale Raum wird zum Lebensraum durch die subjektive Bedeutung des Angebotes. Handeln ist für Lewin ein Sich-Umherbewegen im Lebensraum. Unter Entwicklung versteht er ein Sich-Fortbewegen von einer Region in eine andere. Gleichzeitig bezeichnet er die menschliche Entwicklung als eine Ausdifferenzierung des Lebensraums, da mit zunehmendem Alter immer mehr Regionen erschlossen werden. Lewin versteht den Lebensraum als ökologisches Konzept, welches als Vorläufer des heutigen ökologischen Denkens gelten kann.

Setting

Barker und Wright, Schüler Lewins, interessieren sich stärker für die objektiv fassbaren Umweltausschnitte, die individuelles Handeln und Verhalten beeinflussen, und nennen dieses Feld Setting. In einem Setting tritt das Individuum unmittelbar in Kontakt mit sozialen Partnern, indem es festgelegte Verhaltensmuster erwirbt und ausführt. Ein Wechsel des Settings, beispielsweise von der Schule zum Arbeitsplatz, hat sehr oft bei Jugendlichen auch einen Wechsel der Verhaltensmuster zur Folge (Oerter 1995, 87–88; 2008, 88). Bronfenbrenner beschreibt Setting als den „Ort mit spezifischen physikalischen Eigenschaften, in dem die Teilnehmer in bestimmten Rollen und in bestimmten Zeitabschnitten aktiv sind“. Während der Begriff des Lebensraums stärker die subjektiven Komponenten akzentuiert, bezieht sich der Begriff des Settings mehr auf die objektiven Gegebenheiten der Lebenswelt.

3.4.3.2 Der ökologische Ansatz Bronfenbrenners und seine Bedeutung für die Psychomotorik

Eine systemische Erweiterung erfährt der Ökologie-Begriff in der Entwicklungstheorie Bronfenbrenners (1981). Dieser beschäftigt sich in seiner Theorie mit der fortschreitenden gegenseitigen Anpassung zwischen dem aktiven, sich entwickelnden Individuum und den wechselnden sozialen und materialen Beziehungen und Bedingungen seiner Lebensbereiche (Lebensraum; Setting). In Analogie zu biologischen Ökosystemen versucht Bronfenbrenner, die Entwicklung des Menschen in ökologischen Systemen zu beschreiben. Er stellt sich die Umwelt als eine ineinander geschachtelte, konzentrische, aus vier Systemen bestehende Struktur vor, bei der ein System jeweils von dem nächsten umschlossen wird. Bronfenbrenner nennt diese Mikro-, Meso-, Exo- und Makrosysteme (Abb. 20).

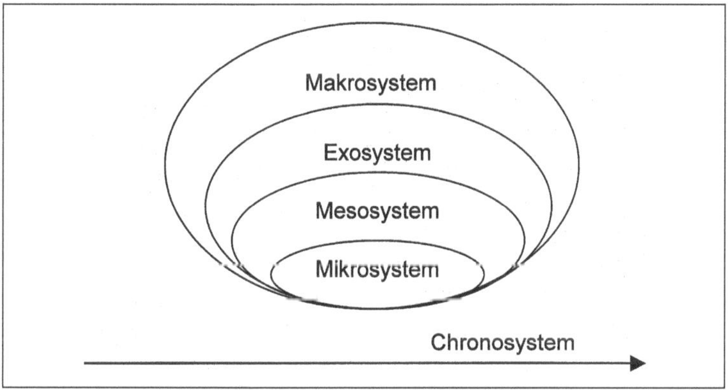

Abb. 20: Verschachtelte Systeme als Entwicklungskontexte (Flammer 2009)

Mikrosystem

Die kleinste in dem von Bronfenbrenner differenzierten ökologischen System ist die Mikrosystemebene. Sie umfasst alle Systeme, in denen sich das entwickelnde Individuum befindet. Ein Mikrosystem ist ein Muster von Tätigkeiten und Aktivitäten, Rollen und zwischenmenschlichen Beziehungen, die die in Entwicklung begriffene Person in einem gegebenen Lebensbereich mit den ihm eigentümlichen physischen und materiellen Merkmalen erlebt (Definitionen nach Bronfenbrenner 1981). Das Mikrosystem ist das kleinste mögliche System, in dem sich das Individuum bewegt (etwa die Familie, der Kindergarten, die Schulklasse oder die psychomotorische Fördergruppe). So umfasst die Betrachtung auf der Mikroebene die familiären Wohnbedingungen (etwa

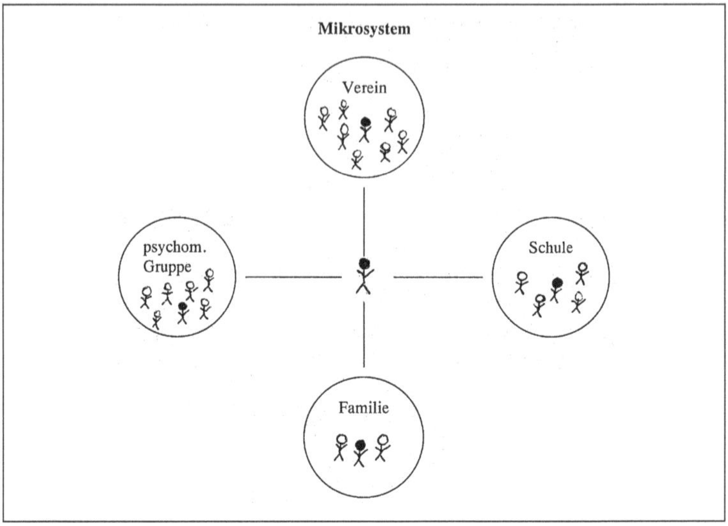

Abb. 21a: Mikrosystemebene: Auf dieser Ebene werden Aktivitäten, Rollen und das Beziehungsgeflecht einer Person in verschiedenen Mikrosystemen analysiert.

die Wohnungsgröße, die Spielmöglichkeiten), die finanziellen Bedingungen der Familie (z.B. finanzielle Not), aber auch die Beziehungen der Familienmitglieder untereinander (Abb. 21a).

Tätigkeit, Beziehung und Rolle

Bronfenbrenner sieht das entwicklungsrelevante Geschehen in dieser Umgebung durch drei zentrale Elemente gekennzeichnet, nämlich durch die Tätigkeit, die Beziehung und die Rolle (Flammer 2009, 251ff.):

- Eine molare *Tätigkeit* oder Aktivität ist ein über eine gewisse Zeit fortgesetztes Verhalten, das sein eigenes Verharrungsvermögen besitzt und von dem am Lebensbereich Beteiligten als bedeutungs- oder absichtsvoll wahrgenommen wird. Es handelt sich also um Tätigkeiten, die relativ lang andauernd und subjektiv nicht abgeschlossen sind, solange die entsprechenden Ziele nicht erreicht sind. Wichtig an diesen Tätigkeiten ist, dass sie soziale und andere Beziehungen stiften, dass sie nicht präsente Welten oder Erfahrungen symbolisch aktuell machen können (z.B. über eine Fehlentscheidung nachzudenken oder zu diskutieren) und dass sie zu komplexen Strukturen von Tätigkeiten zusammenwachsen können.
- *Beziehungen* sind die wesentlichen Träger von Entwicklungsprozessen. Sie ergeben sich aus dem Zusammentreffen von zwei oder mehreren Personen, aus gemeinsamer Aktivität und gemeinsamem Erleben. Die Dyade wird als die elementare soziale Beziehung be-

zeichnet. Bei den Dyaden unterscheidet Bronfenbrenner die Beobachtungsdyade (ein Kind schaut seiner Mutter beim Kochen zu), die Dyade gemeinsamer Tätigkeiten (Mutter und Kind kochen gemeinsam) und die Primärdyade. Hierunter versteht er eine überdauernde positive, wechselseitige Beziehung, die einvernehmliches Handeln und Entscheidungen ermöglicht, auch wenn die Beziehungspartner situativ nicht zusammen sind.

- Eine *Rolle* ist ein Satz von Aktivitäten und Beziehungen, die von einer Person in einer bestimmten Gesellschaftsstellung und von anderen ihr gegenüber erwartet werden. Zwar schränken Rollen einerseits Möglichkeiten ein, eröffnen gleichwohl neue Möglichkeiten. Durch Rollenwechsel und Rollenaushandlung kommt es zu einer Entwicklungserweiterung, zu einem Wachsen an der Aufgabe. Dagegen ist eine Rollenfixierung, also das Festlegen einer Person auf eine bestimmte Rolle, eher entwicklungsfeindlich. Entwicklung heißt in diesem Zusammenhang eine Vergrößerung des Rollenrepertoires im sozialen Beziehungsgeflecht.

Mesosystem

Ein Mesosystem umfasst die Wechselwirkungen zwischen den Lebensbereichen, an denen die sich entwickelnde Person aktiv beteiligt ist. Dieses System wird also gebildet durch das Wechselspiel zwischen Mikrosystemen, denen eine Person angehört (für ein Schulkind etwa

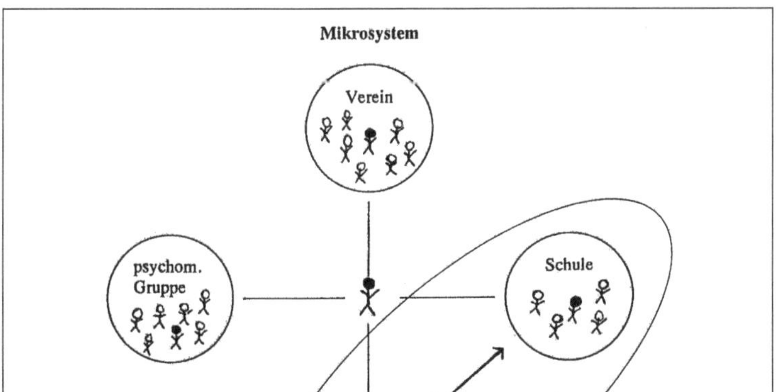

Abb. 21b: Das Mesosystem betrachtet die Qualität der Verbindungen zwischen einzelnen Mikrosystemen

die Beziehung zwischen Elternhaus, Schulklasse und Kameradengruppe in der Nachbarschaft; für einen Erwachsenen die zwischen Familie, Arbeitsplatz und Bekanntenkreis). Immer dann, wenn eine Person in einen neuen Lebensbereich eintritt, wird ein neues Mesosystem gebildet (Abb. 21b).

Bronfenbrenner betont, dass die Verbindungen zwischen den Lebensbereichen und die ökologischen Übergänge von besonderer Entwicklungsrelevanz sind. Derartige Verbindungen können auf unterschiedliche Art und Weise hergestellt werden:

- Verbindungen durch direkte Beteiligung einer Person an mehreren Lebensbereichen;
- Verbindung über eine Mittelsperson, die jedoch nur an einem Lebensbereich teilhat, aber mit einer Person des anderen Lebensbereiches einen dritten Lebensbereich gemeinsam hat;
- Verbindung durch Kommunikation zwischen den Lebensbereichen;
- Verbindung durch Kenntnisse über andere Lebensbereiche.

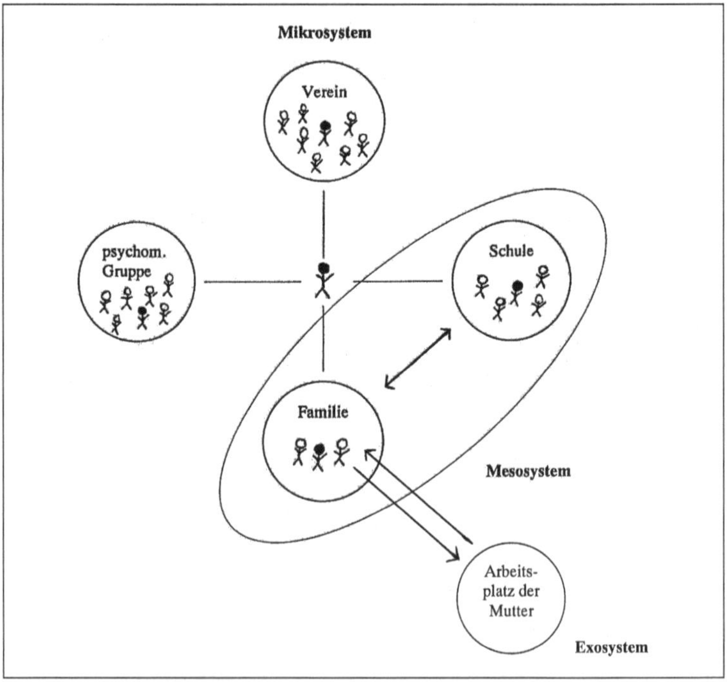

Abb. 21c: Das Exosystem erfasst Auswirkungen von Lebensbereichen, an denen die relevante Person nicht direkt beteiligt ist

Exosystem

Unter Exosystem versteht Bronfenbrenner einen Lebensbereich, oder mehrere Lebensbereiche, an denen die sich entwickelnde Person nicht beteiligt ist, in denen aber Ereignisse stattfinden, die beeinflussen, was in ihrem Lebensbereich geschieht, oder die davon beeinflusst werden. So stellt beispielsweise der Arbeitsplatz der Mutter oder des Vaters (etwa durch einzuhaltende Arbeitszeiten oder durch Überstunden) einen indirekten Einfluss auf ein Kindergarten- oder Schulkind dar. Umgekehrt nimmt dieses Kind (z.B. bei einer Krankheit) Einfluss auf den Arbeitsplatz der Eltern (Abb. 21c).

Das Makrosystem (Abb. 21d) umfasst die kulturellen Normen und Wertvorstellungen einer Gesellschaft, aber auch deren strukturelle Realitäten. Etwa die Fragen: Besteht ein Anspruch auf einen Kindergartenplatz? Gibt es eine allgemeine Schulpflicht? Existiert ein anerkanntes Fördersystem innerhalb eines Erziehungs- oder Gesundheitssystems, um durch Früherkennung, Früherziehung und -therapie entwicklungsgefährdete und von Behinderung bedrohte Kinder in ihrer Entwicklung zu unterstützen?

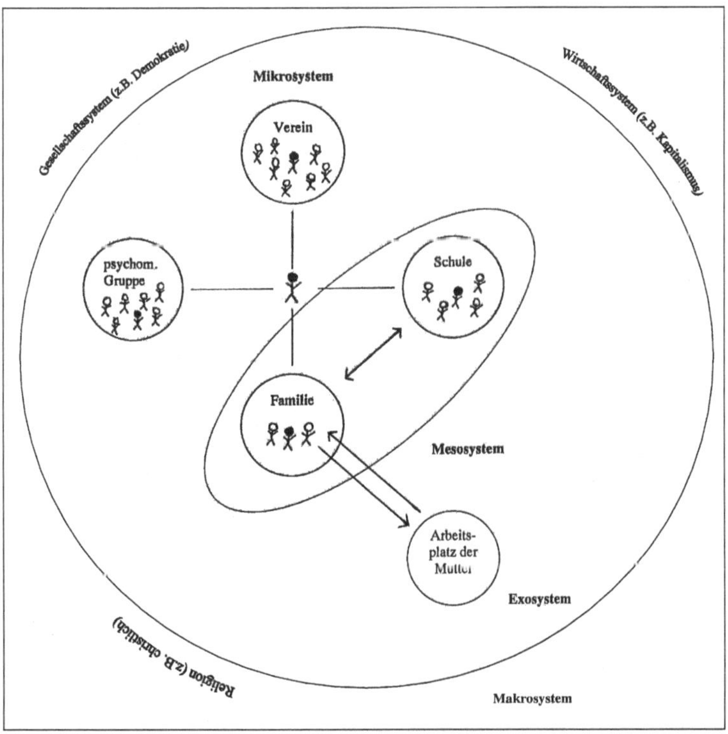

Abb. 21d: Das Makrosystem entspricht den gesellschaftlichen und kulturellen Rahmenbedingungen für Entwicklung

Mit seinen chronosystemischen Überlegungen hat Bronfenbrenner (1989) sein bisheriges Systemgefüge erweitert. Hier wird die Entwicklung eher in ihrem qualitativen Verlauf betrachtet. Die systemische Anwendung auf den Entwicklungsfaktor Zeit bedeutet, dass Zeit nicht mehr als chronologisches Alter einer Person definiert wird, sondern als dynamische Beziehung individueller Ereignisse und Erlebnisse und deren Kontextbedingungen. Dabei sind zwei zeitliche Aspekte bedeutsam. Zum einen bezeichnet das Chronosystem besonders markante Zeitpunkte bzw. -räume (auch ökologische Übergänge genannt), die im Entwicklungsverlauf des Kindes Spuren hinterlassen (z.B. der erstmalige Besuch des Kindergartens, der Schuleintritt, die Pubertät). Entwicklungsrelevant sind ebenso Ereignisse, die nicht vorhersehbar sind und als non-normativ bezeichnet werden (etwa der Tod oder eine schwere Krankheit eines Familienmitgliedes, Scheidung, Umzug der Familie). Zum anderen versteht Bronfenbrenner unter dem Begriff Chronosystem auch die erfahrungsbezogene Ereignissequenz, die die Biographie eines Menschen repräsentiert und seine Persönlichkeit definiert. Diese Perspektive ist für die Psychomotorik von zunehmender Bedeutung. Das Konzept relevanter Lebensereignisse ist besonders dazu geeignet, zu verdeutlichen, dass Entwicklung niemals im Vakuum stattfindet, sondern immer aus der Verflochtenheit personengebundener wie kontextueller Variablen erklärt werden muss.

So ist es verständlich, dass Bronfenbrenner in seinem Spätwerk sein Modell auch auf ein biologisches Fundament stellt und es bioökologisches Modell nennt (Bronfenbrenner/Morris 2006). Berücksichtigt werden jetzt gleichwertig personenbezogene, individuelle, auch biologisch fundierte Entwicklungsaspekte, die die „Transaktionen" zwischen Mensch und sozialräumlicher Umwelt entscheidend bestimmen (vgl. Dippelhofer-Stiem 2015, 256–257).

Humanökologie Bronfenbrenner hat mit seinem Lebenswerk eine ganze Forschungsrichtung angestoßen, die in der deutschsprachigen Rezeption als *Humanökologie* bezeichnet wird (Grundmann 2008, 175) und generell menschliche Entwicklung immer im Kontext sozialer, kultureller und gesellschaftlicher Rahmenbedingungen thematisiert. Bronfenbrenners Lebenswerk steht so auch für ein „unermüdliches Mahnen für den Kontext", das nach Silbereisen/Noack (2006, 323ff.) in jüngerer Zeit neue Anstöße für die Erforschung von Entwicklungskontexten hervorgebracht hat:

- Die Rolle ethnischer Unterschiede,
- die Ergebnisse und Bedeutungen verhaltensgenetischer Forschung,

- die Bedeutung von Gleichaltrigen (peers) als eigenständigen Entwicklungskontext und das
- Forscherinteresse an Nachbarschaften.

Erkenntnisfortschritte

Was sind die Erkenntnisfortschritte der ökologisch-systemischen Entwicklungstheorie? Bronfenbrenners Theorie ist geeignet, ein Entwicklungsgeschehen mehrperspektivisch zu analysieren. Der Vorteil seines Zugangs ist, Ereignisse oder Verhaltensweisen nicht in linearen Ursache-Wirkungsmodellen zu betrachten, sondern eine Blickerweiterung auf der horizontalen Ebene, und damit auf die systemischen Zusammenhänge von Handlungen und deren Wirkweisen, vorgenommen zu haben. Bronfenbrenner versucht, kindliche Entwicklung vom Kinde aus zu denken, diese aber aus den umweltstrukturellen Bezügen heraus zu erklären. Seine Akzentsetzungen liegen eindeutig auf der Umwelt, verstanden als komplexes System. Eines hat sich in Bronfenbrenners Spätwerk ganz im Sinne der Psychomotorik verändert. Wurde der Mensch zunächst als relativ passives Produkt seines Kontextes gesehen, so werden die Motoren für Entwicklung in der jüngsten Forschung (Bronfenbrenner 2005) eher in den dynamischen ökologischen Konstellationen gesucht (Flammer 2009, 258–259), an denen das Individuum durch aktive Gestaltungsprozesse wirksam beteiligt ist.

3.5 Aktuelle Orientierungen des psychomotorischen Konzepts

3.5.1 Entwicklung als lebenslanger Prozess

Life-Span-Perspektive

Eine Analyse der psychomotorischen Publikationslage am Beispiel der wichtigsten Fachzeitschrift – *Motorik* – über einen Zeitraum von 35 Jahren (Fischer/Behrens 2012) bringt es an den Tag. Entgegen der demografischen Entwicklung in Deutschland und der in allen Wissenschaftsdisziplinen beschworenen Zunahme der Bedeutung von Forschungen zum Erwachsenen- und höheren Lebensalter beschäftigte sich die Psychomotorik lange Zeit nur zu einem geringen Teil mit den Entwicklungsspannen jenseits des Kindes- und Jugendalters. Erst in jüngerer Zeit profitiert die Psychomotorik von der lebensspannenumfassenden Diskussion der Entwicklungspsychologie (life-span-development-approach) (Eisenburger 2003b; Haas 2003; Köckenberger/Hammer 2004). Haas (1997; 1999) sichert die Leitsätze der Life-Span-Perspektive nach Baltes (1990) und Brandtstädter (2007) für

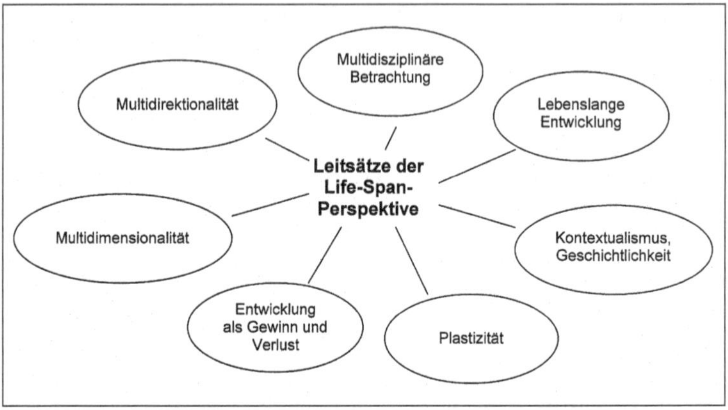

Abb. 22: Leitsätze der Life-Span-Perspektive (Haas 1997, 109; Baltes 1990)

die weitere psychomotorische Diskussion (Abb. 22). Hier gibt es Parallelen, aber auch Ergänzungen zu den anfangs ausgewiesenen theorieübergreifenden Orientierungen.

Die aktuelle Entwicklungsforschung ist sich einig in der Einschätzung, dass moderne Entwicklungstheorien dynamisch-systemisch orientiert sind und dabei verschiedene Organisationsebenen miteinander integrieren (Glück/Heckhausen 2006, 721; Spencer et al. 2011; Witherington 2015).

> „Die menschliche Entwicklung kann auf unterschiedlichen Ebenen beschrieben werden: der biologischen, der individuell psychologischen, der Ebene der näheren sozialen Beziehungen, der soziokulturellen Ebene und der Ebene der physischen Umwelt. Kennzeichnend für moderne Theorien ist die Annahme, dass die Basis für Veränderungen in den Relationen zwischen diesen verschiedenen Ebenen liegt. Variablen auf jeder Organisationsebene stehen in Beziehung zu Variablen auf anderen Ebenen, und diese Beziehungen beeinflussen ihre Funktion und Entwicklung. Analysen, die lediglich eine Ebene berücksichtigen, erlauben daher keine adäquate Beschreibung von Entwicklung" (Glück/Heckhausen 2006, 722).

Um diese Komplexität zu verstehen und aufzulösen, ist von Grundannahmen auszugehen, die menschliche Entwicklung als ein facettenreiches, dynamisches Geschehen beschreiben (vgl. Staudinger 2007, 75ff.). Diese Grundannahmen oder Kennzeichnungen sollen im Folgenden spezifiziert werden:

Lebenslange Entwicklung: Die Ontogenese (Individualentwicklung) ist als lebenslanger, selbstgestalteter Prozess zu betrachten. Keine Altersstufe nimmt bei der Bestimmung dessen, was Entwicklung ist, eine Vorrangstellung ein. Jedoch verläuft Entwicklung nicht immer kontinuierlich (kumulativ), es können auch diskontinuierliche (innovative oder kritische) Prozesse auftreten. Somit ist die lebenslange Entwicklung ein System, das eine Vielzahl von Veränderungsmustern enthält. Die einzelnen Entwicklungsmuster lassen sich unter dem Zeitaspekt (Beginn, Dauer, Ende) sowie Richtung und Abfolge betrachten.

Multidirektionalität und Multidimensionalität: Entwicklung zeigt interindividuell unterschiedliche Verläufe, variiert innerhalb der psychoemotionalen, psychomotorischen, kognitiven und sozialen Dimensionen; sie ist u.a. geprägt durch Kultur, Subkultur und Lebensschicksal, durch gesellschaftliche und berufliche Anforderungen, Erfahrungen, Kompetenzen und Interessen. Innerhalb einer Entwicklungsdimension oder eines Entwicklungsabschnitts können einzelne Verhaltensweisen Abbauprozessen, andere Wachstumsprozessen unterliegen. Aufkommende Divergenzen zwischen den Dimensionen können sowohl entwicklungsfördernd als auch hemmend wirken.

Plastizität der Entwicklung: Ein wichtiges Kennzeichen der Entwicklung ist das hohe Maß intraindividueller Plastizität, womit das Potential zu variierenden Verhaltens- und Erlebnisformen gemeint ist. Lebensbedingungen und Lebenserfahrungen bestimmen den Entwicklungsverlauf. Aber Menschen sind sehr unterschiedlich dazu in der Lage, Handlungsangebote und Herausforderungen für sich zu nutzen, Bewältigungsstrategien zu entwickeln und diese in Problemlagen einzusetzen.

Entwicklung als Gewinn und Verlust: Die Psychologie der Lebensspanne wehrt sich gegen die Gleichsetzung von Altern und Abbau und macht deutlich, dass jeglicher Entwicklungsprozess über die gesamte Lebensspanne gleichzeitig die Aspekte Wachstum (Gewinn) und Abbau (Verlust) enthält. Sie definiert Entwicklung als „jegliche (positive oder negative) Veränderung in der adaptiven Kapazität eines Organismus“ (Baltes 1990, 8). Entwicklung ist eine Spezialisierung (selektive Optimierung), in der alte Funktionen durch neue ersetzt werden. Entwicklung kann auch als Gewinn/Verlust-Rechnung bilanziert werden.

Die Zahl der Verlustereignisse steigt im Verhältnis zu den Entwicklungsgewinnen mit zunehmendem Alter und diese negative Bilanz manifestiert sich in den subjektiven Erwartungen in Bezug auf den Lebenslauf. Während im frühen Erwachsenenalter die Entwicklungskontrolle überwiegend auf den Erwerb positiver Eigenschaften abzielt (Verlässlichkeit, Gewissenhaftigkeit, Zielstrebigkeit, Genauigkeit, Ausdauer, breite Interessenlage, Produktivität, Kooperativität, Fleiß etc.) besteht im fortgeschrittenen Alter die Tendenz, erwarteten Abbauprozessen entgegenzuwirken oder unangenehme Gewohnheiten (Vergesslichkeit, Bitterkeit, Übervorsicht, Verwirrtheit, Melancholie etc.) herauszuzögern. Jedoch besteht auch die Chance, mit dem Alter „weiser“ zu werden, also erfolgreiches Altern zu realisieren. Selektion, Optimierung und Kompensation gewinnen aufgrund des Verlustes an biologischen, mentalen und sozialen Kapazitätsreserven mit steigendem Alter an Bedeutung, d.h. Entwicklung erfährt eine Spezialisierung in Inhalt und Form (Selektion). Optimierung beinhaltet die Annahme, dass das Individuum seinen eingeschlagenen Lebensweg qualitativ und quantitativ zu verbessern sucht. Auch ältere Menschen sind aufgrund ihres Lernpotentials in der Lage, den Prozess der optimierenden Lebensbewältigung und Lebensgestaltung bis ins hohe Alter voranzutreiben. Kompensationsprozesse setzen bei subjektiv erlebter und objektiver Einschränkung des adaptiven Potentials ein. Durch selektive Optimierung und Kompensation ist es vielen älteren Menschen möglich, sich trotz des Rückgangs an biologischer Energie und mentalen Reserven weiterhin selbst zu bestimmen und sich ihren subjektiv bedeutsamen Lebensaufgaben (Entwicklungsaufgaben, Themen) zu widmen.

Geschichtliche Einbettung und Kontextualismus: Der ontogenetische Entwicklungsverlauf ist nur zu verstehen, wenn er im biografischen und historischen Kontext gesehen wird. Entwicklung wird geprägt von der aktuell vorherrschenden sozio-kulturellen Situation (dem Zeitgeist) sowie den politischen und ökonomischen Verhältnissen.

Multidisziplinäre Betrachtung: Die Individualgenese über die gesamte Entwicklungsspanne ist von einer solchen Vielzahl von Faktoren beeinflusst, dass diese durch eine Disziplin allein nicht adäquat zu erfassen ist. Ein Verstehen des Faktorengefüges ist nur im Kontext mehrerer Disziplinen (z.B. Anthropologie, Biologie, Neurowissenschaften, Psychologie, Soziologie, Pädagogik, Psychomotorik/Motologie) möglich, die ihre spezifischen Fragestellungen in den Evaluationsprozess einbringen. Da Entwicklung zunehmend über den Faktor *Aktivität* erfasst wird, kommt der Psychomotorik eine wachsende Bedeutung in der disziplinübergreifenden Zusammenarbeit und Forschung zu.

3.5.2 Entwicklung durch die Bewältigung von Entwicklungsaufgaben

R. J. Havighurst

Überlegungen zur Thematik der Entwicklungsaufgaben lassen sich bis in die 1930er-Jahre zurückverfolgen. Sie haben ihren Ursprung in einer im psychoanalytischen Verständnis formulierten Kinder- und Jugendpsychologie. Als Begründer des Konzeptes der Entwicklungsaufgaben gilt Robert J. Havighurst von der Universität Chicago. Eine erste umfassende Darstellung seiner Konzeption erscheint 1948/1972 unter dem Titel „Developmental tasks and education". Mit diesem Konzept ist eine Intention verbunden, die vornehmlich darauf abzielt, „entwicklungspsychologisches Wissen und Denken zur Förderung pädagogisch kompetenten Handelns zu vermitteln" (Oerter/Dreher 2008, 279ff.). Seine Konzeption trägt also deutlich pädagogisch ausgerichtete Züge. Havighurst weist in seinem Konzept den einzelnen Dekaden des Lebens unterschiedliche Themen und Probleme bzw. Aufgaben zu. Diese lassen sich durchaus als Lernaufgaben verstehen, die sich einem Individuum im Laufe seiner Entwicklung als zu bewältigende Anforderungen stellen.

Die Vorstellung von altersspezifischen Entwicklungsaufgaben sollte jedoch nicht als Liste von Anforderungen gedeutet werden, die es nach und nach abzuarbeiten gilt. Vielmehr verhilft dieses Konzept zu einer gewissen Orientierung und Ordnung der vielfältig anstehenden Entwicklungsanforderungen in den einzelnen Lebensperioden. Deshalb hat ein solches Konzept auch heute prinzipiell eine hohe erzieherische und entwicklungsrelevante Bedeutung. Hierin liegt auch die besondere Bedeutung des Konzepts – allerdings in einer modernisierten Fassung – für eine theoriegeleitete psychomotorische Praxis. Im Folgenden wird in Anlehnung an Oerter (2008), Oerter/Dreher (2008) sowie Petermann et al. (2004, 284ff.) das ursprüngliche Konzept von Havighurst zusammengefasst, um dann konzeptionelle Weiterentwicklungen anzusprechen.

Havighurst definiert eine Entwicklungsaufgabe als „(...) eine Aufgabe, die in oder zumindest ungefähr zu einem bestimmten Lebensabschnitt des Individuums entsteht, deren erfolgreiche Bewältigung zu dessen Glück und Erfolg bei späteren Aufgaben führt, während ein Misslingen zu Unglücklichsein, zu Missbilligung durch die Gesellschaft und zu Schwierigkeiten bei späteren Aufgaben führt (...)". Es handelt sich bei Entwicklungsaufgaben demnach um alterstypische Anforderungen, die von jedem Individuum bewältigt werden müssen. Die Bewältigung oder die Nicht-Bewältigung bestimmt den Antrieb und die Richtung des individuellen Entwicklungsverlaufes. Entwicklungsaufgaben können aus drei verschiedenen Quellen erwachsen:

- Die biologischen Gegebenheiten (physische Reife): Hier sind jene Entwicklungsaufgaben anzugliedern, die als universell angesehen werden und interkulturell eine geringe Variation aufweisen;
- gesellschaftliche Anforderungen und Erwartungen: Hierunter werden die normativen Vorgaben durch Gesellschaft und Kultur verstanden;
- die individuelle Zielsetzung: Das Individuum selbst ist die aktivierende Kraft für die Gestaltung der Entwicklung.

Systematisierung

Das Konzept lässt eine Systematisierung in zwei Richtungen zu, die als Orientierung für die Förderpraxis Bedeutung haben können. Zum einen lassen sich Entwicklungsaufgaben nach ihrem zeitlichen Umfang systematisieren. Es gibt Aufgaben, die sich durch den ganzen Lebenslauf hindurch ziehen (wie z.B. der Identitätsbildungsprozess). Andere Aufgaben stellen sich lediglich in einem bestimmten Lebensabschnitt (etwa in der Pubertät). Außerdem gibt es solche Aufgaben, die nur in kleinen Zeitabschnitten innerhalb einer größeren Lebensperiode zu bewältigen sind, und wieder andere treten nur als punktuelles Ereignis auf (z.B. Schulabschluss), deren Bewältigung nur möglich ist, wenn eine langfristige Vorbereitung stattgefunden hat.

Die zweite Systematisierungsmöglichkeit von Entwicklungsaufgaben ist die der Einteilung nach den inhaltlichen Bereichen

- Gesundheit und körperliches Wohlbefinden
- Lebenszeit als Entwicklungsbereich
- Familie
- Soziales und politisches Leben
- Schule, Beruf und Freizeit
- Persönlichkeitsentwicklung usw.

Der von Havighurst erstellte Entwicklungsaufgaben-Katalog basiert auf seiner Zeit und seiner Kultur. Die Orientierung findet an Standards und Normen der US-amerikanischen Mittelschicht der 1940er-Jahre statt. Auch muss sich der ursprüngliche Ansatz den Vorwurf gefallen lassen, dass Entwicklungsaufgaben einseitig gesellschaftlich formulierte Anforderungen an das Individuum seien, so dass Flammer (1993) Entwicklungsaufgaben als gesellschaftliche Eintrittskarten bezeichnet. Inzwischen sind Aktualisierungen auch im deutschen Sprachraum vorgenommen worden, die das spezifische individuelle und soziokulturelle Bedingungsgefüge berücksichtigen.

Weiterentwicklung des Konzeptes: Es soll hier in Anlehnung an die pädagogische Psychologie Oerters (1987; 2008) sowie des Handlungskonzeptes von Flammer (2009, 285ff.) und Quenzel (2015, 234ff.) eine Konzepterweiterung vorgenommen werden, die in der Psychomotorik die Bedeutung einer übergeordneten Leitperspektive für Praxisentscheidungen erhält. Dabei sind vier Grundannahmen wesentlich:

- Die Weiterentwicklung der Person basiert auf dem aktuellen Entwicklungsstand, bezieht also individuelle Könnens- und Problemlagen als Voraussetzung ein (= Individualisierung);
- ein Entwicklungsfortschritt entsteht aus der Vermittlung von individuellen Zielsetzungen und kulturellen Anforderungen (= Berücksichtigung der Bewegungsbiographie und der Bewegungskultur);
- der Person wird in diesem Prozess der Aufgaben- und Problembewältigung eine aktive Rolle zugeschrieben. Sie kann Einfluss auf die eigene Entwicklung nehmen (im Kindesalter stärker bedürfnisorientiert, später zunehmend reflektiert). In Problemlagen hilft der kompetente Partner bzw. das soziale Stützsystem (= Veränderung der Eltern-Kind-, Schüler-Lehrer- bzw. Klient-Therapeuten-Rolle).
- Vorherrschend ist heute die Vorstellung, dass Entwicklung gezielte Entwicklungshandlungen darstellt, die sich aus der Verfolgung von Zielen ergeben. Ziele formen sich zwar vor dem Hintergrund sozialer Erwartungen, werden aber erst entwicklungswirksam, wenn sie zu persönlichen Zielen umstrukturiert werden und bei positiver Bewältigung personale Spuren hinterlassen.

Bedeutung der Entwicklungsaufgaben

Entwicklungsaufgaben können nicht nur als Scharnierstellen zwischen Individuum und Umwelt angesehen werden, sondern haben als Brückenschlag zwischen Entwicklung und Erziehung eine viel grundsätzlichere Bedeutung. Ich interpretiere sie als übergeordnete Orientierungen für pädagogische und therapeutische Entscheidungen in der Psychomotorik. Es geht bei den Entwicklungsaufgaben um alterstypische Aufgabenstellungen; sie haben allgemeine Bedeutung, da sie alle Personen der Gesellschaft betreffen, also im Interesse beider Entwicklungspartner, der Person und der einbindenden Kultur, liegen. Entwicklungsaufgaben benötigen klare Bezüge zu entwicklungstheoretischen Erkenntnissen und müssen einer empirischen Überprüfbarkeit zugänglich sein.

4 Strategien **Die Bewältigung von Entwicklungsaufgaben:** Die Bewältigung einer Entwicklungsaufgabe leistet einen Beitrag zur Veränderung des Entwicklungsstandes einer Person. Da sich die Entwicklungsaufgaben auf ein aktiv lernendes Individuum beziehen, ist Veränderung nur als Vermittlungsprozess zwischen individuellen und gesellschaftlich/sozialen Überzeugungen sowie aus dem Vergleich mit Vorbildern beziehungsweise mit Gleichaltrigen denkbar. Um auf diesem Weg zu einer persönlichen Kompetenzerweiterung zu kommen, ist es notwendig, dass das Individuum über Strategien verfügt bzw. solche aufbaut, die ihm eine Problembewältigung ermöglichen. Diese lassen sich vier Gruppen zuordnen:

1. *Skills:* Skills sind Handlungen oder Fertigkeiten, die sich sowohl auf die subjektbezogenen Anteile einer Aktivität (quasi die erworbenen Handlungsstrategien) als auch auf die Qualitäten des Handlungsobjekts selbst beziehen. Es handelt sich auch um die kognitive Kontrolle von klar definierten Tätigkeiten. Diese vollziehen sich aber nicht durch ein eng festgelegtes Verhalten gegenüber einem Objekt, sondern sie zeichnen sich durch einen ganzen Satz von Verhaltensweisen aus, die durch das Subjekt Kontrolle erfahren. Es handelt sich also stärker um generalisierte denn spezialisierte Handlungsweisen innerhalb einer Handlungsklasse.
2. *Kompetenzen:* Unter Kompetenzen versteht man eine breitgefächerte Anzahl von Skills und Anpassungsleistungen, die sich innerhalb typischer Entwicklungssituationen vollziehen. Unter typischen Entwicklungssituationen werden Handlungsgelegenheiten verstanden, die sich dem Individuum in seiner Lebensumwelt anbieten. Das kompetente Individuum ist also in der Lage, sowohl die personalen als auch die umweltbezogenen Ressourcen zu nutzen, um ein gutes Entwicklungsergebnis zu erzielen.
3. *Bewältigungs- bzw. Verarbeitungsformen:* Diese gehen auf Thomae (1996) zurück; es handelt sich hierbei um ein Methodenrepertoire, das ein Individuum anwendet, um einen angestrebten Zustand zu erreichen. Hat sich eine Methode als erfolgreich bewährt, wird diese in Zukunft als relativ stabile Problemlösestrategie eingesetzt. Als Beispiele sind zu nennen:

   - Anpassung an die institutionellen oder personalen Eigenheiten der Situation
   - Leistung
   - Hilfeaufruf

- Stiftung und Pflege sozialer Kontakte
- Widerstand
- Verleugnung
- Akzeptanz und positive (Um-)Deutung
- Korrektur von Erwartungen
- Sensoring (Offenheit gegenüber Neuem)
- Defending (Abwehrverhalten)

4. *Coping:* Ein Coping-Prozess setzt dann ein, wenn ein Individuum die sich ihm stellenden Anforderungen einer neuen Bewältigungsaufgabe wahrnimmt, die sich im Spannungsfeld zwischen Aufrechterhaltung des bisherigen Wohlbefindens und einer Neuorientierung ergeben. Es kann nicht auf seine bisherigen Verhaltensweisen zurückgreifen ist nun darauf angewiesen, sich etwas Neues einfallen zu lassen. Er muss versuchen, vorhandene Fähigkeiten weiterzuentwickeln oder neue Möglichkeiten der eigenen Person zu entdecken, um zu einer konstruktiven Bewältigung der neuen Anforderung zu gelangen. Coping vollzieht sich in der Regel in drei Schritten:

   - durch subjektive Einschätzung der Situation;
   - durch Abschätzen des eigenen Repertoires zur Bewältigung der Anforderung;
   - durch Neubewertung der Situation inklusive der eigenen Handlungsstrategien.

Einfluss des Geschlechts

Die Bewältigung von Entwicklungsaufgaben ist mit einer Problemsuche und Lösungsfindung verbunden; es handelt sich also um einen Prozess, der mit der Wahrnehmung und aktiven Annahme einer Herausforderung verbunden ist. Erfolgreiche Bewältigungsstrategien stärken die Persönlichkeit des Individuums und können als protektive Faktoren zur Erhaltung der (psychischen) Gesundheit bezeichnet werden. Bewältigungsstrategien differieren allerdings stark nach Lebensalter und haben oft geschlechtsspezifische (kulturell vermittelte) Ausprägungen.

- Weibliche Kinder und Jugendliche ziehen sich eher in ihr Inneres zurück, um Probleme zu verarbeiten. Sie neigen dazu, „Anspannungen und Konflikte mit dem eigenen Körper und der eigenen Seele aus(zu)tragen" (Bründel/Hurrelmann 1996, 32). Körperliche Symptome wie z.B. Kopfschmerzen oder Bauchschmerzen sind Zeichen für psychische Belastungsgefühle. Mädchen zeigen eine Tendenz zu

Selbstbezug und Selbstreflexion in Problemsituationen. Mögliche Erschöpfungsreaktionen infolge der Problemidentifikation bergen die Gefahr eines negativen Selbstbildes und Selbstkonzeptes.

- Männliche Kinder und Jugendliche tragen Anspannungen eher nach außen. Diese äußern sich in einem aggressiven Verhalten gegenüber Gleichaltrigen, Eltern und anderen Bezugspersonen. Ferner fallen Jungen und männliche Jugendliche häufig durch Störungen ihres Sozialverhaltens auf.

Kritisch zu dieser personenzentrierten Betrachterperspektive sei an dieser Stelle jedoch angemerkt, dass die weiter oben beschriebene ökologisch-systemische Betrachtungsebene zunehmend nach den Bedingungen fragt, unter denen Störungen auftauchen, und nach den Bewältigungsangeboten, die eine konfliktträchtige Problembewältigung zu vermeiden helfen. Diese Akzentsetzungen gehören zu den zukünftigen Herausforderungen eines psychomotorischen Theorie-Praxis-Bezuges.

Entwicklungsaufgaben und Bewegungsthemen: Für das frühe Entwicklungsalter stehen Aufgabenstellungen wie (Selbst-)Vertrauen bilden, räumliche Unabhängigkeit erlangen, selbstständig werden und Initiative entwickeln, Freunde finden und Spielfähigkeit erwerben im Vordergrund. Im mittleren Kindesalter gewinnen die Aufgaben der sozialen Kooperation, des Selbstbewusstseins (Fleiß, Tüchtigkeit), der Erwerb der Kulturtechniken (Lesen, Schreiben etc.) und die Fähigkeit, Rollen einzunehmen und Regeln zu verstehen an Bedeutung. Im späten Kindes- und Jugendalter werden die Identität in der Geschlechtsrolle, die Entwicklung beruflicher Vorstellungen und auch die Handlungsfähigkeit und das Können im Sport bedeutsam. Für die Entwicklungspartner ergibt sich die Fragestellung, welche persönlichen Voraussetzungen und situativen Arrangements notwendig sind, um eine (selbstgestellte) Aufgabe zu bewältigen. Aus der Sichtung der Grundlagenliteratur zum Kindes- und Jugendalter (z.B. Bründel/Hurrelmann 1996; Keller 2003; Oerter/Montada 2008; Petermann et al. 2004, 284ff.; Flammer 2009, 295ff.; Quenzel 2015) ergibt sich eine Übersicht von Entwicklungsaufgaben, die in den Tabellen 1–3 exemplarisch dargestellt werden.

Tab. 1: Entwicklungsaufgaben der frühen Kindheit

Emotionale Bindung	Aufbau von Vertrauen zu Bezugspersonen.
Sensomotorische Intelligenz	Durch die Einheit von Wahrnehmung und Bewegung die Umwelt begreifen, d. h. von der Handlungsebene ausgehend kognitive Leistungen entwickeln.
Motorische Funktionen	Entwickeln motorischer Funktionen und deren Verfeinerung mittels Selbstkontrolle (z. B. Laufen lernen, eigenständiges Essen, eigenständiges Ankleiden etc.).
Selbstbild	Aufbau einer positiven Einstellung zu sich als einer wachsenden Persönlichkeit.
Sprache	Entwicklung sprachlicher Ausdrucks- und Kommunikationsfähigkeit.
Phantasie und Spielfähigkeit	Kreatives Verhalten im Spiel entwickeln; phantasievolle Spielgeschichten erfinden.
Geschlechtsrollenidentifikation	Langsame Entwicklung eines vagen Gefühls, dem männlichen oder weiblichen Geschlecht zugehörig zu sein.

Themen und Inhalte

Die In-Beziehung-Setzung von allgemeinen Entwicklungsaufgaben und dem Wissensfundus einer Fachdisziplin lässt den Themabegriff (erneut) ins Bewusstsein treten. Dieses entspricht der Unterscheidung, die Klafki (1985) in seiner kritisch-konstruktiven Didaktik zwischen Themen und Inhalten vornimmt. Er spricht sich klar für das Primat von Zielentscheidungen gegenüber den Inhalten von Planungsprozessen aus. Erst durch den Bezug von „neutralen" Inhalten aus dem Kanon eines Fachgebietes und Zielentscheidungen entsteht ein spezifisches Thema.

Dieses hat Konsequenzen für die thematische Analyse einer psychomotorischen Förderung. Eine Disziplin, die anstrebt, Entwicklungs-

Tab. 2: Entwicklungsaufgaben der späten Kindheit

Erlernen körperlicher Geschicklichkeit	Die für gewöhnliche Spiele erforderliche körperliche Geschicklichkeit erlernen.
Konkrete Operationen	Zielgerichtete Handlungen ausführen können.
Anschauliches Denken	Kognitive Leistung, die unabhängig von einer konkreten Handlung über die Vorstellung stattfinden kann.
Soziale Kooperation	Lernen, mit Gleichaltrigen zurechtzukommen sowie das Spiel mit Altersgenossen.
Rollenverhalten	Erlernen eines sozialen Verhaltens, das der männlichen oder weiblichen Rolle entspricht.
Fleiß und Tüchtigkeit	Ausdauer durch Vollendung einer Tätigkeit oder eines Werkes entwickeln und das Ergebnis als Erfolg für sich verbuchen.
Kognitive Entwicklung	Entwicklung von Denkschemata und Konzepten, auf die man im Alltagsleben angewiesen ist.
Erwerb der Kulturtechniken	Grundlegende Fertigkeiten im Lesen, Schreiben und Rechnen entwickeln.
Entwicklung von Gewissen, Werte- und Moralvorstellung	In der Interaktion mit anderen Kindern die Bewertungen eigener Handlungen durch die Interaktionspartner erfahren und seine Einstellungen modifizieren.

förderung über das Medium der Bewegungshandlung zu initiieren, muss sich zwangsläufig von der Vorstellung einer vermeintlich objektiven Valenz von Bewegungsanlässen lösen und systematisch die Suche nach der Subjektivität menschlicher Bewegungsthematiken in Angriff nehmen.

Tab. 3: Entwicklungsaufgaben des Jugendalters (nach Dreher/Dreher 1985)

Aufbau eines Freundeskreises	In der Gleichaltrigengruppe auch *Peergroup* genannt – werden neue, tiefere Beziehungen zu Altersgenossen beiderlei Geschlechts aufgebaut.
Akzeptieren der eigenen körperlichen Erscheinung	Die biologischen Veränderungen des Körpers akzeptieren, sich mit ihnen auseinandersetzen und das eigene Aussehen annehmen.
Identifikation mit der männlichen oder weiblichen Geschlechterrolle	Aneignung bzw. Reflexion des von einer Frau bzw. einem Mann in unserer Gesellschaft erwarteten Verhaltens.
Intimität	Intime Beziehungen zum Partner aufnehmen (Freund/Freundin).
Ablösung vom Elternhaus	(Emotionale) Unabhängigkeit gegenüber den Eltern und anderen Erwachsenen erreichen.
Berufsvorstellung	Vorbereitung auf beruflichen Werdegang; d. h. konkrete Vorstellung über den angestrebten Beruf sowie die dafür notwendigen Voraussetzungen entwickeln.
Partner/Familie	Entwickeln einer Vorstellung über den (Ehe-) Partner bzw. über die zukünftige Familie (in der heutigen Zeit sollte eher vom zukünftigen Partner und der angestrebten Lebensform gesprochen werden).
Selbstbild/Selbstbewusstsein	Wissen, wer man ist und was man will.
Werte	Ein ethisches System und Werte entwickeln, die als Richtschnur für das eigene Verhalten gelten können.
Zukunft	Perspektive für die Zukunft entwickeln, d. h. Ziele für das eigene Leben setzen und anstreben, die als erreichbar angesehen werden können.

Hier stehen wir noch am Anfang. Zunehmend muss das Feld psychomotorischer Praxiserfahrungen neu strukturiert werden. Grobe Orientierungsgrundlage bleibt die Unterteilung nach den (neutralen) Inhaltsbereichen der Körper-, Material- und Sozialerfahrungen. Diese müssen jedoch je nach Bezugsgruppe und im Sinne nachfolgender übergeordneter Orientierungen für Förderentscheidungen thematisch umgewandelt werden. Als Orientierungen können gelten:

- erkenntnisstrukturierende Themen,
- beziehungsstrukturierende bzw. identitätsbildende Thematiken,
- sozialintegrative und sozialräumliche Thematiken.

Beziehungsthematiken bei Jugendlichen

Traditionell sind im psychomotorischen Konzept erkenntnisstrukturierende Aufgabenstellungen vorherrschend. Dieses findet seine Erklärung in der langjährig dominanten Anwendungsperspektive auf die Schule als Institution, die dieses Element unterrichtsbezogen überbetont. Jedoch stehen in der psychomotorischen Praxis zunehmend Bearbeitungen von Beziehungsthematiken im Vordergrund. Beispiele aus der Förderarbeit mit Jugendlichen sollen den Begründungszusammenhang verdeutlichen:

Typische Entwicklungsaufgaben:

- Autonomie von den Eltern;
- Identität in der Geschlechtsrolle;
- Entwicklung einer Zukunftsperspektive;
- Aufbau sozialer Kompetenzen, von Toleranz und Konfliktlösungskompetenzen, Abbau von Vorurteilen.

Im Identitätsbildungsprozess von Jugendlichen kommt es häufig zu störungsbezogenen Besonderheiten (z. B. starke psychische Abhängigkeit von Familienmitgliedern, geringes Selbstwertgefühl, starke Selbstbezogenheit, übertriebener Selbstschutz), die sehr gut über körperbezogene Themen bearbeitet werden können.

Standardthemen beziehungsbetonender psychomotorischer Förderarbeit sind:

- Nähe und Distanz;
- Alleinsein und Kontaktaufnahme;
- Passivität und Aktivität;

- Macht und Ohnmacht;
- Angst und Mut;
- Geben und Nehmen;
- Festhalten und Loslassen;
- Vertrauen und Misstrauen;
- Entscheidungs- und Konfliktfähigkeit;
- Aggressivität und Zurückgezogenheit.

In der Praxis werden dann (Rollen-)Spiele und Bewegungsaufgaben miteinander kombiniert, die auf den Ausdruck von Gefühlen und Stimmungen, auf die Erfahrung von Körperspannungen und Entspannung zielen (sinnlich-körperliche Erfahrungen), die auf den sach- bzw. regelgerechten Einsatz von Spielmaterial Wert legen (materiale Erfahrungen) und die Grundsituationen menschlicher Interaktion (Vertrauensspiele, Kleine Spiele, d. h. Bewegungsspiele, die – im Gegensatz zu den Sportspielen – mit einfachen, variablen Regeln und eher im Einverständnis der geselligen Aktivität gespielt werden (Döbler/Döbler 2017), Rückschlagspiele, kooperative Spiele) thematisieren.

Sozialerfahrungen und sozialräumliche Themenstellungen gewinnen erst in letzter Zeit größere Aufmerksamkeit. Hier geht es um das entwicklungsfördernde Potenzial von gruppenbezogenen Planungsprozessen und Aufgabenbewältigungen und die Bedeutung der Spielraum- und Lebensraumthematik für Kinder, Jugendliche, Erwachsene und ältere Mitbürger.

Bewegung und Körperlichkeit bei Erwachsenen

Im Erwachsenenalter treten Körper und Bewegung im Alltagsleben in der Regel in den Hintergrund. Der Körper ist dem Menschen zunehmend entfremdet, was sich in der defizitären Wahrnehmung und Befriedigung leiblicher Bedürfnisse im Sinne eines körperbetonenden Wechsels von Anspannungs- und Entspannungsphasen zeigen sollte. Stattdessen nehmen Bewegungsmangel und andere risikobehaftete Ersatzhandlungen überhand. Psychomotorische Entwicklungsförderung öffnet deshalb den Blick auf Bewegung und Körperlichkeit als identitätstragende Bedeutungsphänomene auch in späteren Lebensabschnitten (Haas 1997; 1999; 2003; 2015; Eisenburger 2004; 2006; 2016).

Tabellarisch werden nachfolgend Bewegungsthemen der drei übergeordneten Förderbereiche aufgelistet, um die Bedeutung von Bewegung und Körperlichkeit in späteren Lebensabschnitten und damit aktuelle Forschungs- und Praxisthemen des psychomotorischen Konzepts anzudeuten (Tabellen 4–6 nach Haas 1997, 112–113 mit Ergänzungen durch den Autor):

Tab. 4: Bewegungsthemen zur leiblichen Erfahrung

Themenbereich	
Sinnliche Erfahrungen des Leibes	• (taktil, kinästhetisch, vestibulär, akustisch, visuell)
Der eigene Leib – leibliche Identität	• Leibliche Ausdehnung, Leibgrenzen • Körperhaltung, Körperausdruck • Körperkenntnis, Einstellung zum eigenen Leib • Orientierung im Leibraum, in der Kinesphäre • Leibregionen und -funktionen als Ausdruck der Lebensgeschichte
Mein Leib in Bewegung	• Bewegungsmöglichkeiten des Leibes • Grundformen der Bewegung (Fortbewegungsarten, Sprung, Drehung, Ruhe) • Grunddimensionen leiblicher Bewegung • Bewegungsrichtung, Räumlichkeit von Bewegungen, • Bewegungszeit, Bewegungsrhythmus, Umgang mit • Schwerkraft, Spannungsregulation • Grundpositionen: Stehen, Gehen, Sitzen, Liegen • Entdecken und Ausprobieren leiblicher Stärken, Fähigkeiten • Labilität – Stabilität
Leibliche Expression und Impression	• Wahrnehmung und Ausdruck leib-seelischer Zusammenhänge • Emotionaler Ausdruck von Gefühlen, Stimmungen, Befindlichkeiten (z. B. Freude, Trauer, Wut, Zorn, Angst, • Zuversicht, Hoffnungslosigkeit) • Bewegungsgestaltung • Leiblicher Ausdruck mit anderen kreativen Medien • (Ton, Farbe, Rhythmusinstrument etc.)
Entdeckung leiblicher Alltagshilfen	• Entspannungsformen • Atmung und Bewegung • Zentrierung • Grounding, Bodenkontakt • Emotionaler Ausgleich über Bewegung
Spielen in der Bewegung und mit dem Leib	• Spiel mit den leiblichen Bewegungsmöglichkeiten, • sportlichen Techniken und Fertigkeiten

Tab. 5: Bewegungsthemen zur materialen Erfahrung

Themenbereich	
Sinnliche Erfahrungen der materialen Umwelt und ihrer Bedeutung	• Materialeigenschaften von Dingen, Räumen erforschen, • unterscheiden, benennen • Dinge ertasten und begreifen
Erfahrung physikalischer Grundeigenschaften und deren Bedeutung	• Schwerkraft erfahren, Gleiten, Rutschen, Rollen, Schaukeln, Schwingen, Reibung und Widerstand
Material sach- und zielgerecht einsetzen	• Mit Materialien gestalten • Materialien kombinieren, verändern, planen • Material in neuen Bedeutungszusammenhängen verwenden
Anpassung an veränderte materiale Gegebenheiten	• Unterschiedliche Formen, Größen, Farben, Oberflächenbeschaffenheiten und Konsistenzen von Materialien und Objekten wahrnehmen und differenzieren können • Materialien nach Eigenschaften ordnen und ihre Funktion erkennen
Spielen mit Materialien	• Ausprobieren, arrangieren, bauen, stapeln, rollen, werfen und fangen, aneinander legen, mit dem Material kreativ umgehen und der Spielsituation einen eigenen Sinn geben
Umweltraum	• Materiale Gestaltung und Strukturierung von Räumen • Raumebenen, Raumdimensionen, Raumrichtungen, Raumempfinden
Bedeutungsgehalt von Materialien	• Symbolische Bedeutung von Gegenständen, Räumen • Umgang mit Umwelt und Natur (Tiere, Pflanzen, Gegenstände, ökologische Ressourcen)

Tab. 6: Bewegungsthemen zur sozialen Erfahrung

Themenbereich	
Grundsituationen menschlicher Interaktion	• Nähe – Distanz • Geben – Nehmen, Öffnen — Schließen • Hemmung – Aggression, Hingabe – Widerstand • Alleinsein – Kontakt – Beziehung, Autonomie – Abhängigkeit • Führen – Folgen, Festhalten – Loslassen • Passivität – Aktivität, Macht – Ohnmacht • Vertrauen – Misstrauen
Kommunikation	• Körpersprache bei sich und anderen verstehen und einsetzen lernen • Verbale Kommunikation • Techniken mitmenschlichen Umgangs lernen • Kontaktaufnahme über Material, Spielformen etc. • Berührung als Thema
Gruppe	• Gruppenerfahrungen machen, Gruppenzugehörigkeit erleben • Funktionen in der Gruppe übernehmen • Gegenseitige Hilfen erfahren • Eigene Individualität und Ähnlichkeiten mit anderen erkennen • Anerkennung in der Gruppe • Sozialer Raum • Spezielle Themen aus dem Bereich der Grundsituationen menschlicher Interaktion • Regeln – Offenheit, Kooperation – Konkurrenz, Stärken – Schwächen, Innen – Außen
Spielen mit anderen	• Ursprünglichkeit, Freude am gemeinsamen Tun erleben • Geselligkeit im Spiel erfahren

Übungsaufgaben zu Kapitel 3

26. Diese Leitperspektiven werden für die Psychomotorik benannt. Was bedeuten sie?

    a) Entwicklung erfolgt als aktive und produktive Gestaltung der eigenen Persönlichkeit.

    b) Entwicklung ist ein Interaktionsprozess.

    c) Entwicklung ist ein dynamischer Prozess über die gesamte Lebensspanne.

27. Was finden Sie an der neuen Körper- und Bewegungsdebatte der verschiedenen Wissenschaftsdisziplinen interessant?

28. Warum lehnen führende Neurowissenschaftler das Modell der Informationsverarbeitung zur Erklärung und Beschreibung kindlicher Entwicklung ab und was ist im Embodimentkonzept anders?

29. Welche Grunderkenntnisse des piagetschen Konzeptes hat die Psychomotorik übernommen und wo gibt es wichtige Weiterentwicklungen des ursprünglichen Konzeptes? Ist dieses Konzept heute noch von Bedeutung und wenn ja in welcher Beziehung?

30. Welche Vorteile hat es, kindliche Entwicklung unter dem Leitbegriff der Konstruktion zu sehen?

31. Dem Entwicklungsansatz von Erikson wird eine identitätsbildende Bedeutung zugeschrieben. Finden Sie stützende Argumente für diese Hypothese.

32. Beschreiben Sie für die psychomotorische Fachdiskussion bedeutsamen Aspekte der neueren Bindungstheorie. Warum leistet das Anregungspotenzial der Bewegungsaktivität einen wichtigen Beitrag zum Aufbau der Beziehungsfähigkeit des Kindes?

33. Welche wichtigen Erkenntnisse übernimmt Urie Bonfenbrenner aus dem Lebenswerk Kurt Lewins?

34. Erklären Sie die Begriffe Lebensraum und Setting.

35. Welche sind die besonderen Erkenntnisfortschritte der ökologisch-systemischen Entwicklungstheorie Bronfenbrenners und welchen Beitrag vermag das Konstrukt des aktiven Menschen in diesem Zusammenhang zu leisten?

36. Was versteht die Entwicklungspsychologie unter dem „life-span-development-approach"?

37. Erklären Sie den Begriff Entwicklungsaufgabe.
38. Was ist ein Bewegungsthema?
39. Finden Sie psychomotorische Praxisbeispiele für
    - a erkenntnisstrukturierende Themen
    - b beziehungsstrukturierende Thematiken
    - c sozialintegrative und sozialräumliche Themenstellungen

4 Psychomotorische Konzepte im Spannungsfeld von Therapie und Pädagogik

Bewegungsorientierte Verfahren

Das Spektrum körper- und bewegungsorientierter Verfahren in Therapie und Pädagogik mit Auswirkungen auf die Psychomotorik ist breit gefächert. Neben funktional ausgerichteten Verfahren mit stärker physiologischer Orientierung gibt es andere mit eher anthropologischen Wurzeln, die sich auf das Erleben des eigenen Körpers (im Sinne der Leibexistenz) ausrichten, sowie stark psychotherapeutisch ausgerichtete Methoden. Vielfach gibt es durchaus Überschneidungen in den Zielsetzungen verschiedener Verfahren, die aus der historischen Entwicklung therapeutischer Verfahren erklärbar sind. Beispielsweise hat sich die Konzentrative Bewegungstherapie aus der Methode der Sensory Awareness herausgebildet und versteht sich selbst als tiefenpsychologisch fundierte Leib- und Bewegungstherapie, während das Verfahren der Sensory Awareness selbst zur Steigerung des ganzheitlichen Körpererlebens eingesetzt wird. Das wohl komplexeste Verfahren stellt die Integrative Bewegungstherapie nach Petzold dar; diese nimmt eine

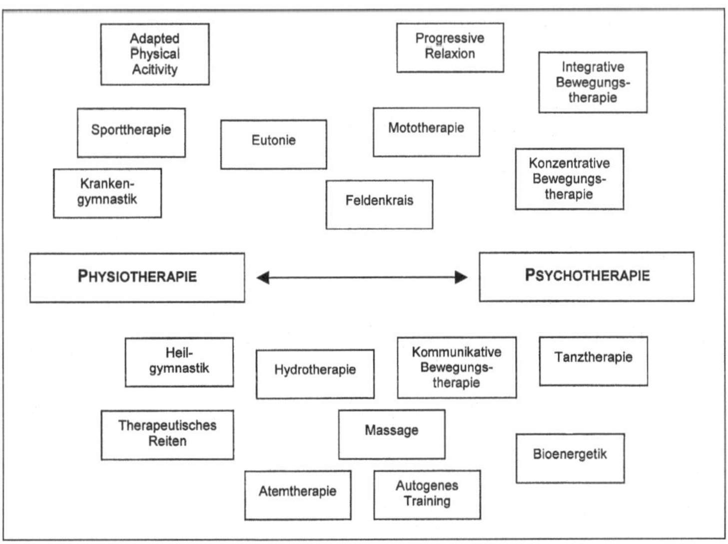

Abb. 23: Körper- und bewegungsorientierte Verfahren im klinischen Kontext (Hölter 1993b, 13)

Integration von phänomenologischer Leibtheorie (Marcel, Merleau-Ponty), gestalttheoretischem Organismusmodell (Goldstern, v. Weizsäcker, Perls) und Psychoanalyse (Freud, Reich, Schilder) mit Konzepten zur Körpersozialisation (Kamper, Wulf) zu einer Tiefenhermeneutik des sprachlichen und nichtsprachlichen Ausdrucks vor (Petzold 1990, 30ff.). Abbildung 23 veranschaulicht die Bandbreite körper- und bewegungsorientierter Verfahren mit Bezug auf klinische Anwendungsfelder im Rahmen einer Zuordnung zwischen Physiotherapie und Psychotherapie.

Die Übersicht (aus Hölter 1993b, 12) versteht sich als eine Grobgliederung und unterscheidet Verfahren, die der Wiederherstellung und Reaktivierung dienen von solchen, die auf körperliche und psychische Veränderungen bzw. Beeinflussung abzielen. Petzold (1990, 27ff.) untergliedert stattdessen in funktionale, konflikt-orientierte und integrative bzw. multimodale Verfahren.

Motopädagogik und -therapie

Motopädagogik und Mototherapie verstehen sich als Anwendungsfelder der Psychomotorik (Motologie), die „die Lehre von der Motorik als Grundlage der Handlungs- und Kommunikationsfähigkeit des Menschen, ihrer Entwicklung, ihrer Störungen und deren Behandlung" (vgl. Kap. 1) umfasst. Auch die Motologie nutzt Erkenntnisse anderer Wissenschaftsbereiche und vereint diese im interdisziplinären Ansatz. Der Anspruch der Motologie liegt in der ganzheitlichen Erfassung des Menschen; sie versteht die Bewegung als Ausgangspunkt ihrer konzeptionellen Betrachtungen: In der Bewegung vereinen sich motorische, sensorische, neuro-physiologische, kognitive und emotionale Prozesse. Der Körper stellt das Ausdrucksmedium der Persönlichkeit dar; über diesen können pädagogische und therapeutische Prozesse initiiert werden. Der lebendige Körper ist zum einen die biologische Grundlage der menschlichen Existenz, zum anderen Ausgangspunkt aller Wahrnehmungs- und Erfahrungsprozesse, die sich auf die eigene Person und auf deren materiale und soziale Umwelt beziehen. Die Befähigung zur selbstverwirklichenden Auseinandersetzung mit sich selbst sowie mit der dinglichen und sozialen Umwelt im Sinne einer Persönlichkeitsstärkung gilt in der mototherapeutischen wie -pädagogischen Konzeption als Richtziel.

Gesund und krank

Während Motopädagogik sich immer als Konzept der Erziehung durch Bewegung in präventiv-erzieherischen Feldern verortet, nimmt Schilling (1986a, 59) in seinem Motologie-Konzept eine kategoriale Tren-

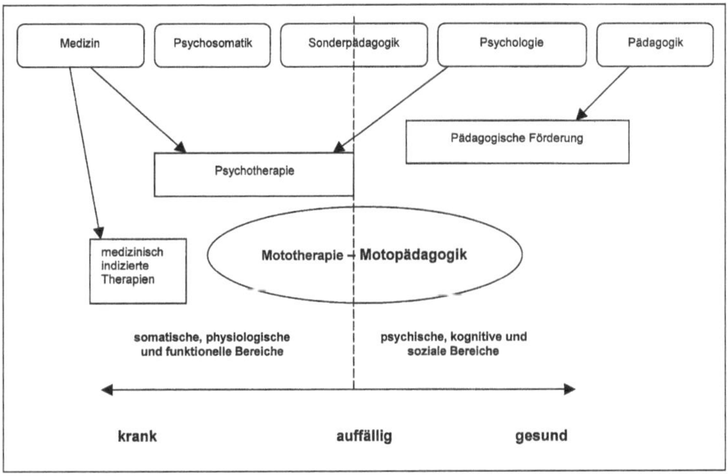

Abb. 24: Mototherapie und Motopädagogik im Grenzbereich zwischen gesund und krank (Schilling 1996, 81)

nung von gesund und krank vor (Abb. 24) und definiert Mototherapie als „bewegungsorientierte Methode zur Behandlung von Auffälligkeiten, Retardierungen und Störungen im psychomotorischen Verhaltens- und Leistungsbereich".

Über Mototherapie soll auf das veränderte psychisch-emotionale bzw. psychosoziale Erleben des Individuums und das „pathogene Geschehen in einer Person" (Schilling 1996, 82) dahingehend eingewirkt werden, dass Entwicklungsblockaden sowie Störungen und Pathologien im psychomotorischen Bereich gemildert oder aufgehoben werden. Besonderer Stellenwert kommt der gezielten Beeinflussung der emotionalen und sozialen Persönlichkeitsbereiche – neben der Förderung der sensorischen und motorischen Funktionen – zu. Auch wenn Schilling die Mototherapie wegen ihrer konzeptionellen Ähnlichkeit als Sonderform der Motopädagogik bezeichnet, ist die kategoriale Trennung von pädagogischem und therapeutischem Feld als Tribut für das Ziel der Anerkennung der Mototherapie als Behandlungsmethode im medizinisch dominierten Gesundheitsbereich anzusehen.

In Hölters Verständnis von Mototherapie findet die psychomotorische Grundkategorie Bewegung im Sinne von Begegnung statt (Hölter 1993b, 18); diese unterliegt der subjektiven Wahrnehmung und der individuellen Bedeutungszuschreibung und beeinflusst auf diese Weise den therapeutischen Prozess. Mototherapie setzt danach am Individuum mit seiner Bedürfnislage und Lebensgeschichte an und kann damit auf verschiedenen Bedeutungs- und Interpretationsebenen stattfinden. Da sich Therapie zwischen den Aspekten des Heilens und Behandelns und den Aspekten des Erziehens und Pflegens bewegt, definiert er Mototherapie (im Anwendungsfeld der klinischen Arbeit mit Erwachsenen) „als eine Bewegungstherapie (…), die dem Menschen durch Sport, Spiel und Bewegung Möglichkeiten der Selbst- und Welterfahrung erschließen will“ und sich „in der Spanne zwischen Leibesbehandlung und Gesundheitspflege vollzieht“ (Hölter 1993b, 18). Er vertritt die Auffassung, dass ein Kontinuum zwischen gesund und krank besteht und die Anwendungsbereiche Motopädagogik und Mototherapie ineinander gleiten (vgl. auch Schilling 1996, 81).

Jüngere Fachpublikationen

Eine Sichtung der Fachpublikationen seit ca. 2000 macht die Streuung, aber auch die Verschiebung des Theoriehorizonts deutlich. Dazu soll auf die wertenden Überblicksdarstellungen von Neuhäuser (1999) und Hölter (2005a; 2013) Bezug genommen und die aktuelle Diskussionslage (z.B. Richter-Mackenstein 2017) einbezogen werden. Allgemein wird die Psychomotorik zwischen Physiotherapie und Psychotherapie verortet. Dabei sieht Neuhäuser die Mototherapie aus der klinischen Perspektive des Neuro- und Sozialpädiaters als Behandlungsmethode, die eindeutig die Zielsetzung des Behandlungserfolges auf rein funktionaler Ebene (Physiotherapie) mit Blickrichtung auf den psychosozialen und emotionalen Behandlungsbereich verlassen hat (Neuhäuser 1999, 108–110; Beckmann-Neuhaus 2010). Die Aufnahme psychotherapeutischer und pädagogischer Elemente zur Förderung der Persönlichkeitsentwicklung des Kindes unter Zuhilfenahme spezifischer Methoden mache die Mototherapie zu einer anerkannten medizinisch-therapeutischen Methode über den klinischen Bereich hinaus:

> „(…) sie hat auch einen wichtigen Stellenwert in der Prävention: Bewegungserziehung in der Familie, im Kindergarten und in der Schule, aber auch motopädagogisch-mototherapeutische Impulse in späteren Lebensabschnitten können dabei helfen, die durch zivilisationsbedingte Verarmung des motorischen Verhaltens auftretenden Veränderungen und ihre Folgen zu verhindern" (Neuhäuser 1999, 111).

Eine Grenzziehung von Pädagogik und Therapie wäre einfach, könnte man sich auf folgende klassische Positionsbestimmung einigen (Tab. 7). Doch die Verhältnisse sind nicht so dichotom. Sogar traditionelle klinische Ansätze der (Psycho-)Therapie im Kinder- und Jugendalter (Remschmidt 1997) verlassen ihr evidenzbasiertes (nach objektiven Überprüfungskriterien trachtendes) Behandlungsparadigma, wenn sie

Tab. 7: Differenzierung von Pädagogik und Therapie (Hölter 2005a, 133).

	Therapie	**Pädagogik**
Ziele	Gesundheit (ICD 10/ DSM IV)	Bildung (Autonomie, Kompetenz, Solidarität)
	sanitär/ restaurativ	edukativ/ emanzipatorisch
Adressat/innen	Kranke	Kranke/ Gesunde
Institutionalisierung	Klinik/ Praxiseinrichtungen	schulische/ außerschulische Bildungseinrichtungen
	Einzel-/ Gruppenbehandlung	Gruppen
Professionalisierung	Ärztin/ Psychotherapeutin	Erzieher/in, Lehrer/in, Pädagoge/in
Ausbildung	Kenntnis der Pathologie, Selbsterfahrung, Beziehungsreflexion	Sachvermittlung, Normen-, Beziehungsreflexion

das Ziel verfolgen, „in der psychotherapeutischen Partnerschaft (mit Kindern, Jugendlichen und Familien, K.F.) protektive Faktoren und Selbstheilungskräfte beim erkrankten Kind und in seiner Familie zu entdecken (…)“ (Remschmidt 1997, 9; zit. nach Hölter 2005a, 131; s. auch Hölter 2011c, 134 ff)).

Verschiebung des Theoriehorizonts

Hölter sieht sowohl für die moderne Psychotherapie als auch für die jüngere Psychomotorik eine Verschiebung des „Theoriehorizonts“ in Richtung der Verschmelzung von Behandlungsaspekten mit (heil-)pädagogischen, persönlichkeits*bildenden* Zielsetzungen – er sieht darin eine parallele Entwicklung und damit eine Annäherung der Konzepte. Dieser Prozess der psychomotorischen Theoriekonstruktion findet zwangsläufig einen Niederschlag in der Veränderung von Konzeptbausteinen, wie der Bedeutung von Materialien bzw. deren Einsatz, dem Verständnis von Bewegung und freiem Spiel sowie der Beziehungsgestaltung als Wirkfaktoren von Förderung und Therapie (vgl. Hölter 2005a, 135f.).

Bildung

Und wie ist es mit der *Bildungsdebatte?* In diese hat die Psychomotorik erst in jüngerer Zeit verstärkt eingegriffen (Köckenberger/Hammer 2004, Kap. 3; Fischer et al. 2006; Hunger/Zimmer 2007; 2015; Motorik 2007/1: Schwerpunkt Bewegung und Bildung in der Kindheit). Allenfalls im Bereich der vorschulischen Erziehung ist die Psychomotorik ein etabliertes Konzept (Hunger/Zimmer 2010; Zimmer 2007a, b; Fischer 2009). Unter einem erweiterten Bildungsbegriff, der nicht allein auf Wissensentwicklung unter einer fachdidaktischen Perspektive zielt, erhält die Psychomotorik eine Schlüsselfunktion in der

Entwicklung von Schlüsselkompetenzen als Konzept der Allgemeinbildung und als körperorientierte Theorie der Erfahrung (Wendler 2006; Schäfer 2006)(s. Kap. 5).

Einen entscheidenden Anstoß erhält die Bildungsdiskussion durch das Verbundforschungsprojekt „BiK – Bewegung in der frühen Kindheit“ (Jasmund 2014; Fischer et al., 2016). Es ist Teil der bundesweiten Bemühungen um Professionalisierung und stärkere Strukturierung der Kindheitspädagogik. Der Forschungsprozess beinhaltet umfangreiche Studien interdisziplinärer wissenschaftlicher Diskurse zur Bewegungsthematik im Kindesalter, differenzierte Analysen offizieller Dokumente (Bildungs- und Orientierungspläne, Rahmenlehrpläne, Modulpläne der Hochschulausbildungen) sowie ein umfangreiches Repertoire eigener qualitativer und quantitativer empirischer Forschungen. Diese Ergebnisse liefern aus psychomotorischer Sicht einen wesentlichen Forschungsbeitrag zur Bildungs- und Entwicklungsbedeutung der Bewegungsthematik in der Kindheit. Einige Hauptergebnisse sollen in Kapitel 5 rezipiert werden.

Ganzheitliche vs. einzelheitliche Ansprüche

Zwischenfazit: Der Begründungszusammenhang der psychomotorischen Theorie-Praxis-Konzepte zwischen Therapie und Pädagogik gerät in ein Dilemma: Einerseits folgt die Theorielegung einer holistischen Wissenschaftsauffassung mit dem Bestreben, die ganzheitliche Sichtweise des Mensch-Seins psychomotorischer Praxisauffassung theoretisch schlüssig zu fundieren, andererseits gerät die Anwendungsthematik psychomotorischer Erkenntnisse innerhalb medizinisch-therapeutischer Anwendungsfelder mit der dort vorherrschenden naturwissenschaftlichen Wissenschaftsauffassung und der „einzelheitlichen“, empirisch-analytischen Forschungsmethodik in Widerspruch zum formulierten Ganzheitsanspruch. Die nachfolgenden Ausführungen sollen die Hauptlinien der psychomotorischen Konzeptdiskussionen der letzten Jahre sichten, ordnen und einer Bewertung zuführen. Dabei sind die bereits herausgearbeiteten entwicklungstheoretischen Orientierungen für meinen Fragenhorizont handlungsleitend. Welche Aussagen treffen die Ansätze zu den Dimensionen menschlicher Entwicklung: Funktionalität und Erkenntnisprozess, Beziehungsprozess und Identitätsbildung, soziale und sozialräumliche Thematiken?

4.1 Die funktionale Perspektive

4.1.1 Die Psychomotorische Übungsbehandlung (PMÜ) nach Kiphard

Als der Begründer der deutschen Psychomotorik gilt der Diplom-Sportlehrer Ernst J. Kiphard. Er entwickelt ab 1955 in Zusammenarbeit mit Helmut Hünnekens aus der praktischen Arbeit am Westfälischen Institut für Jugendpsychiatrie in Gütersloh die Psychomotorische Übungsbehandlung (PMÜ). Diese speist sich aus verschiedenen historischen Quellen (s. Kapitel 1: Ursprünge) und integriert entwicklungspsychologische, verhaltenstherapeutische und psychotherapeutische Grundlagen in die praktische Arbeit. Ausgangspunkt sind die zu beobachtenden verminderten Bewegungsfertigkeiten und das geringe Selbstvertrauen der anvertrauten ungeschickten, entmutigten und resignierten Kinder (Hünnekens/Kiphard 1975, 15).

Förderung von Motorik und Psyche

Die Ursachen der Verhaltensauffälligkeiten und Erziehungsschwierigkeiten werden im hirnorganischen und seelischen Bereich vermutet. Die medizinisch-neurologische und die kinderpsychiatrische Diagnostik erhält im Zusammenhang mit der Indikation eine wichtige Bedeutung. Es entsteht der „Leitgedanke […], durch motorisch förderliche Betätigung psychische Vorgänge zu aktivieren, die zu einer Harmonisierung und Stabilität der Persönlichkeit führen und damit zu einer Balance zwischen innerer Gefühlsdynamik und äußerem Bewegungsverhalten beitragen“ (Schäfer 1993, 19). Durch spezifische Angebote sollen die Kinder zu mehr Selbstvertrauen, Mut und Kontaktbereitschaft gelangen. Dabei werden die individuellen Nöte und Bedürfnisse des Kindes im Gesamtkontext gesehen und nicht lediglich die motorischen Defizite, losgelöst von der psychischen und sozialen Situation. Kiphard bemüht sich von Anfang an um eine ganzheitliche, persönlichkeitsorientierte und kindgemäße Betrachtungsweise seiner Arbeit, in der „das Individuum Kind mit all seinen gesunden und unversehrten Persönlichkeitsanteilen, aber auch mit all seinen Sehnsüchten, Wünschen, Ängsten und Nöten (im) Mittelpunkt pädagogisch-therapeutischer Bemühungen“ (Hünnekens/Kiphard 1960, 177f.) steht. Wenn er von einem humanistischen Menschenbild spricht, meint er eine Haltung gegenüber den Mitmenschen, in der die Würde des einzelnen Menschen und das Vertrauen in seine Selbstorganisation einen hohen Stellenwert einnehmen (vgl. Flammer 2009, Kap. 7).

Spiel

Kiphard erkennt die Bedeutung des Spiels und nutzt diese natürliche kindliche Ausdrucks- und Tätigkeitsform als therapeutisches Medium.

Da bei jüngeren Kindern ein großes Spielbedürfnis besteht, sollen spielerische Übungen im Zentrum stehen. Diese werden in attraktive Spielthemen verpackt, die der Vorstellungs- und Erlebniswelt der Kinder entsprechen. In einer angenehmen Spielatmosphäre wird so ein gezieltes Üben mit dem fröhlichen, kindlichen Spiel verknüpft.

Material Das Übungsmaterial gilt als wesentlicher Bestandteil der PMÜ, da es einen hohen Aufforderungscharakter hat. Das kindgerechte Material bietet Möglichkeiten zum Erkunden, Experimentieren, Phantasieren, Konstruieren, Ausagieren und Erleben. Während die Übungsstunden in der Anfangszeit mit relativ einfachem Material noch in kleineren Räumen stattfinden, kommen nach dem Wechsel in eine neue Turnhalle auch Großmaterialien (u.a. ein Trampolin) zum Einsatz. Kiphard gliedert sein Übungsgut anfangs in vier Hauptgruppen:

Sinnes- und Körperschemaübungen: Er sieht eine wesentliche pädagogische Aufgabe im Heranführen an das Ursprüngliche, an den Kern der Dinge, und empfiehlt, die Kinder nicht zu überfordern, gerade weil sie das stille Beobachten und das In-sich-Aufnehmen nicht gewohnt sind. Großräumige und ganzkörperliche Bewegungen sollen den Kindern einen Ausgleich für Versäumnisse bringen. Er gliedert die Sinnes- und Körperschemaübungen nach den Kategorien

a) visuelle, taktile, akustische Wahrnehmungsübungen
b) Körperorientierungsübungen
c) Raumorientierungsübungen

Übungen der Behutsamkeit und Selbstbeherrschung: Diese versteht er als Vertiefungsgebiete seiner Arbeit und empfiehlt, über mehrere Wochen verschiedene Übungsschwerpunkte zu schaffen und sie systematisch zu variieren. Kiphard gliedert die Übungen der Behutsamkeit und Selbstbeherrschung wie folgt:

a) Bewegungsübungen im Raum, zu Paaren, in der Gruppe, dabei sollen Zusammenstöße vermieden werden (Gewandtheitsübungen)
b) Übungen des Kletterns und Springens (einschließlich Trampolinspringen)
c) Behutsamkeitsübungen (Objektbalanceübungen, Übungen zur Vermeidung von Berührungen)
d) Reaktionsübungen (Stop-and-go-Spiele; Reaktionsspiele auf akustische und visuelle Signale)
e) Selbstbeherrschungsübungen (Entspannungs-, Fakir-, Zauberspiele), Balancierübungen, Bremsspiele mit und ohne Material

f) Anpassungsübungen an die Gemeinsamkeit (zu zweit, in der Gruppe, Materialtransport, Fließbandspiele)
g) Geschicklichkeitsübungen (Bauen, Jonglieren, Hand- und Fußgeschicklichkeitsspiele)
h) Simultanübungen (zwei und mehr Übungen gleichzeitig bewältigen)

Rhythmisch-musikalische Übungen: Mit dieser Art von Übungen sollen beim Kind rhythmischer Sinn und musikalisches Gehör geschult werden. Sie dienen der Selbstfindung und dem Aufbau einer inneren Ordnung. So spielen die Eigentätigkeit des Kindes, Erfindung und Improvisation eine wichtige Rolle. Kiphard versucht bei den Kindern mit der Zeit, ein Gefühl für das Metrum, für das Taktmäßige aufzubauen. Die rhythmisch-musikalischen Übungen werden unterteilt in:

a) rhythmische und dynamische Bewegungsübungen
b) Übungen zur Schulung des musikalischen Gehörs
c) Übungen zum Musikhören und Bewegen nach Musik

Übungen des Erfindens und Darstellens: In Vertiefung der zuvor benannten Übungen ergänzt Kiphard eine Reihe von Übungen, die die Kinder zur Selbsttätigkeit, zu improvisierendem Darstellen und zu Erfindungsreichtum anregen sollen:

a) erfinderische Selbsttätigkeit
b) Improvisation und Darstellung
c) Tierspiele
d) Tätigkeitspantomimen
e) Darstellungen aus dem kindlichen Lebensalltag
f) mimische Ausdrucksübungen

Gruppentherapie

Die PMÜ versteht sich als Gruppentherapie, in der der sozialen Wechselbeziehung zwischen den Gruppenmitgliedern eine wesentliche Bedeutung für den Erfolg beigemessen wird. Empfohlen wird eine Gruppengröße von nicht weniger als sechs und nicht mehr als zehn Kindern. Für die Behandlungsdauer empfiehlt Kiphard einen Zeitraum von mehreren Monaten, da die Erfolge tiefgehender und dauerhafter sind, je länger und konstanter die Einwirkung erfolgt. Als Mindestanforderung nennt er zwei Übungsstunden pro Woche über eine Zeitspanne von möglichst einem Jahr.

Für den Erfolg der PMÜ wird die geduldige, offene, einfühlsame, liebevolle, optimistische, überzeugende und humorvolle Grundhaltung

Kiphards bzw. des Therapeuten herausgestellt. Dessen Aufgabe liegt zudem darin, kleinste Erfolgserlebnisse zu erkennen und das Kind zu unterstützen. Hauptziel ist es, das Kind zu ermutigen, sein Leben allein zu bewältigen.

Effektivitätsuntersuchung

In den Jahren 1957/58 sichert eine erste Effektivitätsuntersuchung unter Verwendung eines umfangreichen diagnostischen Inventariums erste Erfolge. Es lassen sich u.a. folgende Ergebnisse statistisch nachweisen: Ein teilweises oder komplettes Aufholen des motorischen Entwicklungsrückstandes, Zunahme der kindlichen Gesamtaktivität bei Abnahme hyperaktiven Verhaltens, gesteigerte Anstrengungsbereitschaft, verbesserte Konzentrationsfähigkeit, Persönlichkeitsfestigung und Ich-Stärkung, eine positivere Grundstimmung und verbesserte Kontakt- und Gruppenfähigkeit (*Hünnekens/Kiphard 1990, 30–31*).

Übersicht und Bewertung

Medizinische Prägung

Trotz der angestrebten ganzheitlichen Wirkungsweise der PMÜ und des postulierten humanistischen Menschenbildes, das der damals dominierenden Defizit- und Funktionsorientierung entgegengesetzt wird, stellt Kiphard selbst im Nachhinein fest, dass er sich in seinem „Arbeitsbeitrag innerhalb des kinderpsychiatrischen Teams ärztlichem Denken und ärztlicher Zielsetzung unterordnete. So wurden die Lerninhalte zumindest anfangs mitbestimmt von diesen im wesentlichen funktionellen Zielsetzungen“ (Hünnekens/Kiphard 1990, 30). Zudem werden klinisch-medizinische Denkkategorien, die in der Abfolge von Ursachendiagnostik, Therapieindikation, Durchführung der Therapie und Evaluation (Hölter 1998, 46) bestehen, auch in der PMÜ angewandt und prägen diese wesentlich mit (s. Übersichtstabelle 9 am Ende des Kapitels).

Die Psychomotorische Übungsbehandlung ist als Ursprungskonzept zu sehen, das inzwischen in revidierter und modifizierter Fassung vorliegt. Kiphard selbst (2004a, 41) kritisiert die Zuschreibung einer defizitorientierten Vorgehensweise seiner Psychomotorischen Übungsbehandlung. Stattdessen sei Psychomotorik als Erfahrungswissenschaft vor allem durch eine ganzheitliche Orientierung charakterisiert und habe in einer Zeit der motorischen und psychischen Verarmungsprozesse auch eine Zukunftsperspektive.

4.1.2 Das Konzept der Klinischen Psychomotorischen Therapie (KPT)

Die Konzeption der Klinischen Psychomotorischen Therapie stellt eine Weiterentwicklung der von Hünnekens und Kiphard entwickelten Psychomotorischen Übungsbehandlung dar. Sie wird an der Westfälischen Fachklinik für Kinder- und Jugendpsychiatrie seit 1979 durch H. Göbel, B. Jarosch und D. Panten vertreten. Die KPT erfolgt auf ärztliche Indikation auf der Basis einer motodiagnostischen Befunderhebung, die als Eingangs- und prozessbegleitende Förderdiagnostik ausgelegt ist. Die KPT verortet sich im Schnittfeld physio- und psychotherapeutischer Behandlungsmethoden und ist als kindgemäße, entwicklungsorientierte Methode auf neurophysiologischer und neuropsychologischer Grundlage ausgelegt (Jarosch et al. 1993). Während funktional orientierte physiotherapeutische Verfahren eher eine gezielte Verbesserung (Wiederherstellung) der (senso-)motorischen Funktionssysteme anstreben und Richtungen der Kinderpsychotherapie (z.B. Spieltherapie) den Zugang zum Kind vor allem über Sprache suchen, ist in der KPT die Motorik als bewusstes und unbewusstes Bewegungsgesamt des Menschen (Homburger 1923) Ausgangspunkt und Medium einer entwicklungs- und handlungsorientierten Methode zur Förderung der kindlichen Persönlichkeit über Wahrnehmung und Bewegung (Göbel/Panten 1995).

Indikation

KPT ist indiziert bei Kindern mit cerebralen Dysfunktionen, welche sich als feinmotorische und/oder graphomotorische Störungen sowie als Integrationsstörung der Entwicklung von Sensorik und Gesamtmotorik ausdrücken können und häufig mit einer emotionalen Verunsicherung des Kindes, Aufmerksamkeitsstörungen sowie mit sozialen Problemen einhergehen. Die Behandlung im Rahmen der KPT ist zeitlich begrenzt und beinhaltet Formen einer integrativen Bewegungs- und Wahrnehmungsförderung nach Kiphard, Frostig und Ayres. Praxisangebote sind Formen der Körpererfahrung, der Entspannung und der taktil-kinästhetischen und vestibulären Stimulation im sozialen Kontext der geeigneten Kleingruppe. Auch wenn eine Verbesserung zentralnervöser Integrationsmechanismen anvisiert ist, soll dieses über die Zielvorstellung einer verbesserten Handlungsfähigkeit des Kindes hinsichtlich der selbstständigen Umweltbewältigung angebahnt und gefördert werden, um so einen wichtigen Beitrag zur Entfaltung der kindlichen Persönlichkeit zu leisten.

Methodik

Heterogene und unterschiedlich komplexe Störungsbilder machen ein Arbeiten nach einer eng umschriebenen Methode und Therapie unmöglich. Sinnvoll dagegen sind offene und strukturierte Lern-,

Handlungs- und Erfahrungsangebote, abhängig von der jeweiligen Problematik des Kindes und in Verbindung mit einer spezifischen Gruppendynamik. So ist ein flexibler und kreativer, dennoch planmäßiger Einsatz von Methoden, Materialien und Inhalten notwendig. Dabei steht die psychische Stabilisierung bei allen Maßnahmen im Vordergrund. Über das Spiel, die Freude am Tun und erlebnisreiches Handeln wird ein Grundstein für sensomotorische und sozialintegrative Erfahrungen gelegt. Wenn die motivationalen Voraussetzungen geschaffen sind, wird es dem Kind eher möglich, in verschiedenen Lern-, Spiel- und Bewegungssituationen Bewältigungsstrategien für seine Verhaltensweisen und Erfahrungsdefizite zu entwickeln. Hierbei erweisen sich die Elemente Selbst-, Material- und Sozialerfahrung immer als entscheidende Erfolgsgaranten (Jarosch et al. 1993, 152).

Therapie-Setting und personale Bereitschaft

Für die Durchsetzung dieses handlungs- und kindorientierten Ansatzes ist es im Verlauf der Therapie wichtig, zwei wesentliche Prinzipien zu berücksichtigen: Bereitstellung optimaler Bedingungen für die Entwicklungsförderung, verbunden mit entsprechenden Hilfen zum Abbau von Entwicklungsbarrieren (Therapie-Setting); Ermöglichung der Akzeptanz von Defiziten oder Behinderungen durch bewusst kontrollierte Reflexionen und Gegenüberstellungen (personale Bereitschaft).

Eine entscheidende Bedeutung für den Therapieerfolg wird der klaren Therapeutenhaltung, der Beziehungsgestaltung mit den Kindern sowie der Gestaltung einer ansprechenden Raumatmosphäre zugeschrieben. Hierzu zählen die Autoren:

- Beachten, Respektieren und Integrieren von Wünschen, Änderungsvorschlägen und Kritik,
- Verständnis für zeitweilige Unlust der Kinder,
- Entgegenkommen und Hilfestellungen in Konfliktsituationen,
- Durchsetzungsvermögen, konsequente Haltung, Festlegen und Einhalten von Abmachungen und Rahmenbedingungen als wesentliche Orientierungshilfen für die oftmals desorientierten Kinder,
- Konstanz, Berechenbarkeit und Kongruenz der Persönlichkeit des Therapeuten.

Übersicht und Bewertung

Medizinische Orientierung

Die Klinische Psychomotorische Therapie nach Jarosch, Göbel und Panten nimmt große Anleihen beim ursprünglichen Konzept Kiphards, ist aber wegen der stärkeren Handlungsorientierung durch Problemlöseaufgaben und großräumige Erfahrungsangebote als Weiterentwicklung zu verstehen. Auch die Nachfolger Kiphards legen ihrer Arbeit ein humanistisch geprägtes Therapeutenverständnis zugrunde, das sie als verständnisvolles, einfühlsames, aber auch konsequentes und berechenbares Verhalten in der Beziehungsgestaltung verstehen. Wegen des klinischen Kontextes ist die Methode klar medizinisch orientiert und weist alle Eckpfeiler einer modernisierten klinischen Interventionsform auf (Panten/Göbel 2005; Panten 2011):

- medizinisch/klinische Indikation anhand differentialdiagnostischer Ergebnisse verschiedener Fachbereiche;
- motodiagnostische Befunderhebung in Verbindung mit einem ärztlichen Therapieauftrag;
- therapiebegleitende Prozessdiagnostik, welche den Entwicklungsverlauf des Kindes mehrdimensional beschreibt;
- interdisziplinäre Zusammenarbeit mit Ärzten, Psychologen, Krankengymnasten, Logopäden, Heilpädagogen, Ergotherapeuten, Erziehern;
- regelmäßige und intensive Therapie sowie deren zeitliche Begrenzung und schrittweise Reduzierung;
- Arrangement psychomotorischer Räumlichkeiten, die eine Gruppenbehandlung ermöglichen;
- persönliche und fachliche Qualifikation des Therapeuten;
- Elternarbeit;
- Evaluation und Erfassung der Wirksamkeit der KPT.

4.1.3 Die Sensorische Integration nach Jean Ayres

> „Sensorische Integration ist der Prozeß des Ordnens und Verarbeitens sinnlicher Eindrücke (sensorischen Inputs), so daß das Gehirn eine brauchbare Körperreaktion und ebenso sinnvolle Wahrnehmungen, Gefühlsreaktionen und Gedanken erzeugen kann. Die sensorische Integration sortiert, ordnet und vereint alle sinnlichen Eindrücke des Individuums zu einer vollständigen und umfassenden Hirnfunktion" (Ayres 1984, 37).

Entwicklung der sensorischen Integration

Jean Ayres geht davon aus, dass der Vorgang der sensorischen Integration die Grundlage für alle Lern- und Verhaltensprozesse bildet. Dieser läuft automatisch ab und wird nie bewusst wahrgenommen. Sensorische Integration als solche stellt demnach ein Entwicklungsprinzip dar (Kesper/Hottinger 2015). Nach Ayres verläuft die Entwicklung der sensorischen Integration bei jedem Kind nach denselben Prinzipien. Sie betreffen in den ersten Lebensjahren vor allem die Organisation und Einordnung von Empfindungen und Eindrücken im ZNS. Das Konzept nennt drei Grundprinzipien:

- *Organisation durch Anpassung:* Die Organisation sensorisch-integrativer Prozesse im Gehirn wird durch Anpassungsreaktionen stark gefördert. Anpassungsreaktionen sind Handlungen, mit denen ein Individuum kreativ und sinnvoll auf eine Einwirkung aus seiner Umwelt reagiert. Als Voraussetzung für Anpassungsreaktionen müssen Sinneseindrücke unseres Körpers und unserer Umwelt geordnet werden, denn nur durch zweckmäßig gegliederte Empfindungen ist es uns möglich, Situationen abzuschätzen und entsprechend zu reagieren.
- *Der innere Drang:* Von Natur aus strebt der Mensch danach, sich zu entwickeln. Das Kind wiederholt eine Tätigkeit so lange, bis sie zum Erfolg führt. Durch diesen inneren Drang und die daraus resultierenden Erfahrungen ist es dem Kind möglich, seine sensorische Integrationsfähigkeit zu verbessern.
- *Bildung von Entwicklungsbausteinen:* Durch ständige Aktivität und Vervollkommnung seiner Handlungen bildet das Kind Bausteine für die Entwicklung der Sinne. Diese geben ihm Aufschluss über seinen eigenen Körper und seine Beziehung zur Umwelt. Bausteine werden durch Erfahrungen entwickelt, die wiederum für die Weiterentwicklung der Sinne verantwortlich sind. So ist die sensomotorische Aktivität des Säuglings Voraussetzung für die Weiterentwicklung der Wahrnehmung und damit zur Entstehung der Endprodukte sensorisch-integrativer Prozesse.

Der Integrationsprozess

Um den komplexen Ablauf der Sinnesfunktionen zu verdeutlichen, entwirft Ayres auf der Basis ihrer Arbeit mit lerngestörten Kindern ein Modell der sensorischen Integration. Abbildung 25 zeigt, wie die unterschiedlichen Qualitäten sensorischer Informationen zusammenkommen, damit ein reibungsloser Ablauf des Integrationsprozesses stattfindet. Dieser Vorgang verläuft immer in derselben Reihenfolge, wobei keine Stufe übersprungen werden kann. Nach Ayres verläuft der Prozess der sensorischen Integrationsentwicklung auf vier Ebenen. Voraussetzung für eine gute und ungestörte Entwicklung ist eine Reizung der Sinne und ein guter Reizfluss vom Organ zum Gehirn. Die Ebenen haben während der Entwicklung unterschiedliche Bedeutung. Allgemein besagt die Theorie, dass bei normaler Entwicklung im Alter von

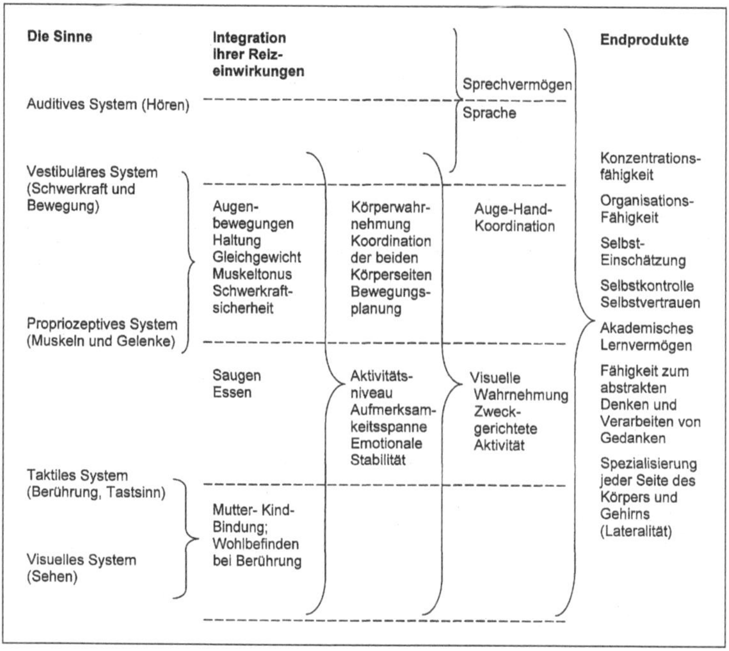

Abb. 25: Modell der Wahrnehmungsintegration nach Ayres (1984, 84; 1998)

sechs Jahren das erste Entwicklungsniveau abgeschlossen sein sollte, das zweite annähernd komplett, das dritte aktiviert und das vierte Niveau an Bedeutung deutlich gewinnt (alle Angaben nach Ayres 1984, 86ff.). Das auditive und das visuelle System spielen auf den ersten beiden Niveaus eine untergeordnete Rolle. Das Kind kann zwar hören und sehen, jedoch basiert die Grundordnung des Nervensystems mehr auf den Sinneseindrücken von taktilen, vestibulären und propriozeptiven Reizen.

4 Ebenen der Wahrnehmungsintegration

Auf der ersten Ebene lernt das Kind durch die Integration von Berührungsreizen zu saugen und Nahrung aufzunehmen, aber auch eine Bindung zur Bezugsperson einzugehen. Diese ersten Bindungen vermitteln dem Neugeborenen ein basales Bewusstsein über sich selbst und seine Körperlichkeit. Nach Ayres ist das Kind in der Lage, Berührungen als angenehm zu empfinden und sein Wohlbefinden zum Ausdruck zu bringen. Durch gute Integration von vestibulären und propriozeptiven Sinnesreizen gelangt das Kind zur Kontrolle über seine Augenbewegungen, später zu einem guten Gleichgewichtsgefühl und zu Schwerkraftsicherheit.

Die zweite Ebene wird erreicht, wenn die Grundsinne (taktil, vestibulär und propriozeptiv) in das Wahrnehmungsschema des Körpers integriert werden. So entwickeln sich durch Aktivität die eigene Körperwahrnehmung und ein Körperschema. Dies wiederum ist Voraussetzung, um die beiden Körperseiten zu koordinieren und Bewegungen zu planen. Eine gute Körperwahrnehmung sorgt dafür, dass die Aufmerksamkeitsspanne und das Aktivitätsniveau erhalten bleiben und einer Ablenkbarkeit durch optische und akustische Reize vorgebeugt wird. Ferner kann sich eine emotionale Stabilität nur entwickeln, wenn vestibuläre, propriozeptive und taktile Impulse gut integriert werden.

Auf der dritten Ebene werden sowohl das auditive als auch das visuelle System in die Verarbeitungsprozesse einbezogen. Durch deren Verbindung wird die Grundlage für das Sprach- und Sprechvermögen gelegt. Bei der Wortaussprache ist die gute Integration der drei Grundsinne nötig, um zu einer genauen Stellung der Lippen und der Zunge zu gelangen. Eine fortgeschrittene visuelle Wahrnehmung setzt Kenntnisse über die Qualitäten von Gegenständen, Beziehungen der Gegenstände untereinander und deren Hintergrund (Figur-Hintergrund) voraus. So kann sich die visuelle Wahrnehmung nur durch Integration des taktilen, propriozeptiven und vestibulären Systems weiterentwickeln. Dieses gilt auch für die Funktion der Auge-Hand-Koordination, da die Handbewegungen durch das vestibuläre und propriozeptive System gesteuert werden. Ein Kind ist erst durch das zuverlässige und konstante Funktionieren der sensorischen Verarbeitungsprozesse in der Lage, zweckmäßige Tätigkeiten durchzuführen.

Die vierte Ebene beschreibt die Endprodukte sämtlicher sensorischer Verarbeitungsprozesse.

> „Selbstachtung, Selbstkontrolle und Selbstvertrauen entwickeln sich in dem Bewußtsein, daß der Körper als ein zuverlässiges sensomotorisches Gebilde existiert und dies rührt von einer guten Integration des Nervensystems her" (Ayres 1984, 86).

Entwicklung der Lateralität

Zu Beginn des Schulalters differenzieren sich die linken und rechten Körperseiten im Sinne einer klaren Dominanzbildung. Dieser Lateralisationsprozess erfolgt durch koordinierte Arbeit der beiden Hände infolge kindlichen Spiels. Die „Spezialisierung stellt ein Endprodukt aller vorausgegangenen Entwicklungsschritte dar" (Ayres 1984, 93). Die Entwicklung der Lateralität ist für das Konzept der sensorischen Integration von besonderer Bedeutung, da eine ausdifferenzierte Seitigkeit für viele schulische Leistungen grundlegende Bedeutung hat.

Bedeutung der Sensorischen Integrationstherapie

Die sensorische Integrationsbehandlung hat seit den 2000er Jahren in Deutschland eine große Verbreitung erfahren. Als in sich geschlossenes Erklärungsmodell auf neurophysiologischer Basis vermag es komplexe Störungssymptomatiken auf funktionale Elemente zurückzuführen, die dann als Förderbausteine in ein hierarchisiertes Therapiemodell integriert werden. Konzeptioneller Eckpfeiler der Theorie und der daraus abgeleiteten therapeutischen Maßnahmen stellt die Annahme dar, dass der Hirnstamm für die sensorische Integration und die Organisation der Interaktion des Organismus mit der Umwelt bestimmend ist. Dieses ergibt sich aus dem evolutionären Konzept des Hinzufügens statt Ersetzens von Funktionen und Strukturen, nach dem neue Strukturen nach ihrer Entwicklung von älteren abhängig bleiben und sich die fundamentale sensorische Informationsverarbeitung auf Hirnstammniveau vollzieht.

Der besondere Erfolg rührt nun aus der Bedeutung, die das Konzept der Bewegung beimisst, „die einer der tatkräftigsten Organisatoren des sensorischen Inputs ist und adaptiv auf den Organismus wirkt" (Ayres 1984, 96). Eine integrierende Wirkung geht nach Ayres weniger von zufälligen, stereotypisierten oder ineffektiv ausgeführten Bewegungen aus, als vielmehr von adaptiv-motorischen Aktivitäten, die als Anpassung an bedeutsame sensorische Stimuli der Umwelt, insbesondere an neue Anforderungen, zu verstehen sind.

Ayres unterstreicht die besondere Verflochtenheit von Bewegung und Wahrnehmung, und es ist überhaupt nicht verwunderlich, dass ihre Grundannahme, Bewegung als Träger der Wahrnehmungsintegration und damit der Gesamtentwicklung des Kindes zu sehen, von einigen funktional ausgerichteten Ansätzen der Mototherapie dankbar aufgenommen werden.

4.1.4 Die Sensorisch Integrative Motodiagnostik und -therapie (SIM) nach Kesper und Hottinger

Die Sensorisch Integrative Motodiagnostik und -therapie (SIM) von Gudrun Kesper und Cornelia Hottinger ist 1992 aus dem Ansatz der Sensorischen Integrationsbehandlung von Jean Ayres entstanden und gewinnt zunehmend an Bedeutung für die Mototherapie. Dieser Ansatz entspricht eher dem medizinisch-naturwissenschaftlichen Denken, ermöglicht jedoch eine Blickfelderweiterung innerhalb der Psychomotorik.

Indikation Jean Ayres legt durch ihre neurophysiologischen Studien wichtige Grundlagen für die Arbeit mit lern- und verhaltensauffälligen Kindern. Kesper und Hottinger (1992, 2015, 1993, 1996) integrieren in ihre Arbeit zentrale Elemente der Sensorischen Integrationsbehandlung von Ayres. Ebenfalls auf der Grundlage des neurophysiologischen Begründungszusammenhangs ist die SIM bei Störungen der Wahrnehmung und Bewegung mit nachfolgenden Sekundärproblematiken, bei Entwicklungsverzögerungen, Lernstörungen und Sinnesbehinderungen indiziert. Diagnostik, Förderung bzw. Therapie und Elternarbeit beinhalten eine umfassende Betrachtung des Kindes mit seiner individuellen Persönlichkeit und Problematik sowie den Bedingungen und Anforderungen seines sozialen Umfeldes.

Diagnostik Nach einer eingehenden kinderärztlichen Untersuchung erfolgt eine intensive Sensorisch Integrative Motodiagnostik. Diese umfasst eine präzise klinische Beobachtung, die sich an den vier Entwicklungsphasen der Sensorischen Integrationstherapie orientiert (taktil-kinästhetischer Bereich, vestibulärer Bereich, Körperorientierung und Praxie), ferner ein Erstgespräch mit den Eltern. Diese schildern die Problematik und äußern ihre Erwartungen an die Therapie. Ergänzt wird das Eingangsgespräch durch eine Verhaltensbeobachtung des Kindes im häuslichen und außerhäuslichen Umfeld. Die gesammelten Informationen sollen Hinweise auf Zusammenhänge zwischen Verhalten und möglichen Störungen der Sensorischen Integration auf der Grundlage der individuellen Biographie des Kindes ergeben. Die Diagnostik dient gleichzeitig als Grundlage der Förderplanung.

Therapieprogramm Die Therapie wird wie die Diagnostik an den vier Entwicklungsphasen der Sensorischen Integrationstherapie ausgerichtet. Diesen Bereichen sind zehn Therapieelemente mit zahlreichen Übungen spezieller Förderschwerpunkte zugeordnet. Die Förderung der Basissinne (taktile, kinästhetische und vestibuläre Wahrnehmung) nimmt dabei einen hohen Stellenwert ein, um ein lückenloses, stabiles sensomotorisches Entwicklungsfundament zu gewährleisten. Die weiteren Bestandteile des übungszentrierten Therapieprogramms folgen dem Entwicklungsstand und den Störungsbereichen des Kindes. Das therapeutische Vorgehen soll sowohl im Stundenablauf als auch in der Therapieplanung klare Strukturen zeigen. Ziel der Therapie ist eine „stabile Wahrnehmungs- und Bewegungsintegration, die das Kind befähigt, in eine kompetente Auseinandersetzung mit seiner sozialen Umwelt zu treten" (Kesper/Hottinger 1993, 202).

Elternarbeit Für das Konzept ist die Elternarbeit ein wesentlicher Bestandteil der Therapie. Sie besteht aus einer Beteiligung der Eltern sowohl während der wöchentlichen Gruppenförderstunden als auch im täglichen Üben zu Hause. Kesper und Hottinger (1992, 110) weisen ausdrücklich darauf hin, dass das Ziel der Förderung die „Integration der Therapie in den Alltag der Familie sein [soll], aber nicht so, daß der Alltag der Familie zur Therapie wird“. Die Eltern werden über die Störung ihres Kindes aufgeklärt, um ein besseres Verständnis für das Kind zu entwickeln. Die Therapeuten stehen den Eltern ferner als Berater in Bezug auf Alltags-, Erziehungs- und Umgangsfragen zur Seite.

Übersicht und Bewertung der beiden Ansätze sowie aktuelle Entwicklungen

Die Sensorische Integrationstherapie (SI) und die Sensorisch Integrative Mototherapie (SIM) blicken auf eine Entwicklungsgeschichte von über 30 Jahren zurück. Sie haben ihren Ursprung im medizinisch-naturwissenschaftlichen Denken, rechnen sich jedoch selbst dem psychomotorisch-ganzheitlichen Ansatz zu. SI und SIM beruhen auf einem neurophysiologischen Entwicklungsprinzip und beziehen sich auf Integrationsprozesse auf verschiedenen Ebenen des Nervensystems.

In der praktischen Umsetzung des Konzepts liegt der Schwerpunkt auf der Betonung des Zusammenhangs von Bewegung und Kognition durch sensomotorische Erfahrungen (z.B. Raum-Zeit-Maße; Raumrichtungen, z.B. vorn – hinten, oben – unten, links – rechts), welche für Anpassungsprozesse, die Schulung von mathematischen Fähigkeiten und allgemeiner Raum-Zeit-Orientierung (Stadtpläne, Höhen, Größen) hilfreich sein können (Fischer 1996a, 89). Der Gewinn des Ansatzes liegt zweifelsohne in dem Reichtum an Praxisbeispielen, die inzwischen von vielen Anwendern entwickelt wurden und die Fachliteratur bereichern. Diese konzentrieren sich auf Förderbeispiele zur taktilen, kinästhetischen und vestibulären Stimulation über Hüpfen, Rutschen, Schwingen, Schaukeln etc. und sind für Kinder und Eltern gleichermaßen attraktiv (s.Abb. 26a–c).

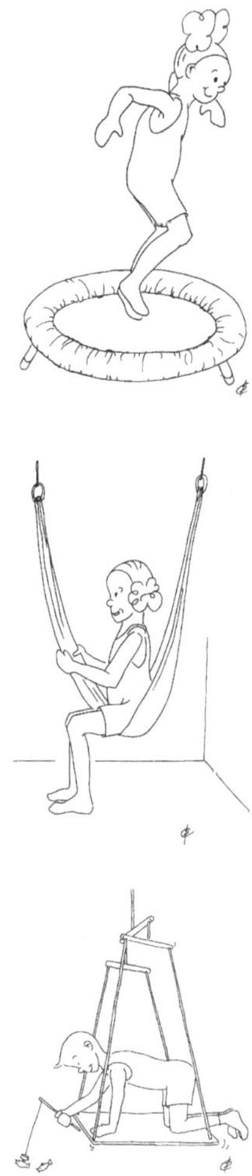

Abb. 26 a–c: Praxisbeispiele zur Förderung der sensorischen Integration bei Kindern (Schaefgen 1996)

Die Elternmeinung – sie kennen ihr Kind am besten – wird bei der Therapieplanung ausdrücklich einbezogen; die Beratung und die Förderung richten sich idealerweise auf alle Dimensionen der kindlichen Persönlichkeit. Bei genauer Betrachtung wird jedoch deutlich, dass den Eltern eher die Rolle des Co-Therapeuten zufällt, der die Übungsanregungen zur Erreichung einer hohen Übungsdichte im häuslichen Bereich weiterführen soll. Klinische Beobachtungen werden in spielerischer Form im taktil-kinästhetischen und vestibulären Bereich und bezüglich der Körperorientierung durchgeführt und nach diesem Prinzip auch die Förderung strukturiert. Diese zielt auf eine Befähigung der stabilen Wahrnehmungs- und Bewegungsintegration zur Auseinandersetzung mit der Umwelt. Ist ein Kind gut integriert, kann das Gehirn Informationen sinnvoll nutzen,

> „um bedeutungsvolle Wahrnehmungen, adäquate Körperreaktionen und Antwortmöglichkeiten auf Umweltreize, Gefühlsreaktionen und Gedanken zu erzeugen. Erst eine vollständige Wahrnehmungs- und Bewegungsintegration schafft eine umfassende Hirnfunktion" (Kesper/Hottinger 1992).

Körperbezogener Ansatz

Die klassische Psychomotorik ist bewegungsbezogen, während die Sensorische Integrationstherapie körperbezogen arbeitet, vor allem die Körperwahrnehmungen akzentuiert. Die Kritik an diesem Ansatz betrifft vor allem das Menschenbild, das den Menschen auf seine funktionierenden Nervenzellen und Synapsen reduziert und die intentionale Seite des Menschen mit seinen Ängsten, Hoffnungen und Wünschen nur peripher berücksichtigt. Damit steht der Wahrnehmungsbegriff in der Kritik. Es handelt sich oftmals um ein Sinnesfunktionstraining und weniger um ein Wahrnehmungsverständnis wie es in Kapitel 2 als Schlüsselbegriff der Psychomotorik ausgewiesen wurde. Aus diesem Grund ist der Anspruch auf Ganzheitlichkeit in Frage zu stellen. Neuere Ansätze mit Bezug zur Systemtheorie (etwa Brüggebors 1992; 1994) eröffnen eine holistische Perspektive.

Holistische Sensorische Balance

Brüggebors erweitert in ihrem Konzept der Holistischen Sensorischen Balance (HSB) den traditionellen Ansatz der Sensorischen Integrationstherapie um systemische, konstruktivistische und holistische Aspekte. An der Theorie Ayres kritisiert sie das Fehlen des Beziehungsaspektes. „Früher haben wir sensorische Integrationsdefizite behandelt, heute geben wir dem Kind im Rahmen der zwischenmenschlichen Interaktion die Möglichkeit zur psycho-physischen Selbstregulation" (Brüggebors 1994, 103ff.), die sich auf die Ganzheit (Körper – Psyche – Geist) des Kindes richtet. So werden der Therapeut bzw. der Pädagoge sowie das Kind zu teilnehmenden Subjekten (Partnern) der Fördersituation.

Die stärkere Hinwendung zur Interaktion zwischen den Partnern beeinflusst ebenfalls die Diagnostik. Der Diagnostiker sollte sich immer dessen bewusst sein, dass es keine messbare und objektive Welt gibt. Er beobachtet das Kind durch eine „Diagnose-Brille", die subjektiv gefärbt ist. Der Diagnostiker sollte das Kind als autonomes Wesen verstehen und sich der Beziehungssituation bewusst sein. Die Diagnosesituation besteht sowohl aus einem Beobachter als auch einer zu beobachtenden Person. Aus der interaktiven Qualität der Situation erwächst eine neue Rolle des Diagnostikers, die des teilnehmenden Partners.

Forschung in USA und Deutschland

Sowohl in den USA als auch in Deutschland wird der ursprüngliche neurophysiologische Ansatz von Jean Ayres weiterentwickelt und für die Ergotherapie nutzbar gemacht. Die Entwicklungen nehmen aber unterschiedliche Richtungen. Fisher et al. (2004) vertiefen eine neurowissenschaftliche Perspektive – eher als in Deutschland – und verknüpfen die Themen Bewusstsein, Gehirn (hier vor allem die zerebrale Organisation funktionaler Leistungen) und Körper zu einem „Modell des menschlichen Betätigungsverhaltens" (model of human occupation) (Vorwort: IX). Praktische Anwendungen zu Spiel, funktioneller Förderung und Beratung runden die theoretischen Erörterungen ab. Positiv zu bewerten ist, dass die amerikanische Version der Sensorischen Integrationstherapie den Anschluss an neuere Erkenntnisse zur Bedeutung der Neurobiologie für motorische Prozesse besser oder eher realisiert (s. Gschwend 2002; vor allem Duncker 2005). Negativ ist deren Verbleiben im medizinischen Paradigma mit einem eher physiologischen Perzeptionsbegriff, was das Ausbleiben einer interdisziplinären Anerkennung erklärt.

Sensorische Integration im Dialog

Unter dem Einfluss einer breiter gefassten Entwicklungsorientierung und der Nähe zur Psychomotorik entwickelt die Kinderärztin und Übersetzerin des Buches *Sensory Integration and the Brain* von Jean Ayres, Inge Flehmig, einen therapeutischen Förderansatz, der weniger die Förderung der Basissinne als die Förderung des Kindes in seiner Gesamtheit thematisiert (Flehmig 2003). So entsteht der Therapieansatz „Sensorische Integration im Dialog", der das Ziel verfolgt, die Selbstheilungsmechanismen des Organismus bei wahrnehmungsgestörten Kindern durch materielle (Gegenstände) und personelle (Therapeut als Spielpartner) Angebote wieder in Gang kommen zu lassen. Man löst sich von der Vorstellung, durch *Fütterung* des Gehirns zu dessen Funktion und Weiterentwicklung beizutragen (zur Vertiefung s. Kiesling 1999; Kiesling/Klein 2002).

Anknüpfungspunkte gibt es zu dem weiter oben (Kap. 1.6) dargestellten Psychomotorikkonzept von Aucouturier und Lapierre (1999; 2002), das vor allem durch Esser (2004; 2011) in Deutschland bekannt gemacht wird. In dieser tiefenpsychologisch ausgerichteten Psychomotorik geht es um die Ermöglichung tiefgreifender emotionaler Erfahrungen über Bewegung und Körperlichkeit und die Aufhebung von Verdrängungen im gestörten Beziehungsgeschehen (Reinelt 2003). Das wirft selbstverständlich die Frage der Qualifizierung im Bereich psychotherapeutischer Basiskompetenzen und der Supervision auf (Passolt/Petzold 2001).

Die jüngere Sensorische Integrationstherapie schafft den Übergang von einer funktionalen zu einer ergänzenden dialogischen und symbolisch-emotionalen Sichtweise, wie sie auch unter einer an Kompetenzen und Identitätsbildung orientierten sowie einer verstehenden Perspektive in der Psychomotorik zu diskutieren sein wird. Es bleiben aber die kognitiven Bedeutungsimplikationen von Bewegungs- und Körperaktivität auf der Strecke, was wohl der Tatsache geschuldet ist, dass der Ansatz eher Anerkennung im medizinischen System (Klinik, Ambulanz, niedergelassene Praxis) anstrebt.

4.2 Die erkenntnisstrukturierende/ kompetenztheoretische Perspektive

4.2.1 Der handlungsorientierte Ansatz von Schilling

Bewegung und Persönlichkeit

Ein zentrales Anliegen Schillings besteht darin, die in der Praxis beobachteten Zusammenhänge von Bewegung und Persönlichkeit, von bewegungsorientierter Behandlung und Persönlichkeitsbildung bei entwicklungsbeeinträchtigten Kindern zu erklären. Diesbezüglich werden zahlreiche Untersuchungen durchgeführt und verschiedene Theorien herangezogen. Die Zusammenhänge von Bewegung und Persönlichkeit können besonders über Untersuchungen bei behinderten Kindern nachgewiesen werden. Es zeigt sich deutlich, dass (Bewegungs-)Störungen immer mit Störungen in anderen Persönlichkeitsbereichen verknüpft sind (Schilling 1986b, 60). Diese Auswirkungen motorischer Beeinträchtigungen auf den emotionalen und sozialen Bereich (z.B. Ängste, Schulschwierigkeiten, Verhaltensauffälligkeiten) werden als Sekundärstörungen bezeichnet. Motorische Behinderungen sind ein vieluntersuchter Bereich. Dabei wird deutlich, dass bei gleichen Ursachen der Behinderung die Reaktionsweisen der Kinder verschieden sind. Die interindividuellen Unterschiede in der Verhaltensstruktur sind auf unterschiedliche Kompensationsmöglichkeiten, Persönlichkeitsstrukturen und Umweltbedingungen zurückzuführen.

V. Weizsäckers Wahrnehmungskonstrukt

Neben diesen Untersuchungen werden in Schillings Ansatz verschiedene Theorien herangezogen, um die Zusammenhänge von Bewegung und Persönlichkeitsentwicklung zu fundieren und mototherapeutische Interventionen zu begründen. Den wissenschaftstheoretischen Hintergrund des Ansatzes in seinen Anfängen bilden die Entwicklungstheorie von Piaget, die Gestaltkreislehre v. Weizsäckers und die materialistische Handlungstheorie Leontjews (1973). Das wesentliche Element, das Schilling dem Ansatz v. Weizsäckers entlehnt und für die Motologie/Mototherapie nutzbar macht, ist das Wahrnehmungskonstrukt. Dieses besteht in der untrennbaren Einheit von Wahrnehmung und Bewegung und damit verbunden in der Einheit von Individuum und Umwelt. Das Individuum wird als aktiv tätiges Subjekt herausgestellt, d.h. Bewegung und Wahrnehmung sind keine passiven Reaktionen, sondern aktive Leistungen des Individuums in der Auseinandersetzung mit der Umwelt. Über die Interaktion des Individuums mit der Umwelt vollzieht sich Entwicklung. „Die Verschränkung von Wahrnehmung und Bewegung und die Einheit mit der Umwelt sind generelle Lebensprozesse, so daß sich die Entwicklung in kreisförmigen Prozessen in der Interaktion mit der Umwelt vollzieht“ (Philippi-Eisenburger 1991a, 139).

Neben der kognitiven Entwicklungstheorie Piagets und der Gestaltkreislehre v. Weizsäckers ist die materialistische Handlungstheorie Leontjews für Schillings Ansatz bedeutsam, die die Bedeutung der Bewegung für die Handlungsfähigkeit und die Persönlichkeitsentwicklung des Menschen herausstellt. Bewegung wird als Teil jeder Handlung ausgewiesen. In diesem Konzept sind Bewegung und Handlung als aktive Leistungen des Individuums ausgewiesen. Entwicklung vollzieht sich in der aktiven Auseinandersetzung mit der Umwelt. Durch die Tätigkeit entwickelt das Kind Handlungskompetenz.

Motodiagnostik

Auf diesen Erkenntnissen basiert der 1984 formulierte Ansatz der handlungsorientierten Mototherapie. Im Zusammenhang mit den Ergebnissen empirischer Untersuchungen gewinnt die Motodiagnostik im Schillingschen Ansatz besondere Bedeutung. Sie dient dazu, interpretativ Zusammenhänge von organischen, psychischen und sozialen Faktoren in dem individuellen Entwicklungsgeschehen eines Patienten aufzudecken (Schilling 1986b, 1993). In der Motodiagnostik werden die Informationen über den individuellen psychomotorischen Leistungsstand und die psychomotorische Verhaltensstruktur erhoben, Informationen über die Genese dieser Strukturen und die sozialen Bedingungsfelder gesammelt und in Zusammenhang mit dem Wissen um allgemeine Entwicklungsgesetzmäßigkeiten zu einem Gesamtbild

Abb. 27: Modell der Motodiagnostik als Grundlage der Mototherapie (Schilling 1996, 72)

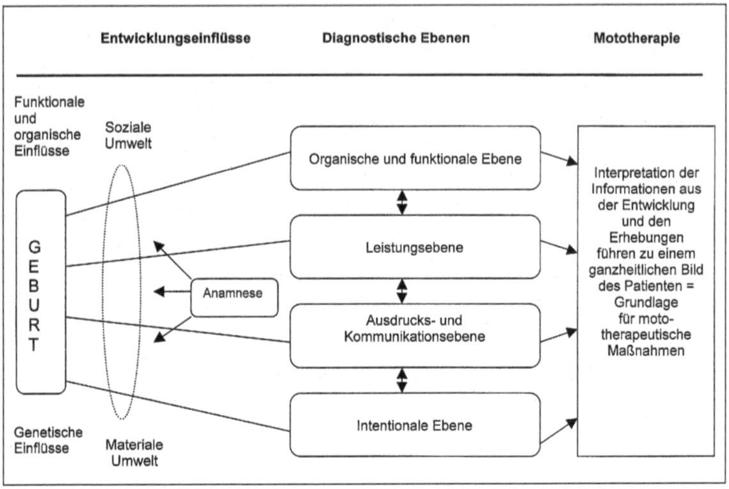

verarbeitet, das eine individuelle Persönlichkeitsstruktur aufscheinen lässt. Aus diesem Gesamtbild und dessen Eingebundensein in das soziale Umfeld lassen sich weitere Lern- bzw. Veränderungsmöglichkeiten ableiten. Dazu werden Informationen aus der ärztlichen Diagnose, psychologischen Untersuchungen, den Ergebnissen der psychomotorischen Testverfahren, Anamnesedaten und Schulberichten herangezogen. Schilling (1990, 1993) stellt die Notwendigkeit einer umfassenden, mehrdimensionalen Motodiagnostik heraus, die nicht nur der Therapie vorausgeht, sondern diese auch begleiten soll, um Veränderungen aufzuzeigen und Veränderungspotentiale zu prognostizieren (Abb. 27).

Die handlungsorientierte Mototherapie ist bei

> „somatisch und/oder psychisch bedingten Störungen der Motorik, die in Zusammenhang stehen mit Auffälligkeiten im sensorischen, emotionalen, sozialen bzw. eingeschränkt auch im kognitiven Bereich, [indiziert]. Die Störungen müssen Krankheitswert haben, so daß sie im Rahmen pädagogischer Förderung nicht aufgefangen werden können" (Schilling 1993, 58).

Indikation Die Indikation sollte eng gefasst sein und von einem Arzt gestellt werden. Kontraindiziert ist die handlungsorientierte Mototherapie bei allgemeinen motorischen Entwicklungsverzögerungen und progredienten

Erkrankungen des Zentralen Nervensystems mit Bewegungsstörungen. Medizinisch werden bei psychomotorischen Leistungs- und Verhaltensstörungen meist Teilleistungsstörungen, Hirnfunktionsstörungen, psychoreaktive Fehlentwicklungen oder psychosomatische Störungen diagnostiziert. Prinzipiell sollte sich die Indikation jedoch nicht an den Diagnosen orientieren, sondern den individuellen Nutzen für das Kind berücksichtigen.

Symptom-induziertes Vorgehen

Ausgangspunkt der handlungsorientierten Mototherapie ist die Symptomatik als Ausdruck nicht nur gestörter Funktionen, sondern einer gestörten Persönlichkeitsstruktur. Dabei ist nicht die Beseitigung der Symptomatik primäres Behandlungsziel, sondern die Aufhebung von Blockaden, von Sekundärveränderungen, mit dem vordringlichen Ziel, die Entwicklungsmöglichkeiten des Patienten wieder zu öffnen. Um dieses Ziel zu erreichen, wird an den Stärken und Interessen des Kindes angesetzt. Gegebenenfalls soll es lernen, mit seiner Problematik umgehen zu können, was in der Regel zu innerer Stabilität, mehr Handlungsspielraum, mehr Selbstständigkeit und einer verbesserten Kommunikationsfähigkeit führt. Schilling nennt diese Vorgehensweise symptominduziert.

Die Inhalte und Methoden der handlungsorientierten Mototherapie leiten sich aus dem differenzierten, mehrdimensionalen Diagnoseschema ab. In Anlehnung an das Adaptationsmodell Piagets regt er vor allem variationsreiche, erlebnisorientierte, motivierende Bewegungssituationen an, die entwicklungs- und problemorientiert sein sollten. Neben inhaltlichen Variationen sollte auch das methodische Vorgehen variiert werden und vom direktiven Strukturieren seitens des Therapeuten über planerisches Mitgestalten des Kindes bis hin zum nicht-direktiven, offenen Vorgehen reichen, wobei das jeweilige Entwicklungsniveau der Kinder berücksichtigt werden muss.

Rolle des Therapeuten

Der Therapeut sollte klinisch ausgebildet sein, über spezifisches medizinisches Wissen und klinische Erfahrungen verfügen. Soll die Therapie erfolgreich sein, muss der Therapeut die genannten Varianten beherrschen, Vorbild sein, Konfliktentladungen auffangen können, Gruppenprozesse begleiten können und vor allem Einfühlungsvermögen haben. Er darf sein Therapieziel nicht aus den Augen verlieren, sollte regelmäßige Erfolgs- und Lernkontrollen durchführen und seine Therapeutenrolle permanent kritisch hinterfragen. Auch für Schilling liegt ein besonderer Wert der Therapie in den Gruppenprozessen, die sich förderlich auf die Handlungs- und Kommunikationsfähigkeit der Kinder auswirken. Er empfiehlt – abhängig vom Alter – eine Gruppengröße von etwa drei bis acht Kindern.

Übersicht, Bewertung und weiterführende Konzepte

Das wissenschaftliche Werk Schillings hat wesentlich zur theoretischen Fundierung der Psychomotorik beigetragen. Seine Arbeit ist mit einer Vielzahl an Untersuchungen und diagnostischen Erhebungen einhergegangen, so dass sein Konzept einen diagnostischen Schwerpunkt aufweist. Sein handlungsorientierter Ansatz lässt sich auf die strukturgenetische Theoriefamilie zurückführen und enthält lernpsychologische Regeln. Bewegung wird als Strukturierungsleistung und als ein wichtiger Teil der Handlungsfähigkeit betrachtet. Um Bewegungsmuster zu generalisieren und sich dadurch der sich stetig verändernden Umwelt anzupassen, muss die Wahrnehmung des Kindes in einem Lernprozess umstrukturiert werden. Nach diesem Ansatz ist die Differenzierung von Wahrnehmungs- und Bewegungsmustern die wichtigste Grundlage der Handlungsfähigkeit.

Damit wird Handeln zum wichtigsten Medium in pädagogischen und therapeutischen Prozessen. Schilling versteht es recht überzeugend, die Handlungsdimension in ein Persönlichkeitsmodell einzubinden und diese zum Träger seines Konzeptes von Mototherapie zu machen. Der besondere Wert des Konzeptes besteht darin, dass pädagogische, psychologische und medizinische Aspekte zum Wohl des Kindes miteinander verbunden werden. Es ist gelungen, die gegensätzlichen Blickwinkel im Sinne einer mehrdimensionalen Betrachtung zusammenzuführen.

Kritisch zu bewerten an Schillings Ansatz ist die Sekundärstörungshypothese als Erklärung für kindliche Verhaltensauffälligkeiten, nach der diese sekundär aus primär motorischen Defiziten hervorgehen und einen Kompensationsmechanismus darstellen. Die Kritik an diesem Konzept bezieht sich auf die Vernachlässigung von Emotionen und subjektiven Sinndimensionen der Bewegung (Mattner 1989; Seewald 1993; Hammer 2004b; s. auch Kuhlenkamp 2017, 27). Obwohl die Mehrdimensionalität des Ursachengefüges für Störungen von Schilling mehrfach betont wird, entspricht sein Störungskonzept einer traditionellen linearkausalen Modellvorstellung, die die Problemanalyse wohl eher anthropozentriert, denn kontextualistisch definiert. Diese Modifizierungen des psychomotorischen Konzeptes werden erst in jüngerer Zeit vorgenommen.

In der Retrospektive lässt sich der Vorwurf einiger Kritiker am Handlungsansatz Schillings, vor allem zur Überbetonung der Kognition und zu seinem vorwiegenden Interesse an der Strukturierungsbedeutung kindlicher Bewegungstätigkeit mit einer Affinität zum Handlungsbegriff der Sportpädagogik, heute als Stärke klassifizieren, haben doch viele Psychomotoriker mit der Überbetonung des Wohlfühlaspektes von Körperlichkeit/Leiblichkeit den Blick für das kognitive Potenzial der Bewegungsaktivität verloren. Als zeitlose Stärke muss jedenfalls Schillings Eintreten für die Orientierung an der Entwicklung des Kindes festgehalten werden.

Weiterentwicklungen

Als Weiterentwicklungen verstehen sich die Ansätze von Fischer (1996a, b, c, d, 2000) sowie Vetter (2003), die *Handeln* als *Entwicklungshandeln* bzw. Handlungstheorie als integrierendes Modell in der Psychomotorik verstehen. Generell wird mit einer solchen Sichtweise die Nähe zu einer bewegungspädagogischen/sportpädagogischen Diskussionslinie einerseits und zu einer (heil-) pädagogischen andererseits gewahrt.

Für das Verständnis einer *handlungstheoretischen* und *kompetenzorientierten* Perspektive der Entwicklung sind aus psychomotorischer Sicht drei Faktoren konstitutiv: der Dialogcharakter der Bewegung, also das Verständnis des Bewegens als Person-Umwelt-Interaktion, die Pointierung des Entwicklungshandelns als Realitätskonstruktion und Kompetenzgewinn sowie ein Begreifen der Handlungskompetenz als Zusammenspiel kognitiver, emotionaler und sozialer Elemente (Fischer 1996a, Kap. 3). Somit wird eine mehrdimensionale entwicklungstheoretische Akzentsetzung der Psychomotorik eingefordert und begründet, die eine *metatheoretische Bedeutung* sowohl für pädagogische als auch therapeutische Anwendungsfelder hat (Fischer 1996a, b; 2000). Diese konturiert für den Fachdiskurs vor allem vier Aspekte:

1. *Die generelle Entwicklungsorientierung:* Eine generell stärkere Berücksichtigung aktueller Entwicklungstheorie und die Ausweitung des Forschungsinteresses auf alle Entwicklungsdimensionen ist in der Psychomotorik wie der Bewegungspädagogik überfällig. Nur so kommt dem Bewegungshandeln des Kindes die allgemeine Bedeutung des „Entwicklungshandelns" (*Fischer 1996b; Prohl 2012a, b*) zu.
2. *Vielfalt in der Theoriegültigkeit:* Betont wird hier neben der erkenntnisstrukturierenden (kognitiven) und identitätsbildenden Perspektive (Förderung des kindlichen Selbstkonzepts) eine erweiterte systemisch-ökologische Sichtweise, die zwingend die Beziehungs- und sozial-ökologischen Betrachtungsebenen von Bewegungshandlungen des Kindes einbezieht.

3. *Ausweitung der Didaktik-Debatte:* Die Psychomotorik bezieht hier klar Stellung für eine übersportliche Sinnerschließung und fragt nach dem Entwicklungspotenzial von Bewegung, Spiel und Sport (Fischer 1996b, 21ff.). Der didaktische Zugriff erfolgt nicht über Sportarten oder über sinnorientierte Themenfelder (z.B. Gesundheitserziehung), sondern über das Konzept der Entwicklungsaufgaben und der Zuordnung der thematischen Entscheidungsebenen. Diese gliedern sich dann nach den drei weiter oben spezifizierten Themenfeldern, der erkenntnisstrukturierenden Themen, der beziehungsstiftenden bzw. identitätsbildenden Thematiken sowie der sozial-integrativen und sozial-räumlichen Thematiken (s.Kap. 5).
4. *Die inklusive Perspektive:* Psychomotorisches Handeln ist immer als inklusiv (integrativ) zu verstehen, was in der (sport-)pädagogischen Fachdebatte noch längst nicht selbstverständlich ist (Kron 2005; Fediuk/Hölter 2003; Schache 2013; 2018; Gebhard 2014).

Die Konsequenzen sind folgenreich. Nicht ein fachspezifisches Curriculum wird für Lehr-, Lern- oder Förderprozesse (der Psychomotorik) bestimmend, sondern aktuelle Lebensthematiken (Stärkung des Selbstbewusstseins, Selbstvertrauen, Überwindung von Ängsten) oder bereichsübergreifende Erkenntnisbildungen in Anlehnung an die jeweilige Entwicklungsspanne (z.B. Bewegung als Lernprinzip zum Erwerb mathematischer oder physikalischer Kompetenzen; Aneignung allgemeiner Planungskompetenz), oder auch die Gestaltung und Nutzung von Bewegungsräumen für die Entwicklung des Kindes. Die Didaktikdebatte der Bewegungs- und Sportpädagogik währt an (für eine aktuelle Übersicht s. Stibbe 2013). Bis heute hat es eine über die „Erschließung der Bewegungs- und Sportkultur" hinausgehende Forderung zur allgemeinen Entwicklungsförderung durch Bewegung schwer und wird oft vom klassischen Sportartenprogramm dominiert (Aschebrock 2013). Erst mit Funke (2004, 182ff.), Neuber (2007) und Prohl (2009; 2012a) erfährt das Konzept einer entwicklungsorientierten Bewegungspädagogik (auch im schulischen Kontext) eine Ausgestaltung.

Vetter (2003) versteht Handlungstheorie als interdisziplinäre Wissenschaftstheorie, die sich eignet, das psychomotorische Geschehen in Förderung und Erziehung abzubilden, d.h. mehrdimensional auf verschiedenen Systemebenen zu durchdringen. Dazu nimmt er Anleihe bei der sportpsychologischen Argumentationslinie, wie sie von Nitsch/Munzert (1997) und Nitsch (2004) vorgelegt wurde. Das ganzheitliche Handlungssystem des Menschen mit seinen vier Systemebenen wird zur Folie für verschiedene Betrachtungsebenen menschlicher Bewe-

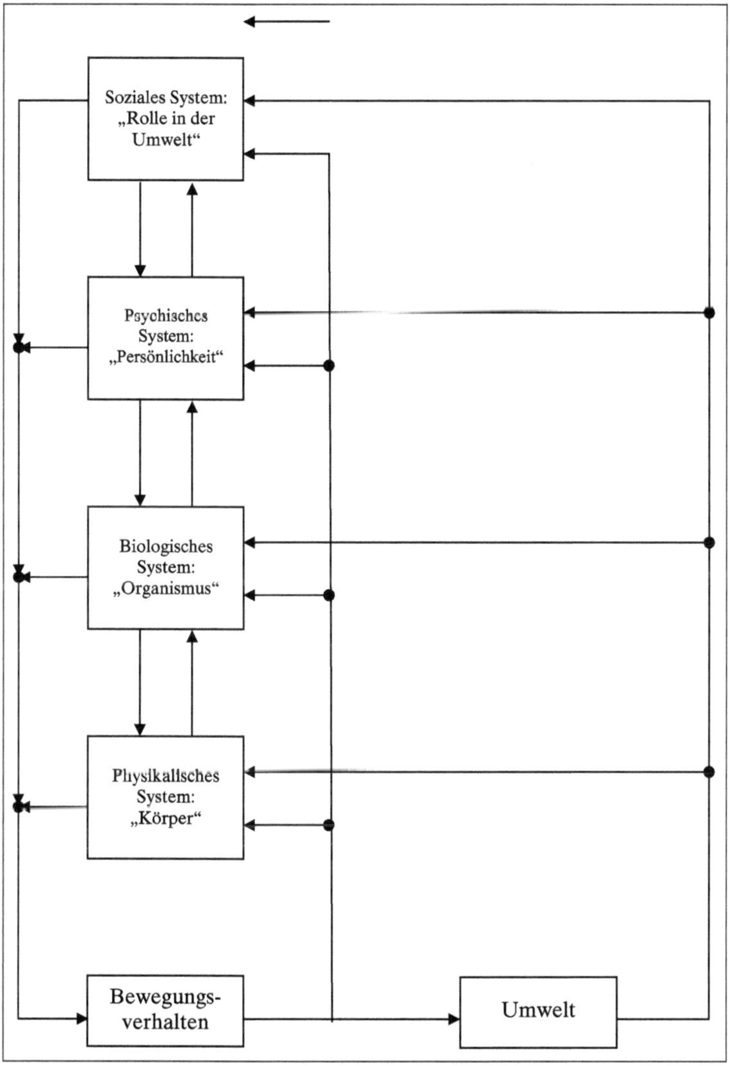

Abb. 28: Ganzheitliches Handlungssystem des Menschen mit seinen vier Systemebenen (veränderte Grafik Vetter 2003,60 nach dem Original von Nitsch/Munzert 1997, 112)

gung, die letztlich in die Konzeption einer handlungsorientierten psychomotorischen Diagnostik einmünden (Vetter 2003).

Unter der *physikalischen Betrachtungsebene* versteht er beispielsweise – im Unterschied zum Bewegen als konkreten Vollzug – eine abstrahierende, auf physikalischen Gesetzmäßigkeiten beruhende Beschreibung des Bewegungsvorgangs, etwa die Fragestellung des Beobachters, ob Kinder beim Spiel mit großen Schaumstoffwürfeln deren physikalisch-materiale Eigenschaften korrekt einschätzen.

4 Systemebenen

Unter einer *biologischen Betrachtungsweise* versteht er die klassische Interpretationsebene des medizinisch-elementarisierenden Wissenschaftsparadigmas, das in der Kritik Balgos (1998a; zit. n. Vetter 2003, 62) die Bewegungsleistung des Kindes als Produkt von Hardware- (Organismus) und Softwareleistungen (Lernen) analysiert.

Das *psychische System* der Bewegung erfasst den Ausdruck der Persönlichkeit und betrachtet Bewegung und Bewegungsauffälligkeit unter Einbeziehung kognitiver, motivationaler und volitiver Aspekte. Hier ordnet er die in der Psychomotorik bedeutsamen Konzepte der Fähigkeits-Kontrollüberzeugung bzw. Selbstwirksamkeit zu.

Letztlich bedient die *soziale Ebene systemischer Betrachtungen* das Bedürfnis eines Erklärungsansatzes, die Ziel-, Zweck- und Sinnzusammenhänge der Bewegungshandlungen des Kindes in Abhängigkeit sozialer Prozesse zu interpretieren. Er unterstellt hier eine Funktion von Bewegung, deren Sinn letztlich erst „im Kontext der Lebens- und Beziehungsgeschichte des Kindes verstehbar" wird (Seewald 1993, 192; zit. n. Vetter 2003, 63) und in dialogischen und sozialen Prozessen zum Ausdruck kommt.

Ich schätze den Beitrag des Vetterschen Ansatzes als gelungenes Modell zur Erklärung und Erfassung des vielschichtigen Geschehens in der psychomotorischen Praxis ein. Es versteht sich auch als Ordnungs- und Perspektivenmodell zur Integration verschiedener Facetten in der Psychomotorik wie zur Veränderung des motodiagnostischen Prozesses im Sinne einer ganzheitlichen Integration von Handlungs- und Beobachtungsprozessen. Hier steht die (empirische) Theorie-Praxis-Bewährung noch aus. Kritisch ist anzumerken, dass der Ansatz zum Zeitpunkt seiner Grundlegung noch stark an klassischen Vorstellungen der Handlungsregulationstheorien ausgerichtet war. Erst die jüngere Handlungsforschung versteht das Handlungskonstrukt entwicklungsrelevant (Krist 2006; Brandtstädter 2007; Prinz 2014a; b).

4.2.2 Die Kindzentrierte Mototherapie nach Volkamer und Zimmer sowie die kindzentrierte psychomotorische Entwicklungsförderung von Zimmer

Dieser Ansatz ist 1986 zeitlich parallel zu dem von Schilling formulierten Konzept entstanden. Meinhard Volkamer und Renate Zimmer (1986, 49) beschreiben ihren Ansatz als nicht-direktiv und kindzentriert und sehen die Stärkung des Selbstbewusstseins als Hauptaufgabe der Mototherapie an; sie wird im diesem Ansatz zum primären Ziel. Daneben findet aber auch eine motorische Förderung statt,

> „(…) weil Sport mehr Spaß macht, wenn man mehr kann, dann aber auch, weil Bewegungsfertigkeiten und motorisches Können für die Selbstzufriedenheit und für die Interaktion mit anderen eine wesentliche Funktion haben und zu einem positiven Selbstbewußtsein verhelfen" (Volkamer/Zimmer 1986, 57).

Nicht-direktive Therapie

Die Kriterien des nicht-direktiven Therapeutenverhaltens und der kindzentrierten Arbeitsweise zeigen Gemeinsamkeiten mit der nicht-direktiven Spieltherapie nach Axline (2016). Die Spieltherapie von Axline ist von der Persönlichkeitstherapie nach Rogers (1973) abgeleitet, deren theoretischer Bezugsrahmen die humanistische Psychologie bildet. Verbindungen der Kindzentrierten Mototherapie zur nicht-direktiven Spieltherapie ergeben sich hauptsächlich in Bezug auf das Bild vom Kind und das Therapeutenverhalten. Das Kind wird als aktive, eigenständige, mitbestimmende Persönlichkeit gesehen, die vorbehaltlos akzeptiert wird. Nicht-direktives Therapeutenverhalten ist gekennzeichnet durch fehlende Einflussnahme und Lenkung des Kindes, Grenzen werden nur im Falle von Materialzerstörung bzw. aggressivem Verhalten gegenüber anderen Kindern gesetzt. Der Therapeut ist um eine warme, freundliche Beziehung zum Kind bemüht.

Stärkung des Selbstbewusstseins

Das Anliegen der Autoren besteht darin, verhaltensauffälligen Kindern, die oft ein mangelndes Selbstbewusstsein und ein unrealistisches Selbstbild zeigen, über Körper- und Bewegungserfahrungen Selbstbewusstsein und ein positives Selbstkonzept zu ermöglichen und damit einen wichtigen Bestandteil in der kindlichen Persönlichkeitsentwicklung zu fördern. Selbstbewusstsein und Selbstwertschätzung sind elementare Bestandteile des Selbstkonzeptes. Selbstkonzept und Selbstbild wiederum haben entscheidenden Anteil an der kindlichen Persönlichkeitsentwicklung. Selbstbewusstsein resultiert aus der Bewertung des Selbstbildes.

Die Realisierung der Ziele erfolgt über eine Arbeitsweise, die durch Kindzentriertheit und nicht-direktives Vorgehen des Therapeuten charakterisiert ist. Diese Aspekte beinhalten, dass das Kind selbst über seine Teilnahme und die Art und Weise der Teilnahme an der Mototherapie entscheidet. Dieses Prinzip, eigenständige Entscheidungen treffen zu dürfen, vermittelt dem Kind das Gefühl, ein gleichwertiger und akzeptierter Partner zu sein und aktiv auf seine Umwelt einwirken zu können. So können Hilflosigkeit und Ausgeliefertsein, und damit verbunden ein negatives Selbstwertgefühl, vermieden werden.

Impulse gehen vom Kind aus

In planerischer Konsequenz bedeutet diese Vorgehensweise, dass die Handlungsimpulse primär vom Kind ausgehen. Die Aktivität des Kindes wird durch motivierendes Material und erlebnisintensive Bewegungssituationen angeregt. Das Kind entscheidet wiederum über die Ausgestaltung und den Sinn seiner Aktivitäten. Der Therapeut bietet sich als Spielpartner und als Helfer an, der die Impulse vom Kind aufgreift und zu deren Weiterentwicklung anregt. Er folgt dem Weg des Kindes, das die Richtung durch seine Handlungsimpulse bestimmt.

Hier wird deutlich, dass die Ausgestaltung der therapeutischen Intervention wesentlich vom Kind ausgeht. Der Therapeut begleitet das Kind und seine Handlungen über positive und wertfreie Äußerungen. Über diese Art des Therapeutenverhaltens soll das Kind aus sich heraus seine Handlung als befriedigend und sinnvoll erleben und nicht vom Kommentar und der Bewertung anderer abhängig machen.

> „Veränderungen des Selbstkonzeptes treten nur dann ein, wenn der Erfolg der Tätigkeit als selbst bewirkt erlebt wird und nicht als zufallsbedingt oder von fremden Einflüssen bestimmt wahrgenommen wird" (Volkamer/Zimmer 1986, 51).

Entwicklung des Körperkonzeptes

In Bezug auf die Inhalte werden u.a. bewegungsorientierte Angebote verwendet, weil sie entscheidenden Einfluss auf die Selbstwahrnehmung des Kindes haben. Die Bewegungssituationen sollen derart gestaltet sein, dass das Kind sich selbst als Verursacher erleben kann, d.h., dass Erfolg oder Misserfolg als Resultat eigener Handlung erlebt wird. Über Bewegung können Körpererfahrungen gemacht werden, die die Entwicklung des Körperkonzeptes fördern. Das Körperkonzept wiederum beeinflusst das Selbstkonzept. Diese Zusammenhänge kommen folgendermaßen zum Ausdruck:

> „Da Bewegungserfahrungen gleichzeitig auch körperliche Erfahrungen sind und (...) die Entwicklung des Körper-Selbst und damit auch die Einstellung zu sich selbst, das Selbstkonzept beeinflussen, sind sie nicht ohne weiteres austauschbar gegen Erfahrungen, die durch ein anderes Medium gemacht werden können (...)" (Volkamer/Zimmer 1986, 58).

Allerdings schränken die Autoren ein, dass ihr Konzept nicht unbedingt an das spezifische Medium Bewegung gebunden ist. Das Setting ist die Gruppentherapie mit 6–8 Kindern im Alter von 4–10 Jahren und zwei Therapeuten, um gegebenenfalls Einzeltherapie innerhalb der Gruppe zu ermöglichen. Die Vorteile der Gruppe bestehen darin, dass Kinder sich in der Gruppe spontaner, unbeobachteter und natürlicher verhalten, dass dynamische Prozesse entstehen, und dass die Integration der Therapeuten erleichtert wird.

Übersicht, Bewertung und Weiterentwicklung des Konzepts

Der Kindzentrierte Ansatz von Volkamer und Zimmer lehnt sich direkt an die humanistische Psychologie, Rogers Persönlichkeitstheorie und Axlines nicht-direktive Spieltherapie an. Dadurch werden erstmals wesentliche Grundelemente der klientenzentrierten Spieltherapie (Menschenbild, Theorie des Selbst, Grundhaltung des Therapeuten) zu einem methodischen Eckpfeiler eines mototherapeutischen Konzepts. Das Hauptaugenmerk der Autoren bei der praktischen Umsetzung liegt vor allem auf dem nicht-direktiven, kindzentrierten Therapeutenverhalten bzw. einer das Selbstwertgefühl der Kinder stärkenden Beziehungs- und Situationsgestaltung. Dabei wird die spielerische Selbsterfahrung und Selbstentwicklung über die Bewegung angestrebt. Bewegung und Spiel werden als Einheit betrachtet.

Ein Hauptkritikpunkt des Ansatzes betrifft die Bewertung von Bewegung. Sie sei lediglich ein gut geeigneter Zugang zum Kind, für den therapeutischen Prozess jedoch nicht unbedingt notwendig. Seewald (1997, 7) geht sogar so weit zu behaupten, dass dem Ansatz überhaupt ein Bewegungskonzept fehle. Dabei geht es den Autoren um etwas anderes. Sie nennen deutlich den Wert der unmittelbaren Erlebnis- und Selbsterlebnismöglichkeiten des Kindes über Bewegung (Volkamer/Zimmer 1986, 58). Bewegung ist nicht Selbstzweck, sondern Mittel der Förderung. Es gilt, das Thema des Kindes zu entdecken, und das ist sehr oft ein vermindertes Selbstwertgefühl, das sich sehr gut über Bewegungs- und Spielanlässe stärken lässt.

Abb. 29: Aufbau des Selbstkonzepts nach Zimmer (2012, 52).

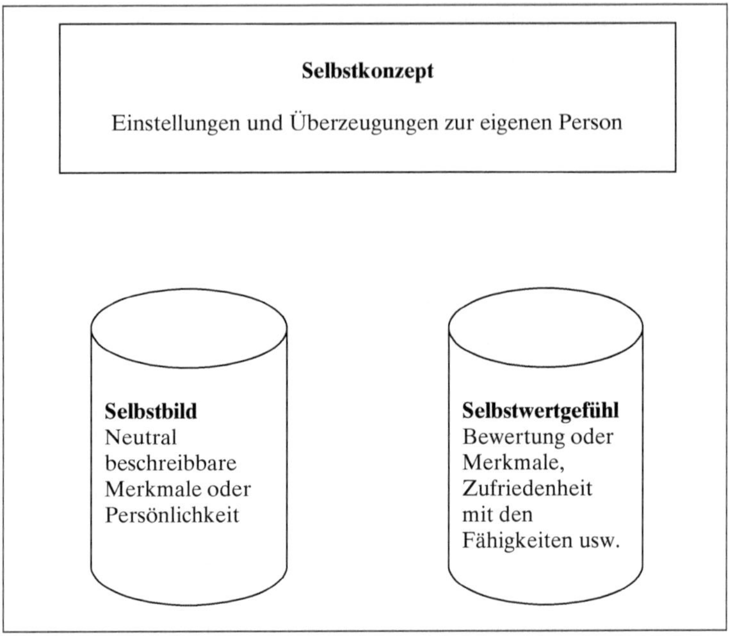
Selbstkonzept
Einstellungen und Überzeugungen zur eigenen Person
Selbstbild
Neutral beschreibbare Merkmale oder Persönlichkeit
Selbstwertgefühl
Bewertung oder Merkmale, Zufriedenheit mit den Fähigkeiten usw.

Weiterentwicklung

Das ursprüngliche Konzept der kindzentrierten Mototherapie wird von Zimmer seit 1999 mehrfach zu einer kindzentrierten psychomotorischen Entwicklungsförderung weiterentwickelt(Zimmer 2012, 22f.; 2013). Dieses rekurriert auf den in der Psychomotorik bedeutsamen Schlüsselbegriffen *Körpererfahrung*, *Selbstkonzept* und *Identität* (Bielefeld 1986; Fischer 1996c; Zimmer 2012, 64f.; 2015a; Martzy et al. 2015) und stellt letztlich eine systematische Anwendung der Ergebnisse der Selbstkonzeptforschung mit einem Bezug zur Körperlichkeit dar. Die Grundlagen des Selbstkonzeptes und der Selbstwirksamkeit in der Psychomotorik sind weiter oben (Kap. 2.3.4) bereits dargestellt. Eckpunkte im Aufbau des Selbstkonzepts sind die beiden Säulen des Selbstbildes und des Selbstwertgefühls (s.Abb. 29).

Das *Selbstbild* gilt dabei als kognitive Komponente und beinhaltet ein neutrales Wissen über die eigene Person, während das Selbstwertgefühl bzw. die *Selbstwertschätzung* die bewertende, affektive Komponente darstellt. Das auf die sozial-kognitive Lerntheorie von Bandura (1984) zurückgehende Konzept der Selbstwirksamkeit sichert die motivationale Energie des Kindes in dessen Selbstsicherheit, die Welt und mögliche (problematische) Herausforderungen durch persönlich gesicherte frühere Handlungserfolge in den Griff zu bekommen. Diese Selbstwirksamkeitsüberzeugungen – letztlich handlungsbezogen und interaktiv in der Auseinandersetzung mit anderen Kindern erzeugt – sichern das aktionale Förderkonzept der Psychomotorik.

Erlernte Hilflosigkeit

Eng verknüpft mit dem Konzept der Selbstwirksamkeit ist der Begriff der erlernten Hilflosigkeit (Seligman 1990). Dieses Gefühl der Hilflosigkeit entwickeln Kinder aus der Erfahrung, Aufgabenstellungen, Situationen und zwischenmenschliches Interaktionsgeschehen nicht kontrollieren bzw. bewältigen zu können, was schlimmstenfalls in einer generalisierten Hilflosigkeit, Hoffnungslosigkeit oder gar resignativen, depressiven Grundhaltung resultiert.

Zimmer entwickelt mit der kindzentrierten psychomotorischen Entwicklungsförderung – wie schon zuvor Volkamer/Zimmer (1986) – ein systematisches Konzept, wie Kinder über die Erfahrung von Entscheidungsraum und Handlungsspielraum einen positiven Identifikationsprozess beschreiten. Der Ansatz ist wegbereitend für die Arbeit im Vorschulbereich wie in sozialpädagogisch-/pädiatrischen Anwendungsfeldern. Letztlich hat der Ansatz durch die Formulierung von Arbeitsprinzipien einer kindzentrierten psychomotorischen Entwicklungsförderung (s. Zimmer 2004, 62–66; Kuhlenkamp 2017, 121f.) auch Bedeutung für eine elementare Didaktik der Psychomotorik.

4.2.3 Die Psychomotorische Entwicklungstherapie von Krus

Krus (2004a; 2015a) transferiert die von Fischer (1996a, b) eingeführte ökologisch orientierte Psychomotorik und das Konstrukt des Entwicklungshandelns sowie das bei Zimmer (2004; 2012) differenzierte Selbstkonzept auf die Arbeit im kinderneurologischen Bereich und mahnt zum „Mut zur Entwicklung“. Sie verlässt die *kindzentrierte* therapeutische Arbeit und konzipiert einen psychomotorischen Arbeitsprozess, der konsequent *kindorientiert* die systemisch-ökologischen Fachkompetenzen des Psychomotorikers ins Auge fasst (Interdisziplinarität). Weitere Konzeptbausteine des Ansatzes sind Ergebnisse zur Leistungsmotivation (Heckhausen 1989), zur Selbstkonzeptforschung (Filipp 1979; 1995) sowie zur Selbstwirksamkeit bzw. wahrgenommenen Kompetenz (Bandura 1984; Flammer 1990, 1995).

Entwicklungs- und Störungskonzept

Das Konzept der psychomotorischen Entwicklungstherapie zielt sowohl auf eine *allgemeine Entwicklungsförderung* als auch auf eine an spezifischen Problemstellungen orientierte Intervention (Entwicklungs- und Störungskonzept). Ziel einer allgemeinen Entwicklungsför-

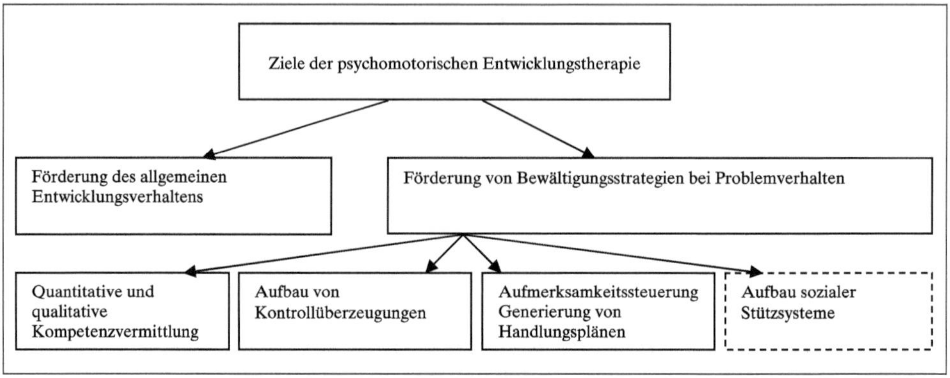

Abb.30: Ziele in der psychomotorischen Entwicklungstherapie (Krus 2004a, 91; 2006, 359)

derung ist es, Anregungs- und Umgebungsbedingungen zu schaffen, die selbsttätiges, motiviertes Handeln des Kindes ermöglichen und das Kind durch eine Erweiterung eigener Handlungsmöglichkeiten in seiner Persönlichkeitsentwicklung bestärken. *Entwicklungsförderung als Intervention* beabsichtigt, das Individuum zu planvollem Handeln in der Auseinandersetzung mit Herausforderungen und Anforderungen zu befähigen. Dabei werden Bewältigungsstrategien gefördert, die primär kognitive und psychisch-emotionale Regulationsmechanismen fokussieren (Krus 2006; 2008). In ihrem Konzept definiert die Autorin Förderziele für die Bereiche

- Qualitative und quantitative Kompetenzvermittlung,
- Aufbau von Kontrollüberzeugungen,
- Aufmerksamkeitssteuerung und Generalisierung von Handlungsplänen sowie den
- Aufbau sozialer Stützsysteme (s.Abb. 30).

Als weiteres Kernstück formuliert der Ansatz ein Inventar zur Entscheidungs- und Prozessdiagnostik, das die Interaktion mit dem Kind und dessen Eltern sowie den Kontakt zu anderen involvierten Erziehungseinrichtungen/therapeutischen Institutionen mehrdimensional und prozesshaft erfasst.

Der Ansatz von Krus beschreibt eine in der klinischen Praxis über viele Jahre erprobte und evaluierte Praxis, die bis auf die Ebene der Methodenregeln (s. Krus 2008, 68ff.) heruntergebrochen wird und äußerst hilfreich ist für die Präzisierung eines eigenständigen psychomotorischen Förderkonzeptes im Reigen interdisziplinärer Interventionsformen.

4.3 Der Verstehende Ansatz in der Psychomotorik

Der verstehende Ansatz hat mehrere Mütter oder Väter, wird aber wesentlich von Seewald konturiert (Überblicksdarstellungen s. Hammer 2004c; Seewald 2004; 2007). Er wurde von Jürgen Seewald „als Antithese zum vorherrschenden empirisch-analytischen Denken“ (Seewald 1992a, 204) insbesondere in Schillings erklärendem Ansatz konzipiert. Seewald kritisiert daran vor allem die naturwissenschaftliche Sichtweise von Bewegung und Persönlichkeit, die den subjektiven Sinn und die subjektive Bedeutung für den Einzelnen nicht zu erfassen vermag. Das Kind werde als Produzent motorischer Schemata und Träger von Persönlichkeitsfaktoren angesehen. Es komme zu Verallgemeinerungen, einer Entsubjektivierung und einer Kluft zwischen Theorie und Praxis.

Mensch als Sinnproduzent

Dem Verstehenden Ansatz liegt ein Menschenbild zugrunde, „das die Sinnfindung und das Verstehenwollen in das Zentrum des Menschseins rückt“ (Seewald 1997, 10). Der Ansatz versteht den Menschen als Sinnproduzenten und versucht ihn in seiner Einzigartigkeit zu erfassen. „Bewegung wird […] unter dem Aspekt der sich darin – implizit und explizit – ausdrückenden Sinnhaftigkeit und Bedeutung gesehen“ (Seewald 1992a, 210). Sinnfindung erfolgt unmittelbar über den Leib und durch Bewegung, vollzieht sich im Entwickeln von Spielen und Geschichten und ist auf zwischenmenschliche Beziehungen angewiesen. Der Verstehende Ansatz geht von den Beobachtungen in der Praxis aus und versucht, das in Bewegung, Spielthemen und Geschichten Gezeigte zu verstehen. Unterschieden wird zwischen Verstehen als menschlicher Fähigkeit und Verstehen im wissenschaftlichen Sinne, das methodisch reflektiert ist und auf Theorien zurückgreifen kann, und damit für die Therapie von Bedeutung ist. Der Sinn kann methodisch auf drei verschiedenen Ebenen verstanden werden:

Hermeneutisches Verstehen: Das Verstehen des expliziten Sinns umfasst z.B. das objektiv beobachtbare Handeln eines Kindes.

Phänomenologisches Verstehen: Das Verstehen des impliziten Sinns beschreibt das Subjektive im Handeln des Kindes, wie z.B. Ausstrahlung, Ausdruck und Körperhaltung (leibliche Wahrnehmung).

Tiefenhermeneutisches Verstehen: Das Verstehen des verdrehten Sinns oder des scheinbaren Unsinns: Ein Kind sucht z.B. nach Liebe und Anerkennung, verhält sich aber gegensätzlich, so dass es abgelehnt wird.

Verstehen ist ein zwischenmenschlicher Prozess, der notwendig subjektiv und daher schwer überprüfbar ist.

Bewegung als Sinnträger

Entscheidender Sinnträger ist die Bewegung. Bewegung wird als Ausdrucksphänomen und symbolische Darstellungsform der inneren Realität des Kindes verstanden (Seewald 1993, 191), d.h. Kinder drücken über Bewegung, über Körperhaltung, im Spiel und in Geschichten ihre Lebensthemen aus, die es zu verstehen gilt. Die Verstehende Psychomotorik nutzt diese Ausdrucksmöglichkeit, die somit einen entscheidenden Heilfaktor darstellt. Förderung von Wahrnehmungs- und Bewegungskompetenz findet integriert in sinnvollen Handlungs- und Spielsituationen statt. Der Phantasie des Kindes wird ein hoher Stellenwert beigemessen. Erlebniszentrierte und selbstbestimmte Anteile überwiegen in der Förderung, die rein übenden Anteile verlieren an Bedeutung. Die präsentativen Symbolisierungen dienen nicht weiter als Verpackung von Förderinhalten, die sich der Erwachsene ausgedacht hat, sondern sind der Ausgangspunkt für einen dialogischen, therapeutischen Prozess.

Theoretische Grundlage

Der Verstehende Ansatz ist im Grunde an keine spezielle Entwicklungstheorie gebunden (vgl. Seewald 1992b, 217). In Anlehnung an Erikson, Mahler, Piaget u.a. greift Seewald Aspekte psychoanalytischer und strukturgenetischer Entwicklungstheorien heraus und verknüpft diese miteinander. Psychoanalytische Theorien teilen den Entwicklungsprozess zwar in Sinneinheiten ein, orientieren sich jedoch nicht am Lebensalter eines Kindes. Im Gegensatz hierzu sind strukturgenetische Theorien an Altersangaben gebunden und geben damit aber Entwicklungsnormen vor. Individuelle Entwicklungsverläufe und -tempi finden hingegen kaum Beachtung und lassen keinen Spielraum für die Entdeckung einer Sinnlinie im Erleben des Kindes (vgl. Seewald 1992a, 250ff.). Unter Berücksichtigung der jeweiligen Vorzüge der genannten Entwicklungstheorien involviert Seewald in seine Theorie sowohl Reifungs- als auch Lernfaktoren und erstellt aus der „Kombination aus Lebensalter und Hauptthemen der Entwicklung“ eine Phaseneinteilung, in der eine Nähe zum Konzept der Entwicklungsaufgaben ersichtlich wird (Seewald 1992a, 252f.). Er benennt sechs sich zeitlich überschneidende Phasen, die eine Orientierungsfunktion für das Verstehen der individuellen Lebensgeschichte eines Kindes in seiner konkreten Umwelt erfüllen. Jeder Phase ordnet Seewald spezifische Entwicklungs-, d.h. Leib- und Beziehungsthemen sowie auf sie bezogene symbolische Ausdrucksformen zu: Die chronologische Einteilung beginnt in der intrauterinen Phase (1), der sich die Phasen der Geburt (2) und der ersten drei Lebensmonate (3) anschließen. Die vierte Phase umfasst den Zeitraum von drei bis zwölf Monaten (4), die fünfte

Tab. 8: Leib- und Beziehungsthemen in der Kindheit (nach Seewald 1992a, 467ff.)

	Entwicklungsthema:	**Symbolischer Ausdruck:**
Phase 1	• im Uterus bewegt werden • Weite und Enge spüren	• Gewiegt- und Geschaukeltwerden • enge, dunkle Räume; Druckbelastungen
Phase 2	• Druck und Angst spüren • durch den Geburtskanal	• Bedrückendes enger Räume • Tunnel und Röhren ins Freie
Phase 3	• Umsorgt- und Gehaltenwerden • Hautkontakt aufnehmen	• Situationen des „Gehaltenfühlens" • massiert, geschminkt werden
Phase 4	• greifen und sich nehmen • wählen können	• „Geben-Nehmen"-Spiele • Situationen des Wählens (z. B. Partner)
Phase 5	• „auf eigenen Füßen stehen" • Nähe und Distanz zur Mutter	• Balancierspiele • Fang- und Versteckspiele
Phase 6	• einen Platz in der Familie finden • sich „Großfühlen"	• Rollenspiele um Familienbeziehungen • Spiele um „Groß- u. Unabhängigsein"

reicht vom zweiten Lebensjahr bis zweieinhalb Jahren (5) und die letzte Phase endet im Kindesalter von ungefähr fünf Jahren (6) (vgl. Seewald 1992a, 467ff.). Aus jeder Phase werden in der Tabelle 8 in Anlehnung an Seewald (1992a, 467ff.) jeweils zwei der vorherrschenden Entwicklungsthemen und ihre jeweilige mögliche symbolische Entsprechung aufgelistet, um einen Einblick in die Inhalte der Phasen zu geben: Entwicklung wird demnach als „Abfolge von Leib- und Beziehungsthemen" interpretiert, „die jedes Kind mit Variationen erleiden und erleben muss oder darf" (Seewald 1992a, 466). Die Entwicklungstheorie impliziert, dass jedes Kind vor die Aufgabe gestellt wird, sich mit seinen Entwicklungsthemen auseinander zu setzen.

Übersicht und Bewertung

Sinnhaftigkeit kindlichen Handelns

Zweifelsohne stellt Bewegung ein vielschichtiges Phänomen dar; deshalb ist es notwendig, dieser Vielgestalt von verschiedenen Seiten zu begegnen. Der Ansatz liefert hier einen wichtigen Beitrag, indem er die bisher weniger akzentuierte Sinnebene des psychomotorischen Konzepts hervorhebt. Seewalds Anliegen ist es, der Sinnhaftigkeit kindlichen Handelns nachzuspüren. Damit verbunden sind Interpretationen. Therapieorientierte Sinnüberlegungen für das Verständnis des Kindes sind also sinnvoll, sie können sich aber im Falle einer Fehlinterpretation auch nachteilig auswirken. Dieser Aspekt der Gültigkeit von Interpretationen ist auf der Gefährdungsseite des Ansatzes zu verbuchen. Subjektive Interpretationen sind immer auch spekulativ und bergen die Gefahr des Machtmissbrauchs durch Vorwissen.

Rolle des Therapeuten

Vom Therapeuten wird für den Erfolg des Förderprozesses viel Hintergrundwissen über Entwicklung und viel Selbsterfahrung erwartet und ihm wird Supervision angeraten (Seewald 1997, 13). Seine Aufgabe besteht darin, zu erkennen, was das Kind situativ braucht (Bestätigung, Herausforderung, Anregung u.ä.) und welche Materialien, Spielrollen, Situationen oder Räume dazu passen. Dabei gibt das Kind immer den Weg an. Der Therapeut kann thematische Anregungen geben und sich als Spielpartner anbieten. Über symbolische Darstellung oder Gespräche kann er die Erlebnisverarbeitung des Kindes unterstützen. Deutungen im psychoanalytischen Verständnis sollten jedoch unterbleiben. Die Beziehung zwischen Kind und Therapeut ist für die Therapie sehr wichtig, da die kindlichen Themen oft Beziehungsthemen sind. Der Verstehende Ansatz in der Psychomotorik ebnet somit stärker einer Einzelförderung den Weg. Auf der Strecke bleiben verständlicherweise der normative Charakter, die sozialisierende Funktion und die strukturbildende Bedeutung der Bewegung, gegen die sich der Ansatz ausdrücklich wendet.

Vom Therapeuten gefordert wird fast schon eine psychotherapeutische Qualifikation; somit lässt sich der Ansatz, der weniger die erlebniszentrierte als gerade die konfliktzentrierte, aufdeckende Arbeit anstrebt, tendenziell eher der Kategorie bewegungspsychotherapeutischer Verfahren zuordnen. Genau diese Schwerpunktsetzung ist in jüngerer Zeit durch die Auseinandersetzung mit psychodynamischen Ansätzen, nicht zuletzt auch der französischen Psychomotorik vertieft worden (Eckert 2004; Esser 2011). Die Stärke des Ansatzes liegt eindeutig in der Ausgestaltung der Beziehung zwischen Kind und Therapeut. Kritisch anzumerken ist, dass das Verstehen des Lebensthemas des Kindes allein für die therapeutische Intervention nicht ausreicht, weshalb Seewald in neuerer Zeit (1997; 2007) die Verknüpfung mit erklärenden Sichtweisen vorschlägt.

Der Gewinn der frühen Phase des verstehenden Ansatzes ist sicherlich die Sensibilisierung für einzelfallbezogene, dennoch typische konfligierende Themen zur gegenständlichen Füllung des psychomotorischen therapeutischen Alltags. Erst mit Aufnahme des Konstrukts der Entwicklungsaufgaben (Fischer 1996a, Haas 1997, Kap. 3.5.2) werden normative alterstypische Aufgabenstellungen berücksichtigt, die nicht auf den Beziehungsbereich beschränkt bleiben. Für Hammer (2001; 2004c, 184) ist es dann selbstverständlich, die Konfliktbearbeitung auf das psychomotorische Umfeld auszuweiten und erste Konzepte einer systemischen psychomotorischen Familientherapie vorzulegen (Hammer/Paulus 2002; Richter-Mackenstein 2012).

4.4 Die ökologisch-systemische Perspektive

Die Einführung des Ökologiebegriffes in die Psychomotorik hat eine Blickerweiterung im Sinne einer Netzwerkperspektive ausgelöst (Fischer 1996d). Die Sichtweise ist in Kapitel 3.4.3 ausführlich dargestellt worden (s. auch Tab. 9). Die Ergebnisse der Ökologiediskussion verbinden sich gegenwärtig mit Fragestellungen, die mit dem Paradigmenwechsel in der Wissenschaftsauffassung generell zu tun haben und die maßgeblich mit Überlegungen zu Systemtheorien und (Radikalem) Konstruktivismus in Verbindung stehen.

4.4.1 Der systemisch-konstruktivistische Ansatz von Balgo und Voss

Die systemisch-konstruktivistische Position hat zu einer radikalen Änderung der Sichtweisen geführt und wird durch Autoren wie Balgo (1996; 1998a, b; 1999; 2004; 2009); Balgo/Voss (1995); Hilbers (2000); Klaes/Walthes (1996) und Palmowski (1995) in die psychomotorische Konzeptdiskussion eingebracht. Balgo (1998b, 5) spricht sich deutlich sowohl gegen den erklärenden als auch den verstehenden Ansatz aus, da beide Ansätze auf in den modernen Natur- und Geisteswissenschaften entwickelten, methodologischen Idealvorstellungen basieren. Es komme zu einem unüberwindbaren Bruch zwischen beiden Richtungen, so dass er im Sinne eines wissenschaftlichen Paradigmenwechsels und einer umfassenden theoretischen Synthese die systemisch-konstruktivistische Position vorschlägt. Diese kontextbezogene Sichtweise versteht (so genannte) Wahrnehmungsstörungen und auffälliges (Bewegungs-)Verhalten von Kindern im Unterschied zu den individuumzentrierten Störungsmodellen als passenden Ausdruck der interaktionellen Beziehungen zwischen den Kindern und ihrer Lebenswelt.

Der Ansatz basiert wissenschaftstheoretisch auf Systemtheorien, dem Radikalen Konstruktivismus, der Kybernetik und dem Autopoiesis-Konzept. Balgo definiert die systemisch-konstruktivistische Perspektive als

> „eine Sichtweise, in der ein Beobachter […] Systeme zum Erkenntnisgegenstand seines […] Denkens macht, die sich und ihre jeweiligen Umwelten selber hervorbringen, konstruieren, erschaffen, gestalten" (Balgo 1998b, 5).

Systeme In dieser Definition zeigen sich zentrale Aspekte der systemisch-konstruktivistischen Perspektive wie das Verständnis des Systembegriffes als auch die veränderte Sichtweise von Wirklichkeit. Ein System (Ganzheit) wird als dynamisch beschrieben, weil es als ein in seinem Inneren aus Teilen bestehendes, sich ständig veränderndes Ganzes verstanden wird. Die miteinander verbundenen Teile (Subsysteme) wirken zirkulär (kreisförmig) zusammen und machen die Eigenschaften des Systems aus. Teile können auch jeweils eigenständige Systeme sein, wie beispielsweise die Systeme Körper, Wahrnehmung/Bewegung oder auch soziale Systeme.

Wirklichkeitskonstruktion Wirklichkeit wird als Konstruktion eines jeden Systems (Individuums) verstanden, in dem es selbst enthalten ist. Es gibt so viele Wirklichkeiten wie Systeme. Wirklichkeitskonstruktionen werden ermöglicht – begrenzt und beeinflusst über die Körperlichkeit – über Emotionen und über kognitive Konzepte, müssen sich im Rahmen sozialer Lebenskontexte bewähren und gegebenenfalls angepasst werden. Im Zusammenwirken mit anderen Individuen bringen die Beteiligten eine gemeinsame, konsensuelle Wirklichkeit hervor. Jede individuelle Wirklichkeit ist immer auch ein gemeinsames soziales Produkt aller anderen. So ist auch ein Beobachter immer Teil der Wirklichkeit, da er selbst Beteiligter ist. Aufgrund dieser Sichtweise von Wirklichkeit kann es keine Objektivität geben. Bewertungen und Diagnosen sind nicht objektiv aussagekräftig.

Im systemisch-konstruktivistischen Ansatz wird das „pathologisierende Konzept des Problemsystems“ (Balgo 1998b, 9) vermieden, da Störungen als ein nicht gelungener Umgang mit Verschiedenheit betrachtet werden. So genannte Störungen der Wahrnehmung oder des (Bewegungs-)Verhaltens müssen im interaktionellen und sozialen Kontext betrachtet werden. Sie können nicht auf körperliche Prozesse reduziert werden. Ein Kind konstruiert für sich immer eine passende (viable) Wirklichkeit, die weder richtig noch falsch ist. „Die Einheit des Kindes im Kontext seiner ganzheitlichen Lebenssituation [rückt] in das Zentrum einer kompetenz-und ressourcenorientierten psychomotorischen Entwicklung“ (Balgo 1996, 233).

Systemische Bewegungstherapie Die Systemische Bewegungstherapie von Balgo und Voß (1995) orientiert sich an dem Ziel, das Kind beim Erreichen eines ihm individuell möglichen Zustands zu unterstützen. Sie versteht sich als ein dialogischer, kooperierender Prozess, bei dem der Therapeut aktive Schritte zur strukturellen Koppelung mit dem Kind unternimmt, das Kind aber lediglich anregt, gelegentlich aber auch (unbeabsichtigt) verstört bzw. irritiert. Die Therapie soll Rahmenbedingungen für den individuellen Veränderungsprozess des Kindes schaffen. Diagnostik wird eingesetzt, um die Kompetenzen und Ressourcen des Kindes ausfindig zu machen, die dann gestärkt werden können. Wichtig ist dabei eine partnerschaftliche, empathische Beziehung zwischen zwei oder mehreren autonomen und gleichberechtigten Menschen.

Übersicht und Bewertung

Störung nur im Lebenskontext verständlich

Der systemische Ansatz äußert Kritik an der traditionellen Sichtweise, etwa des Begriffes „Wahrnehmungsstörungen". Diese werden bisher eher defizit- oder defektorientiert definiert. Einem wahrnehmungsgestörten Kind wird von den Fachleuten eine falsche Wahrnehmung und damit ein falsch funktionierender Körper attestiert. Auch verhaltensgestörte Kinder verhalten sich demnach nicht normal. In der systemischen Sichtweise wird diese Störung nur aus dem Lebenskontext verständlich. Für das Subjekt ist das abweichende Verhalten (z.B. Hyperaktivität) Ausdruck des eigenen Netzes von Beziehungen, und unter den individuellen Lebensbedingungen durchaus sinnvoll, etwa als eine Reaktion auf eine Überforderung. Das Kind hat keine, sondern zeigt eine Störung. Es wird nicht versucht, der Störung oder Behinderung des Kindes entgegenzuwirken – etwa durch eine spezielle Therapie – sie wird stattdessen als Teil seiner Persönlichkeit akzeptiert. Durch persönlichkeitsstärkende psychomotorische Angebote wird ein Zustand angestrebt, der dem Kind ein Leben in Wohlbefinden ermöglicht. Die systemische Psychomotorik zielt auf eine Kooperation zwischen Therapeut und Kind als zwei gleichberechtigte, voneinander unabhängige Partner ab, in der der Therapeut unterstützt und dialogisch handelt. Die Beziehung sollte eine partnerschaftliche Spiel-Beziehung sein, mit dem Akzent „Akzeptanz ohne Forderung" (Balgo 1996, 236). Das Spiel sollte als Tätigkeit um seiner selbst willen verstanden werden, um die Autonomie des Kindes als autopoietisches Wesen zu realisieren und zu respektieren.

Ein Anwendungsschwerpunkt liegt im Bereich der Familientherapie. Der Vorteil der systemisch-konstruktivistischen Sichtweise ist also die Verlagerung des (Beziehungs-)Problems in die Verantwortung der Beziehungspartner und der sozialen Gruppe. Lösungen werden in der Verbesserung der Kommunikation gesehen. Aber wie ist es mit dem psychomotorischen Gegenstandsbereich selbst, dem subjektiv bedeutsamen Bewegungs- und Interaktionserlebnis?

Bei aller Sympathie für die „neuen" Sichtweisen, ist es dennoch bedeutsam, sich kritisch und differenziert mit den neuen Begrifflichkeiten auseinander zu setzen. Drei Punkte seien an dieser Stelle angesprochen:

- *Der systemisch-konstruktivistische Ansatz in der Psychomotorik rekurriert auf Begründungszusammenhänge, die sehr stark naturwissenschaftlich geprägt sind (Neurobiologie, Quantenphysik, Chaostheorie) (Burmeister 1998). Es ist zumindest Vorsicht geboten, diese Theoreme und Ableitungen ohne Modifikationen auf humanwissenschaftliche Bezugssysteme zu übertragen (etwa die Psychomotorik) und sie in pädagogisch-therapeutischen Feldern anzuwenden.*
- *Die psychomotorische Theoriekonstruktion hat mühsam, d. h. in langjähriger wissenschaftlicher Auseinandersetzung, das Subjekt (die Person) als autonome Instanz für sich gewonnen (s. dazu die Ausführungen zu den theorieübergreifenden Orientierungen der Psychomotorik zu Beginn des Kapitels 3). Balgo scheint diese Position wieder zu verlassen, wenn er formuliert: „Ausgangspunkt einer systemischen Sichtweise ist daher nicht das menschliche Subjekt oder Individuum als kleinste vorstellbare Einheit, sondern beobachtende Systeme, die sich und ihre spezifischen Umwelten selbst hervorbringen und aufrechterhalten" (Balgo 1999, 108). Das Subjekt oder der Mensch wird also durch beobachtende oder psychische Systeme ausgetauscht (Hilbers 2000, 31), das Individuelle verliert an Prägnanz. Die ökologische Sichtweise sieht hingegen den Menschen und seine Umwelt (auch nicht-personale Umwelt!) als komplementäre Entwicklungspartner; eine Entwicklungsförderung kann dann mit wechselnder oder doppelter Zentrierung bei beiden Partnern ansetzen und das Entwicklungsgeschehen insgesamt beeinflussen.*
- *Die Theorie-Diskussion dieses Ansatzes hat die Praxis-Ebene ausgeblendet. Eine Anwendung auf pädagogisch-therapeutische Handlungsfelder darf die Frage nach den Inhalten oder besser nach den Themen im Verhältnis zur Methode („Beziehungsgestaltung") nicht vernachlässigen.*

4.5 Vergleichende Betrachtung und Ausblick

Förderung der Gesamtpersönlichkeit

Bei einer vergleichenden Betrachtung fällt auf, dass alle Ansätze als oberstes Ziel die Förderung der Gesamtpersönlichkeit des Kindes betonen, allen liegt ein ganzheitliches Menschenbild zugrunde. Es lassen sich zudem gemeinsame, übergeordnete Leitmotive erkennen, z.B. die Orientierung am Kind, an der kindlichen Entwicklung und an der kindlichen Lebenswelt. Unterschiede ergeben sich bei der methodischen Vorgehensweise und beim Therapeutenverhalten. Ältere Ansätze bevorzugen eine strukturiertere und funktionellere Vorgehensweise. Kiphard, Schilling und Kesper/Hottinger orientieren sich zwar an den Nöten und Bedürfnissen der Kinder und betonen die Notwendigkeit der Verbesserung des Selbstvertrauens und der Ermutigung der Kinder, das methodische Vorgehen gestaltet sich aber vorwiegend als ein therapeutenzentriertes Lern- und Übungsangebot mit dem Ziel der Verbesserung der Wahrnehmungs- und Bewegungsprozesse sowie der Handlungs- und Kommunikationsfähigkeit der Kinder.

Persönlichkeitsfördernde Ansätze orientieren sich an den kindlichen Stärken und Ressourcen, die therapeutische Beziehung zeichnet sich durch einen partnerschaftlichen Dialog aus. Da die Praxis sich nicht nach einem gesicherten Übungsgut ausrichtet, bleibt die Förderung des Kindes an sich oft unklar.

Den Schwerpunkt des aktuellen methodischen Vorgehens bilden erlebnisorientierte, bedeutungs- und handlungsgebundene Situationen, die das Kind zur aktiv tätigen Auseinandersetzung mit der Umwelt anregen. Die neueren Überlegungen zeigen außerdem eine stärkere Akzentuierung von ökologischen (lebensweltlichen) Aspekten in der Förderung sowie die Thematisierung von Entwicklungsaufgaben. Der Pädagoge bzw. Therapeut übernimmt die Aufgabe, entsprechende bewegungsgebundene – nicht unbedingt konfliktvermeidende – Erfahrungssituationen zu arrangieren.

Neues Selbstverständnis des Psychomotorikers

Die aktuellen Entwicklungen in der psychomotorischen Theorielegung haben ein neues Selbstverständnis des Psychomotorikers hervorgebracht. Die herkömmlichen Interventionsstrategien im Sinne einer expertenzentrierten Vorgehensweise eignen sich nur noch bedingt, da sich eine kausal-lineare Relation zwischen Angebot (psychomotorische Übung) und Wirkung (Lerngewinn und Verhaltensmodifikation) nicht als zwingend erweist. Das Potential des Subjekts als Gestalter seiner eigenen Entwicklung bleibt hier konzeptionell auf der Strecke.

Stattdessen eröffnen sich neue Fachkompetenzen für den Psychomotoriker (Hilbers 2000); man könnte sie als Entwicklungsaufgaben des Faches und als Schlüsselqualifikationen des Fachpersonals beschreiben:

Entwicklungsbegleitung als Prinzip der Förderung: Die neue Sichtweise thematisiert die Rolle des Pädagogen und Therapeuten eher im Sinne eines Moderators oder Kommunikationsspezialisten. Die Förderung wird dann zur Entwicklungsbegleitung in der Ausbalancierung von sinnvollen Steuerimpulsen und der Unterstützung der Eigenverantwortung des Kindes.

Modellierung der Kontexte: Die ökologisch-systemische Sichtweise dezentralisiert das Denken von den Eigenschaften des Edukanden oder des Patienten auf die Person-Umwelt-Perspektive. Die Aufmerksamkeit des Psychomotorikers verlagert sich (auch) auf neue Tätigkeitsfelder. Sie ist geleitet von der Frage: Wie ändere ich die Kontextbedingungen, um Selbstgestaltungskräfte für die individuelle Entwicklung zu wecken?

Dialogische Beziehung: In Anlehnung an das dialogische Konzept Milani-Comparettis (1980; 1986) vollzieht sich zwischen Kind und Psychomotoriker ein gegenseitiges spiralförmiges Fortschreiten durch Vorschlag und Gegenvorschlag. Das Kind bringt seine individuellen Kompetenzen ein, der Psychomotoriker sein spezielles Wissen und Können (Bewegungsangebote, Spiele, Beziehungskompetenz). In einem gemeinsam gestalteten Dialog werden Vorschläge und Gegenvorschläge exploriert. Vorschläge des Kindes werden aufgegriffen und konsensuell weiterentwickelt. Konflikte, Fehler und (Beziehungs-) Störungen müssen als Chance der Veränderung und Neustrukturierung gesehen werden. Hier liegt die wahre Kompetenz des Psychomotorikers: Durch Empathie, partnerschaftliche Beteiligung und Anbieten neuer Unterscheidungen Entwicklungsprozesse anzuregen, ohne die Autonomie und Integrität der Anvertrauten zu verletzen.

Die Ansatzdiskussion im Fach ist gegenwärtig zu einer Konsolidierung gekommen. Dabei liegt die Lösung nicht in der Entscheidung für oder gegen den einen oder anderen Ansatz, sondern im stimmigen komplementären Erklärungswert für psychomotorische Theorie-Praxis-Entscheidungen in verschiedenen Entwicklungsspannen bzw. institutionellen Anwendungsfeldern.

Tab. 9: Übersichtstabelle der vorgestellten Ansätze

Ansätze	Zentrale Begrifflichkeiten und Wertungen
I. Die funktionale Perspektive	
Kiphard (1960, 1979) *Psychomotorische Übungsbehandlung (PMÜ)*	• ganzheitliche Wirkweise angestrebt • dennoch Übungscharakter • hoher Motivationsgrad durch attraktives Übungsgut • Effektivitätskontrolle über Diagnostik
Jarosch/Göbel/Panten (1993); Panten/Göbel (2005) *Klinische Psychomotorische Therapie (KPT)* *Handlungsfähigkeit* *Therapeutenverhalten*	• medizinische Indikation • Prozessdiagnostik • Interdisziplinarität • kindzentriert • erlebnisorientierte Übungssituationen • Therapeut führt, Klient folgt; Beziehung bleibt meist unreflektiert *Wertung:* Weiterentwicklung der PMÜ
Ayres: Sensorische Integration (SI) (1984) *Wahrnehmung als Förderansatz*	• Akzentsetzung bei Lernstörungen und Verhaltensauffälligkeiten • Bewegung als Träger der sensorischen Integration *Kritik:* funktioneller Wahrnehmungsbegriff, Menschenbild
Kesper/Hottinger (2007) *Sensorisch Integrative Mototherapie (SIM)*	*Wertung:* • großer Fundus an Praxisanregungen • fehlender Subjektbezug • Rückführung höherer Leistungen auf basale Erfahrungen
Brüggebors (1992) *Holistische Sensorische Balance*	• Funktionsdiagnostik und funktionelle Therapie • systematisch/übungszentriert • Elternarbeit (Co-Therapeuten-Modell)
Aucouturier/Lapierre/ Esser (2002, 2011) *La méthode Ancouturier*	• Weiterentwicklung unter konstruktivistischer Perspektive • Tiefenpsychologische Aspekte als Ergänzung des SI-Ansatzes

Fortsetzung der Tabelle auf Seite 226

Tab. 9: Fortsetzung

Ansätze	Zentrale Begrifflichkeiten und Wertungen
II. Die erkenntnisstrukturierende / kompetenztheoretische Perspektive	
Schilling (1977a); Zimmer (Piaget) (1981a) *Handlungsorientierter Ansatz* *Motopädagogik* *Mototherapie (Schilling)* (1981) *Weiterentwicklungen* Fischer (1996, 2018) *Metatheoretische Perspektive* *Vetter* (2001)	• über das Handeln zur Erkenntnis • Kompetenzorientierung *Wertung:* • schlüssiges Konzept: Handeln → Kognition (Motopädagogik) • Übergewicht Kognition • geringe Bedeutung affektiver und sozial-ökologischer Aspekte (Beziehungsgestaltung + Bewegungsumwelt) *Wertung:* • positiv ist die klare Handlungsorientierung auch in der Therapie • mehrdimensionale Betrachtung der Persönlichkeit *Kritik:* • klassisches Störungskonzept • Sekundärstörungshypothese • Handeln als Entwicklungshandeln in dialogischer Perspektive • Bewegung als Person-Umwelt-Interaktion • Thematische Orientierung der Praxis • Betonung von Stärken und Ressourcen • Handlungstheorie als integratives Modell • Handlungsorientierte psychomotorische Diagnostik
Volkamer/Zimmer (1986) (Persönlichkeitstheorie Rogers) *Kindzentrierte Mototherapie*	• Akzentuierung des Subjekts im Förderprozess • Körperkonzept als Basis des Selbstkonzepts • Therapeut tritt in den Hintergrund

Tab. 9: Fortsetzung

Ansätze	Zentrale Begrifflichkeiten und Wertungen
Weiterführung Zimmer (1999, 2012) *Kindzentrierte psychomotorische Entwicklungsförderung* *Krus* (2004) *Psychomotorische Entwicklungstherapie des Kindesalters*	*Wertung:* • keine entwicklungsbezogene Einordnung; keine systemischen Bezüge • Ausarbeitung des Konzepts des Selbst und der Selbstwirksamkeit über Bewegungsaktivität • Entwicklung einer elementaren Didaktik • Zielt auf allgemeine Entwicklungsföderung und Entwicklungsförderung als Intervention • Qualitative und quantitative Kompetenzvermittlung • Aufbau sozialer Stützsysteme • Integration einer differenzierten Entscheidungs- und Prozessdiagnostik
Ansätze	**Zentrale Begrifflichkeiten und Wertungen**
III. Der verstehende Ansatz in der Psychomotorik	
Seewald: (1992, 2007) *Das Kind „verstehen"*	• Gegenkonzept zum empirisch-analytischen Denkansatz • subjektive Bedeutung der Bewegung • subjektive Sinnfindung bzw. Ausdruck als *Heilsfaktor* • Phänomenologische und tiefenpsychologische Aspekte • Inszenierung von Geschichten; Betonung von Lebens- und Beziehungsthemen *Wertung:* • Stärke in der Beziehungsgestaltung zwischen Therapeut und Kind • keine systemischen Bezüge *Problem:* • Bewegungspsychotherapeutische Qualifikation notwendig • Verstehen des Lebensthemas des Kindes ist noch kein Förderangebot

Fortsetzung der Tabelle auf Seite 228

Tab. 9: Fortsetzung

Ansätze	**Zentrale Begrifflichkeiten und Wertungen**
IV. Die Ökologisch-systemische Perspektive in der Psychomotorik	
Bronfenbrenner: (1981, 2005) *mehrperspektivische Betrachtungsweise* Fischer/Schneider (2015) Wilk/Jasmund (2015) Seeger/Seeger (2017) *Sozial-ökologische Spielraumgestaltung* Balgo/Voss: (1995); Balgo (1998a) *Systemisch-konstruktivistische Perspektive*	• Individuum und Umwelt als Analyseeinheit • Blickerweiterung durch Querdenken (= Netzwerkperspektive) • Lebensraum- und Spielraumkonzept für die Psychomotorik • Tätigkeit/ Handlung als Entwicklungsträger • aktuell eine starke gesellschaftspolitische Bedeutung (Armutsdebatte) • deutschsprachige Rezeption als Humanökologie *Themenerweiterung des psychomotorischen Handlungsfeldes:* • *partizipativ pädagogische Gestaltung von naturnahen Spiel- und Erfahrungsräumen* *Probleme des syst. Perspektive:* • keine Aussagen über inhaltlich-thematische Angebote • keine individuumsbezogene Sicht, sondern kontextuelles Verstehen der Handlungen des Kindes aus dem situativen Kontext bzw. den Lebensbedingungen • keine objektive Wirklichkeit, sondern radikale subjektive Konstruktion • objektive Betrachterrolle ist nicht möglich, da Beobachter immer Teil des Systems ist • Bewertungen (Diagnosen) sind immer interaktiv bestimmt und sozial definiert *Bewertung:* • Sichtweisen von Störungen, Auffälligkeiten sind radikal verändert, d. h. ausschließlich in systemischer Perspektive • fehlender Subjektbegriff • wichtige Anregungen für ein Beratungskonzept in der Psychomotorik
Neue Leitbegriffe für die Psychomotorik Handeln als Entwicklungshandeln	• Entwicklungsbegleitung als Prinzip der Förderung • Modellierung der Kontexte • Dialogische Beziehung

Übungsaufgaben zu Kapitel 4

40. Beschreiben Sie die Begriffe *Gesundheit* und *Krankheit* in der psychomotorischen Diskussion.

41. Ist eine Grenzziehung von Pädagogik und Therapie in der Psychomotorik eindeutig herstellbar? Finden Sie Argumente und Gegenargumente.

42. Warum nennt Kiphard sein ursprüngliches Konzept *Psychomotorische Übungsbehandlung?*

43. Wodurch unterscheiden sich Psychomotorische Übungsbehandlung (PMÜ) und das Konzept Klinischen Psychomotorischen Therapie (KPT)?

44. Was heißt sensorische Integration?

45. Beschreiben Sie Beispiele aus der Praxis der Sensorischen Integrationstherapie.

46. Welcher Wahrnehmungsbegriff liegt diesem Ansatz zugrunde?

47. In jüngerer Zeit werden dialogisch-konstruktivistische und tiefenpsychologische Aspekte mit dem Ansatz der Sensorischen Integration in Verbindung gebracht. Nennen Sie wesentliche Aspekte dieser Diskussion.

48. Welchen Stellenwert hat das Handeln in Schillings Ansatz der Mototherapie?

49. Was versteht Fischer unter Entwicklungshandeln?

50. Worin unterscheidet sich Schillings Mototherapie vom Ansatz kindzentrierter Mototherapie nach Volkamer und Zimmer?

51. Welche Veränderungen nimmt Zimmer in ihrem Ansatz der kindzentrierten psychomotorischen Entwicklungsförderung gegenüber dem ursprünglichen Ansatz vor?

52. Skizzieren Sie eine Fördereinheit, die das Ziel der Veränderung des Selbstkonzeptes von Kindern zum Ansatz hat.

53. Skizzieren Sie das Konzept der psychomotorischen Entwicklungstherapie von Krus.

54. Wo liegen die Unterschiede zwischen dem erklärenden und dem verstehenden Ansatz in der Psychomotorik?

55. Wo liegen die Schwächen des verstehenden Ansatzes in der Psychomotorik?

56. Der systemisch-konstruktivistische Ansatz in der Psychomotorik kritisiert den traditionellen Begriff der *Wahrnehmungsstörungen*. Zeichnen Sie die Kritikpunkte nach.

57. Warum kann es keine alles umfassende Theorie der Psychomotorik geben? Zeichnen Sie die Geltungsbereiche, Vor- und Nachteile einzelner Ansätze nach.

5 Psychomotorik im Spannungsfeld von Theorie und Praxis – Ausgewählte Beispiele über die Entwicklungsspanne

Zwischen Pädagogik und Therapie

Mit den Erörterungen im vorherigen Kapitel ist das Dilemma, aber auch die Chance der Psychomotorik als ein tragendes Konzept im Erziehungs- und Gesundheitssystem deutlich geworden: Psychomotorik befindet sich im Schnittfeld von Pädagogik und Therapie. Paradoxerweise liegt hier der besondere Reiz der Psychomotorik begründet, denn sie garantiert die „Offenheit des pädagogischen Blicks für die ganze Person und die Fokussierung des therapeutischen Blicks auf Wachstum und Entwicklungshindernisse“ (Seewald 1997, 5). Auf der anderen Seite ergibt sich die Frage nach der Unterscheidung von Therapie und Pädagogik, die lange Zeit die Fachdiskussion bestimmt hat. Im Zuge des Paradigmenwechsels in den Wissenschaften sind die Aufgabenstellungen von Pädagogik und Therapie nicht durch unvereinbare Unterscheidungen, sondern durch den komplementären (= sich wechselseitig ergänzenden) Charakter bestimmt. So stellt Huschke-Rhein fest, dass sich der Unterschied von Pädagogik und Therapie minimiert hat, denn

> „Erziehung, Bildung, Ausbildung, Beratung und Therapie sind nach systemischer Auffassung auf einem gemeinsamen Kontinuum vorzustellen, das die ansteigende Stärke der Selbstorganisationskräfte symbolisiert. Damit gewinnen Beratung und Therapie ein Stück erzieherischer Normalität zurück, und die Erziehung wird vom Makel der bloß externen Fremdsteuerung befreit" (Huschke-Rhein 1998, 26).

Therapie fungiert weder als Gegenstück noch als Ersatz für Erziehung, sondern als besondere Hilfe für das Subjekt. Aus einer systemischen Analyse ist es dennoch unerlässlich, die Spezifik der Aufgabenfelder zu bestimmen, zudem die Frage nach den fachspezifischen Ergänzungen zum Gesamtsystem zu stellen. Genau an dieser Stelle des Identitätsbildungsprozesses befindet sich das Fachgebiet der Psychomotorik gegenwärtig. Drei Anschluss-Stellen seien genannt:

1. **Die Profilierung des Begriffes Entwicklungsförderung:** Da Erziehung und Therapie normaler wie behinderter, von Behinderung be-

Tab. 10: Entwicklungsförderung als System (nach Seewald 1998, 142)

	Erziehungs-system	**Medizinsystem**	**Entwicklungs-förderung als System**
Gesellschaftlicher Auftrag	Erziehen, Bilden, Tradieren Selektion	Behandeln von Krankheiten Vorbeugung von Krankheiten	Unterstützung von Entwicklungs-prozessen bes. bei schwieriger u./o. retardierter Entwicklung
Leitdifferenz	besser / schlechter	krank / gesund	spezieller / kein spezieller Förderbedarf
Programme	Pädagogische Theorien Didaktisch-metho-dische Konzepte	Krankheitslehre Behandlungslehre	Entwicklungs-theorien Förderkonzepte
Haupt-Interaktionsformen	*Lehrer:* anleiten, lehren, überprüfen *Schüler:* lernen, sich anleiten und überprüfen lassen	*Arzt:* diagnostizieren, behandeln, kontrol-lieren, evaluieren *Patient:* befolgen, sich behandeln lassen, sich anver-trauen	*Förderer:* unterstützen, anregen, begleiten, eingrenzen *Geförderter:* Spielräume füllen u. erweitern, ausprobieren, erkunden
Effizienzkontrolle	Lernerfolge durch Prüfungen Noten	Therapieevaluation Verbesserung objektiver Para-meter u. subjek-tiver Befindlichkeit	Feststellen von Entwicklungs-fortschritten kommunikative Validierung durch Klienten bzw. Eltern/Angehörige
Institution	Schulen außerschulische Bildungs-einrichtungen	Kliniken ambulante Zentren Arztpraxen	Fördervereine private Förderpraxen Frühförderung
Haupt-Kostenträger	Etatmittel der Länder	Krankenkassen	Sozialhilfeträger nach BSHG und KJHG

drohter sowie entwicklungsgefährdeter bzw. entwicklungsverzögerter Kinder immer auf die Interdisziplinarität des fachlichen Zugangs angewiesen sind, hat das System Frühförderung dem neutralen Begriff Frühförderung gegenüber den Begriffen Früherziehung und Frühtherapie den Vorrang gegeben. Für das psychomotorische Paradigma in der Frühförderung habe ich selbst (Fischer 1991; 2011) die Leitidee der Entwicklungsförderung als Zielbegriff und die Handlungsorientierung der Förderpraxis vorgeschlagen. Gleiches gilt für die Vorschulpädagogik, die sich zunehmend als integrative Förderung behinderter wie nicht behinderter Kinder organisiert und deshalb unter der Leitidee der Entwicklungsförderung firmiert (Fischer 1996b, 32). Seewald (1998) hat diese Gedanken aufgegriffen und für die Psychomotorik ein paradigmatisches System um den Begriff Entwicklungsförderung zwischen Pädagogik und Therapie entworfen (Tab. 10).

Leitdifferenz der Psychomotorik

Er kommt zu dem Ergebnis, dass sich die Psychomotorik weder auf die Begrifflichkeiten des Erziehungssystems (Pädagogik) beziehen kann, da dieses sich vor allem auf Schule (klassische Leitdifferenz: besser/schlechter) bezieht, noch sich verbindende Anschlüsse an das Medizinsystem (Therapie) ergeben, da die Psychomotorik nicht die Differenzierung krank/gesund übernommen hat. Als zentrale Leitdifferenz der Psychomotorik führt Seewald die Unterscheidung *spezieller Förderbedarf/kein spezieller Förderbedarf* ein. Damit rückt die Psychomotorik stärker an das System Heil- und Sonderpädagogik heran, das ebenfalls das Paradigma der Entwicklungsförderung vertritt.

2. Die Konzeption einer gesundheitswissenschaftlichen Perspektive in der Psychomotorik: Die Ottawa-Charta der Weltgesundheitsorganisation (WHO) gilt als ökologisch-systemisches Konzept der Gesundheitsförderung. In dieser Charta, die im Jahre 1986 auf der Internationalen Konferenz zur Gesundheitsförderung in Ottawa verabschiedet wurde, heißt es:

„Gesundheitsförderung soll Menschen befähigen, Kontrolle über ihre Gesundheit zu erlangen und ihren Gesundheitszustand zu verbessern. Einzelne oder Gruppen müssen, um einen Zustand möglichst weitgehenden physischen, psychischen und sozialen Wohlbefindens zu erreichen, zu Folgendem fähig sein: Sie müssen Erwartungen wahrnehmen und verwirklichen, Bedürfnisse befriedigen und ihre Umwelt verändern oder mit ihr umgehen lernen. Gesundheit wird gleichwohl als eine

Voraussetzung und nicht nur als Ziel alltäglicher Bestrebungen begriffen. Gesundheit ist ein positiver Begriff, der ebenso auf die sozialen und persönlichen Ressourcen des einzelnen abzielt wie auf seine physische Funktionsfähigkeit. Gesundheitsförderung fällt deshalb nicht allein in die Verantwortung medizinischer und anderer Gesundheitsdienste und beinhaltet auch mehr als gesunde Lebensweisen" (WHO 1986, 84).

Die Psychomotorik hat schon immer die besondere Bedeutung von Bewegung, Spiel und Sport für eine gesunde Lebensführung betont, sich aber lange Zeit nur wenig an der gesundheitswissenschaftlichen Diskussion über Krankheits- bzw. Gesundheitsmodelle beteiligt (für einen Anfang s. Amft 1996). Erst mit der Kritik an der Dichotomie von gesund und krank, von Aufgaben des Erziehungs- und des Gesundheitssystems, hat die Psychomotorik die salutogenetische Perspektive nach Antonovsky (1979; 1987) für sich entdeckt und in ihr Theoriegebäude integriert (etwa Haas 1999; Fischer et al. 2006; Motorik 2007/3 und 2012/2). Inzwischen verortet die psychomotorische Gesundheitsförderung sich im Schnittfeld von Entwicklung und Gesundheit und versteht dieses als Erweiterung und nicht etwa als „umgeflaggtes neues Paradigma" der Psychomotorik (Seewald 2006; 2012; Haas 2006a; 2007; 2013; 2015a, b; Behrens 2016).

HEDE-Kontinuum

Antonovsky entwickelt das so genannte HEDE-Kontinuum („Health ease/disease continuum"), mit welchem sich Fragen über Gesundheit und Krankheit besser erklären lassen. Das Kontinuummodell geht davon aus, dass Menschen nicht entweder gesund oder krank sind, sondern mehr oder weniger gesund bzw. mehr oder weniger krank sind. Gesundheit und Krankheit sind demnach zwei Pole einer Dimension und es wird möglich, ein individuelles Profil des Gesundheits- und Krankheitszustands einer Person zu erstellen. Allerdings ändert Antonovsky die Frageperspektive völlig: Der Blick richtet sich auf die Ressourcen und Stärken in Person und Umwelt, also die Schutzfaktoren, die das System trotz des Vorhandenseins von risikobehafteten Stressoren zwischen den Polen von Gesundheit und Krankheit ausbalancieren. Hier ergeben sich für die Psychomotorik interdisziplinäre Anschlussstellen – im Besonderen in der Diskussion um die Begriffe Salutogenese und Resilienz – und die Chance der Herausstellung des besonderen präventiven und rehabilitativen Charakters des psychomotorischen Praxisreichtums.

Psychomotorik und Sportunterricht

3. **Positionierung in der Diskussion um den Doppelcharakter der Erziehung durch Bewegung und der Erziehung zur Bewegung:** Die Emergenz der Entwicklungsperspektive in der Bildungsdiskussion: Die Didaktik-Debatte in der Sportpädagogik ist mit einem klaren Bekenntnis zum Erziehungsauftrag des Sportunterrichts (erneut) entschieden worden. Lange Zeit oszilliert die Diskussion zwischen zwei Polen: Die eine Position ist eine reine Fachlegitimation, die sich streng an außerschulisch relevanten Sportarten orientiert. Schulsport folgt danach lediglich der didaktischen Leitlinie, zu einem lebenslangen Sporttreiben nach außerschulischem Vorbild anzuregen. Alle Versuche alternativer Ansätze, eine aus Schülersicht subjektiv bedeutsame, weil auf Kritikfähigkeit basierende Position zum eigenen Sporttreiben nach persönlichen Sinngebungen zu entwickeln, wird als Instrumentalisierung des eigentlichen Sinns des Sports abgetan (Schaller 1992 in seiner Kritik der Didaktik-Modelle der Körpererfahrung, der Gesundheitserziehung und des sozialen Lernens). Die Debatte scheint in Richtung der anderen Position entschieden zu sein und hat eine klare Renaissance bildungstheoretischer Schwerpunkte mit der Doppelstruktur Entwicklungsförderung durch Bewegung, Spiel und Sport und *Erschließung der Bewegungs-, Spiel- und Sportkultur* als Aufgaben des erziehenden und zur Handlungsfähigkeit qualifizierenden Sportunterrichts ergeben. Balz (2009) und Prohl (2012a, b) nehmen Ordnungsversuche zeitgeschichtlicher und aktueller Strömungen der Sportdidaktik vor.

Auch wenn sich noch von traditioneller Position Gegenwehr meldet – „The Empire strikes back“ (Schmidt-Millard 2007, 105) – so hat sich der Doppelauftrag der „Erziehung zum Sport und der Erziehung durch Sport“ zumindest in den Richtlinien der Schule etwa in NRW durchgesetzt. In dieser Debatte bezieht die Psychomotorik eindeutig Stellung: Sie fordert eine übersportliche Sinnerschließung und fragt nach dem Entwicklungspotenzial von Bewegung, Spiel und Sport. Die Situation gestaltet sich heute wie folgt. Die Psychomotorik hat von Anfang an dem Prinzip „Erziehung durch Bewegung“ den Vorrang gegeben (Kiphard/Huppertz 1968; Schilling 1977a; Zimmer 2007a) und damit die Bedeutung der Bewegung im Grundlagenbereich, quasi bei den Basiskompetenzen und im Allgemeinbildungsbereich verortet. Bewegung wird somit zum Medium von Bildungs- und Entwicklungsprozessen (Fischer et al. 2016b; Krus 2018, 50f.). Anders als der Mainstream der Sportpädagogik hat die Psychomotorik aber auch schon immer den besonderen Förderbedarf entwicklungsbeeinträchtigter und behinderter Menschen zu ihrem Thema gemacht. Damit hat sie sich in die konzeptionelle Nähe zum genuinen Aufgabengebiet der Heil- und Sonderpädagogik begeben, die ihrerseits das Bildungs- und Förderpotenzial von Körper, Bewegung, Spiel und Sport noch nicht hinreichend realisiert. Durch die Renaissance bildungstheoretischer Überlegungen in der Erziehungswissenschaft kommt es zu Annäherungen der Disziplinen. Es geht zunehmend um gemeinsame Fragestellungen, etwa um

- epochaltypische Schlüsselprobleme und -qualifikationen, ein reformiertes Allgemeinbildungskonzept sowie die fachdidaktischen Beiträge (Klafki 2005; 2007 sowie Klafki/Braun 2007, die bei ihrer Diskussion der Sinndimensionen allgemeiner Bildung die Bewegungsbildung ausdrücklich einbeziehen; s. auch Prohl 2012b, 73–74);
- eine Inklusive Pädagogik und Didaktik und die Berücksichtigung von Bewegung und Körperlichkeit/Leiblichkeit bei Menschen mit Behinderung bzw. einem besonderen Förderbedarf (Kron 2005), wo sich erst seit einem Jahrzehnt, seit der Ratifizierung eines Konzepts „Bildung für alle“ (Art. 24) der UN-Menschenrechtskonvention durch Deutschland und weitere 150 Nationen (2008) in der Fachdiskussion wirklich etwas ändert (Höhne 2011; Giese 2014; Schache 2013; 2014; 2018; Zimmer 2014). Seither existiert eine lebhafte Debatte unter Verwendung eines engeren oder weiteren Inklusionsbegriffes, der die Heil- und Sonderpädagogik (Speck 2016; Ziemen 2018), die allgemeine Erziehungswissenschaft (Reich 2017) und die bewegungsbezogenen Disziplinen (Huster/Wendler 2013; Kuhlenkamp 2017, 155–158; Reuker et al. 2016; Giese/Weigelt 2017) miteinander verbindet;
- eine echte Ausweitung der Fachdebatte auf die entwicklungsfördernden Bewegungsimplikationen. Während die Psychomotorik dieser Zielkategorie schon immer eine vordringliche Bedeutung beimisst (Fischer 1996b), macht die Sportpädagogik erst mit Funke (2004, 182), Neuber (2007) und Prohl (2010; 2012b) mit der Konturierung einer entwicklungsfördernden Bewegungspädagogik ernst;
- tragfähige, am Konzept der Entwicklungsaufgaben und der Bewegungskultur orientierte, Praxiskonzepte.

An diesem Gestaltungsprozess beteiligt sich die Psychomotorik und kommt zunehmend aus der Nische ins Rampenlicht und erweist sich heute als „Erfolgsmodell“ (Hölter 1996; 2013).

5.1 Psychomotorik zwischen Salutogenese und Resilienz

Generalisierte Widerstandsressourcen

Nach dem Modell der Salutogenese Antonovskys ist das Befinden eines Menschen niemals absolut, sondern bewegt sich immer zwischen den Polen von krank und gesund. Antonovsky richtet sein Augenmerk auf die Lebensgeschichte des Menschen und sucht nach Faktoren, die eine Entwicklung in Richtung Gesundheitspol unterstützen. Diese bezeichnet er als generalisierte Widerstandsressourcen, die sich letztlich aus positiven Lebenserfahrungen speisen und die als Gegengewicht zu den Stressoren (generalisierte Widerstandsdefizite) helfen sollen, die Balance zwischen Krankheit und Gesundheit zu gewährleisten. Das Herzstück (Haas 1999, 61) seiner Theorie stellt allerdings der Kohärenzsinn oder das Kohärenzgefühl dar (Sense of Coherence = SOC). Dieser dient dazu, in Stresssituationen auch die angemessene Widerstandsressource gegen den Stressor zu mobilisieren. Abbildung 31 stellt das Salutogenesemodell von Antonovsky vereinfacht nach Haas (2006b, 76ff.) vor.

Kohärenzsinn

Der Kohärenzsinn steht im Mittelpunkt der Grafik, was seine zentrale steuernde Kraft verdeutlichen soll. Er wird allgemein als überdauerndes Gefühl des inneren und äußeren Zusammenhanges des eigenen Lebens definiert (Schiffer 2001, 29). In Wechselwirkung nehmen Lebenserfahrung und Kohärenzsinn also aufeinander Einfluss. Dabei wird die Stärke oder Qualität des Kohärenzsinns von belastenden Heraus-

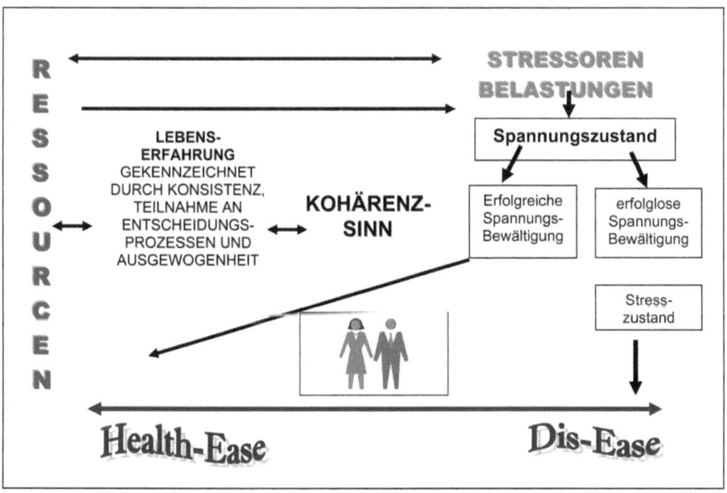

Abb. 31: Gesundheit und Krankheit als lebenslanger Entwicklungsprozess (Haas 2006b, 77)

forderungen (Stressoren) beeinflusst, wobei positive Bewältigungen von Herausforderungen und Aufgabenstellungen die Gesundheitsbilanz stärker zum positiven Pol (Health-Ease) lenken, gehäuftes Scheitern eher krankmachende Zustände (Dis-Ease) provoziert.

Einflüsse auf den Kohärenzsinn

Verschiedene Prozesse nehmen Einfluss auf die Qualität des Kohärenzsinns. Dabei können empirisch drei Komponenten differenziert werden:

- **Verstehbarkeit** steht für eine kognitive Komponente. Antonovsky behauptet, dass ein Mensch mit einem hohen Maß an Verstehbarkeit davon überzeugt ist, dass Ereignisse im Leben in einem gewissen Grad vorhersehbar oder zumindest einzuordnen und erklärbar sind. Ereignisse werden von dieser Person als sinnhaft wahrgenommen.
- **Handhabbarkeit** definiert das Ausmaß, in dem eine Person die ihr zur Verfügung stehenden Ressourcen einsetzt, um Anforderungen, mit denen sie konfrontiert wird, adäquat zu begegnen. Die Ressourcen können von der Person selbst ausgehen oder von anderen (vertrauten) Personen kontrolliert werden. Eine Person, die über diese Komponente verfügt, nimmt ein extremes Ereignis als Erfahrung oder sogar als Herausforderung wahr. Im Gegensatz dazu empfindet sich ein Mensch mit einem niedrigen Grad an „Handhabbarkeit/Bewältigbarkeit" (BzgA 2002) – im psychomotorischen Kontext spräche man von Handlungskompetenz – meist als „Pechvogel" (Antonovsky 1997, 35), dem ständig unglückselige Dinge begegnen.
- **Bedeutsamkeit:** Auch stellt Antonovsky bei seinen Forschungen fest, dass eine motivationale Komponente eine nicht unbedeutende Rolle bei der Entwicklung eines hohen Kohärenzwertes spielt. Es scheint von großer Relevanz zu sein, dass eine Person das Gefühl hat, dass die Ereignisse in ihrem Leben einen Sinn ergeben und es deshalb lohnenswert ist, sich dafür einzusetzen. Treffenderweise spricht Antonovsky in diesem Zusammenhang von „meaningfulness". Die Ereignisse, die einem widerfahren, sollen nicht nur kognitiv sinnhaft, sondern vor allem auch emotional sinnhaft sein. Antonovsky betont mit Bezug auf seine Forschungen, dass die beschriebenen Personen nicht ausnahmslos jedes Ereignis als sinnvoll empfinden, dass sie aber versuchen, die ihnen auferlegten Erfahrungen (also auch unangenehme) anzunehmen und ihnen Bedeutung beizumessen (vgl. Antonovsky 1997, 34ff.).

In der Regel beinhalten die generalisierten Widerstandsressourcen Erfahrungen aus allen drei Komponenten. Nach Auswertung einer Befragung von Versuchspersonen in Israel stellt Antonovsky jedoch fest, dass *Verstehbarkeit*, *Handhabbarkeit* und *Bedeutsamkeit* nicht zwingend in gleichwertiger Zusammensetzung auftreten müssen. Er konstatiert, dass zwar alle drei Komponenten notwendig, aber nicht gleichbedeutend für den Aufbau eines positiven Kohärenzsinnes sind. Als besonders ausschlaggebend sieht er die motivationale Komponente (die Bedeutsamkeit) für erfolgreiche Copingprozesse in der Entwicklung an.

Ressourcen

Die Forschung hat nach einer Klassifikation von Faltermeier (1997, 37ff.) inzwischen fünf Bereiche von Widerstandsressourcen differenziert, die für die weiteren Betrachtungen unter dem Stichwort Resilienz und unter einer psychomotorischen Perspektive von Bedeutung sind.

- Personale und psychische Ressourcen (Intelligenz, Ich-Identität, Kontrollüberzeugung, Selbstvertrauen, Selbstwertgefühl)
- Soziale Ressourcen (soziale Unterstützung durch Freunde und Verwandte, Einbindung in ein soziales Netzwerk)
- Körperliche Ressourcen (stabile körperliche Konstitution, positives Körpergefühl)
- Materielle Ressourcen (Geld)
- Soziokulturelle Ressourcen (Einbindung in eine Kultur, die stabile Antworten gibt auf große Lebensfragen, z.B. religiöser oder politischer Art).

Es ist bedeutsam, dass die Forschung inzwischen eindeutig Nachweise für die Wirksamkeit körperlicher Bewegung für Prozesse der Gesundheitsbildung/-förderung sowohl aus medizinischer als auch entwicklungspsychologischer und sozialwissenschaftlicher Perspektive erbracht hat (Hoffmann et al. 2006; Haverkamp 2006; Lohaus/Lißmann 2006; Opper et al. 2008). Im Gegensatz zu Konzepten der Wissensvermittlung und Aufklärung, die im Kinder- und Jugendalter von relativer Erfolgslosigkeit begleitet werden (Jerusalem 2006, 42), trifft Bewegungsaktivität durch die Unmittelbarkeit emotionalen Erlebens den „Lebensstil" der Altersgruppe und erreicht dadurch seine Wirksamkeit (Neuber/Wentzek 2005; Fuchs et al. 2007). Allerdings erschließt sich Gesundheit nur im aktiven Geschehen und ist anfällig für belastende Sozialisationskontexte (Opper et al. 2008, 65ff.).

In der Psychomotorik ist der Gesundheitsbegriff inzwischen zu einem Kernkonzept avanciert. Dabei orientiert sich die Disziplin einerseits an den Erkenntnissen der interdisziplinären Fachdebatten, anderseits bie-

Abb. 32: Bio-psycho-soziales Gesundheitsmodell (Haas 2007)

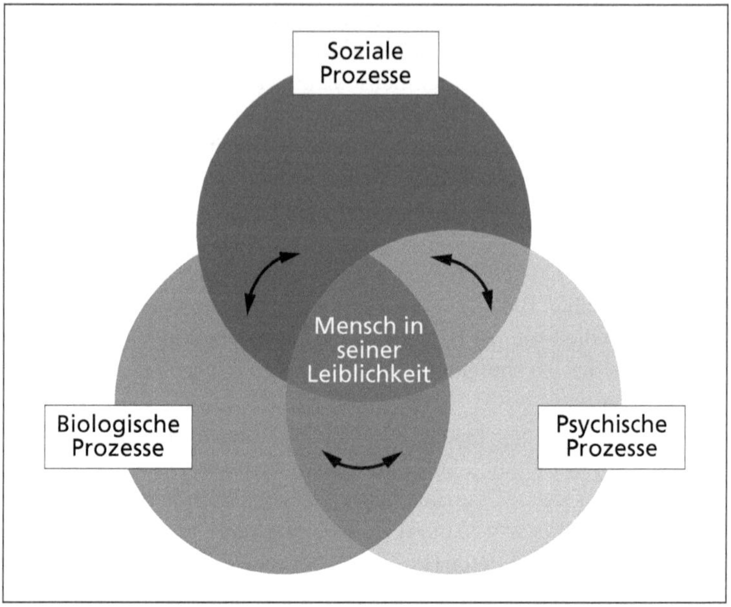

tet sie mit ihrem Kanon an bewegungs- und körper-/leiborientierten Lebens- und Entwicklungsthemen eigene ressourcenorientierte Konzeptbausteine für ein transdisziplinäres Gesundheitsverständnis. Herrschte vor allem im biomedizinischen Modell lange Zeit eine dichotome Vorstellung von Gesundheit vor, nach der sich die beiden Zustände – gesund und krank – gegenseitig ausschließen, so hat sich inzwischen eine salutogenetische und ressourcenorientierte Modellvorstellung durchgesetzt (vgl. Haas 2013). Haas (2007) sowie Haas et al. (2014) präferieren ein Modell, das den Menschen mit seiner Leiblichkeit/Körperlichkeit im Mittelpunkt biologischer, psychischer und gesellschaftlich-sozialer Prozesse verortet (s.Abb. 32). Es ist dies eine Orientierung am Systemischen-Anforderungs-Ressourcenmodell (SAR-Modell) von Becker (2006), der die Denkrichtung von Antonovsky (1997) um die besondere Dimension der Person-Umweltbezüge (Handeln im Setting) ergänzt.

Das Besondere an diesem Ansatz ist die Bestimmung von Anforderungen einerseits und Ressourcen andererseits, die sich beide den Dimensionen Person und Setting als interne und externe Bezugsfelder zuordnen lassen. Eine Darstellung aus einem aktuellen Überblicksbeitrag zur psychomotorischen Gesundheitsförderung von Reppenhorst/Menke

Interne Anforderungen	Externe Anforderungen
• *physiologische (angeborene)* Bedürfnisse: z. B. Nahrung, Bewegung, Schlaf, Sexualität; Explorationsbedürfnis; Orientierung, Sicherheit und Kontrolle; Selbstaktualisierung; Bindung und Liebe; Achtung und Wertschätzung • *erworbene Sollwerte:* • z. B. langfristige und kurzfristige Ziele, Wünsche, Ich-Ideal; soziale Werte, Normen und Regeln Sollwerte beziehen sich auf unterschiedliche Lebensbereiche: Arbeit/Beruf/Alltag; Familie, Freundeskreis; Umwelt/Materielles	• *soziale Werte, Normen, Regeln, Vorschriften:* z. B. kulturübergreifende Werte: Freundschaft, Gesundheit, Liebe; aber auch kulturabhängig – wünschenswert in der jeweiligen Gesellschaft • *Entwicklungsaufgaben (altersabhängig):* z. B. Erlernen körperlicher Geschicklichkeit, Erlernen von typischem Rollenverhalten, Berufseinstieg, Familienleben etc. • *externe Anforderungen in verschiedenen Lebensbereichen:* individuell von Person abhängig in den Bereichen Arbeit /Beruf/ Ausbildung; Kernfamilie/Partnerschaft, Verwandtschaft/Freundeskreis; sonstige Bereiche (Freizeit/sonstige Gruppen)
Interne Ressourcen	**Externe Ressourcen**
• *interne physische Ressourcen:* z.B. körperliche Fitness (Kraft/Ausdauer etc.), physische Attraktivität, guter organische Gesundheitszustand • interne psychosoziale Ressourcen: z. B. kognitive Ressourcen (Wissen, Intelligenz) Persönlichkeitseigenschaften (z.B. Offenheit, emotionale Intelligenz, Gewissen) Rollen, Ämter und Positionen (z.B. gute berufliche Position, Elternrolle)	• aus den Bereichen: *Arbeit/Beruf/Ausbildung* (ergonomischer Arbeitsplatz, Umwelt mit Erholungswert, Sport- und Bewegungsangebote…) *Kernfamilie/Partnerschaft* (attraktiver Sexualpartner, liebevolle Beziehungen, Wertschätzung durch andere …) *Verwandtschaft/Freundeskreis* (soziale Unterstützung durch kompetente Freunde …) *sonstige Bereiche* (Freizeit/sonstige Gruppen, Hobbys, anregende Umwelt, Vereine, Kirche …)

Abb. 33: Interne und externe Anforderungen und Ressourcen nach dem SAR-Modell (nach Reppenhorst/ Menke 2016, 115–116)

(2016) kann diese axialen Bezugsfelder verdeutlichen (s. Abb. 33). Das besondere dieser Übersicht ist die Tatsache, dass sie das SAR-Modell auf die psychomotorische Gesundheitsförderung von pädagogischen Fachkräften bezieht. Gesundheitswirksames Arbeiten (oder Leben) besteht nun darin, eine Balance zwischen Anforderungen und Belastungen sowie dem Ressourcensystem herzustellen.

Fachhistorisch gesehen ist eine psychomotorische Gesundheitsförderung zuerst für die Arbeit mit Erwachsenen insbesondere im Kontext

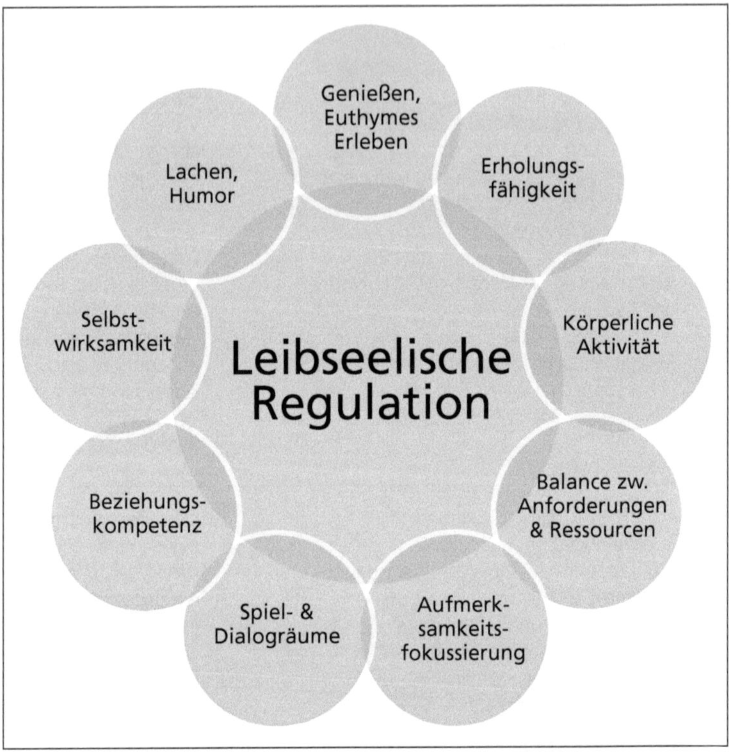

Abb. 34: Leibseelische Regulation (nach Haas et al. 2014, 18)

einer psychischen Erkrankung entwickelt worden (Haas 2006a; 2007; Haas et al. 2014; Beckmann-Neuhaus 2012). Kernstück dieser Arbeit ist die Konzentration auf die Körperlichkeit/Leiblichkeit in Bewegungssituationen als personale Ressource für eine gesundheitsbewusste Lebensführung bzw. Rehabilitation (Gesundheit als Selbstfürsorge). Abbildung 34 zeigt die Bestimmungsstücke des Konzepts von Haas als leib-seelische Basiskompetenzen für die Entwicklung eines Systems von Schutzfaktoren.

Mit Behrens (2007; 2016), Behrens/Wendler (2015), Kuhlenkamp/Nowakowski (2014), Krus/Bahr (2016) und Reppenhorst/Menke (2016) werden die Gesundheitsressourcen Bewegung und Körper/Leib zum Gegenstand kindheitsbezogener Konzeptbildung und empirischer Forschung in der Psychomotorik.

Resilienzforschung

Resilienzforschung ist der pädagogische Parallelbegriff zur Präventionsforschung in der Gesundheitsdebatte. Er geht auf das lateinische Wort „resilire“ (zurückspringen, abprallen) zurück und ließe sich mit „psychischer Widerstandskraft“ übersetzen. In der Sache geht es um die „psychische Widerstandsfähigkeit von Kindern gegenüber biologischen, psychologischen und psychosozialen Entwicklungsrisiken“ (Wustmann 2015, 18). Unter einer weiter gefassten entwicklungspsychologischen Perspektive über die gesamte Entwicklungsspanne definiert Welter-Enderlin (2012, 12) Resilienz als „Fähigkeit von Menschen, Krisen im Lebenszyklus unter Rückgriff auf persönliche und sozial vermittelte Ressourcen zu meistern und als Anlass für Entwicklung zu nutzen“.

Es geht also um die Herausarbeitung von Schutzfaktoren für die Entwicklung des Kindes (Menschen) und um ein Zurückdrängen des Konzepts der Entwicklungsrisiken. Ziel ist die Entwicklung von protektiver Qualität im Bildungsbereich. Schutzfaktoren lassen sich innerhalb eines Dreiecksverhältnisses von personalen, sozialen und umfeldbezogenen Ressourcen beschreiben. Nach Wustmann (2005; 2015) sowie Fröhlich-Gildhoff/Rönnau-Böse 2015) lassen sich Ressourcen wie folgt beschreiben (Auswahl):

Personale Ressourcen:

- erstgeborenes Kind (Geschwisterfolge)
- weibliches Geschlecht
- positive Temperamenteigenschaften (flexibel, aktiv, offen)
- Selbstwirksamkeitsüberzeugungen und ein positives Selbstkonzept
- Fähigkeit zur Selbstregulation
- Intelligenz und Problemlösefähigkeiten
- soziale Kompetenz
- aktives Bewältigungsverhalten

Soziale Ressourcen:

- stabile emotionale Beziehung zu einer Bezugsperson
- ein emotional positives, unterstützendes und strukturgebendes Erziehungsverhalten von Eltern (autoritativer Erziehungsstil)
- Zusammenhalt, Stabilität und konstruktive Kommunikation in der Familie
- Rollenvorbilder für ein konstruktives Bewältigungsverhalten bei Belastungen
- positive Peerkontakte und Freundschaftsbeziehungen
- enge Geschwisterbeziehungen

Weiteres soziales Umfeld und Bildungseinrichtungen:

- unterstützendes soziales Netzwerk (Verwandtschaft, Freunde, Nachbarn)
- klare, transparente und konsistente Regeln und Strukturen
- positive Schulerfahrungen, Zusammenarbeit mit dem Elternhaus und anderen sozialen Einrichtungen
- wertschätzendes Klima
- positive Verstärkung der Leistungen und Anstrengungsbereitschaft des Kindes

Aufbau eines positiven Kohärenzsinnes

Die Ermöglichung eines Resilienzprozesses sowie des Aufbaus eines positiven Kohärenzsinnes (Salutogenese) ist gebunden an Gestaltungsprozesse, die alle drei Ebenen von Widerstandsressourcen ansteuern bzw. berücksichtigen. In diesen Prozess bringt die Psychomotorik erfolgreiche Angebote und Erfahrungen ein:

Aufbau personaler Ressourcen: Die Resilienzforschung (Rönnau-Böse/Fröhlich-Gildhoff 2013) hat auf der personalen Ebene wesentliche Resilienzfaktoren identifiziert, die mit der Herausbildung eines positiven Selbstkonzeptes eine hohe innere Konsistenz aufweisen: Die Problemfähigkeit des Kindes, positive Selbstwirksamkeitsüberzeugungen, interne Kontrollattributionen als Voraussetzungen für die positive kognitive Verarbeitung von Selbstwirksamkeitserfahrungen (Krus 2006, 357; Zimmer 2015a). Diese sind an die Genese des Körper- und Handlungskonzepts als wesentliches Gestaltungsprinzip kindlicher Entwicklung gebunden. Ein solcher Begründungszusammenhang ist für die psychomotorische Entwicklungsförderung konstitutiv und wurde an anderer Stelle ausführlich hergeleitet. Personale Ressourcen entstehen also als dynamischer Prozess des Erlebens und Verstehens der eigenen Selbstwirksamkeit aus dem dialogischen Handlungsgeschehen.

Aufbau sozialer und umfeldbezogener Ressourcen: Die familiäre Situation ist in allen industrialisierten EU-Ländern heute ähnlich: die meisten Kinder wachsen ohne Geschwister auf. Nach Angaben für die Bundesrepublik Deutschland etwa hat nur ein Drittel der Ehepaare und Alleinerziehenden, die mit Minderjährigen unter einem Dach leben, zwei Kinder. Und nur bei 11,2 % der Familien toben drei oder mehr Geschwister durch die Wohnung. Diese Umstrukturierung von der Mehr-Kind-Familie zur Ein-Kind-Familie bewirkt eine Veränderung der familiären Beziehungsmuster und Rollenerfahrungen. Einzelkinder genießen zwar die ungeteilte Aufmerksamkeit ihrer Eltern, müssen aber die sozialen Erfahrungen mit Geschwistern entbehren. Kinder brauchen aber andere Kinder und bedürfen *Freundschaftsbeziehungen*, um personale und soziale Ressourcen zu erwerben. Kinderfreundschaft variiert die frühen Bindungserfahrungen und damit die Fähigkeit, emotionale Beziehungen zu anderen aufzunehmen. Martin Buber sagt: Der Mensch wird am Du zum Ich. Kinderfreundschaften schärfen den Blick für Andersartigkeit; durch den Vergleich mit Anderen macht das Kind nicht nur Erfahrungen im Umgang mit anderen Kindern, es findet auch heraus, was es selbst will und wer es selbst ist. Somit sind Freundschaften bedeutsam für den Identitätsbildungsprozess.

Konkurrenz vs. Miteinander

Allerdings entsteht hier auch ein Scheideweg durch den Vorbildcharakter der Lebensumwelt. Werden bei den sozialen Vergleichen einseitig die Leistungsmaximierung und das Überbietungsprinzip in den Vordergrund gestellt und höher bewertet, entsteht automatisch ein Bild von Unterscheidung und Segregation und nicht von Vielfalt und Integration. Nur ein Vorgehen von persönlicher und institutioneller Einbindung und Teilhabe befördert Erfahrungsmuster von sozialer Verantwortung für einander.

Aus der Bewegungsförderung bekannt ist die Aufgabe des Tauziehens. Als Beispiel soll es diese Ambiguität verdeutlichen: Es versteht sich im psychomotorischen Sinne weniger als kämpferischer Wettstreit denn als freudvolles Kräftemessen eines kindlichen miteinander Ringens und Raufens.

Aufbau sozialer Kompetenzen

Mit Bewegung haben wir in der Psychomotorik ein attraktives, ein beliebtes und auch wirkungsvolles Mittel zur Anbahnung sozialer (nonverbaler) Kontakte und Ressourcen. Soziale Ressourcen haben eine Relevanz auch für *Empowermentprozesse*. Wir verstehen darunter etwa die Unterstützung durch Freunde, Verwandte und die Einbindung in ein soziales Netzwerk (z. B. in einen Sportverein). Grundvoraussetzungen für den Aufbau sozialer Beziehungen sind soziale Kompetenzen, wie *Kommunikationsfähigkeit*, *Sensibilität*, *Toleranz*, *Kontakt- und Kooperationsfähigkeit*. Diese vermittelt die Psychomotorik über das Themenfeld der Sozialerfahrungen. Es ist ein konstitutiver Bestandteil des psychomotorischen Konzepts, dass Förderung in Kleingruppen von drei bis acht Kindern stattfindet. In der Interaktion mit anderen Kindern und der Psychomotorikerin erlernt das Kind Basiskompetenzen für das Leben in der sozialen Gemeinschaft. Im gemeinschaftlichen Spiel erwirbt es ein Regelbewusstsein und beteiligt sich an Gestaltungsprozessen. Es muss sich mit anderen Kindern und der Gruppenleiterin über Inhalt und Gestaltung der Förderstunde verständigen und lernt so, Kompromisse zu schließen, Konflikte zu lösen, nachzugeben oder auch eigene Interessen durchzusetzen, ohne Andere dabei zu verletzen. Diese frühen Erfahrungen zeigen maßgebliche Auswirkungen auf die Fähigkeit, soziale Beziehungen bzw. soziale Netzwerke aufzubauen, auf die man in Problemsituationen zurückgreifen kann.

körperliche Aktivität als Ressource

Entwicklung körperlicher Ressourcen: Regelmäßige körperliche Aktivität und sinnliche Körpererfahrungen führen zur Verbesserung der körperlichen Ressourcen (stabile körperliche Konstitution und ein positives Körpergefühl). Das Kind benötigt zur Ausdifferenzierung und Stärkung des gesamten Organismus regelmäßige körperliche Beanspruchung. Nur so kann es sein ganzes Leistungspotential der inneren Organe, des Haltungs- und Bewegungsapparates und des Immunsystems vollständig entwickeln. Anderenfalls kann es zu Konditions- und Koordinationsschwächen und zu einer mangelnden Ausbildung der Muskulatur kommen (vgl. Zimmer 2002, 52; Berg 2015). Auch derartige funktionale Aspekte sind bedeutsam für eine psychomotorische Persönlichkeitsförderung und sichern Gesundheitsressourcen. So sorgt eine gute, belastbare körperliche Verfassung des Kindes dafür, dass es seinen Körper als unproblematisch und funktionstüchtig in den alltäglichen Anforderungen erfährt. Nur so ist es dem Kind möglich, ein positives Körpergefühl zu entwickeln, welches maßgeblich am Aufbau eines positiven Selbstkonzepts beteiligt ist. Leider ist die reale Situation heute vielerorts anders: Bewegungsmangel herrscht vor, dessen Folgen bzw. Begleiterscheinungen sind häufig: Motorische Unruhe, Aufmerksamkeitsstörungen, Haltungsschäden, gestörtes Essverhalten, vermehrte Unfälle aufgrund mangelnder Kraft und Koordinationsfähigkeit, Lernschwierigkeiten und Schulprobleme.

Kindgerechte, unmittelbare Förderung

Die Praxis hat in den letzten Jahren systematisch die Umsetzung gesundheitsförderlicher Erkenntnisse realisiert. Im Sinne der gegenwartsgerichteten Perspektive ist kindgerechte Förderung dann effektiv, wenn sie am direkten Erleben von Wohlbefinden und der Verbesserung der aktuellen Befindlichkeit ansetzt und somit die Sinnhaftigkeit der Angebote durch die Unmittelbarkeit der Körpererfahrung für Kinder begreifbar macht. In diesem Sinne rücken erlebnisnahe Spielhandlungen im Spannungsfeld zwischen Aktivität und Ruhe, Anspannung und Entspannung, Konzentration und Kontemplation mit kindgerechten Themen (z.B. „selbst einmal Artist sein“, „Abenteuer im Weltall“) in den Vordergrund gesundheitsförderlicher Gestaltungsprozesse. So erleben beispielsweise Kinder mit sozial-emotionalem Förderbedarf (soziale Ängstlichkeit) mit Hilfe zirzensischer Elemente über die positive Erfahrung ihrer Selbstwirksamkeit eine Stärkung ihres Selbstkonzepts und werden sichtlich kontaktfreudiger. Quirlige Grundschulkinder erfahren über den handlungsorientierten Spielprozess „Start ins Weltall" (Planungsprozesse, Kognition), „Bau der Raumstation" (konstruktive, praktische Prozesse) und „Leben in der Raumstation" (Kommunikation, Kooperation, Vertrauen, Empathie über Rollenspiele) ein vielschichtiges Präventivprogramm von Schutzfaktoren (Behrens 2006, 2007; Quante 2004; Liebisch/Quante 2006; Reppenhorst/Schäfer 2012; Seyda 2013).

Gerade die Beschäftigung mit dem Fähigkeits- und Selbstkonzept des Kindes im psychomotorischen Konzept der letzten Jahre kann einen Beitrag leisten zur Implementation von Ergebnissen der Forschungen um Salutogenese und Resilienz in das Bildungs- und Gesundheitssystem. Dabei erweisen sich bewegungsgebundene Angebote als besonders wirksam, wenn:

- sie das Thema und das Interesse des Kindes treffen;
- der Schwierigkeitsgrad in der Lernsituation allmählich gesteigert wird;
- keine vorschnellen Hilfestellungen durch den Erwachsenen geleistet werden;
- ein Lernfortschritt ohne negative Zuschreibungen ermöglicht wird;
- ein Kind auch komplexe Aufgabenstellungen handlungsorientiert lösen darf;
- adäquate, d.h. für das Kind zu bewältigende Aufgabenstellungen formuliert werden;
- Spiele und Bewegungshandlungen zur Rollen- und Perspektivenübernahme motivieren;
- Aufgabenstellungen zur aktiven Teilhabe an einem kooperativen Gestaltungsprozess bei der Lösung von attraktiven Bewegungsaufgaben anregen.

5.2 Frühe Bildung und Frühe Förderung

Bildungsprozesse

Die Ergebnisse der PISA-Studie 2001 schlagen wie eine Bombe in die bildungspolitische Landschaft der Bundesrepublik Deutschland ein und führen in der Folge zu einer bisher nicht gekannten Aufwertung des Potenzials früher Bildungs- und Förderprozesse. Das Problem stellt sich im Wesentlichen als mangelnde Lesekompetenz bundesdeutscher Schülerinnen und Schüler dar; diese wird als Schlüsselqualifikation angesehen und hat Auswirkungen auf alle anderen Lernbereiche inklusive der ebenfalls untersuchten mathematischen und naturwissenschaftlichen Fähigkeiten. Im Besonderen weisen deutsche Testergebnisse eine besonders große Leistungsstreuung auf, was auf das gestufte Schulsystem zurückgeführt wird. In anderen Ländern werden schwächere Schüler erfolgreicher an die Leistungsstandards der Stärkeren herangeführt. Darüber hinaus gibt es in Deutschland klare Hinweise auf einen Zusammenhang von Schülerleistung und sozialer Herkunft.

Die gegenwärtige Bildungsdebatte kreist um Fragen der Konzeptbildung und geeignete Bildungsgegenstände. Bei der Sichtung des Fachdiskurses zum Thema Bildung zeigen sich verschiedene Verweise auf den (frühkindlichen) Bildungsgegenstand, die ausdrücken:

- „dass Bildungsprozesse Selbst- und Weltbilder zu einem mehr oder weniger spannungsvollen Gesamtbild verknüpfen“;
- „dass in Bildungsprozessen Handeln, Empfinden, Fühlen, Denken, Werte, sozialer Ausgleich, subjektiver und objektiver Sinn miteinander in Einklang gebracht werden müssen“;
- „dass Lernen einen persönlichen Sinn geben muss – das gilt auch schon für Säuglinge und Kleinkinder“ (Schäfer 2005, 15; Schäfer et al. 2010);
- „dass man sich nur selbst bilden kann in einem sozialintegrativen Prozess“ (Fischer 1996a, 40ff.).

Handeln, Wahrnehmung und Identität

Die entscheidenden neuen Begriffe in der jüngeren Konzeptdiskussion um kindliche Bildungsprozesse sind *Entwicklungsorientierung*, *Menschenbild* – seit neuestem auch die *Werteorientierung* –, *handlungsorientiertes Lernen*, *Wahrnehmungslernen*, *Identitätsbildung*. Die Fachdiskussion konzentriert sich zurzeit sowohl auf die Bildungsadressaten – also die Kinder – als auch auf das Lernumfeld. In regelmäßigen interdisziplinären Fachtagungen des Deutschen Jugendinstitutes München beginnend mit dem Thema „Auf den Anfang kommt es an!“ (*Bundesministerium für Familie, Senioren, Frauen und Jugend 2003*) bis in die Gegenwart verdichtet sich ein Bild vom Kind (Menschenbild), das auch in der psychomotorischen Theoriekonstruktion zunehmend an Klarheit gewinnt. Die entscheidende kindliche Ressource ist das *Handeln*, über das das Kind die eigene Identität und das Weltverständnis dialogisch konstruiert. Jedoch ist Entwicklung kein Ergebnis eines isoliert handelnden Kindes. Der kindliche Bildungsprozess ist das Resultat eines kollaborativen Gestaltungsprozesses, bei dem das Bewegungshandeln (Motorik) als motivierender Faktor interdisziplinäre Anerkennung erfährt (Glenberg 2010; Moser 2016). Auch die anderen für die Psychomotorik bedeutsamen entwicklungspsychologischen Konstrukte – die Wahrnehmung oder die Identität – werden zunehmend als bedeutsame Ressourcen für Bildungsprozesse im Kindesalter ausgewiesen (vgl. Schwarzer/Degé 2014; Siegler et al. 2016c). Wahrnehmung ist danach ein aktiver Gestaltungsprozess und kindliche Identität ergibt sich quasi aus sozial gestifteten positiv bewältigten Handlungsprozessen. Mit diesen Sichtweisen liegen psychomotorisch vermittelte Themen und Theoriekonstrukte im Zentrum der aktuellen Bildungsdiskussion.

5.2.1 Bewegung in der frühen Kindheit

Das Verbundforschungsprojekt „BiK – Bewegung in der frühen Kindheit" der Universitäten und Hochschulen Köln, Dortmund, Koblenz und Niederrhein (zusammenfassende Dokumentation siehe Fischer et al. 2016; Fischer 2016a) ist Teil der Bemühungen um Professionalisierung und stärkere Strukturierung der Kindheitspädagogik. Getragen werden diese von der „Ausweitung der Weiterbildungsinitiative Frühpädagogische Fachkräfte (AWiFF), einem Projekt des Bundesministeriums für Bildung und Forschung und der Robert Bosch Stiftung in Zusammenarbeit mit dem Deutschen Jugendinstitut. Die drei Partner setzen sich dafür ein, im frühpädagogischen Weiterbildungssystem in Deutschland mehr Transparenz herzustellen, die Qualität der Angebote zu sichern und anschlussfähige Bildungswege zu fördern. Letztlich sind diese Entwicklungen in wesentlich weiter zu fassenden Diskussionslinien um eine interdisziplinäre Erforschung und Wertschätzung der (frühen) Kindheit als Schlüsselperiode zur Realisierung der Bildungs- und Betreuungsqualität und damit des Grundrechts auf Bildung, Entwicklungsförderung und Gesundheit zu sehen, wie es die Verlautbarungen „Starting Strong I und II" der OECD (2001; 2006) und die Umsetzungsinitiativen der EU seit 2002 vorsehen (Oberhuemer et al. 2010).

Die hier dargestellten Teilergebnisse des Projektes (www.kompetenzprofil-bik.de) eignen sich aufgrund der Aktualität der Datenlage im Besonderen dazu, Auskunft über Stellenwert, Verständnis und Praxissituation des Bildungsbereiches Bewegung in der Kindheitspädagogik der Gegenwart in Deutschland zu geben. Aus dem Gesamtkomplex des Projektes werden hier drei Fragestellungen ausgewählt und in ihrer Bedeutung für das Forschungs- und Anwendungsfeld der frühen Kindheit zusammengefasst. Zur Analyse des umfangreichen qualitativ und quantitativ erhobenen Datenmaterials muss auf die Originalberichterstattung verwiesen werden:

1. Welcher Stellenwert und welche Bewegungsverständnisse liegen dem Bildungsbereich Bewegung in den offiziellen Bildungsdokumenten zugrunde?
2. Welches Bewegungsverständnis haben die pädagogischen Fachkräfte in Deutschlands Kitas und wie werden Bewegungsangebote in der Alltagspraxis umgesetzt?
3. Welchen Stellenwert haben bewegungsbezogene Inhalte in der Ausbildung pädagogischer Fachkräfte und welche Weiterbildungswünsche ergeben sich daraus?

Für das Forscherteam grundlegend für eine systematische fachspezifische Analyse der Bildungs- und Orientierungspläne war in einem ersten Schritt die Berücksichtigung der wissenschaftlichen Diskurse zur Bedeutung der Bewegung in den Disziplinen Sport-, Erziehungs- und Neurowissenschaften, Medizin sowie Psychologie anhand ausgewiesener, aktueller Monografien, Sammelwerke und Fachzeitschriften. Daraus wurden differenzierte Begriffssysteme entwickelt, die sich vier übergeordneten Bedeutungsfeldern der Bewegung und Körperlichkeit zuordnen lassen. Tabelle 11 klassifiziert die vier Bedeutungsfelder der Bewegung und spezifiziert Themen der wissenschaftlichen Diskurse, die sich beispielhaft den vier Bedeutungsdimensionen zuordnen lassen. Mit Hilfe dieser Begriffssysteme können nun Texte wie die vorschulischen Bildungs- und Orientierungspläne der Länder unter Verwendung digitalisierter Darstellungsmethoden in ihrem zugrunde liegenden Bedeutungsverständnis interpretiert werden. Die forschungsmethodische Vorgehensweise soll hier nicht vertieft werden (s. Bahr et al. 2016).

Bildungspläne sind ein Abbild aktueller Bildungsdiskussionen; direkt oder indirekt spiegeln sie die Fachdiskussionen der Bildungsexperten und -verantwortlichen mit Bezug auf diverse Bildungsziele in unter-

Tab. 11: Bedeutungsfelder der Bewegung (Bahr 2013, 142)

Bewegung als			
Lerngegenstand	**Medium zur Gesundheitserziehung**	**Medium des Lernens**	**Medium der Entwicklungsförderung**
Lebenslange Teilhabe an Bewegung, Spiel und Sport	Vermittlung einer positiven Einstellung zu Bewegung, Spiel und Sport	Bewegung, Spiel und Eigenaktivität in engem Zusammenhang mit Lern- und Denkprozessen	Fundamentale und verbindende Bedeutung von Bewegung für alle Entwicklungsbereiche
Grundtätigkeiten des Bewegens: Gehen, Laufen, Fangen, Werfen, Klettern, Springen,…	Vorbeugen von Bewegungserscheinungen und „Zivilisationskrankheiten" Anregung zum lebenslangen Sporttreiben	Auseinandersetzung mit und Erschließung der dinglichen und personalen Umwelt	Grundlage für Persönlichkeitsentwicklung Selbst-, Sach- und Sozialkompetenz Handlungskompetenz
Koordinative Fähigkeiten: Gleichgewichtsfähigkeit, Reaktionsfähigkeit, Orientierungsfähigkeit	Förderung physischer Kompetenzen: Kraft, Ausdauer, Koordination, Haltungsschule	Grundlage: Erfahrungslernen	Eigenständige, aktive Auseinandersetzung des Kindes mit seiner Umwelt
Konditionelle Fähigkeiten: Ausdauer, Kraft, Schnelligkeit, Beweglichkeit	Sicherheitserziehung: Schulung von Konzentration und differenzierter Wahrnehmung; Realistische Einschätzung von Situationen	Bewegtes / handlungsorientiertes Lernen Erweiterung der Handlungskompetenz	Im engen Dialog mit seiner sozialen und dinglichen Umwelt Akteur seiner eigenen Entwicklung
Mitgestaltungskompetenz: soziale Grundlagen wie Kooperationsfähigkeit Teamfähigkeit	Regulation von An- und Entspannung: Wohlbefinden, Stressabbau und Auseinandersetzung mit eigenen Körperreaktionen	Wissenserwerb in den Bildungsbereichen (Kulturtechniken, Mathematik, Sprache)	Selbst- und Persönlichkeitsbildung: Forschendes und experimentierendes Lernen
Individuelle und soziale Selbstverwirklichung	Gleichgewicht von Schutz- und Risikofaktoren	Entwicklung von basalen Kompetenzen	Embodiment; gelebte Erfahrung, die sich aktiv mit der Welt verbindet
Hinführung zum Sport Grundlagen des Sports	Umgang mit belastenden Lebensereignissen	Basisvoraussetzungen für schulisches Lernen	Aufbau des kindlichen Selbstkonzeptes
Individual- und Mannschaftssportarten	Entwicklung von Bewältigungsstrategien	Aufmerksamkeits- und Konzentrationsfähigkeit	Selbstwirksamkeit
Training, Wettkampf und Leistungsfähigkeit	Aufbau generalisierter Kontrollüberzeugungen und eines positiven Selbstkonzeptes	Gedächtnisleistungen	Entwicklungsfördernde Bedeutung des Spielraumes

schiedlichen Bildungsbereichen mit Blick auf verschiedene Fachdisziplinen wider. Für den Bildungsbereich Bewegung ist es interessant, dass dieser in allen Bildungs- und Orientierungsplänen der Bundesländer (2004–2011) einen eigenständigen Bildungsbereich darstellt. Begrifflich ist die Bezeichnung „Körper, Bewegung, Gesundheit" vorherrschend. In der inhaltlichen Gewichtung ist das Bildungsziel „Bewegung als Entwicklungsförderung" klar favorisiert gegenüber der Gesundheitserziehung und dem Gegenstandsbereich Bewegungsförderung und Körperlichkeit selbst. Die Möglichkeit, Bewegung und Handeln mit anderen Bildungsbereichen als Basis schulischen Lernens (Stichworte: Vorläuferkompetenzen; Bewegung als Lernprinzip) zu sehen, wird noch selten thematisiert. Im Vordergrund steht das Ziel, Bewegung im Kontext kindlicher Entwicklungsförderung zu thematisieren (etwa zur Förderung sozial-emotionaler Kompetenzen). Das eröffnet wohl begründete Möglichkeiten, Psychomotorik als entwicklungsförderliches Bildungskonzept zu etablieren.

Die fachlichen Implikationen der Untersuchungsergebnisse für die Entwicklungsspanne der frühen Kindheit

Die Ergebnisse der repräsentativen Befragungen von Kita-Fachkräften und Lehrkräften (Fachakademien und Hochschulen) in Deutschland (vgl. Stahl-von Zabern et al. 2013) zeigen, dass kindheitspädagogische Fachkräfte Bewegung und Körperlichkeit bei Kindern im Alter von null bis sechs Jahren vorwiegend als „Medium der Entwicklungsförderung" verstehen. Dennoch werden auch andere Bedeutungsdimensionen zum Thema Bewegung benannt, so dass hauptsächlich von einem komplexen Bewegungsverständnis der Fachkräfte ausgegangen werden kann.

In der Praxis werden Bewegungsimpulse von den Fachkräften in 44,2 % der Fälle mehrmals pro Woche und in 35,7 % der Fälle sogar mehrmals täglich als offene oder angeleitete Bewegungsangebote gesetzt. Die Bedeutung und der Stellenwert von Bewegung – vor allem auch in Form täglicher freier Aktivitäten – für die gesamte Entwicklung des Kindes werden insgesamt von den Untersuchungsteilnehmern als hoch eingeschätzt, obwohl in der eigenen Ausbildung der Fachkräfte bewegungsbezogene Inhalte nur einen mittleren bzw. geringen Stellenwert eingenommen haben (Abb. 35).

Ein deutlicher Nachhol- bzw. Ergänzungsbedarf in der Ausbildung ist insbesondere hinsichtlich der aktuellen Themen der Kindheitspädago-

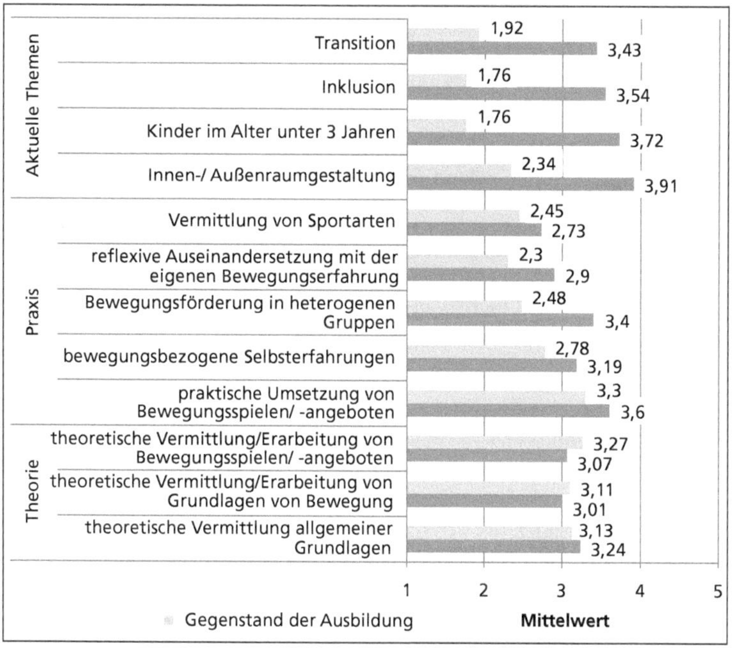

Abb. 35: Stellenwert der bewegungsbezogenen Inhalte in der Ausbildung im Vergleich zu Fort-und Weiterbildungswünschen frühpädagogischer Fachkräfte (n= 1524) (Fischer 2014, 139)

gik (U-3 Kinder; die Bedeutung von Inklusion; Übergangsthematik) zu sehen. Dementsprechend äußern die Fachkräfte ein hohes Interesse an bewegungsbezogenen Fort-/Weiterbildungsangeboten. Das Thema Innen- und Außenraumgestaltung erweist sich insbesondere in Verbindung mit seinem Potenzial als Aktionsraum für Lern- und Entwicklungsanreize von Kindern als ein zukunftsweisendes interdisziplinäres Entwicklungsfeld.

Der Frage nachgehend, welches Verständnis in der frühpädagogischen (Lehr-)Praxis vorherrscht, wie sich die Bewegungspraxis in der Kita sowie Ausbildung von Frühpädagogen gestaltet, wurde im Rahmen des BiK-Projektes der Status-Quo dezidiert untersucht. Die Befunde decken Nachhol- bzw. Ergänzungsbedarfe insbesondere für die bewegungsbezogene Ausbildungspraxis frühpädagogischer Fachkräfte auf, welche eine Grundlage für die inhaltliche (Neu-)Gestaltung der Ausbildungspraxis bieten.

Es bestehen zudem erhebliche Diskrepanzen zwischen den Anforderungsfeldern, die die Bildungs- und Orientierungspläne des jeweiligen Bundeslandes stellen und den landesspezifischen Ausbildungsplänen für die Fachschule bzw. Fachakademie. Die Hochschulsituation ist noch gravierender. Es bestehen gegenwärtig 115 Bachelor- und 25 Master-Studiengänge für Kindheitspädagogik (WIFF 2017); dabei wird das Thema Bewegung/Psychomotorik kaum ausgewiesen, nur an zwei Hochschulen (Hochschule Niederrhein Mönchengladbach und Universität Köln) als Spezialisierung vermittelt. Zudem gibt es nur wenige bewegungskompetente Dozenten unter den Lehrenden der Kindheitspädagogik.

Eine Implementierung der Forschungsergebnisse in die Aus-/Fort- und Weiterbildungspraxis wird mit Hilfe eines durch das BiK-Forschungsteam entwickelten Qualifikationsprofils zum Themenbereich Bewegung angestrebt. Auf Grundlage der empirischen Befunde und der Ist-Stand-Analyse zu den Bedeutungsdimensionen von Bewegung in der Fachwissenschaft sowie angelehnt an das mehrdimensionale Bewegungsverständnis des Forschungsteams konnte ein kompetenz- und outcome-orientiertes Qualifikationsprofil für pädagogische Fach- und Lehrkräfte entwickelt werden (Motorik 3/2016; Krus 2016; Kopic et al. 2016; Jasmund/Krus 2016). Dieses beschreibt erforderliche Fach- sowie personale Kompetenzen der pädagogischen Fach- und Lehrkräfte (angelehnt an die Struktur des Deutschen Qualifikationsrahmens: DQR), um ganzheitlich und bewegungsorientiert im pädagogischen Alltag handeln zu können. Die formulierten Kompetenzen thematisieren bewegungsrelevantes Grundlagenwissen, bewegungsspezifisches Wissen zu den Handlungsfeldern Kind, Gruppe, Raum, Team, Eltern und Netzwerke sowie entsprechende Fertigkeiten, Sozial- und Selbstkompetenzen der Fachkräfte. Das Qualifikationsprofil steht als Handbuch für die Evaluation vorhandener Qualifikationsmodule bzw. neu zu erarbeitender Module für den Aus-, Fort- und Weiterbildungssektor des Handlungsfeldes zur Verfügung (Schneider et al. 2015).

Als Fortführung dieses Qualifikationsprofils des Verbundforschungsprojektes BiK mit Blick auf die Praxis legt Krus (2018, 11) ein Profil für die Qualifizierung von Lehrkräften vor. Auf der Basis des gegenstandsunspezifischen Qualifikationsrahmens „Kompetenzorientierte Gestaltung von Weiterbildungen" (WIFF 2014) wird hier ein bewegungsspezifisches Qualifikationsprofil für Lehrende an Fachschulen für Sozialpädagogik, an (Fach-) Hochschulen und Universitäten kindheitspädagogischer Studiengänge sowie Referenten für Fort- und Weiterbildungen vorgelegt. Als spezifische Basis einer professionellen Fach- und Lehrkompetenz konnten im BiK-projekt die Kernthemen „Selbsterfahrung in Bewegung" und „reflektierte Auseinandersetzung mit der eigenen Bewegungsbiografie" empirisch ermittelt werden (Böcker-Giannini/Stahl-von-Zabern 2016; Krus 2016; Jasmund/Krus 2016). Diese

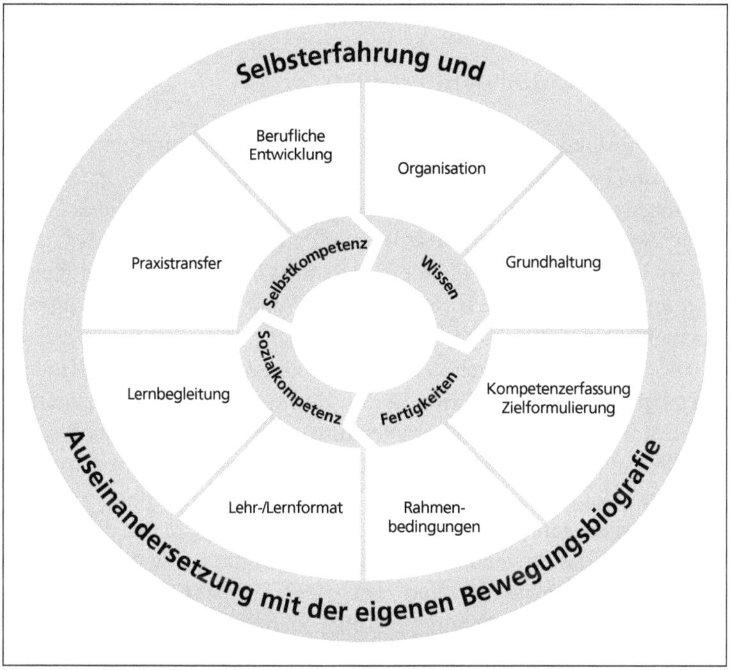

Abb. 36: Handlungsfelder von Weiterbildnern im Bereich Bewegung (Krus 2018, 70)

gelten als unabdingbare Voraussetzungen für kompetente Praxis und professionelle Lehr- und Weiterbildungstätigkeit (Stahl-von-Zabern et al. 2016). Im Qualifikationsprofil „Bewegung für Lehrkräfte" werden nun Fachkompetenzen (Wissen, Fertigkeiten) und personale Kompetenzen (Sozial- und Selbstkompetenzen) für acht Handlungsfelder (s.Abb. 36) dezidiert formuliert. Damit bildet das Profil eine „Orientierung für die Planung, Neukonzeption und die Evaluation der eigenen Lehre" (Krus 2018, 12) im Bewegungsbereich.

Zur Vertiefung der psychomotorisch orientierten Fragestellungen früher Bildung zu den Themen

- Kinder unter drei Jahren und der Bildungsbereich Bewegung,
- Bewegung als Medium für Transitionsprozesse von der Kita in die Schule und
- das gespielte Geschlecht – Frauenberuf „Frühpädagogische Fachkraft"

sei abschließend auf die Dissertationen von Koch (2016), Böcker-Giannini (2017) und Bahr (2017) verwiesen.

5.2.2 Bewegungsbaustellen und Bewegungslandschaften als Beispiele psychomotorischer Bildung und Entwicklungsförderung

Bewegungslandschaften und -baustellen sind ein Medium zur Entwicklung von Handlungskompetenz im Kindesalter. Das Konzept der Bewegungsbaustelle wurde als Vorschulprojekt mit der Grundidee *Bauen und Bewegen* (Miedzinski 1983) unter dem Motto *Hilfe zur Selbsthilfe* entwickelt. Es ist für behinderte wie nicht behinderte Kinder gleichsam anwendbar, damit ist es auch ein Wegbereiter einer inklusiven Perspektive der Pädagogik.

Bewegungsumwelt mitgestalten

Die Bewegungsbaustelle versteht sich als eine Möglichkeit, Kindern die Chance zu geben, selbsttätig ihre Bewegungsumwelt mitzugestalten, d.h. in aktiver Auseinandersetzung mehr über Eigenschaften und Handhabung von Materialien sowie über den eigenen Körper zu erfahren. Das Erlebnis der spielerischen Verwirklichung von Bauplänen und Bewegungsabsichten durch gemeinsame Bemühungen und die lustvolle Erfahrung der Bewegungsexperimente vermitteln Bewegungssicherheit und Selbstvertrauen (Miedzinski 1983, 7; ausführlich Miedzinski/ Fischer 2014). Aus psychomotorischer Sicht zu beklagen sind vorgefertigte Spielsituationen für großräumige Bewegungen auf Spielplätzen (Rutsche, Wippe etc.), die die Handlungsmöglichkeiten der Kinder weitgehend festlegen und begrenzen, also nur wenige Bewegungsvariationen zulassen. Ziel des Konzeptes ist es, Kindern eine Vielzahl an großmotorischen Bewegungserfahrungen zu ermöglichen, wie z.B. die Kraft gezielt einsetzen, kippeln, gleiten, rutschen, Gleichgewicht erproben, überwinden von Hindernissen, hindurchschlüpfen, hinaus-, hinüber- und hinuntersteigen, schaukeln und klettern. Durch den selbsttätigen Umgang mit Materialien soll es den Kindern ermöglicht werden, Wissen über Eigenschaften und Funktion ihrer materialen Umwelt zu erlangen, aber auch Gefahrenmomente zu erkennen und Bewegungssicherheit zu erleben. All diese Gedanken sprechen gegen fertige Bewegungssituationen. Miedzinski entscheidet sich für Materialien und Bauelemente, die Bewegungen herausfordern und Kinder zur Schaffung eigener Bewegungsanlässe provozieren. Inspiriert von Fröbels Baukastenidee sind Bretter und Balken, Holzklötze, Styroporwürfel, Leitern und Autoreifen die ersten Materialien der Bewegungsbaustelle, später wird dieses Repertoire erweitert durch LKW-Schläuche, Walzen, Teppichreste, Röhren, Drainageschläuche, Plastikwannen, Mülltüten, Schlauchtramps etc. Diese Bauelemente fordern die Kinder zu Konstruktionen und Kombinationen heraus, zu gemeinsamem Handeln, Transportieren, gegenseitigem Helfen, Planen. Zudem gehen aus den Deutungen des jeweiligen Bewegungsanlasses auch Rollenspiele hervor.

Anders als die heutige kindliche Bewegungsumwelt bietet die Bewegungsbaustelle eine Vielzahl von Angeboten, die die kreative Aktivität des Kindes herausfordern. Die verschiedenen Bauelemente der Bewegungsbaustelle sind Situationskomponenten des Handelns, aber das Kind bleibt Entscheidungsträger der Handlung. Je nach Entwicklungsalter differenziert das Kind die Anregungen der Umwelt und wählt die persönlich bedeutsamen Handlungsangebote heraus. Dieses Angebot kann beispielsweise ein Wackelsteg sein, der aus zwei aufeinanderliegenden Autoreifen und einem darauf aufgelegten Brett besteht. Das Kind wird versuchen, den Steg hinauf zu balancieren. Die Bewältigung dieser Aufgabe fördert sein Selbstvertrauen. Es erfährt, dass es die Kontrolle über diese Handlungssituation hat und wird nun selbsttätig die Schwierigkeit erhöhen, indem es beispielsweise einen dritten Reifen unter das Brett legt, möglicherweise mit der Unterstützung eines anderen Kindes. Planung im Vorschulalter erfolgt durch konkretes Handeln. Detailpläne können noch nicht verbal entworfen werden, die Sprache ist lediglich handlungsbegleitend. Handlungskonzepte erhalten die Bedeutung der gedanklichen Strukturierung und sind Vorformen der mentalen Vorausschau. Planung ist im Kindesalter als Synthese von Vorausplanung und Improvisation zu betrachten.

Handlungskompetenz erwerben

Gerade motorische Problemlösesituationen haben einen hohen Aufforderungscharakter, mit dem hohe Motivation verbunden ist. Die Bewegungsbaustelle ist aus psychomotorischer Sicht eine ideale Möglichkeit für das Kind, Bewegungssituationen altersgemäß wahrzunehmen und über die handelnde Auseinandersetzung sowohl mit den Bauelementen als auch mit den anderen Kindern Ich-, Sach-, Sozialkompetenz zu erwerben und somit seine Handlungskompetenz in allen Dimensionen der Entwicklung zu erweitern (Abb. 37).

In einer *Bewegungslandschaft* werden mit den unterschiedlichen Geräten einer Turnhalle und mit Hilfe der Phantasie Stationen zum Schaukeln, Schwingen, Klettern, Springen, Hüpfen, Balancieren etc. konstruiert und es finden Bewegungsspiele statt. Diese können in eine Geschichte eingebunden oder als Kleinprojekt in einen thematischen Zusammenhang gestellt werden, wie z. B.

- Tarzan im Dschungel: Die Taue werden als Lianen verwendet. Der Hallenboden dient als Gewässer und Weichbodenmatten als fester Untergrund.

- Robinson Crusoe: Mit Hilfe von Turngeräten werden Höhlen, Inseln, Wasser, Aussichtspunkte etc. nachgebaut. Neben gewöhnlichen Turngeräten kann auch spezielles psychomotorisches Material (Rollbretter, Luftballons, Schwungtücher etc.) in die Bewegungslandschaft eingebaut werden (Vetter 1998, 4).

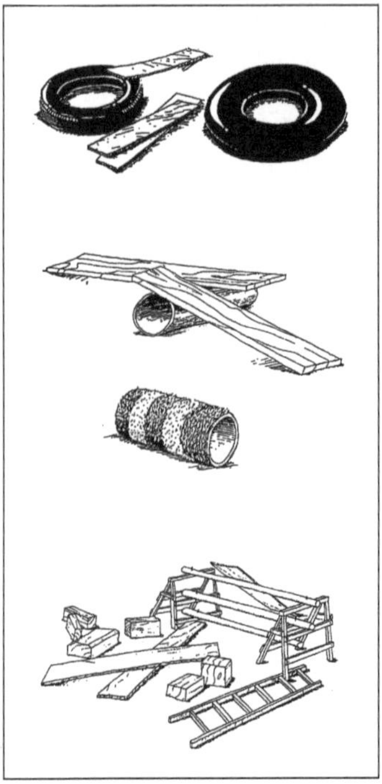

Abb. 37: Materialangebote der Bewegungsbaustelle (Miedzinski 1983)

Bewegungslandschaften ermöglichen vielfältige Sinneserfahrungen: Der optische, akustische, haptische, kinästhetisch-propriozeptive und der Gleichgewichtssinn, das Koordinationsvermögen sowie die Grob- und Feinmotorik werden geschult. Durch spezielle Aufgaben oder Gerätearrangements kann ein bestimmter Wahrnehmungsbereich besonders angesprochen werden. Entscheidend ist jedoch, dass die Aufgabenstellung nicht isoliert, sondern in komplexen, für das Kind verständlichen und motivierenden Handlungskontexten vermittelt wird. So übt ein bewegungsunsicheres Kind nicht (freiwillig) mehrmals hintereinander eine bestimmte Balanceübung, sondern es verbessert seine Körperbalance und damit seine Sicherheit durch das Überqueren, Hinaufklettern und Hinabrutschen oder -balancieren einer schiefen Ebene, das Überwinden einer gefährlichen Schlucht oder einer Urwaldlandschaft. Wenn Kinder aus eigenem Antrieb kein Spiel entwickeln, kann über Aufgabenstellungen – etwa: Wir erklimmen einen Aussichtsturm, um die Ankunft eines Schiffes zu beobachten – die Motivation und damit die Spielbereitschaft gesteigert werden. Im Vordergrund steht die freie Aufgabenbewältigung, nicht die perfekte Bewegungsausführung.

Entscheidend für den Erfolg einer Erfahrungssituation in einer Bewegungslandschaft oder einer Bewegungsbaustelle ist die methodische Erfahrung des Pädagogen, der gezielt eingreift oder im richtigen Augenblick Zurückhaltung übt. Durch ein sich frei entwickelndes Spiel erlangt das Kind Sicherheit. Es entwickelt Strategien der Aufgaben- und Anforderungsbewältigung. Das Kind erlernt Ausdauer, Geduld und Ruhe. Durch die Planung und Ausführung der Aktivitäten, durch Spielen und Bewegen erhält das Kind Anstöße zur Entwicklung seiner Handlungsfähigkeit.

Grundlegende Bewegungsthemen

Bauen und Konstruieren

Die Welt des Bauens und Bewegens im Kinderspiel tritt in unzähligen Facetten in Erscheinung. Spielpädagogen ordnen diesen Bereich den Bau- und Konstruktionsspielen oder den Herstellungs- und Objektspielen zu. Der Fröbelsche Holzbaukasten regt bis heute vielleicht gerade aufgrund seiner einfachen Formgestalten (Würfel, Quader, Zylinder) die kindliche Fantasie und die Gestaltungskräfte an. Erwachsene sind immer wieder erstaunt, wie kleine Kinder in voller Hingabe im Bauen und Gestalten mit den einfachen Holzklötzen völlig versunken sind. Beim Bauen der Kinder geht es um ganz elementare Erfahrungen: stabil-labil, fest-wackelig, hoch-breit, weit-eng.

Turmbauten haben für Kinder stets eine besondere Faszination. Sie bauen sich große Türme, um diese anschließend zu besteigen, um daran zu klettern, zu rutschen oder um diese umzustoßen. Bis zur Werkvollendung entwickelt sich oft eine zunehmende Spannung: Halten die ersten Etagen? Wird die gewünschte Höhe erreicht? Das spiegelt sich in den Gesichtern, erfasst mitunter den ganzen Körper, wechselt nach gelungenem Bau in stolze Betrachtung des eigenen Werkes aus der Distanz. Natürlich können Türme zusammenbrechen oder einfallen – durch eigene Ungeschicklichkeit, durch zufällige Einwirkung oder absichtsvolle Zerstörung. Das Zusammenfallen eines Turmes zu beobachten, hat auch seinen Reiz: Geräusche, Formveränderung, Chaos – danach besteht der Wunsch zur Neuordnung, zum Wiederaufbau, zur Umgestaltung. Schon lange bevor Kinder mit den Großmaterialien der Bewegungsbaustelle Türme bauen, haben sie Erfahrungen über Stabilität und Struktur von kleinen Türmen erworben, die sie immer wieder mit Bauklötzen errichten.

Balancieren

Balancieren ist das Spiel mit dem Gleichgewicht. Mit den ersten Gehversuchen des Kleinkinds beginnt dieses lebenslange Spiel mit immer neuen Herausforderungen, die dem Menschen aus seiner Umwelt erwachsen. Thema ist immer wieder, das Gleichgewicht zu verlieren und es gleich wieder zu gewinnen.

Bei den Gehversuchen des Kleinkindes greift der Erwachsene oft störend ein, indem er aus Hilfsbereitschaft das Kind an die Hand nimmt. Dabei sucht das Kleinkind selbst nach ersten Geherfolgen neue Herausforderungen. Diese stellen sich dem Kind bald in Form von Hindernissen, unterschiedlichen Bodenstrukturen, Neigungen, Steigungen, Treppenstufen entgegen, die es zu bewältigen gilt. Das ältere Kind nutzt alle sich bietenden Gelegenheiten, um das Balancieren im Grad der Schwierigkeit zu steigern: Das können Mauern sein, verstreut liegende Steine, Zäune, Linien. In der Steigerung kommt die Höhe des Balancierweges hinzu. Immer neue Variationen (Sprünge, Laufschritte, Drehungen) steigern das Lustgefühl und bestätigen den Erfolg.

Für die Kinder (und auch für Erwachsene) steht die Freude am Könnensgewinn an erster Stelle, wenn die Bewegung nach unzähligen Wiederholungen Harmonie, Stimmigkeit, ja Eleganz erreicht hat. In der Auseinandersetzung mit den Angeboten der Umwelt entwickelt sich das Empfinden für die gelungene, stimmige Bewegung. Anfängliche Ängste und Unsicherheiten verwandeln sich in Selbstsicherheit, Könnensgefühl und Steigerung von Lebensfreude. Auf der Bewegungsbaustelle geht es darum, das Spiel mit dem Gleichgewicht immer wieder neu zu erfinden und zu gestalten.

Wippen

Die Wippe stellt in vielerlei Hinsicht ein Symbol für Bewegungsspiele elementarer und gleichwohl selbstverständlicher Form dar. Erste Schritte dazu lassen sich schon im frühesten Kindesalter beobachten, wenn Hebelkräfte entdeckt werden. Ganz unmittelbar erspüren die Kinder Ursache und Wirkung dieser Kräfte in der Bewegungsaktion: Ein Kind hat ein Brett über einen Klotz gelegt und geht zunächst Schritt für Schritt von Aufstieg über den Auflagepunkt des Brettes mit kurzen Schritten behutsam nach unten und bringt damit das Brett zum Kippen. Dieser Vorgang kann schon bei zweijährigen Kindern beobachtet werden, wenn das Gehen, Hüpfen und Springen vielfach geübt sind. Derartige Erfahrungen machen Kinder auf der Baustelle im eigenen Garten, wenn wie zufällig ein Brett über einem Ziegelstein liegt.

Mit vielfältigen Handlungen gewinnen Kinder Erkenntnisse über Materialeigenschaften, Härtegrade, Rutschfestigkeit, Elastizität und erweitern damit ihren Erfahrungsschatz über die Dinge dieser Welt und deren Brauchbarkeit. Außerdem gelingen ihnen nach vielen Versuchen zu ihrer großen Freude beeindruckende, schwierige Bewegungsabläufe.

Schaukeln und Schwingen

Schaukeln ist ein basales Bewegungserlebnis. Zuallererst wird es mit “Lustgefühlen“, vorwiegend für Kinder, in Verbindung gebracht. Der vorgeburtliche Mensch erfährt bereits im Mutterleib schaukelähnliche

Schwingungen. Kommt er zur Welt, so wird er zu seinem Wohlbefinden im Arm der Mutter geschaukelt. Schaukeln, Rotieren, Wälzen, Wippen regen die vestibulären Gleichgewichtsorgane im Innenohr an, dabei kommt es zu Anpassungsreaktionen, die Balance und Köperkontrolle verbessern helfen. Auf der Bewegungsbaustelle geht es ganz einfach um die Erlebnisse und Erfahrungen der Kinder sowie die damit verbundenen materialen und räumlichen Voraussetzungen. Bewegungspädagogen und Psychomotoriker charakterisieren die herausragenden Bewegungserlebnisse beim Schaukeln und Schwingen wie folgt: „Beschleunigung erleben – Beschleunigung im Kopf oder Bauch erleben – Schwerelosigkeit durch Gefühle des Fliegens, Fallens, Schwebens – sich gegen die Schwerkraft bewegen – den toten Punkt erleben – sich von der Schwerkraft angezogen fühlen – Zeit erleben – Rhythmus erfahren“ (Petersen/Volger 1984, 209).

Sichdrehen – Karussellfahren

Das Karussellfahren in Bodenhöhe lässt sich sehr vielfältig mithilfe von Drehscheibe und Brettern herstellen. Zunächst dürfte die Erkundung der Wirkung einer Drehscheibe allein im Vordergrund stehen. Durch Verändern der Körperpositionen wird immer wieder der Drehimpuls gesteigert. Die Faszination und das Staunen über den Effekt geringster Bewegung auf die Drehgeschwindigkeit steigern das Spiel mit den Fliehkräften. Als Nächstes folgt das Drehen zu zweit gegenüber auf dem Brett. Beim Annähern der Oberkörper nimmt die Drehgeschwindigkeit rasant zu, um im langsamen Nach-hinten-Beugen wieder allmählich abzuklingen. Eine weitere Steigerung dieser Wirkungen erfolgt, wenn die umgedrehte Turnbank mittig auf die Drehscheibe gelegt wird und zwei oder auch mehrere Akteure durch Abstoßen mit den Füßen vom Boden Drehgeschwindigkeit aufnehmen. Hier sollten allerdings Sicherheitsanweisungen erfolgen (nicht Hineinlaufen, Drehimpuls nicht übersteigern). Nach kurzem Abstoßen vom Boden robben die gegenübersitzenden Partner langsam auf die Mitte zu und erleben, wie sich die Bank immer schneller dreht. Der Drehimpuls verringert sich, wenn die Partner auf ein Zeichen nach außen robben. Karussells können auch in der Höhe errichtet werden mithilfe von Schaukelschwengel, Drehwirbel und Lastschlingen. Selbst die Aufhängung einer großen Scheibe ist möglich, an die zwei Schaukelsitze gehängt werden.

Rutschen, Gleiten, Rollen

Das Rutschen ist eine weitere elementare Form kindlichen Bewegens, das mit dem Rutschen auf dem »Hosenboden« beginnt und sich steigert, wenn es gilt, dieses auf einer schiefen Ebene auszuprobieren. Ähnlich wie bei anderen elementaren Bewegungen kommt es den kleineren Kindern zunächst darauf an, überhaupt einen »Rutscheffekt« in Erfahrung zu bringen. Sehr schnell finden sie bei ihren Versuchen heraus, wie verschiedene Materialien das Gleiten und Rutschen verbessern können. Ein Brett mit glatter Oberfläche als schiefe Ebene genügt bereits, um ins Rutschen zu kommen. Eine Decke, ein Kissen oder eine Teppichfliese können das Gleiten verbessern. Hier werden die Kinder zu Erfindern und sind stolz über die Entdeckung eines besonders wirksamen Materials, das dann auch von anderen ausprobiert wird. Bewegung wird hier zum Auslöser materialer Erfahrung und wirkt beziehungsstiftend.

Das Rollen auf Rollbrettern setzt das Gleiten und Rutschen mit höheren Geschwindigkeiten fort. Die bekannten rechteckigen Rollbretter wurden für die Bewegungsbaustelle weiter entwickelt, Elemente dafür sind zum einen Schraubrollen und zum anderen Bretter bzw. runde Holzscheiben, in die jeweils vier Rollen eingeschraubt werden können. Es handelt sich also nicht um fertige Rollwagen. Diese müssen erst durch Einschrauben der Räder hergestellt werden. Mit dem Beladen von Holzklötzen, Kisten, Autoreifen können diese Fahrzeuge zu Schiffen, Traktoren oder Rennwagen von den Kindern hergerichtet werden.

5.2.3 Frühförderung und Frühe Hilfen

Förderkonzept Im Mittelpunkt der Frühförderung steht das Kind und sein familiäres und soziales Umfeld. Die Kinder sollen mit Hilfe eines integralen Förderkonzepts (interdisziplinärer Ansatz) dahingehend gefördert werden, dass sie durch die Entfaltung ihrer Fähigkeiten am Leben in der Gemeinschaft teilnehmen können. Frühförderung umfasst die Altersspanne von 0–6 Jahren. Frühförderung orientiert sich nicht am Nachvollzug der normalen Entwicklung, sondern an den individuellen Bedürfnissen und Möglichkeiten des einzelnen Kindes in seinem psychosozialen Umfeld. Die Frühförderung verfolgt das Ziel, die Handlungs- und Erlebnisfähigkeit des Kindes im Lebensalltag zu fördern. Dabei ist es nach wie vor das Ziel, kindorientiert, aber nicht mehr länger kindzentriert zu fördern. Es geht darum, das Kind zu stärken, ihm Selbstvertrauen zu geben und auf diesem Wege seine Schwierigkeiten zu verringern. Weiterhin soll seine Lebensfreude, seine Lebenssicherheit sowie seine soziale Eingliederung in die unmittelbare Umwelt bestmöglich gefördert werden.

Das System Frühförderung hat sich seit ca. 1950 auf Empfehlung des deutschen Bildungsrates entwickelt und umfasst heute ca. 1200 Frühförderstellen und Sozialpädiatrische Zentren (SBZ) mit etwa 6000 interdisziplinär arbeitenden Fachkräften aus den Bereichen Medizin, Psychologie und (Heil-)Pädagogik (Klein 2011, 79) im gesamten Bundesgebiet. Stand anfangs noch die Förderung von behinderten und von Behinderung bedrohten Kindern im Mittelpunkt, im Laufe der Zeit haben sich die Zielgruppen verändert. Heute stehen

- Entwicklungsrisiken von Frühgeborenen und Säuglingen,
- mehrfachbehinderte Kinder,
- Kinder mit Verhaltensbesonderheiten, Lern- und Leistungsstörungen,
- Entwicklungsgefährdete Kinder aus sozial benachteiligten Familien und auch
- die verunsicherten Eltern und Familien selbst (Thurmair/Naggl 2010, 19; Ludwig-Körner 2016, 25)

im Fokus des Interesses.

4 Aufgabengebiete

Im Rahmen einer ökologisch-systemischen Betrachtungsweise besteht die Frühförderung aus vier großen Aufgabengebieten. Das *erste* ist die direkte Förderung des Kindes (Entwicklungsförderung). Das *zweite* ist elternbezogene Beratungstätigkeit zur prophylaktischen Vorbereitung auf entstehende Schwierigkeiten, aber auch das fachliche Bestreben, die besondere familiäre Situation zum besseren Verstehen des Kindes kennen zu lernen. Der *dritte* Bereich umfasst die Hilfen für die soziale Integration. Die Ziele der Frühförderung sind dann erreicht, wenn sich die Zufriedenheit der Familie verbessert, wenn Ängste und Sorgen abgebaut werden und sich neue Lebensperspektiven entwickeln. Um dieses zu erreichen, wurde in jüngerer Zeit die Aufgabe der Vernetzung der Frühförderarbeit mit der alltäglichen Lebenssituation der Familien formuliert. Die Fachdiskussion formuliert daraus vier Leitlinien oder Arbeitsprinzipien des Systems Frühförderung:

Interdisziplinäre Zusammenarbeit: Unter Interdisziplinarität verstehen wir die Zusammenarbeit der einzelnen Fachdisziplinen der Frühförderung. Sie strebt danach, die fachspezifische Kompetenz der einzelnen Mitarbeiter durch Zusammenarbeit im Team zu vergrößern und dabei die monodisziplinären Sichtweisen auf das Kind zugunsten einer mehrperspektivischen, interdisziplinären Kompetenz aufzugeben (vgl. Speck 2008, 459f.; Sarimski 2017). Eine solche interdisziplinäre Zusammenarbeit bedeutet gleichsam eine Erweiterung der auf das eigene Berufsfeld bezogenen Arbeitsweise. Frühförderung erfordert die Kooperation von verschiedenen Fachleuten und Institutionen. Hierzu gehören Mediziner, Psychologen, Pädagogen, Psychomotoriker, Logopäden, Physiotherapeuten und Ergotherapeuten. Da man heute nicht mehr von einer monokausalen Denkweise in der Förderung ausgeht, muss das Kind in seinem Umfeld und zusammen mit seiner Familie betrachtet werden. Ziel der Interdisziplinarität ist, dass die Fachleute eine offene Zusammenarbeit praktizieren, die durch ein spezielles Eigeninteresse an der Frühförderung geprägt ist. Dabei sollte man beachten, dass die Anzahl der Fachleute möglichst klein ist und die Förderung einem einheitlichen Förderplan folgt. Die Leistungsfinanzierung erfolgt über die Definition der Komplexleistung (Thurmair/Naggl 2010, 32; Winkler 2012). Der Aspekt der Interdisziplinarität ist eng verknüpft mit den Gesichtspunkten der Familienorientierung und der Ganzheitlichkeit. Ein ganzheitliches Vorgehen setzt eine kontinuierliche Zusammenarbeit aller Beteiligten Fachkräfte voraus und ist ohne Orientierung an der Situation des Kindes und seiner Familie nicht zu verwirklichen. Eltern sind in das interdisziplinäre Vorgehen bei Diagnostik, Therapie und Förderung partnerschaftlich einzubeziehen.

Elternarbeit

Familienorientierung: Die Familie als primäres soziales System nimmt in der Frühförderung einen besonderen Stellenwert ein. Unter Familie versteht man nicht nur die biologischen Nächsten, sondern alle, die an der Erziehung teilhaben und zur Familie gehören. Den Eltern als Primärerziehern kommt bei der Frühförderung eine aktive Rolle zu. Die Zusammenarbeit mit den Eltern (Thurmair/Naggl 2010, 27f.) ist immer situationsgebunden und gestaltet sich nach drei Modellvorstellungen (Weiß 1989). Beim *Laienmodell* bestimmt der Therapeut als autoritäre Fachkraft die Therapie. Die Eltern haben die Rolle des erzieherischen und therapeutischen Laien. Die wesentlichen Kennzeichen dieses Modells sind das klare Ungleichgewicht der Kompetenzen und die eindeutige Abhängigkeit der Eltern von den Fachleuten. Die Eltern dienen lediglich als Informationszubringer und Empfänger von Ratschlägen und Anweisungen. Das *Co-Therapeutenmodell* zeichnet sich durch eine aktive Mitwirkung der Eltern an der Förderung ihres Kindes unter fachlicher Anleitung aus. Die Eltern werden von den Therapeuten in ihre Methoden und Techniken eingewiesen, so dass sie in der Lage sind, die Übungen mit ihrem Kind zuhause durchzuführen. Dies ist zwar ein Fortschritt gegenüber dem Laienmodell, da die Elternrolle aufgewertet wird und die Eltern nun eine gewisse Mitverantwortung übernehmen, doch entscheidet immer noch der Therapeut allein über Erfolg oder Misserfolg der Therapie.

Das *Kooperationsmodell* hat eine partnerschaftliche Zusammenarbeit zwischen Familie und Therapeut zum Ziel, in der auch die Probleme der Eltern zur Sprache kommen. Die unterschiedlichen Kompetenzen der Eltern und Fachleute ergänzen sich; sie werden als gleichwertig und gleich wichtig akzeptiert. Gemeinsam wird ein Therapiekonzept erstellt, wobei die Eltern aber Eltern bleiben und nur ihre Erfahrungen einbringen. Das Kooperationsmodell zeichnet sich durch einen permanenten Erfahrungsaustausch und die Bereitschaft, sich aufeinander einzustellen, aus.

Verändertes Rollenverständnis

Der Paradigmenwechsel der Frühförderung in Richtung einer *systemischen Sichtweise* zeigt sich heute durch ein verändertes Rollenverständnis aller beteiligten Partner. Das Kind wird als gleichberechtigte und aktive Person des familiären Systems gesehen, was zugleich das Schlaglicht der Familienarbeit auf die gesamte psychosoziale Situation der Familie wirft und ein gemeinschaftliches Handeln der Partner erfordert bzw. ermöglicht (vgl. Leyendecker 2008b; Thurmair/Naggl 2010, 29).

Der Anspruch der Ganzheitlichkeit: Früherkennung, Frühbehandlung und pädagogische Frühförderung sind Teile eines ganzheitlichen Förderkonzepts, bei dem mehrdimensionale Diagnostik, Förderung bzw. Therapie in den Kontext der Gesamtentwicklung des Kindes und dessen Lebenswelt einzubetten sind. Familienorientierte und interdisziplinäre Frühförderung wird somit als ganzheitliche Förderung der Gesamtpersönlichkeit des Kindes in seinem sozialen Umfeld begriffen. Im Zentrum der Bemühungen steht also das Kind selbst; die Förderung versucht die kindlichen Eigenkräfte anzusprechen und unter Berücksichtigung des familiären Umfeldes und der Alltagsherausforderungen des Kindes zu unterstützen.

Daraus ergibt sich zwingend das Prinzip der Vernetzung der Förderarbeit mit umgebenden Systemen. Einerseits ist es wichtig, bestehende informelle (z. B. Selbsthilfegruppen von Eltern) und formelle Netzwerke (professionelle Unterstützungs- und Beratungssysteme) nutzbar zu machen, um die Familien zu „bemächtigen“ (Empowerment-Ansatz), selbstaktiv und selbstwirksam zu werden und zu bleiben. Andererseits ist auch die Weiterentwicklung des Fachsystems selbst angesprochen, indem sich die Vernetzung auf die Aufgabe zur professionellen Zusammenarbeit der Hilfesysteme und Kooperationspartner zum Wohle der Familien richtet. Gemeint ist etwa die strukturelle Herabsetzung der Zugangsschwellen der Unterstützungssysteme für die betroffenen Familien (vgl. Thurmair/Naggl 2010, 32f.).

Frühförderung und Psychomotorik

Generell hat sich im Fachgebiet der Frühförderung eine Kompetenz- bzw. Ressourcenorientierung entwickelt, die langsam aber stetig den Blick auf die Defizite des Kindes ausblendet. Dabei ist der fachliche Beitrag der Psychomotorik auf die Erweiterung der Handlungskompetenz und der Problemlösefähigkeit des Kindes gerichtet. Es soll über erfolgreich durchlebte und bewältigte Spiel- und Handlungssituationen in seiner Selbstwirksamkeitsüberzeugung gestärkt werden (Fischer 2008a; 2011; Krus 2008; Gebhard/Kuhlenkamp 2012). Im Verständnis von Neuhäuser (2011), der über einen längeren Zeitraum sowohl den Vorsitz in der Vereinigung für Interdisziplinäre Frühförderung (VIF) als auch des Aktionskreises Psychomotorik (AKP) innehatte, bilden beide Fachdisziplinen von Anfang an eine „feste Koalition" in ihrem Bestreben, die Entwicklung von beeinträchtigten und von Behinderung bedrohten Kleinkindern zu unterstützen. Ausgehend von einer differenzierten und wohl begründeten Diagnostik bilden beide Maßnahmen vergleichbare Begründungszusammenhänge und integrierte Akzentsetzungen ihrer Förderansätze.

Auf die Frühförderung im Allgemeinen und den psychomotorischen Beitrag im Speziellen kommen aber auch neue Aufgaben zu. Veränderte Lebensbedingungen, Kinder aus sozial benachteiligten Familien mit einem wachsenden Anteil von Familien mit Migrationshintergrund stellen neue Anforderungen dar. Hier haben Birk (2016a; b; 2018) und Lietz/Schmidt (2018) aktuell sowohl theoretische Bearbeitungen des Handlungsfeldes dargestellt als auch praktische Konzepte der Bewältigungsarbeit und Betreuung von Kindern mit Migrationshintergrund und deren Familien vorgelegt. Für Birk (2017) stellt sich das Thema Flucht und Migration sogar als „Megatrend" in der psychomotorischen Arbeit mit Förderkindern dar, da praktisch keine Fördergruppe in Praxen und psychomotorischen Fördervereinen im Kontext früher Förderung/frühe Hilfen ohne diese besonderen Herausforderungen arbeiten kann. Auch stellt die Psychomotorik in Theorie und Praxis, Forschung und Lehre/Weiterbildung überzeugende Begründungszusammenhänge für dieses gesellschaftlich hoch aktuelle Aufgabenfeld zur Verfügung.

Frühe Hilfen

Die neuen Herausforderungen finden eine Resonanz im Ausbau eines komplementären Fördersystems, das sich seit 2006 als Fachaufgabe der Kinder- und Jugendhilfe etabliert (Klein 2011; Weiß 2013; Thurmair 2013). Mit Bezug auf die genannten Autoren liegen die Vor- und Nachteile des im Gesundheitsfeld etablierten interdisziplinären Frühfördersystems (IFF) auf der Hand. Dieses System ist erfolgreich, hat es doch seit Jahrzehnten eine wirkungsvolle Abhilfe von kindbezogenen Entwicklungsproblemen ermöglicht. Das System Gesundheit macht aber auch eine Fokussierung auf „Schädigungen und Defizite" bei der Indikationsstellung notwendig und fällt (verordnet) Förderentscheidungen; Indikationskriterien sind immer „an das Kind gebunden" (Weiß 2013, 72) und trotz der ausgewiesenen Familienorientierung, Interdisziplinarität und Netzwerkarbeit bleiben Förder- und vor allem Finanzierungsentscheidungen zu den Folgen sozialer Armutsverhält-

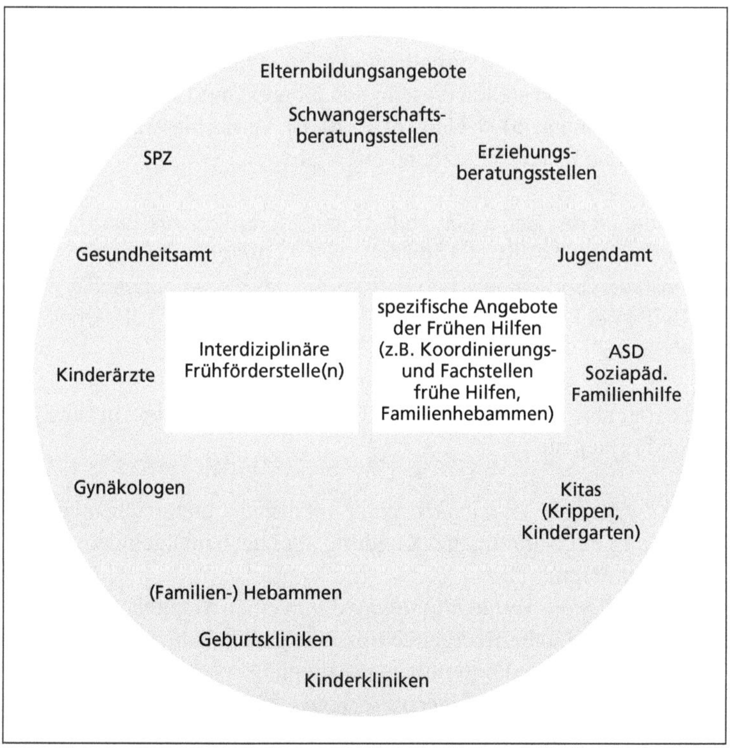

Abb. 38: Netzwerk früher Hilfen im Sozialraum (Weiß 2013, 79)

nisse, die sich beim Kind als differenzierte Entwicklungsprobleme infolge von Vernachlässigungen in familiären Kontexten niederschlagen (können), nicht förderungswürdig.

Dieses ändert sich durch die Neufassung des Kinderschutzgesetzes, das über Zwischenschritte (Finanzierung von Modellprojekten als Nationales Zentrum Frühe Hilfen) die Grundlagen für eine dauerhafte Zuständigkeit und Finanzierung von sozialindizierten und familienorientierten Risiken für die Kindesentwicklung regelt.

Oberstes Ziel aller unter dem Begriff Frühe Hilfen laufenden Aktivitäten ist es, „Kinder durch eine wirksame Vernetzung von Hilfen des Gesundheitswesens und der Kinder- und Jugendhilfe früher und besser zu schützen" (Weiß 2013, 73). Damit ist erstmalig ein gesetzlich geregeltes Miteinander von Gesundheits- und Sozialsystem in der Prävention von Entwicklungsgefährdungen möglich (Abb. 38). Die Frühen Hilfen schließen jetzt eine Lücke im System Frühförderung (Klein 2011, 78); in den Vordergrund treten Förder- und Beratungsmaßnahmen zur Unterstützung der elterlichen Kompetenz als Schutzfaktor vor Vernachlässigung.

Psychomotorik als frühe Hilfe

Für die Psychomotorik diskutieren Pannhorst (2011) und Hartmann (2011) schon früh Fördermaßnahmen für Kinder in psychosozialen Problemlagen und stellen diese in den Kontext der Kindesvernachlässigung (Herrmann 2005; Galm et al. 2016). Vernachlässigung definiert der Deutsche Kinderschutzbund NRW als

> „andauernde oder wiederholte Unterlassung fürsorglichen Handelns durch sorgeverantwortliche Personen [...], welches zur Sicherheit der seelischen und körperlichen Versorgung des Kindes notwendig wäre" (Deutscher Kinderschutzbund NRW e. V./Institut für soziale Arbeit e. V. 2006, 15)

und damit als Form der Misshandlung. Das Phänomen tritt in verschiedenen Formen auf,

- *als körperliche Vernachlässigung* in Form der unzureichenden Versorgung mit Nahrung und Kleidung oder auch mangelndem Schutz vor Gefahren;
- *als emotionale Vernachlässigung* durch einen Mangel an Aufmerksamkeit und unbefriedigende Beziehungsangebote, also wenig Zuwendung, Liebe, Förderung und Anregung;
- *als kognitive und erzieherische Vernachlässigung*, also durch ein allgemein geringes Maß elterlicher Anregung und Auseinanderset-

zung mit dem Kind. Das Verhalten gestaltet sich auch in einem elterlichen Desinteresse und Verantwortungslosigkeit in der Sorge um einen regelmäßigen Schul- oder Kitabesuch des Kindes;
- *als unzureichende Beaufsichtigung* des Kindes, wenn dieses häufig allein gelassen wird und Eltern dem Schutz- und Sicherheitsbedürfnis bei äußerer Bedrohung (gefährliche Umweltsituationen) nicht nachkommen.

Ursachen und Risikofaktoren für Vernachlässigung sind unterschiedlicher Provenienz und meistens mehrfaktoriell. Wenn die Geburt eines Kindes vielmals mit Freude empfunden wird, ist für viele Familien und Alleinerziehende der Erziehungsalltag mit Schwierigkeiten verbunden. Anforderungen der Existenzsicherung durch den Arbeitsmarkt konfligieren mit dem Wunsch ein eigenes Leben aufzubauen (vgl. Deutscher Kinderschutzbund NRW 2012, 23) und nicht selten mangelt es den Eltern schlicht an Selbstkompetenz als Basis für Beziehungs- und Erziehungskompetenz. Ergebnis sind nicht selten Desorganisation und Perspektivenlosigkeit. Familien brauchen aber neben der spezifischen sozialen Beratung auch psycho-emotionale Unterstützung.

Im System der Frühen Förderung und der Frühen Hilfen richten sich psychomotorische Maßnahmen schwerpunktmäßig auf die körperbezogene Ressourcenbildung der Kinder und ihrer Familien. Beim Kind geht es darum, dem Grundbedürfnis nach Körperkontakt und Berührung nachzugehen und geeignete Bewegungsangebote zur Betonung des Körpergefühls und des Körpererlebens zu machen. Ziel ist es, einerseits durch Achtsamkeit und freudvolle Aktivität ein positives Gefühl für die eigene Körperlichkeit aufzubauen (Körpererfahrung) und andererseits durch körperbetontes Spiel interpersonale Erfahrungsformen mit und ohne Materialien zu ermöglichen (materiale und soziale Erfahrungen). Über Berührung und Körperkontakt soll so eine freudvolle zwischenmenschliche Beziehung möglich sein (Anders/Weddemar 2002).

Projekte

In psychomotorischen Projekten (Reppenhorst/Schäfer 2002; Schneider 2011; 2013a; b; Birk 2016b; Eckert 2017; Firmino 2017; Friedrich/Welsche 2017; Trommelen 2018; Windmüller/Strecker 2018; Lietz/Schmidt 2018) geht es um den Doppelauftrag der Ressourcen-/Kompetenzstärkung der Kinder und vor allem darum, die Eltern-Kind-Beziehung zu stärken, Familien in schwierigen Lebenssituationen „bewegt“ zu begleiten und Perspektiven für eine gestärkte Teamarbeit als Familie zu entwickeln.

5.3 Psychomotorik im Grundschulalter

Psychomotorischer Basisunterricht

Die veränderte lebensweltliche Situation heutiger Kindheit, die Erfahrungen aus erster Hand für Kinder immer schwieriger gestaltet, konfrontiert die Schule mit der Herausforderung, früher für selbstverständlich erachtete Voraussetzungen für schulische Lernprozesse – die Eigentätigkeit als materiale Grundlage der Erkenntnistätigkeit – zum Thema unterrichtlichen Wirkens machen zu müssen. Hier setzt der psychomotorische Basisunterricht an. Er ist für alle Kinder zu Beginn des Grundschulalters sinnvoll, weil er themenzentrierte Spielhandlungen und Bewegungshandeln als Basiserfahrungen entwicklungssystematisch vermittelt.

Das kindliche Spiel

Keller/Fritz (1998) sehen das Spiel als geeignetes Medium an, die Kluft zwischen Erfahrungen und Erkenntnis zu mindern. Das kindliche Spiel wird längst nicht mehr als zweckfreies Tun betrachtet. Es stellt die Grundform der Auseinandersetzung des Kindes mit sich, seinen bedeutsamen Themen und Entwicklungsaufgaben in seiner Lebenswelt dar. Für das Kind ist Spielen sinnvolles Handeln und bietet vielfältige Möglichkeiten sowohl zur Eigentätigkeit als auch zum gemeinsamen Handeln. Kinder können im Spiel verschiedene Handlungsweisen angstfrei ausprobieren, können ihren Gefühlen Ausdruck verleihen, erfahren sich als Initiator von Handlungen und erhalten Rückmeldung über sich selbst und den Handlungserfolg. Das Spiel bietet sich an, um Sozialverhalten, Interesse, Ausdauer, Neugier, Aktivität und vielerlei kreative Prozesse zu fördern.

Planungsfähigkeit

Die Spieltätigkeit ist besonders bedeutsam für die Entwicklung der Kulturtechnik Planungsfähigkeit (zur Vertiefung s. Fischer 2010, 128f.). Im Altersbereich von drei bis sieben Jahren dominieren Rollen- und Phantasiespiele sowie Bau- und Konstruktionsspiele, in denen Planungs- und Kontrollprozesse eingeübt werden (Fritz et al. 1997, 112). Im Rollen- und Phantasiespiel vollziehen Kinder selbst erdachte Handlungssequenzen und Alltagsgeschehnisse in einem geordneten Ablauf nach. Sind mehrere Kinder am Spiel beteiligt, wird Abstimmung über die Handlungsziele und den Spielverlauf erzielt und die notwendigen Materialien bereitgestellt. Die kognitiven Prozesse der Handlungssteuerung werden zu Beginn des Spiels verbal formuliert. Das Spiel ermöglicht somit den Erwerb eines autonomen Systems zur Planung und Kontrolle von Handlungen.

Bei Bau- und Konstruktionsspielen (im mittleren Kindesalter) wechselt das Spiel zwischen Aktivität und Handlungsvorausplanung; ist das

Ergebnis nicht wie erwartet, werden neue Pläne erarbeitet. Die Qualität der Planung wird im Bauergebnis sichtbar. Die Autoren sehen im Spiel ideale Voraussetzungen, um metakognitive Prozesse der Handlungssteuerung (Planerstellung und Plankontrolle) einzuüben.

Die Basis des psychomotorischen Förderkonzepts ist daher der spiel- und handlungsorientierte Unterricht. Ziel des Unterrichts ist der Aufbau einer komplexen Handlungsfähigkeit, definiert als „Fähigkeit, ein Ziel zu formulieren und die Realisierung des Ziels unter Beachtung der inneren (eigenen Fähigkeiten/Fertigkeiten) und äußeren Bedingungen zu planen" (Keller/Fritz 1998, 23) zu fördern. Weitere Ziele sind etwa die Integration zum Klassenverband, die Förderung sozialer Kompetenz und der Aufbau einer positiven, erfolgszuversichtlichen Leistungsmotivation.

Die drei Phasen des Förderkonzepts (Abb. 39): Die Förderung erfolgt über großmotorische Spielhandlungen in drei schrittweise aufeinander aufbauenden Phasen. Beginnend mit der explorativen Spielhandlung werden die Kinder nach und nach zu komplexen, zielgerichteten Spielhandlungen geführt.

Phase I: Erfahren der Handlungsbedingungen und Erwerb von Handlungsfertigkeiten

Vertraut werden und Ausprobieren

Zu Beginn ist es wichtig, dass die Kinder sich eine Orientierungsgrundlage schaffen und sich mit dem Umfeld (Turnhalle) und den Materialien vertraut machen. Das Spielmaterial besteht aus:

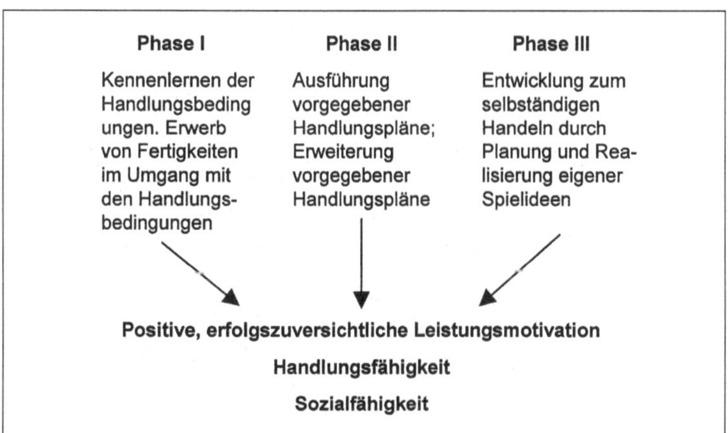

Abb. 39: Überblick über den Verlauf des spiel- und handlungsorientierten Unterrichts (Keller/Fritz 1998, 25)

- (Groß-)Geräten der Turnhalle (Kästen, Langbänken, Lüneburger Stegel, Barren, Leitern, Ringen, Matten, Tauen)
- psychomotorischen Übungsgeräten (Rollbrettern, Schwungtüchern, Drifties, Pedalos, Sandsäckchen, Teppichfliesen, Tüchern)
- Alltagsmaterialien (Bierdeckeln, Korken, Zeitungen, Wolle, Kastanien)
- einer Kleiderkiste (mit Hüten, Schminke, Masken).

Die Kinder lernen die Materialien und Geräte im Rahmen von Bewegungsstationen oder Bewegungslandschaften kennen. Sie klettern, rutschen, springen, hangeln, balancieren und lernen so die Beschaffenheit der Gegenstände kennen. Im Vordergrund dieser Phase steht die Förderung der Neugier und Explorationsfreude. Die Kinder bekommen nach und nach das Gefühl, das Handlungsfeld zu kennen und die Materialien unter Kontrolle zu haben. Wichtig ist hier, den Kindern genügend Zeit zu lassen, damit sich eigene Spielideen und Ideen zur Veränderung des Spielaufbaus entwickeln können. Dieser sollte für alle Kinder stets überschaubar bleiben, ihrem Entwicklungsstand entsprechen, zum Erfahren mit allen Sinnen einladen und zum Experimentieren und Verändern auffordern. Die Erfahrungsbildung wird durch Sprache und kleine Spiele unterstützt. Wiederholungen und bewusst geplante Variationen sind erste zielgerichtete Handlungen.

Phase II: Erprobung und Entwicklung von Handlungsplänen
Die Kinder haben auch in dieser Phase noch die Möglichkeit, den Aufbau mit seinen Funktionen spielerisch zu erforschen, wie beispielsweise diesen Indianerschleichpfad (Abb. 40).

Spielthema Indianer

Sie lernen das Spielthema Indianer kennen, indem sie in einer Geschichte von einem Indianerstamm erfahren, der sich wegen des herannahenden Winters aufmacht, Vorräte zu sammeln und zu jagen. Die Aufgabe liegt für die Kinder jetzt im Nachspielen dieser Geschichte. Sie sprechen über die Geschichte und legen die Handlungsabfolge, die Rollenverteilung und die Beschaffung ausschmückender Details (Federschmuck, Seile, Behälter) fest. Innerhalb dieser für alle klar strukturierten Spielhandlung ergibt sich die Möglichkeit zur Ausgestaltung des Spiels, etwa durch den Bau eines Tipis, in dem die gesammelten Vorräte gelagert werden oder die Feier am Ende des erfolgreichen, harten Arbeitstages stattfinden soll. Ist die Geschichte spielerisch realisiert, so beginnt die eigenständige Planung und ein freies Spiel der Kinder innerhalb des gesteckten Spielrahmens. Sie können den Aufbau

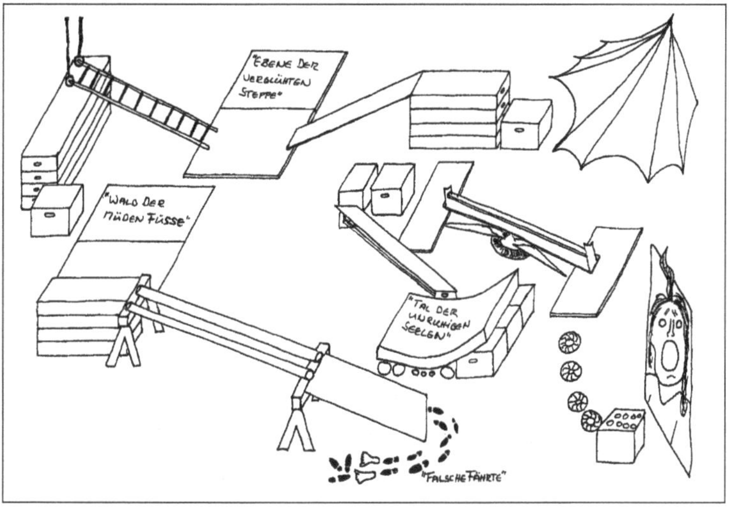

Abb. 40: Der Schleichpfad in der Turnhalle (Keller/Fritz 1998, 124)

der Spielhandlung durch Ideen und Spielvorschläge erweitern, so z. B. durch den Bau von Kanus, die sie zum Fischen brauchen.

Das in Form einer Geschichte vorgegebene Spielthema mit seinem klar strukturierten Handlungsablauf wird im Verlauf der Phase II mehr und mehr zurückgenommen. Ein Spielthema soll die Kinder zur Formulierung eines selbstbestimmten Handlungszieles inspirieren. Es wird angeregt, Spielstationen unter einem übergeordneten Thema (etwa: wir verreisen) zu planen und zu gestalten. Jetzt werden Fahrgeräte (Flugzeug, Auto, Fähre) entstehen und Orte nachgebaut (Strandbad, Insel, Ponyfarm).

Phase III: Entwicklung zum selbstständigen Handeln
Haben die Kinder im Laufe der Phase II gelernt, gemeinsam ein Handlungsziel zu formulieren, Teilziele zu analysieren sowie einen Handlungsplan zu entwerfen und diesen zu realisieren, so folgt in einem nächsten Schritt das selbstständige Planen und Verwirklichen komplexer Spielhandlungen. Den Kindern sind die Komponenten einer umfassenden Planung einer Handlung bekannt:

- das Handlungsziel
- die aktuellen Ausgangsbedingungen
- die Ausführungsbedingungen.

Zunächst wird ein Thema angeregt, das sich aus dem Unterricht oder aus einem aktuellem Anlass ergibt. Vielleicht hat der Winter Einzug gehalten, dann bietet sich das Thema Eskimos an. Zu Beginn sind Informationen zu sammeln und in ausführlichen Gesprächen auszutauschen, damit alle Kinder über den erforderlichen Kenntnisstand verfügen. In ihrem Spiel „präzisieren" die Kinder ihre Handlungsgeschichte: Sie planen den Bau eines ganzen Eskimodorfes. In den vorherigen Phasen sollten die vorgegebenen Bedingungen von den Kindern erforscht werden. In dieser Phase schlagen sie den umgekehrten Weg ein, schaffen sich ihr eigenes Spielumfeld und stellen die notwendigen Utensilien her.

Wie sehen die Häuser der Eskimos aus? Sollen Holzhütten oder Iglus gebaut werden? Aus welchen Materialien sollen sie konstruiert werden? Wie kleiden sich Eskimos? Wer baut was? Dies sind die handlungsleitenden Fragen. Das psychomotorische Konzept ist geeignet, einem unreflektierten Einsatz von Handlungssituationen im Unterricht vorzubeugen; stattdessen formuliert es klare pädagogische, bewegungsgetragene Zielsetzungen in fächerübergreifender Perspektive. Grundschulpädagogen schätzen den Appellcharakter von Gerätearrangements und Spielsituationen, aber erst unter der Leitperspektive der Erprobung und Entwicklung von Handlungsplänen (Können und Wissen) entfalten diese ihr entwicklungsbezogenes Förderpotenzial.

Bewegung als Bildungsprozess

Das Beispiel des spiel- und handlungsorientierten Unterrichts hat eine exemplarische Bedeutung für den Stellenwert der Bewegung im mittleren und späten Kindesalter. Aus den bisherigen Ausführungen ist deutlich geworden, dass ein spiel- und handlungsorientierter Unterricht absolut das Ziel verfolgt, den Aufbau von Wissen und Verstehensprozessen zu fördern oder zu begünstigen. Gerade im schulischen Kontext kann es nicht darum gehen, „mal einfach etwas mit Bewegung oder handlungsorientiert zu machen". Insofern ist Möllers (2006, 273) mahnender Position, Handlungsorientierung im (naturwissenschaftlichen) Sachunterricht nicht „praktizistisch" zu interpretieren, ohne Einschränkung zuzustimmen. Die Psychomotorik versteht Bewegung im Handlungskontext und hat ihre konzeptionellen Grundlagen in den letzten Jahrzehnten systematisch weiterentwickelt und begründet (s. Kap. 2.1 und 3.1–3.3 und beispielsweise Beudels 2016; Moser 2016; Voglsinger 2016; Wendler 2017a). Handlungen sind Mittel zum Zweck und damit immer zielorientiert. Jenseits ihrer zugegebenermaßen hoch motivierenden Einstiegsbedeutung bei Lernprozessen verfolgen Bewegungshandlungen die Funktion der Symbolisierung und generieren Lern- und Denkprozesse.

Weiter oben wurden Handlungen im Entwicklungskontext verortet und als selbstreferenzieller Prozess zwischen Handlungsintention und Wirkung auf die eigene Person (Kognition und Selbstbild) beschrieben. Im Kontext der Embodimentforschung wurde verdeutlicht, dass die Bedeutung von Bewegung und Körperlichkeit weit über die physischen Strukturen hinausgeht; als „embodied action“ sind sie vor allem gelebte Erfahrung, die sich aktiv mit der Welt soziokultureller und physikalischer Objekte in Lernsituationen verbindet. Nach Scherlers (1975) grundlegenden Ausführungen zum Erfahrungsbegriff im Kontext der Bewegungshandlung tritt dessen Bedeutung erneut in den Vordergrund.

Bewegungshandlung

In jüngerer Zeit hat Giese (2009; 2013) eine philosophisch-pädagogische Aufarbeitung des Erfahrungsbegriffes vorgenommen und für das erfahrungsorientierte Lernen (im Sportunterricht) bewertet. Dieses hat auch Bedeutung für das Bewegungs- und Lernverständnis der Psychomotorik (vgl. Fischer et al. 2016b). Einzelne Bestimmungsstücke werden im Folgenden auch im Rückgriff auf Beiträge von Scherer (2004; 2009) für den Diskussionszusammenhang nutzbar gemacht.

Bewegungserfahrung

- Lernen als Erfahrung ist keine Übernahme vorgegebener Muster, auch keine Annäherung an einen von außen vorgegebenen Sollwert. Erfahrungslernen passiert durch motivierende Anlässe; diese werden durch den Handelnden bestimmt und entschieden. Erfahrungen haben authentischen Charakter, d.h. man muss sie selber machen und sie sind als Ergebnis rein sprachlicher Vermittlung gar nicht machbar (Giese 2009, 23). Erfahrungen hinterlassen Spuren im Subjekt und erzeugen Selbstwirksamkeit (Scherer 2004, 74, 76). Selbsterfahrungen ermöglichen zukunftsgerichtete Handlungsentwürfe und eine realistische Selbsteinschätzung des Kindes.
- Erfahrungen sind nicht Widerfahrnis, sondern entstehen durch aktives Tun. Also: *Erfahrungen macht man*. Giese bezeichnet sie als „aktiven Zugriff auf die Umwelt“ (2009, 24) und Scherer (2004, 75) distanziert Erfahrungen von unverbindlichem „Herumprobieren“. Stattdessen ist erfahrungsbezogenes Bewegen ein Sich-Einlassen auf Bewegungsthemen und Bewegungsaufgaben.
- Bewegungserfahrungen sind *Mensch-Welt-Dialoge*, also immer Gegenstände und Resultate der Wechselbeziehung zwischen dem Akteur und seiner materialen und sozialen Umwelt (Prozess und Produkt). Für Giese (2009, 25) ist dieses ein strukturbildendes Merkmal (der Erfahrung), insofern dass Mensch-Welt-Bezüge immer gegen-

wärtige Bewusstseinsprozesse gestalten und zukünftige Handlungsbereitschaften und Antizipationen vorbereiten.
- Einerseits müssen Erfahrungen im Rahmen von Vorerfahrungen des Subjekts liegen, um wahrgenommen und wiedererkannt zu werden. Andererseits muss das „ Zu-Erfahrende die Antizipation des Subjekts stören“ (Giese 2009, 24). Bleiben wir bei gewohnten Schemata, können wir keine (neuen) Erfahrungen machen, sondern allenfalls alte bestätigen. Erfahren bedeutet „Umlernen und Abschied von Bekanntem und Vertrautem“ (Scherer 2004, 76), sie müssen also *Neuigkeitswert* haben. Die Einverleibung des Neuen geschieht interessanterweise auch durch Festigen und Üben, nicht durch stereotypes Wiederholen, sondern durch Variieren und Differenzieren, um die flexible Verfügbarkeit der Erfahrungen im Mensch-Welt-Dialog zu ermöglichen (s. Fischer et al. 2016b, 224ff.).

Bildung und Lernen erfolgen in der Kindheit primär über Erfahrungsprozesse, was der klassischen Interpretation von Bildung als *Selbstbildung* (Schäfer 2006) entspricht. Nach meinen Ausführungen ist dieser Prozess vor allem als Selbsttätigkeit zu verstehen; in diesem kommt der Umwelt die Rolle der *Aufforderung zur Selbsttätigkeit* (Benner 2001) zu. Hierin liegt die erziehende Funktion der Umwelt, die durch eine kindgerechte Gestaltung und Vorbereitung ein besseres Lernen ermöglicht.

intuitive Physik

Bewegungserfahrungen erweisen sich im fachlichen Diskurs als Basiskompetenzen für allgemeine schulische Lernprozesse. Lernen kann einmal die Dimension *Lernen mit Bewegung* erhalten und erlangt dabei eine lernbegleitende Funktion. Im Vordergrund steht die Rhythmisierung des Lernalltags in der Schule etwa in Bewegungspausen oder durch feststehende tägliche Bewegungszeiten (Hildebrandt-Stramann 2014; 2017). Ziel ist die Verbesserung der lernunterstützenden Funktionen oder generell der psychischen Lernbereitschaft. Als *Lernen durch Bewegung* erhält die Bewegungshandlung eine erkenntniserschließende Lernbedeutung. Über Bewegungshandlungen lassen sich Erkenntnisprozesse entwicklungslogisch ausgehend von basalen intuitiven Erfahrungen (etwa der intuitiven Physik) bis zu komplexen physikalischen Erkenntnisprozessen strukturieren (Wilkening et al. 2006; Sodian 2012). Dabei haben Handlungsprozesse eine unterstützende und entwickelnde Bedeutung für Erkenntnisprozesse und sind zudem äußerst kindgerecht. Über systematische Aufgabenstellungen und Arbeitsaufträge können z. B. physikalische Phänomene und Gesetzmäßigkeiten erfahrbar und erlebbar gemacht – „*Wenn Einstein turnt*“ (Hammer/Wendler 2014, Krus/Bahr 2014) – oder gar Lesen, Schreiben, Rechnen durch den Körper handlungsorientiert vorbereitet werden (Lensing-Conradi 2015; Wendler 2014; 2017b). Das Konzept des offenen Ganztags (Neuber 2016, 31) eröffnet weitere Perspektiven für psychomotorische Akzentsetzungen im Schulalltag durch Maßnahmen der Förderung von Kindern mit individuellem Förderbedarf.

Bewegungspädagogik und Psychomotorik bedienen zunehmend spezielle Thematiken der Entwicklungsförderung und sind längst Gegenstand der Gesundheitsförderung im schulischen Kontext. Die fortschreitende Zahl von Kindern mit Gesundheitsproblemen (z. B. hyperaktive, ängstliche oder adipöse Kinder) oder auch mit psychischen Problemen aufgrund traumatisierender Lebenserfahrungen machen psychomotorische Angebote in der Schule zum anerkannten Medium der Ressourcenstärkung. Neben der Erkenntnisfunktion und der motorischen Funktion selbst geht es immer häufiger um sozial-emotionale Thematiken, etwa der Unterstützung des kindlichen Selbstwertgefühls auch in schulischen Kontexten.

5.4 Von der Psychomotorik im Jugendalter über das Erwachsenenalter bis ins vierte Lebensalter (Motogeragogik)

Heilpädagogischer Spielsport

Die Anfänge der psychomotorischen Arbeit mit Jugendlichen liegen neben dem Arbeitsfeld der Kinder- und Jugendpsychiatrie in der Heimerziehung. Kiphard (1970) überträgt seine Erfahrungen aus dem klinischen Bereich auf die Arbeit mit männlichen Jugendlichen im heilpädagogischen Heim: Mannschaftsspiele, Kampfsportarten, Geschicklichkeitsübungen, Circuittraining, Hindernisturnen, Staffeln, kleine Wettspiele, Trampolinturnen, Leichtathletik, Turnen und Schwimmen. Zum damaligen Zeitpunkt ist eine körperlich aktive, sportive Praxis vorherrschend. Flosdorf und Rieder (1967) sowie Rieder (1970) entwickeln als erste ein systematisches, von der Intention eher heilpädagogisch-therapeutisch wirkendes Programm und nennen es Heilpädagogischen Spielsport (Hölter/Flosdorf 2006, 149; Hammer 2007, 60). Das Programm ist vor allem auf einen hohen Erlebniswert und auf soziale Interaktionsmöglichkeiten ausgelegt. In langjährigen Erfahrungen im Therapeutischen Heim St. Josef (Würzburg) reift ein Konzept der Heilpädagogischen Beziehungsgestaltung (Flosdorf/Rieder 1990; Flosdorf 2004), das durch seine in Anlehnung an das von Cohn (1997) beschriebene Modell der themenzentrierten Interaktion konzipierte Grundstruktur der bewegungsgestützten dialogischen Prozesse seine Wirkung entfaltet und in Fachkreisen anerkannt ist.

Hammer (2007, 60–61) nennt weitere gelungene Modellbeispiele, Bewegung, Spiel und Sport in der Kinder- und Jugendhilfe als Medium der Persönlichkeitsbildung einzusetzen. Beispielsweise im St. Josephs-Haus (Kleinzimmern, Hessen) sowie im Palotti-Haus (Neunkirchen, Saar) werden *Bewegungsthemen* nicht zur Vermittlung von sportlichen Techniken oder zur Leistungsoptimierung eingesetzt, sondern zur Entwicklung von Ich-, Sach- und Sozialkompetenzen der Heimbewohner. Knab (1999, 2003) beschreibt exemplarisch die Sportakrobatik als paradigmatisches Praxisfeld, das gerade bei verhaltensauffälligen Jugendlichen über den Körper den Kontakt sowohl zu den Peers als auch zum Betreuer im Sinne wachsender Empathie aufbaut. Hammer (2001; 2007, 60, 2015) differenziert das Konzept der *psychomotorischen Entwicklungsbegleitung* im Heimkontext, das über Bausteine der Psychomotorik, der Erlebnispädagogik und der systemischen Familientherapie „die heilenden Kräfte im kindlichen Spiel wirksam werden lässt".

Mit dem sich ändernden Kinder- und Jugendhilfesystem infolge des SGB VIII werden Fördermaßnahmen in familienbegleitende ambulante Unterstützungsleistungen und teil- bzw. vollstationäre Hilfen zur Erziehung unterschieden, zu denen auch die klassische Heimerziehung gehört (Pothmann/Trede 2014; Welsche 2018b). Unter der Zuordnung „Ressourcenorientierte Pädagogik" treten bewegungs-/sportorientierte sowie psychomotorische Diskussionslinien stärker ins Blickfeld der Erziehungshilfe (Macsenaere et al. 2014, 384f.). Der Körper wird als Ressource entdeckt (Zimmermann 2015) und die Wirkungen von körperorientierten Konzepten und Methoden werden empirisch belegt (Knab/Klein 2017). Beschrieben werden psychomotorische, erlebnis- und zirkuspädagogische Projekte, die ihre Wirksamkeiten vor allem als gesundheitliche und persönlichkeitsbildende Ressourcen entwickeln (Fischer/Knab 2014; Hartmann 2014; van Rens 2014; Behrens/Wendler 2015; Engelbracht/Nüsken 2015). In einer Befragung von 292 Einrichtungen der stationären Jugendhilfe konnten Knab und Klein (2017) die ressorcenorientierten Verfahren mit einem Schwerpunkt von bewegungsorientierten Konzepten als festen Bestandteil und als bedeutsame konzeptionelle Wirkfaktoren der Einrichtungen festmachen (Esser 2014; 2017).

Ressourcen-orientierte Pädagogik

Erst in jüngerer Zeit werden die Entwicklungsspannen jenseits der Kindheit von psychomotorisch forschenden Autoren systematisch einer mehrperspektivischen Analyse unterzogen und auf ihre handlungsleitenden Konstrukte hin überprüft, anschließend stimmigen Praxisangeboten zugeordnet; so z. B. Jessel (2006; 2007; 2011b; 2015) und Welsche/Schillinger (2015) für das Jugendalter sowie Haas (1999; 2000; 2015a; b; Haas et al. 2014), Beckmann-Neuhaus (2015) und Hölter (1993a; 2011a) für das Erwachsenenalter.

Gewaltprävention

Jessel richtet sein Augenmerk auf Identitätsentwicklungsprozesse von Jugendlichen unter besonderer Berücksichtigung des Konstrukts der Gewalt mit dem Ziel, eine psychomotorische Gewaltprävention zu konturieren. Aus der fast unüberschaubaren Publikationslage von Ansätzen, Konzepten und Projektvorschlägen zur schulischen und außerschulischen Gewaltprävention werden geeignete Modelle extrahiert, die einer Passung zu körper-/leib- bzw. bewegungsorientierten Präventionsstrategien genügen. Als praxeologische Konsequenz wird kein Programm abgeleitet – dieses widerspricht dem zugrunde gelegten systemisch-konstruktivistischen Wissenschaftsverständnis –, sondern es werden Perspektiven entfaltet, die je nach Zielgruppe und Kontext individuell zu gestalten sind. Nach Auftragsklärung, die einerseits die Klientenspezifik gewährleistet und andererseits Transparenz bezüglich der Realisierbarkeit eines entwicklungsförderlichen Prozesses herstellt, kann entschieden werden, welchen Charakter der nachfolgende Prozess haben soll: Soll er eher beraterischen, supervisorischen oder (primär-, sekundär- oder tertiär-)präventiven Charakter haben? Die nachfolgende Auflistung zeigt Themenstellungen der präventiv psychomotorischen Arbeit Jessels auf, die nach o. g. Kriterien (Auftragsklärung, Zielgruppenbestimmung) spezifisch angepasst werden müssen:

- Wahrnehmen von Gefühlen und körperlich-leiblichen Empfindungen,
- Auseinandersetzung mit persönlichen Wahrnehmungsmustern,
- Körperlich-leibliches Erleben von Beziehung,
- Körperlich-leibliches Erleben von Bedürfnissen und Konflikten,
- Auseinandersetzung mit der eigenen Identität,
- Auseinandersetzung mit dem eigenen Kommunikationsverhalten,
- Anerkennung und Empathie,
- Auseinandersetzung mit Rollenverhalten und Rollenerwartungen,
- Umgang mit Impulsen und Provokationen,
- Entwicklung von Strategien für Bedrohungssituationen,
- Auseinandersetzung mit gesellschaftlichen und kontextuellen Bedingungen (Jessel 2006, 375).

Achtsamkeit In jüngeren Überblicksdarstellungen (Jessel 2012, 2015) wird das Konstrukt der Achtsamkeit als besondere Gesundheitsressource beschrieben und über das Konzept der Zwischenleiblichkeit als leibliches Spüren im zwischenmenschlichen Kontakt in den Mittelpunkt psychomotorischer Gewaltprävention gerückt.

Haas (1999; 2000) nimmt eine entwicklungspsychologische und systemische Perspektive bei der Konzeption ihrer psychomotorischen Therapie des Erwachsenenalters ein. Wesentlicher Baustein des Ansatzes ist der Rückgriff auf die Theorie Kegans (1991), die Entwicklung als Prozess der Bedeutungsbildung und Konstruktion in Verschränkung strukturgenetischer und psychodynamischer Erklärungsansätze sieht und den Entwicklungsverlauf als spiralförmiges Wechselspiel des subjektiven Selbst mit den Beziehungsstrukturen der einbindenden Kultur abbildet. Die Persönlichkeitsentwicklung ist dann das Ergebnis der Bewältigung von lebensspannenspezifischen Entwicklungsthemen, die als Orientierungsmarker für die Annäherung an individuelle Biografien betrachtet werden. Der psychomotorische Zugang für themenorientierte Bewegungsangebote ergibt sich aus der „multifaktoriellen Analyse des Gesamtbildes" des Klienten (Haas 2000, 15ff.).

psychomotorische Arbeit mit Erwachsenen Die Autorin ist wesentlich für die Konzeption einer psychomotorischen Gesundheitsförderung im Erwachsenenalter verantwortlich. Die Begründungszusammenhänge sind in Kap. 5.1 dargestellt worden. Als Kernstück war die Konzentration auf die Körperlichkeit/Leiblichkeit in differenzierten Bewegungssituationen als personelle Ressource für eine gesundheitsbewusste Lebensführung beschrieben und auf die betriebliche Rehabilitation übertragen worden (Haas 2015b). Das Thema der körper-/leibbetonten Selbstvorsorge wird auch zum Schwerpunkt der Umsetzung des psychomotorischen Gedankenguts mit psychisch erkrankten Erwachsenen von Beckmann-Neuhaus (2012; 2015) und Krabs/Staschke (2017).

Hölter (2007; 2011a; c) nimmt für die Neubearbeitung seiner klinischen Bewegungstherapie in Psychiatrie, Psychosomatik und Suchtbehandlung eine Neujustierung des Ansatzes vor und positioniert ihn zwischen Bewegungswissenschaften, Psychologie und Medizin (s. Abb. 41).

Nach differenzierter Analyse psychosomatischer, phänomenologischer, anthropologischer sowie bewegungswissenschaftlicher Begründungszusammenhänge zur Körper-/Leib- bzw. Motorik-/Handlungs-/Bewegungs-Begriffsdebatte favorisiert der Autor den Begriff der *Bewegung*, da sich dieser offensichtlich für eine interdisziplinäre Begrün-

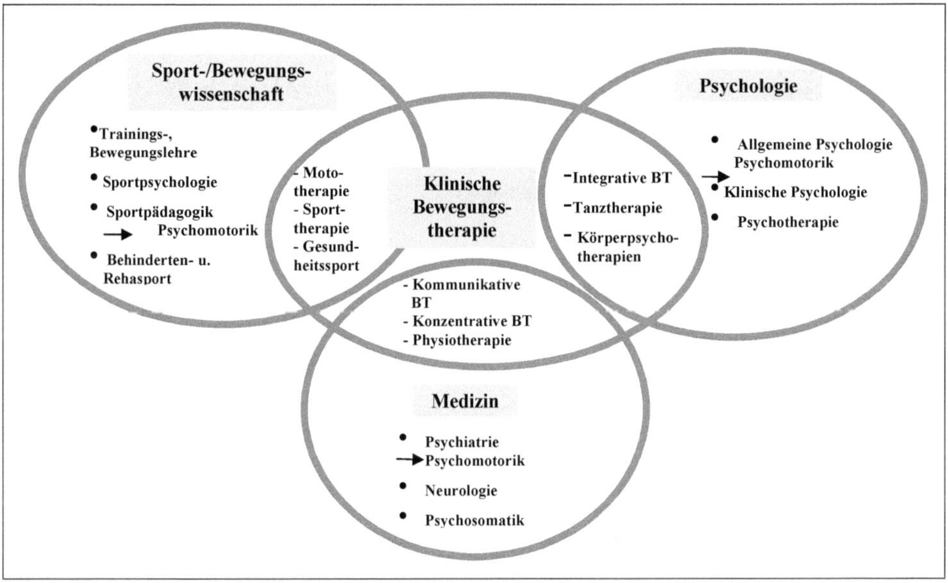

Abb. 41: Klinische Bewegungstherapie im Schnittpunkt von Bewegungswissenschaften, Medizin und Psychologie (Hölter 2011a, 77)

dung des Ansatzes am stimmigsten eignet und sich einer thematischen Beschreibung des Praxisfeldes der Bewegungstherapie über die Entwicklungsspanne öffnet. In diesem Sinne strukturiert Hölter (2011c, 107f.) drei Ebenen bewegungstherapeutischer Themenstellungen:

- *Bewegungstherapeutische Themen im engeren Sinne:* Koordination, Ausdauer, Kraft, Aktivierung etc.
- *Bewegungstherapeutische Themen im weiteren Sinne:* Haltung, Gang, Atmung, Spannung etc.
- *Bewegungstherapeutische Themen als Entwicklungs- und Lebensthemen:* Vertrauen/Misstrauen, Autonomie/Abhängigkeit etc.

Damit setzt sich die von mir schon in der ersten Auflage dieser Einführung (2001) angemahnte Themenorientierung gegenüber einer klassischen Sportartenzentrierung (nach Inhaltsbereichen wie Gymnastik, Schwimmen, Tanz etc.) infolge altersspezifischer, klientenspezifischer und ökologisch-situativer Entwicklungsaufgaben allmählich durch.

Motogeragogik

Auch Eisenburger (2004; 2006) nimmt eine thematische Grundlegung ihrer psychomotorischen Arbeit mit alten Menschen vor. Entstanden ist sie als Konzept der Motogeragogik (Philippi-Eisenburger 1989; 1991b; c; Eisenburger 2015a) in Anlehnung an Thomaes (1968; 1996) Analyse des Alterns. Es versteht sich als bewegungsbezogene Beglei-

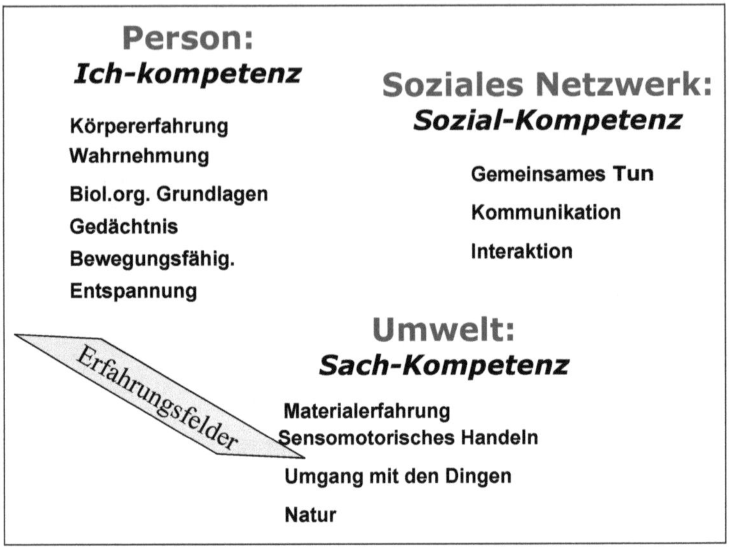

Abb. 42: Psychomotorik im Alter (Motogeragogik) (Eisenburger 2006, 226).

tung des „Entwicklungs- und Bildungsprozesses alt werdender und alter Menschen" (Philippi-Eisenburger 1989, 194), verfolgt also eher eine breit gefächerte „Motopädagogik des beweglich-Bleibens" (Eisenburger 2004, 531). Erst danach passt die Autorin das Konzept an das vierte Lebensalter und die spezifischen Bedürfnisse der Menschen in einem Alten- und Pflegeheim an. Als Grundlage der thematischen Analyse werden die Entwicklungsaufgaben und Daseinsthemen der Menschen im Lebensabschnitt *Alter* herausgearbeitet und der inhaltlichen Struktur der Psychomotorik mit ihren personalen, sozialen und sachbezogenen Kompetenzen zugeordnet. Eisenburger geht von der Bewegung als existenziellem Bedeutungsträger besonders im Alter aus und definiert Bereiche von Förder- und Bildungsthemen für die Arbeit mit alten Menschen, die sowohl personenorientiert als auch lebensfeldbezogen sind, dabei vor allem den Lebensbedürfnissen der betreffenden Menschen entsprechen (sollen). So sind Erfahrungsfelder der Motogeragogik entstanden, die theoriegeleitet und praxiserprobt psychomotorische Förderung bzw. Begleitung älterer und alter Menschen gestalten können (s. Abb. 42).

Die in der Abbildung dargestellten Begriffe der Kompetenzbereiche versteht Eisenburger als Erfahrungsfelder für psychomotorische Förder- und Entwicklungsthemen. Diese stehen als Übersichtstabellen (Eisenburger 2004, 549, 561, 567; 2012, 32f.) für Förderentscheidungen zu Verfügung.

Eisenburger hat das Konzept über einen Zeitraum von fast drei Jahrzehnten auch für die Arbeit mit dementen Menschen (Eisenburger/Zak 2013) ständig weiterentwickelt. Inzwischen liegen zahlreiche Publikationen als Überblicksdarstellungen (Eisenburger 2015 a; b) vor und es wurden differenzierte theoriegeleitete Praxisbücher publiziert (Eisenburger 2012; 2016).

Übungsaufgaben zu Kapitel 5

58. Skizzieren Sie den Begriff der *Entwicklungsförderung* in Abgrenzung zum Erziehungs- und Medizinsystem.

59. Was bedeuten die Begriffe Salutogenese und Resilienz?

60. Finden Sie Beispiele für den Aufbau personaler, sozialer und körperlicher Entwicklungsressourcen.

61. Bewegung hat eine Bedeutung für vier Felder: 1. Für den Gegenstand Bewegung; 2. Zur Gesundheitsförderung; 3. Als Medium für Lernprozesse; 4. Zur Entwicklungsförderung von Kindern. Finden Sie für jedes praktische Themen.

62. Was ist erfahrungsorientiertes Lernen?

63. Was verstehen Sie unter einem bewegungsfreudigen Kindergarten?

64. Was ist unter *Selbstbildungsprozess* in der erziehungswissenschaftlichen Fachdiskussion zu verstehen?

65. Was sind *Bewegungsbaustellen* und *Bewegungslandschaften?*

66. Wo liegen die Berührungspunkte zwischen dem System der Früherkennung und der vorschulischen Erziehung?

67. Welchen gemeinsamen Beitrag kann die Psychomotorik im interdisziplinären Feld der Frühförderung leisten?

68. Wodurch unterscheidet sich das System Frühförderung von den Frühen Hilfen?

69. Bewegung ist in den letzten Jahren zunehmend zu einem Lernprinzip in einer fächerübergreifenden Perspektive für schulisches Lernen avanciert. Skizzieren Sie Beispiele und Möglichkeiten einer bewegungsgebundenen Lernförderung etwa für Mathematik-, Deutsch- oder Sachunterricht.

70. Welche sozial-emotionalen Thematiken werden im schulischen Kontext neben der üblichen Fächerorientierung Ihrer Meinung nach immer vordringlicher und welche psychomotorischen Angebote eignen sich als Beiträge zur Problem- bzw. Aufgabenbewältigung?

71. Kennen Sie Konzepte und Praxisbeispiele der psychomotorischen Arbeit mit Jugendlichen?

72. Bewegung, Spiel und Sport eignen sich als sozial-integrative Medien für die Arbeit mit heterogenen Gruppen. Finden Sie Beispiele.

73. Welche Themen und Praxisangebote sind in der klinischen Bewegungstherapie in Psychiatrie, Psychosomatik und Suchtbehandlung erwachsener Klienten in der Fachdiskussion?

74. Was heißt *Motogeragogik?*

6 Motodiagnostik, Evaluation und Wirkungsforschung

6.1 Motodiagnostik als wesentlicher Bestandteil des Fachgebietes Psychomotorik

6.1.1 Begriffliches und Historisches

Definition Motodiagnostik

Motodiagnostik als wesentlicher Bereich der Psychomotorik beschäftigt sich mit der qualitativen und quantitativen Erfassung motorischer Kompetenzen von Kindern, Jugendlichen und Erwachsenen in ihrer Bedeutung für Entscheidungs- und Planungsprozesse der (Selbst-)Bildung, Förderung und Entwicklungsbegleitung.

Es ist dies der kreative Versuch, die Definition von Deimann/Kastner-Koller (2007, 558) zur Entwicklungsdiagnostik des Kindesalters auf das Gesamtfeld der Psychomotorik zu transferieren. *Diagnose* stammt im Wortursprung aus dem Griechischen, wobei „dia" durch und „gnosis" *Erkenntnis* bedeutet. Der Begriff impliziert also im Allgemeinen einen tiefgreifenden und umfassenden Erkenntnis- und Verstehensprozess in Bezug auf eine Person. Eine solche Erkenntnisabsicht schließt in einem modernen Verständnis den Blick auf das Umfeld ein. Motodiagnostik ist dann einerseits Fokussierung auf die besondere Bedeutung der Motorik für eine Person und andererseits die Blickerweiterung auf die dynamischen Wirkungszusammenhänge im System personaler und ökologischer Faktoren. Hierauf wird noch zurück zu kommen sein.

Der spezifische Gegenstand der Motodiagnostik ist die *menschliche Motorik*. Motorik umfasst dabei die Gesamtheit aller Bewegungsvollzüge – modern sprechen wir eher von (Bewegungs-)Handlungen –, die den Zugang des Menschen zu und die Auseinandersetzung mit der materialen und sozialen Umwelt einschließlich der eigenen Person ermöglichen. Motorik ist demnach Ausdruck der Einmaligkeit und Individualität, aber auch der Sozialität und Handlungsfähigkeit des Menschen. Motorik ist im Fachverständnis ein komplexes, persönlichkeitsbezogenes Konstrukt.

In der Historie des Faches kommt Schilling das Verdienst zu, eine Motodiagnostik des Kindesalters (1973) als pragmatische Einteilung in Anlehnung an Oseretzky (1931) entsprechend der Erhebungstechniken von Daten/Informationen entwickelt zu haben. Diese klassische Einteilung bestimmt lange Zeit die Fachdiskussion und ist Garant für die Anerkennung des Faches in klinischen und sonderpädagogischen Kontexten (Baedke 1981; Bielefeld 1981; Neuhäuser 1992; 1996; 2002; 2011; Schilling 1977b; 1987; 1993; 2002a; b; Zimmer 1981c). Einen vertiefenden Überblick über die Entwicklungen der (psycho-) motorischen Diagnostik gibt Reichenbach (2016b) aus Anlass des 40-jährigen Bestehens des Aktionskreises Psychomotorik.

Motoskopie

Motoskopie umfasst Verfahren mit deren Hilfe *qualitative Bewegungsmerkmale* beschrieben werden können. Das Hauptaugenmerk liegt daher im Bereich der Beobachtung. Es werden offene Spiel- und Bewegungssituationen, die zu spontanen und eigenständigen Bewegungen anregen, von strukturierten Situationen mit spezifischen Bewegungsaufgaben unterschieden. Als Beispiel seien der Trampolin-Körper-Koordinations-Test (TKT) von Kiphard (1980) und die Checkliste motorischer Verhaltensweisen (CMV) von Schilling (1976b) genannt. In der klassischen Periode wird die Bewegungsbeobachtung vor allem von Irmischer (1981; 1983) systematisch weiterentwickelt, heute von Zimmer (2012) als Basis- oder Einstiegsdiagnostik der Psychomotorik beschrieben. Irmischer unterscheidet die ungebundene von der strukturierten Bewegungsbeobachtung. Während erstere dem Beobachter schon wichtige allgemeine Informationen zum kindlichen Verhalten (Bewegungsverhalten, Sozialverhalten, Materialbevorzugung, etc.) offenbart, damit als wichtige Grundlage für Planungsentscheidungen für Bewegungssituationen und -angebote gelten kann und vor allem durch eine offene Beobachtungshaltung gekennzeichnet ist, vermittelt letztere spezifischere Informationen aufgrund festgelegter Beobachtungskriterien. Die o. g. CMV (Schilling) und TKT (Kiphard) sind ein weiterer Schritt zur Objektivierung des Beobachtungsverhaltens aufgrund standardisierter Einschätzskalen. Positiv zu bewerten ist die Betrachtung der Person im Sinne der Ganzheitlichkeit. Jedoch unterliegen motoskopische Verfahren dem Einfluss der Subjektivität. Tagesform, Erwartungshaltungen und der subjektive Blickwinkel des Betrachters sind Beispiele für Störfaktoren bei der Einschätzung motorischer Verhaltensweisen.

Motografische Verfahren

Motografische Verfahren zeichnen Bewegungsabläufe mit Hilfe elektrischer oder elektronischer Geräte wie Filmspur- oder Videokamera auf, um diese anschließend einer Analyse zu unterziehen. Positiv zu bewerten ist die Möglichkeit der zeitversetzten Wiederholbarkeit der Betrachtung. Motografische Verfahren werden häufig zu Forschungszwecken eingesetzt, etwa zur Detailanalyse schreibmotorischer Leistungen (Sattler/Marquardt 2006) oder der computergestützten Erfassung rhythmischer oder auch gestörter Bewegungsintegration mittels akustisch erfasster Bewegungsmuster (Sonification) (Effenberg/Mechling 1999).

Motometrische Verfahren

Die *motometrischen Verfahren* versuchen mit Hilfe standardisierter Leistungstests den motorischen Entwicklungsstand eines Kindes zu erfassen. Klassische Verfahren dieser Art sind die heute noch gängigen Instrumente des Körper-Koordinations-Tests für Kinder (KTK) von Kiphard/Schilling (1974; 2007) sowie der Motoriktest für 4–6-jährige Kinder (MOT 4–6) nach Zimmer/Volkamer (1987; Ruploh/Keßel 2015; Zimmer 2015b). Diese Verfahren versuchen mittels Erhebung von beispielsweise Längen-, Zeit- und Fehlermaßen den Entwicklungsstand eines Kindes in einem umschriebenen Bereich zu erfassen. Ziel ist die Objektivierung der Erfassung menschlicher Bewegung, die Ermöglichung eines Vergleichs von individuellen Ergebnissen mit dem Durchschnitt der Altersklasse mit Hilfe von Norm-Tabellen oder auch die Erfolgskontrolle psychomotorischer Fördermaßnahmen zu verschiedenen Messzeitpunkten (Evaluation von Effekten)(s. Tabelle 12).

Tab. 12: Auswahl motodiagnostischer Verfahren im Überblick

Verfahren	Autoren	Jahr	Dimensionen	Zielklientel	T*	S**
Abenteuer im Piratenland	Schönrade, S. / Pütz, G.	2007	Motorik	7–11 Jahre		✓
Abenteuer der kleinen Hexe	Schönrade, S. / Pütz, G.	2000; 7. völlig überarb. Aufl. 2017	Wahrnehmung; Motorik	4–8 Jahre		✓
Diagnostik mit Pfiffigunde	Cárdenas, B.	1992; 6. verb. & erw. Aufl. 1998; 10. Aufl. 2009	Wahrnehmung; Motorik	5–8 Jahre		✓
HamMotScreen (Hammer Motorikscreening für Vorschulkinder)	Göbel, H. / Panten, D.	2002	Psychomotorische Basiskompetenzen	4–7 Jahre		✓
KMS (Karlsruher Motorik Screening für Kindergartenkinder)	Bös, K./ Bappert, S./ Tittlbach, S./ Woll, A.	2004	Motorik	3–6 Jahre		✓
TKT (Trampolin-Körper-Koordinationstest)	Hünnekens, H. / Kiphard, E. J. Kiphard, E. J.	1963 1980	Motorik	Ab 4 Jahre		✓

Fortsetzung der Tabelle auf Seite 288

Tab. 12: Fortsetzung

Verfahren	Autoren	Jahr	Dimensionen	Zielklientel	T*	S**
BOT-2 (Bruininks-Oseretsky Test der motorischen Fähigkeiten)	Bruininks, R. H. / Bruininks, B. D. Dt. Bearbeitung: Blank, R./ Jenetzky, E./ Vinçon, S.	1978; neu normierte Aufl. 2014	Motorik	4–15 Jahre	✓	
ET 6-6 R (Entwicklungstest 6 Monate bis 6 Jahre – Revision)	Petermann, F./ Macha, T.	2000; rev. & neu normierte Aufl. 2013	Entwicklung inkl. Motorik und Wahrnehmung	0–6 Jahre	✓	
FEW-2 (Frostigs Entwicklungstest der visuellen Wahrnehmung-2)	Hammill, D. D. / Pearson, N. A. / Voress J. K. Dt. Bearbeitung: Büttner, G./ Dacheneder, W./ Schneider, W./ Weyer, K.	2008	Wahrnehmung	4–9 Jahre	✓	
HDT (Hand-Dominanz-Test)	Steingrüber, H.-J.	1971; 3. überarb. & neu normierte Aufl. 2010	Lateralität	6–10 Jahre (& 11–70 Jahre)	✓	
KTK (Körper-Koordinationstest)	Kiphard, E. J. / Schilling, F.	1974; 3. überarb., erg. & neu normierte Aufl. 2014	Motorik	5–14 Jahre	✓	
M-ABC-2 (Movement Assessment Battery for Children- 2)	Henderson, S. E./ Sudgen, D. A. / Barnett, A. L. Dt. Bearbeitung: Petermann, F. / Bös, K./ Kastner, J.	2008; 4. überarb. & erw. Aufl. 2015	Entwicklung; Motorik	3–16 Jahre	✓	
MOT 4-6 (Motoriktest für 4–6 Jährige)	Zimmer, R./ Volkamer, M.	1987; 3., überarb. & neu normierte Aufl. 2015	Motorik	4–6 Jahre	✓	
PTK-LDT (Punktiertest und Leistungs-Dominanztest für Kinder)	Schilling, F.	2009	Feinmotorik; Lateralität	5–12 Jahre	✓	
TAKIWA (Göttinger Entwicklungstest der Taktil-kinästhetischen Wahrnehmung)	Kiese-Himmel, C.	2003	Wahrnehmung	3–6 Jahre	✓	

6.1.2 Paradigmenwandel oder: Von der Kritik an den motometrischen Verfahren, über die qualitative Motodiagnostik zu einer kombinierten Vorgehensweise in der psychomotorischen Diagnostik

Kritik an Diagnostik

Mit Eggert und Mitarbeitern ändert sich das (moto-) diagnostische Weltbild radikal, obwohl die Veränderungen von den Akteuren kontinuierlich hergeleitet werden. Eggert selbst gestaltet mit seiner eigenen Entwicklung vom Psycho- und Motometriker (Eggert 1969; 1975) zum qualitativen Motodiagnostiker (Eggert 1994; 1995; 1997) den diagnostischen Paradigmenwechsel nicht nur für die Psychomotorik, sondern für die gesamte Sonder(schul)pädagogik (s. das umfassende Schrifttum in Reichenbach 2005, 215ff.). Eggert wird zum unermüdlichen Anwalt für die neue Schule, die die Schüler als lernende Subjekte zum Gegenstand wissenschaftlicher Betrachtungen macht. Er geht von den Stärken der Kinder aus, ohne die Schwächen zu übersehen. Hauptpunkte der Systemkritik beziehen sich vor allem auf drei Aspekte (vgl. Zimmer 2012, 93):

- Das beziehungslose Nebeneinander von Diagnose und Förderung,
- die Verwendung der Ergebnisse aus der Testdiagnostik im Sinne einer Selektionsdiagnostik,
- damit verbunden den unverrückbaren Glauben an die diagnostische Objektivität der gespiegelten Notengebung durch die Schule bzw. des kindlichen Entwicklungsstandes.

Konstitutive Rahmenbedingungen eines Neubeginns sind drei Aspekte, die Eggert (1995; 2001) als Merkmale eines Paradigmenwandels in der Diagnostik identifiziert. Diese werden im Folgenden unter Bezugnahme auf Reichenbach (2016a; b, 18) dargestellt: Der Wechsel

- von der Konstanz- zur Veränderungsannahme
- von der Segregation zur Integration
- von der Typologie und Klassifikation zur individuellen Beschreibung und Beurteilung.

Verbindung von Diagnostik und Förderung

Sichtbares Zeichen des Veränderungsprozesses ist die Entwicklung von diagnostischen Inventaren zur Abgrenzung von motometrischen Tests. Diese ermöglichen es, Diagnostik und Förderung miteinander zu verbinden. Gewählt wird ein breites Spektrum von Alltagshandlungen (in der Schule und in Spielsituationen) als Gegenstandsbereich für Beobachtungssituationen. Dabei ist die diagnostische Zielsetzung nicht auf Homogenität ausgerichtet, sondern geht von der Vorannahme der Heterogenität und der Vielfalt der Verhaltensmöglichkeiten und damit der Individualität der Verhaltensrealisation aus. Auf diese Weise werden Inventare zum Bestandteil eines umfassenden Förderprozesses.

DMB Als Auftakt einer förderdiagnostischen Sequenz von Inventaren veröffentlicht Eggert (1993; 2008) das diagnostische Inventar motorischer Basiskompetenzen (DMB) für Kinder zwischen 5 und 10 Jahren. Dabei handelt es sich um ein Beobachtungsverfahren bestehend aus 29 Kernaufgaben der motorischen Basiskompetenzen Gleichgewicht, Kraft, Ausdauer, Schnelligkeit, Gelenkigkeit, Feinmotorik und der sensomotorischen Funktionssysteme, die in kindgerechte Spielhandlungen eingebettet sind. Hinzu kommt eine große Anzahl motodiagnostischer Situationsbeschreibungen zur variablen und vertiefenden Beobachtung der Kernaufgaben. Die Ergebnisse münden in eine Formulierung differenzierter individueller Entwicklungspläne unter Einschluss fortlaufender Dokumentation des Förderprozesses. Als diagnostische Methoden in diesem Sinne liegen inzwischen weitere Inventare vor (s.Tab. 13).

Tab. 13: Diagnostische Inventare im Überblick

Verfahren	Autoren	Jahr	Dimensionen	Zielklientel
DIAS (Diagnostisches Inventar auditiver Alltagshandlungen)	Eggert, D. / Reichenbach, C.	1992; 2. völlig überarb. Aufl. 2005	Wahrnehmung	Vor- und Grundschulbereich
DIFMaB (Diagnostisches Inventar zur Förderung mathematischer Basiskompetenzen)	De Vries, C.	2008; 2. verb. Aufl. 2013	Kognition	Vor- und Grundschulbereich
DiSb (Diagnostik im Schuleingangsbereich)	Reichenbach, C./ Lücking, C.	2007; 2. Aufl. 2009	Entwicklung	Schuleingangsbereich
DITKA (Diagnostisches Inventar taktil-kinästhetischer Alltagshandlungen)	Eggert, D. / Wegner-Blesin, N..	2000	Wahrnehmung	Vor- und Grundschulbereich
DMB (Diagnostisches Inventar motorischer Basiskompetenzen)	Eggert, D./ Ratschinski, G./ Reichenbach, C.	1993; 4. überarb. Aufl. 2008	Motorik	5–13 Jahre
RZI (Raum-Zeit-Inventar)	Eggert, D./ Bertrand, L.	2002	Kognition	Vor- und Grundschulbereich
SKI (Selbstkonzept Inventar)	Eggert, D./ Reichenbach, C. / Bode, S.	2003	Selbstkonzept	Vor- und Grundschulbereich

Neuentwicklungen

Die Entwicklungen Eggerts beeinflussen zahlreiche Neuentwicklungen diagnostischer Konzepte, die sich als Modifikationen bzw. bereichsspezifische Spezialisierungen psychomotorischer Förderdiagnostik verstehen (Schönrade/Pütz 2017; Reichenbach/Lücking 2007). Während Eggert noch neben den Kernaufgaben seiner Inventare zahlreiche Beobachtungssituationen spezifiziert, versuchen jüngere Entwicklungen die zu beobachtenden Merkmale etwa zu verschiedenen Sinnesbereichen in eine Märchengeschichte mit einem festen roten Faden zu integrieren. Während das Kind verschiedene Aufgaben nachspielt, erfolgen kriteriengestützte Protokollierungen des Beobachters. So sind die jüngeren Konzepte der psychomotorischen Diagnostik (beispielsweise die systemisch-konstruktivistische Diagnostik (Hackelberg-Buff 2003), die STEP-Diagnostik als prozessorientiertes mehrperspektivisches Beobachtungsverfahren (Passolt 2003 2006) oder die ressourcenorientierte Diagnostik (RODI) und psychomotorische Entwicklungsbegleitung (ROPE) (Köckenberger 2007)) durchaus ein Beitrag zur Profilbildung der Psychomotorik durch Diagnostik.

Problem der Subjektivität

Qualitative versus quantitative Motodiagnostik? Schäfer (1997) weist mit Recht darauf hin, dass der Veränderungsprozess der Motodiagnostik durch Eggert vor allem im sonderschulpädagogischen Bereich im Rahmen des allgemeinen Paradigmenwandels stattgefunden hat. Die inklusive Perspektive, die Grundannahme der Entwicklung und Veränderung und die Betonung der subjektbezogenen individuellen Förderperspektive sind uneingeschränkt auf der Gewinnseite zu verbuchen. Der beabsichtigte Gewinn liegt auf der dialogischen Ebene, der Verbesserung des Verstehens und der Beziehungsgestaltung. Diagnostische Situationen müssen aber auch den Fehler der totalen Subjektivität vermeiden (Schilling 2002b). Sinn der Konstruktion von Testitems ist gerade die Vergleichbarkeit von Verhalten und Veränderungsprozessen durch Standardisierung der Prüfbedingungen, um eine zeitliche Ökonomisierung gegenüber rein subjektiver Beobachtung zu erreichen (Schäfer 1997, 10). Ein Fachgebiet wie die Psychomotorik, das einen Zuständigkeitsanspruch für verschiedene Anwendungsfelder in Therapie und Pädagogik über die gesamte Entwicklungsspanne erhebt, muss dem Faktum Rechnung tragen, dass sich in interdisziplinär arbeitenden Förder- und Beratungsinstitutionen komplementäre Diagnosemodelle unterschiedlichster Auftragsprovenienz entwickeln. In dieser Hinsicht wird es unter dem Oberbegriff *Psychomotorische Diagnostik* sicherlich bereichsspezifische Anpassungen und Verschränkungen qualitativer und quantitativer Verfahren in Abhängigkeit von der Fragestellung und unter Offenlegung der theoretischen Modellannahmen sowie sozial-ökologischen Bedingungen geben müssen, ohne die mühsam errungene eigene Fachidentität aufzugeben.

Gegenwärtig erfährt ein solcher Identitätsbildungsprozess eine Fundierung durch die verstärkte Diskussion um die Bedeutung der Motorik im Kontext einer mehrdimensionalen Entwicklungs- und Persönlichkeitsdiagnostik (Keßel et al. 2018; Bös et al. 2017; Keßel/Ruploh 2015).

6.2 Evaluation und Wirksamkeit in der Psychomotorik

Grünke/Hinz (2008, 243) formulieren in ihrem Beitrag „Frühförderung und Prävention zur Vermeidung gravierender Lernschwierigkeiten" Kritik an „handlungsorientierten Unterrichtsmethoden und Konzepten" wegen der „hoffnungslosen Überforderung" von lernschwachen Kindern im „Sinne eines konstruktivistischen Vorgehens" (Grünke/Hinz 2008, 242). Stattdessen sprechen sie sich für (Präventions-)Methoden nach dem „Drill-and-Practice-Prinzip" (mit den Schwerpunkten Strategieinstruktion, tutorielles Lernen, computergestützte Förderung) insbesondere für den Übergang vom vorschulischen zum schulischen Lernen aus. Begründet wird dieses mit den Ergebnissen amerikanischer Meta- und Megaanalysen zur Effektivität perzeptuell-motorischer Förderansätze in Bezug auf schulisches (kognitives) Lernen. Diese auf Goodman/Hamill (1973) und Kavale/Mattson (1983) zurückgehenden amerikanischen Wirksamkeitsstudien werden seit einiger Zeit mit einer Verzögerung von einer Forschergeneration auch im deutschsprachigen Raum rezipiert (Walter 2002) und auf die Psychomotorik übertragen, ohne sich mit den konzeptionellen Entwicklungen des Fachgebietes auseinander zu setzen (z.B. Grünke 2006a; b; Nußbeck 2008).

Die ursprüngliche Evidenz der amerikanischen Wirksamkeitsforschungen soll nicht ignoriert werden und wurde von Vertretern der Psychomotorik früh rezipiert (z.B. Franken 1977; Eggert 1994; 2008; Moser 2003). In einer Übersicht infolge langjähriger empirischer Forschung fassen Eggert/Koller (2006) die Ergebnisse wie folgt zusammen: Die Fördereffekte

- legen keine direkte Lernübertragung von motorischem auf schulisches Lernen nahe;
- sind umso stärker bei Kindern mit niedrigem kognitiven Ausgangsniveau;

- sind wesentlich auf den Ausbau der adaptiven Verhaltensweisen (Selbstkontrolle, Selbstwirksamkeit, soziale Kompetenzen, Motivation u.a.) beschränkt (*Eggert/Koller 2006, 222*).

Mit Ausnahme einiger Untersuchungen von Eggert hat sich die Psychomotorik bisher nie auf dem Gebiet der pädagogisch-psychologischen Trainingsforschung engagiert, deren „Ziel die Entwicklung theoretisch fundierter und empirisch abgesicherter Interventionsmaßnahmen zur Verbesserung kognitiver und metakognitiver Fertigkeiten, Funktionen und Fähigkeiten (in der Tradition der Denkförderprogramme von Klauer 1989, K.F.) ist" (Kastner-Koller et al. 2004, 147; für eine Standortbestimmung und Kritik s. Hasselhorn 1999).

Vertreter der Psychomotorik setzen sich differenziert mit dem Beitrag von Walter (2002) und der ursprünglichen amerikanischen Metastudie von Kavale/Mattson (1983) zu den Auswirkungen von „perceptual motor training" auf akademische schulische Leistungen auseinander (Eggert 2009; Richter 2010; Fischer 2011; Gebhard/Kuhlenkamp 2012; Vetter 2013; 2015). Alle Autoren eint das Verständnis, dass die Gleichsetzung des Gegenstandsbereiches der amerikanischen Studie äußerst wenig mit dem konzeptionellen Grundverständnis der deutschsprachigen Psychomotorik zu tun hat. Während die Metastudie auf eingespeiste Studien der Jahre 1954 bis 1979 zurückgreift, die alle auf ein Training von Bewegungsfertigkeiten fokussieren, geht es in der Psychomotorik eher „um eine Unterstützung der Selbstwerdung und des Findens von eigenen Ressourcen mittels Bewegungsangeboten" (Vetter 2015, 153). Vor allem Vetter (2015, 154) entlarvt die Datenbasis unter Rückgriff auf amerikanische Kritiken (Pless/Carlsson 2000; Nolan 2004) unter inhaltlichen und forschungsmethodischen Gesichtspunkten als unhaltbar und kontraproduktiv für den psychomotorischen Diskurs.

Themen der Wirksamkeitsforschung und Qualitätsentwicklung in der Psychomotorik treten erst seit den 1990er Jahren stärker ins Blickfeld (beispielsweise Kesselmann 1990; Beudels 1996; Moser/Christiansen 2000; Macsenaere 2006; 2014; Moser 2008; Behrens 2009; Panten 2011; Menke 2014). Für die Entwicklung bis ins Grundschulalter fassen Röhr-Sendlmeier et al. (2007) sowie Gebhard/Kuhlenkamp (2012) die Studien zur psychomotorischen Entwicklungsförderung zusammen. Danach sind positive Effekte im Bereich Kognition und der Stabilisierung der kindlichen Persönlichkeit mit einem Schwerpunkt im sozial-emotionalen Verhalten nachgewiesen. In einem anspruchsvollen

Design mit quantitativen und qualitativen Forschungsmethoden untermauert Behrens (2011; 2016) die Bedeutung von Körper- und Bewegungserfahrungen im Sinne von Selbstwirksamkeitserfahrungen für den Aufbau eines positiven Selbstgefühls bei sozial-ängstlichen Kindern und damit als bedeutsame Einflussvariable für die kindliche Resilienz.

Förderung von Teilfunktionen

Sehr positiv ist die (empirische) Situation, wenn Teilkonstrukte auch komplexer kognitiver Leistungen ins Auge gefasst werden. Lernen über Bewegungshandlungen sind dann wirksam, wenn spezifische Aufgabenstellungen etwa zur Förderung der *Raumorientierung* oder der *Raum-Zeit-Entwicklung* von Kindern über rhythmische Bewegungssequenzen zum Thema gemacht werden (Bertrand 1997; Röttgen/Müllenbach 2000, nach Eggert/Koller 2006, 224f.; Trouli 2008, nach Richter 2010, 383). Genau diese Teilkonstrukte lassen sich über körpermotorische Leistungen sehr gut ansteuern und leisten einen Beitrag zur Entwicklung exekutiver Funktionen, die nach systematisch erfassten neurowissenschaftlichen Erkenntnissen gleichsam die Basis von Handlungsplanung, Sprachproduktion, Aufmerksamkeitssteuerung und Strategiebildung für Problemlöseverhalten sind und damit einen wesentlichen Baustein der Entwicklung abstrakter Denkprozesse darstellen (Kubesch 2007, 23; 2016a; b). Bewegungs- und Wahrnehmungslernen erscheinen heute in einem völlig anderen Licht, wenn sie nicht als „allgemeine Wahrnehmungsförderung“, sondern als spezifisches Lernangebot etwa im Rahmen grafomotorischer Förderangebote eingesetzt werden. So konnten die theoretisch-konzeptionellen Erkenntnisse zur Grafomotorikforschung (Fischer/Wendler 1994; Wendler 2001; 2014) in einer Längsschnittstudie zu den „Auswirkungen wahrnehmungs- und bewegungsorientierter Förderung auf die Graphomotorik von Schulanfängern“ sowie von Vorschulkindern empirisch gesichert werden (Stachelhaus 2003; 2005; Stachelhaus/Strauß 2005; Kranz et al. 2011).

Bewegungs- und Wahrnehmungslernen werden heute grundsätzlich in veränderten theoretischen Zusammenhängen erforscht und erklärt. Der dieser Einführung zugrunde liegende dynamisch-systemische Ansatz und die Erkenntnisse der Embodimentforschung (s. Kap. 3.1–3.3) machen eine Neuinterpretation der Ergebnisse von Studien zur Wirksamkeitsforschung von Psychomotorik notwendig. Notwendig sind keine linearen Ursache-Wirkungsmodelle, sondern Forschungen, die die Mehrdimensionalität und Wechselwirkung der Entwicklungskonstrukte unter Einschluss von Bewegung und Körperlichkeit als Prämisse formulieren (Röhr-Sendmeier et al. 2007; Marshall 2015) und aufklären. Dabei sind die positiven Effekte der Psychomotorik (Selbstwirksamkeit, soziale Kompetenz, hohe Motivation und Angstabbau) dann nicht Störvariablen unaufklärbarer Varianz, sondern Teilkonstrukte des kindlichen Lern- bzw. Entwicklungsprozesses.

Was wirkt eigentlich in der Psychomotorik?

Menke (2014) bezieht sich auf eine Differenzierung von Hölter (2002; 2005b)in Anlehnung an die Psychotherapieforschung und unterscheidet für die Psychomotorik *spezifische* Wirkfaktoren, die auf die Methode und den Gegenstand selbst zurückzuführen sind, also das jeweilige Bewegungsverständnis, die Inhalts- bzw. Themenwahl der Förderung und bestimmte Techniken bzw. Handhabungen. Als unspezifische Wirkfaktoren gelten vor allem die Person und die Kompetenz des Psychomotorikers sowie die spezifische Beziehungsgestaltung zwischen dem Kind/dem Klienten und dem Psychomotoriker (Hölter/Floßdorf 2006). Interessant sind nun große Übereinstimmungen systematischer Expertenbefragungen von Menke (2014) mit Evaluationsergebnissen, die Panten (2011) aus Studien zur Klinischen Psychomotorischen Therapie der kinder- und jugendpsychiatrischen Klinik in Hamm über einen Zeitraum von 2011 bis 2009 mit sehr hohen Fallzahlen zusammenstellt. Danach ergeben sich vier Bereiche von Wirkfaktoren:

- **Pädagogisch-therapeutischer Wirkfaktor:** Hier ist es vor allem die Persönlichkeit des Psychomotorik-Therapeuten, dessen Kompetenz für die Qualität des Beziehungsaufbaus und der Beziehungskonstanz bei einer empathischen Grundhaltung sorgt.
- **Wirkfaktor Bewegung und Körper:** Grundlegend ist die thematische Auswahl und die bewegungs- und körperorientierte Vorgehensweise im Therapieprozess. Bewegung und Körperlichkeit als kindgerechte Ressourcen sind bedeutsam für den senso- und psychomotorischen Entwicklungsprozess der Klienten.
- **Wirkfaktor Kleingruppe:** Die Heterogenität der Kleingruppe von fünf bis sieben Patienten ist offenbar Basis für sozialkommunikative Prozesse und interaktive Problemlösungen mit Auswirkungen auf die psychosoziale Entwicklung der Kinder und Jugendlichen.
- **Wirkfaktor Materialien und mediales Setting:** Die Handlungskompetenz als Medium und Zielkonstrukt wird zum förderlichen Wirkfaktor für selbstwirksame Veränderungen im Therapieprozess. Vor allem erfahrungsorientierte und variable Materialangebote bewirken Verbesserungen in der Handlungsplanung (Praxie) und der Körper-/Selbstkontrolle.

Jugendhilfe-Effekte-Studie Mit der Neufassung des Bundessozialhilfegesetztes (BSHG) und des Kinder- und Jugendhilfegesetztes (KJHG) in den 90er Jahren des letzten Jahrhunderts setzt ein Prozess ein, der von Vertretern der Psychomotorik in der Kinder- und Jugendhilfe maßgeblich mitgestaltet wird. Macsenaere (2006) gibt einen Überblick über zehn Jahre Wirkungsforschung in der Kinder- und Jugendhilfe und leitet daraus Konsequenzen für die Psychomotorik ab. Ein Jahrzehnt später analysiert er (Macsenaere 2014; 2016) die Ergebnisse von weiteren zehn Jahren Wirkungsforschung in den Hilfen der Erziehung. Mit der Jugendhilfe-Effekte-Studie (JES) wird der Grundbaustein für eine empirische Wirkungsforschung im Bereich der Kinder- und Jugendhilfe gelegt. Die Ergebnisse zeigen, dass Jugendhilfe ausgeprägte Wirkungen aufweist und dafür zentrale Wirkfaktoren, wie z.B. die aktive Kooperation der Beteiligten inklusive der Eltern, verantwortlich ist. Auf der JES-Studie aufbauend wird die Evaluation erzieherischer Hilfen (EVAS) (Institut für Kinder- und Jugendhilfe 2004) entwickelt und ist mit bundesweit über 26.000 evaluierten Fällen (2016) mittlerweile das größte Qualitätsentwicklungsverfahren in diesem Bereich. EVAS belegt eine hohe Effektivität der untersuchten Hilfen, die durch bewegungspädagogische Hilfen verstärkt werden kann. Diese Erfahrungen wurden im Zeitraum zwischen 2004 und 2012 genutzt, um mit einem überregional einheitlichen Instrumentarium (SPES) die Effekte psychomotorischer Interventionen zu erfassen und zur internen Qualitätsentwicklung zu nutzen (Macsenaere 2006, 194; Klein 2010).

SPES Das Instrument SPES (System psychomotorischer Effekte-Sicherung) wird seit fünf Jahren erfolgreich zur Evaluation und Qualitätsentwicklung psychomotorischer Förder- und Therapiemaßnahmen für Kinder und Jugendliche eingesetzt. Die speziell zu diesem Zweck entwickelten Fragebögen (Abb. 43) werden dabei in verschiedenen Arbeitsfeldern (motopädische Praxen, klinisch-therapeutische Institutionen, Fördervereine, Kinder- und Jugendhilfeeinrichtungen, Förderschulen etc.) zur Einzelfalldokumentation von Kindern und Jugendlichen mit Förderbedarf eingesetzt. SPES ermöglicht den teilnehmenden Institutionen den Aufbau eines einheitlichen Dokumentationssystems zur Erfassung von Struktur-, Prozess- und Ergebnisqualität ihrer Arbeit (Donabedian 1982) (Abb. 44).

Darüber hinaus ergeben sich durch den Vergleich der eigenen Evaluationsergebnisse mit denen anderer Teilnehmer grundlegende Erkenntnisse über die Qualität der eigenen Angebote und Leistungen. Die SPES-Daten dienen somit einer wissenschaftlich fundierten Evalua-

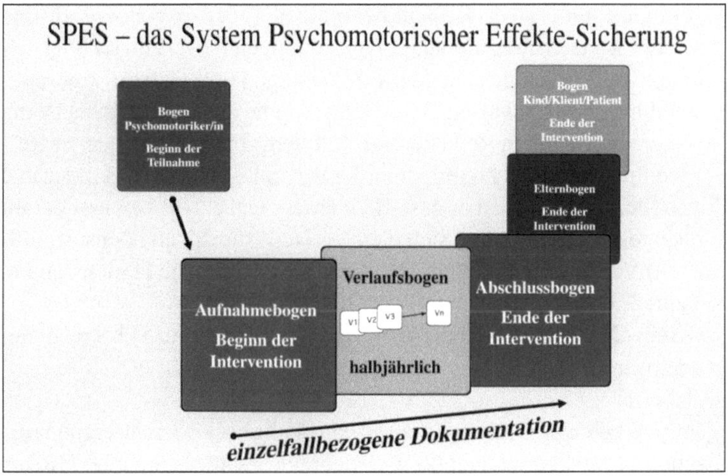

Abb. 43: Erhebungsdesign von SPES mit den verschiedenen Fragebogenarten (Klein et al. 2006)

tion und Qualitätsentwicklung des psychomotorischen Förderkonzeptes und der Strukturqualität von Einrichtungen. Zu den Detailergebnissen liegen mittlerweile mehrere detaillierte Beiträge vor (Fischer 2008a; Klein et al. 2006; Knab/Klein 2006; Klein 2010; Fischer 2011 mit der differenzierten Darstellung einer Teilstichprobe n=518 von Kindern im Vorschulalter). Die Ergebnisse der im Jahr 2011 abgeschlossenen psychomotorischen Interventionen (n=1507) bei insgesamt 1822 dokumentierten Förderprozessen von Kindern und Jugendlichen zeigen insgesamt eindeutige Erfolge. Differenziert wird nach einem Problem-

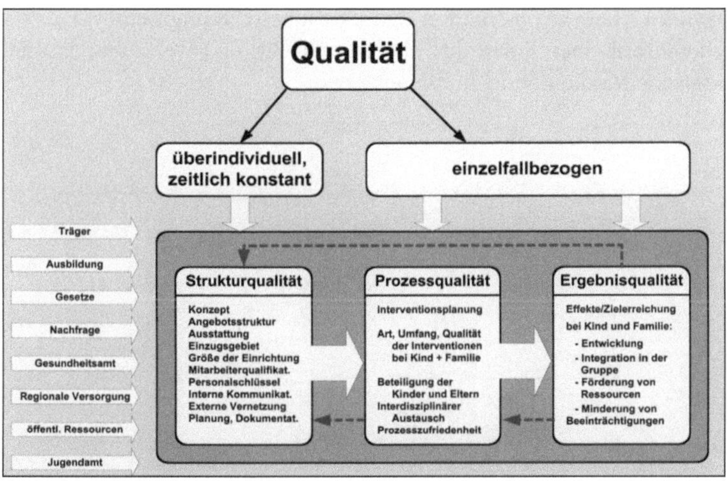

Abb. 44: Qualitätsdimensionen nach Donabedian (1982, verändert nach Adams 2006, 188)

lagenindex und zwei Ressourcenindizes (eher psychosozial und psychomotorisch ausgerichtete Fragestellungen bzw. Entwicklungsbereiche): Im Bereich bestehender Problemlagen und Defizite kommt es sowohl in der Anzahl als auch im Schweregrad der Symptombelastung zu einer signifikanten Reduzierung. Auf dem Gebiet vorhandener Ressourcen und Schutzfaktoren kann die Ressourcenlage der Kinder und Jugendlichen nachweisbar gestärkt werden. Dabei soll bewusst darauf hingewiesen werden, dass sich die positiven (statistisch höchst signifikanten) Veränderungen nicht allein auf die motorische Dimension beziehen.

Klein (2010, 319) fasst die Forschungsergebnisse zu SPES resümierend zusammen:

> „Die Ergebnisse der Datenauswertung der bisher abgeschlossenen psychomotorischen Interventionen zeigen insgesamt eindeutige Erfolge: Im Bereich bestehender Problemlagen und Defizite kam es sowohl in der Anzahl als auch im Schweregrad der Symptombelastung zu einer signifikanten Reduzierung, und auf dem Gebiet vorhandener Ressourcen bzw. Schutzfaktoren konnte die Ressoucenlage der Kinder nachweisbar gestärkt werden. Diese positiven Entwicklungen, die sich übergreifend über die verschiedenen psychomotorischen Arbeitsfelder zeigen, liefern einen wissenschaftlich fundierten Nachweis über die Wirksamkeit psychomotorischer Förder- und Therapiemaßnahmen".

Das psychomotorische Fachgebiet hat sich über die Jahrzehnte verändert, differenziert, konturiert, verwissenschaftlicht. Bei allem Bestreben um Theoriekonstruktion und Qualitätssicherung betont die Psychomotorik aber immer ihre kindgerechte Art und Weise und das dialogische Moment ihres Förderansatzes.

Übungsaufgaben zu Kapitel 6

75. Was versteht man unter Diagnostik im Allgemeinen und Motodiagnostik im Speziellen?

76. Differenzieren Sie motoskopische von motografischen und motometrischen Verfahren.

77. Skizzieren Sie den Paradigmenwechsel von der quantitativen zur qualitativen Motodiagnostik.

78. Was ist das System psychomotorischer Effekte-Sicherung (SPES) und wozu wird es eingesetzt?

79. Ist es überhaupt notwendig, eine Form von Qualitätsentwicklung und Evaluation am Arbeitsplatz/in der Einrichtung zu betreiben? Finden Sie Argumente.

80. Inwiefern ist Bewegung eine Ressource und welche Wirksamkeiten hat die Psychomotorik?

Anhang

Literatur

Achten, M., Deepen, M., Harn, N., Schronen, D. (2008): Kinderarmut und Bildung – Eine kindzentrierte Perspektive. In: Caritas Luxembourg (Hrsg.), 167–187

Adams, D. (2006): Qualitätsentwicklung in integrativen Kindertageseinrichtungen in Hessen. Motorik 29 (4), 186–193

ADL (Hrsg.)(1984): Sport: Planen – Durchführen – Auswerten. Hofmann, Schorndorf

Adolph, K. E., Robinson, S. R. (2015): Motor Development. In: Lerner/Liben/Müller (Eds.), 113–157

Aglioti, S. M., Cesari,P., Romani, M., Urgesi, C. (2008): Action anticipation and motor resonance in elite basketball players. Nature Neuroscience, 11, 9, 1109–1116

Ahlgrimm, J. (2004): Die Bedeutung von Risiko und Wagnis in Sportpädagogik und Psychomotorik. Eine vergleichende Untersuchung zu Risikoeinstellungen von Sport unterrichtenden Lehrern und psychomotorischen Übungsleitern. Unveröff. Diplomarbeit Heilpäd. Fakultät, Köln

Ahne, V. (2012): Ein Recht auf Schrammen. Gehirn & Geist, 6, 24–30

Ahnert, L. (Hrsg.)(2014): Theorien in der Entwicklungspsychologie. Springer VS, Wiesbaden

Akasha, E. S. (2004): In the beginning was the relation. Portuguese Review of Psychomotricity, 3, 87–95

Alsaker, f. D., Kroger, J. (2007): Identitätsentwicklung. In: Hasselhorn/Schneider (Hrsg.), 371–380

Amft, H. (1990): Die Relaxationsmethode. Motorik 13, 3, 115–118

Amft, H. (1996): Gesundheitswesen im Wandel – neue Chancen für die Motologie? In: Amft/Seewald (Hrsg.), 54–69

Amft, H., Amft, S. (2003): Studie zur Klientel der Psychomotoriktherapie. Zürich: Interkantonale Hochschule für Heilpädagogik. Ergebnispräsentation 3. April 2003

Amft, S., Seewald, J. (Hrsg.) (1996): Perspektiven der Motologie. Hofmann, Schorndorf

Amft, S., Boveland, B., Hensler Häberlin, K., Uehli Staufer, B. (2013): Kann Psychomotoriktherapie zur Förderung sozial-emotionaler Kompetenzen beitragen? Praxis der Psychomotorik 38, 3, 134–139

Anders, W., Weddemar, S. (2002): Häute scho(e)n berührt? – Körperkontakt in Entwicklung und Erziehung. 2. Aufl. Borgmann Publishing, Dortmund

Antonovsky, A. (1979): Health, Stress and Coping. Jossey-Bass, San Francisco

Antonovsky, A. (1987): Unraveling the mystery of health. How people manage stress and stay well. Jossey-Bass, San Francisco

Antonovsky, A. (1997): Salutogenese. Zur Entmystifizierung der Gesundheit. Dt. erw. Hrsg. von A. Franke. DGVT, Tübingen

Arnold, J. (2006): Qualitätsentwicklung im Kontext psychomotorischer Interventionen. Motorik 29, 4, 179–185

Arnold, J. (2017): Neue Perspektiven für die Wirkungsforschung? In: Knab/Masterz/Esser/Scheiwe (Hrsg.), 291–312
Aschebrock, H. (2013): Vom Sportartenprogramm zur Kompetenzorientierung – zum Wandel curricularer Leitideen. In: Aschebrock/Stibbe (Hrsg.), 53–78
Aschebrock, H., Beckers, E., Pack, R.-P. (Hrsg.)(2014): Bildung braucht Bewegung. Meyer & Meyer, Aachen
Aschebrock, H., Stibbe, G. (Hrsg.)(2013): Didaktische Konzepte für den Schulsport. Meyer & Meyer, Aachen
Asendorpf, J. B. (Hrsg.) (2005): Soziale, emotionale und Persönlichkeitsentwicklung. Hogrefe, Göttingen
Asher, S. R., Gottmann, J. M. (Eds.) (1981): The development of children's friendships. Cambridge University Press, Cambridge
Astington, J. W. (2000): Wie Kinder das Denken entdecken. Ernst Reinhardt, München
Aucouturier, B. (2005): La méthode Aucouturier. De Boeck, Bruxelles
Aucouturier, B., Lapierre, A. (1999): Bruno. 3. Aufl. Ernst Reinhardt, München
Axline, V. M. (2016): Kinder-Spieltherapie. 11. Aufl. Ernst Reinhardt, München
Ayres, J. (1984, 1998): Bausteine der kindlichen Entwicklung. 3. Aufl., Springer, Berlin
Bach, I., Siekmann, H. (Hrsg.) (2003): Bewegung im Dialog. Czwalina, Hamburg
Baedke, D. (1981): Motodiagnostik: Motometrische Testverfahren. In: Clauss (Hrsg.), 281–291
Bahr, S. (2013): Bewegt zur Schule – Psychomotorische Förderung von Basiskompetenzen für die Bewältigung des Übergangs von der Kita zur Grundschule. In: Krus/Jessel (Hrsg.), 135–150
Bahr, S. (2017): „Ein bewegter Übergang". Eine empirische Untersuchung zur Bedeutung von Bewegung für die Unterstützung des Transitionsprozesses Kita-Grundschule. Inauguraldissertation Humanwissenschaftliche Fakultät der Universität Köln
Bahr, S., Behrens, M. (2016): Psychomotorik als Frühe Hilfe in Institutionen der Kindheit. Erfolgreicher Start des psychomotorischen Studienschwerpunktes an der Universität zu Köln mit neuen Lehr-Lern-Konzepten und Prüfungsformaten. Motorik 39, 3, 157–160
Bahr, S., Behrens, M., Fischer, K. (2016): Interdisziplinäre Analyse der Bedeutung von Bewegung und Körperlichkeit. In: Fischer et al. (Hrsg.), 31–42
Balgo, R. (1996): Systemisch-konstruktivistische Perspektive für die Psychomotorik. In: Amft/Seewald (Hrsg.), 233–236
Balgo, R. (1998a): Bewegung und Wahrnehmung als System: Systemisch-konstruktivistische Positionen in der Psychomotorik. Hofmann, Schorndorf
Balgo, R. (1998b): Systemisch-Konstruktivistische Positionen in der Psychomotorik. Motorik 21, 1, 2–12
Balgo, R. (1999): Wir sehen mit unseren Armen und Beinen. Praxis der Psychomotorik 24, 1, 4–13
Balgo, R. (2004): Systemische Positionen im Kontext der Motologie. In: Köckenberger/Hammer (Hrsg.), 187–222
Balgo, R. (2009): Zentrale Bausteine systemisch konstruktivistischer Positionen. In: Seewald/Reichenbach (Hrsg.), 9–21
Balgo, R., Voss, R. (1995): „Kinder, die sich auffällig zeigen": Die systemisch-konstruktivistische Wende in der Psychomotorik. In: Kiphard/Olbrich (Hrsg.), 167–194
Baltes, P. B. (1990): Entwicklungspsychologie der Lebensspanne: Theoretische Leitsätze. Psychologische Rundschau 41, 1–24

Balz, E. (2009): Fachdidaktische Konzeptionen update oder: Woran soll sich der Schulsport orientieren? Sportpädagogik 1, Supplement, 25–32
Bandura, A. (1984): Self-efficiency: Toward an unifying theory of behavioral change. Psychological Review, 84, 192–215
Bankl, I. (2016): Rhythmik macht Schule! Lebendiges Lernen durch Musik – Bewegung – Sprache. In: Weiß/Voglsinger/Stuppacher (Hrsg.), 133–148
Basalou, L. W. (1999): Perceptual symbol systems. Behavioral, and Brain Sciences 22, 577–660
Basalou, L. W. (2008): Grounded Cognition. Annual Review of Psychology 59, 617–645
Bathke, I. (2007): Die Konzeptionelle Entwicklung der Psychomotorik in Deutschland und Frankreich. Unveröff. Diplomarbeit. Humanwissenschaftliche Fakultät, Universität zu Köln
Becker, P. (2006): Gesundheit als Bedürfnisbefriedigung. Hogrefe, Göttingen
Beckmann-Neuhaus, D. (2010): Mototherapie und Körperpsychotherapie – ein Blick aus der klinischen Praxis. Motorik 33, 2, 59–64
Beckmann-Neuhaus, D. (2012): Selbstfürsorge als Gesundheitsförderung im Kontext einer psychischen Erkrankung. Motorik 35, 2, 80–85
Beckmann-Neuhaus, D. (2015): Mototherapie – die Umsetzung des psychomotorischen Gedankens mit psychisch erkrankten Erwachsenen. In: Krus/Jasmund (Hrsg.), 186–205
Behrens, M. (2006): „Selbst Artist sein" – Sozial-emotionale Entwicklungsförderung in der Psychomotorik. In: Fischer/Knab/Behrens (Hrsg.), 376–384
Behrens, M. (2007): Ressourcenstärkung durch zirkuspädagogische Arbeit bei sozial ängstlichen Kindern. Haltung und Bewegung 27, 2, 5–15
Behrens, M. (2009): Die Bedeutung von Körper und Bewegung für die kindliche Resilienz. Psychomotorik als Beitrag zum Aufbau des Selbstwertgefühls bei sozial ängstlichen Kindern. Eine empirische Erhebung in Kasuistiken. Dissertation, Köln
Behrens, M. (2011a): „Stark im Trend – Stärken durch Trends? Zur Bedeutung der Bewegung für die kindliche Gesundheit. Motorik 34, 3, 106–116
Behrens, M. (2011b): „Selbst wirksam sein" oder: Was wirkt beim Aufbau sozial-emotionaler Ressourcen in der psychomotorischen Arbeit mit Kindern. In: Jessel (Hrsg.), 179–195
Behrens, M. (2016): Zur Bedeutung der Bewegung für die kindliche Gesundheit. Springer VS, Wiesbaden
Behrens, M., Wendler, M. (2015): Zirzensische Künste als Ressourcenstärkung für sozial ängstliche Kinder. In: Wendler/Huster (Hrsg.), 219–231
Beilin, H. (1993): Konstruktivismus und Funktionalismus in der Theorie Jean Piagets. In: Edelstein/Hoppe-Graff (Hrsg.), 28–67
Benner, D. (2001): Allgemeine Pädagogik: Eine systematisch-problemgeschichtliche Einführung in die Grundstruktur pädagogischen Denkens und Handelns. Juventa, Weinheim/München
Benz, B. (2018): Armutspolitik der Europäischen Union. In: Huster/Boeckh/Mogge-Grotjahn (Hrsg.), 759–782
Berg, S. (2015): Die Bedeutung des Übens im Kontext von Psychomotorik und Motologie. Motorik 38, 2, 67–74
Berg-Laase, G. (1987): Zur Geschichte und Methodik der Sozialökologie: Spiel- und Lebensraumanalyse. In: Zacharias (Hrsg.), 39–42

Berthoz, A. (2000): The Brain's Sense of Movement. Havard University Press, Cambridge

Bertrand, L. (1997): Das Verständnis raum-zeitlicher Begriffe beim 5- und 6jährigen Kind und ihre Bedeutung für die schulische Leistung. Diss. FB Erziehungswissenschaften Hannover

Beudels, W. (1996): Evaluation psychomotorischer Fördermaßnahmen bei von der Schule zurückgestellten Kindern. Motorik, 19, 1, 26—36

Beudels, W. (2010): Bewegung und Bewegungserziehung im Kindergarten. In: Beudels/Kleinz/Schönrade (Hrsg.), 157–171

Beudels, W. (2016): Bewegung als Medium des Lernens. In: Fischer et al. (Hrsg.) (2016a), 47–60

Beudels, W., Hammer, R., Hamsen, R., Kuhlenkamp, S., Volmer, L. (Hrsg.)(2008): Bewegung in der Lebensspanne. AKL Band 6, Selbstverlag, Lemgo

Beudels, W., Kleinz, N., Schönrade, S. (Hrsg.)(2010): Bildungsbuch Kindergarten. Modernes Lernen, Dortmund

Bewegung in der frühen Kindheit (BiK)(2011): Bewegung in der frühen Kindheit. In: www.kompetenzprofil-bik.de, 06.10.2018

Beywl, W. (1996): Anerkannte Standards und Leitprinzipien der amerikanischen Evaluation. In: Heiner (Hrsg.), 85–107

Bielefeld, J. (1981): Theoretisch-wissenschaftliche Aspekte der Motodiagnostik. In: Clauss (Hrsg.), 219–233

Bielefeld, J. (Hrsg.) (1986): Körpererfahrung. Hogrefe, Göttingen

Birk, F. F. (2016a): Motologische Flüchtlingshilfe am Beispiel des Entwicklungsthemas Doppelidentität. Praxis der Psychomotorik 41, 1, 13–16

Birk, F. F. (2016b): Psychomotorische Projekte in der Flüchtlingshilfe für Kinder. Konzeptentwicklung für Kinder mit Flüchtlingshintergrund. Praxis der Psychomotorik 41, 2, 110–114

Birk, F. F. (2017): Flucht, Rassismus, Identität – Eine Einführung in das motologische Handlungsfeld Flucht und Migration. In: Richter-Mackenstein/Blos (Hrsg.), 107–121

Birk, F. F. (2018): Ansätze der Psychomotorik/Motologie im Kontext von Flucht und Migration. Theoretische Grundlagen des Handlungsfeldes. Motorik 41, 1, 4–10

Bischof-Köhler, D. (1998): Zusammenhänge zwischen kognitiver, motivationaler und emotionaler Entwicklung in der frühen Kindheit und im Vorschulalter. In: Keller (Hrsg.), 323–382

Bischof-Köhler, D. (2000): Kinder auf Zeitreise. Theory of Mind, Zeitverständnis und Handlungsorganisation. Huber, Bern

Bischof-Köhler, D. (2011): Soziale Entwicklung in Kindesalter und Jugend. Bindung, Empathie, Theory of Mind. Kohlhammer, Stuttgart

Blahus, P. (2004): On the conceptual foundations of Psychomotricity as a science. Portuguese Review of Psychomotricity 3, 33–43

Blank, R., Jenetzky, E., Vinçon, S. (2014): Bruininks-Oseretsky Test der motorischen Fähigkeiten (BOT-2). Pearson Assessment, Frankfurt am Main

Böcker-Giannini, N. (2017): Bewegungserfahrungen und Doing Gender/Undoing Gender. Einfluss bewegungsbiografischer Erfahrungen und subjektiver Sichtweisen zur Bewegung und zum Doing Gender/Undoing Gender auf das professionelle Handeln frühpädagogischer Fachkräfte in der Kindertagesstätte. Inauguraldissertation, Humanwissenschaftliche Fakultät der Universität Köln

Böcker-Giannini, N., Stahl-von-Zabern, J. (2016): Die eigene Biografie verstehen. In: Fischer et al. (Hrsg.), 189–201

Borchert, J., Hartke, B., Jogschies, P. (Hrsg.) (2008): Frühe Förderung entwicklungsauffälliger Kinder und Jugendlicher. Kohlhammer, Stuttgart

Borgmeier, Chr. (2002): Die Entwicklung der Ausbildung in Motopädie auf Fachschulebene in Deutschland. In: Mertens (Hrsg.), 47–52

Bös, K. (Hrsg.) (2017): Handbuch Motorische Tests. 3. Auflage Hogrefe, Göttingen

Bös, K., Bappert, S., Tittlbach, S., Woll, A. (2004): Karlsruher Motorik-Screening für Kindergartenkinder. Sportunterricht, 53, 3, 79–87

Bös, K., Tittlbach, S., Schlenker, L., Reichenbach, C. (2017): Testbatterien und Testprofile zur Erfassung von Komponenten der motorischen Leistungsfähigkeit. In: Bös (Hrsg.), 113–327

Bosscher, R. J. (2006): A Dutch view on psychomotor therapy. In: Fischer/Knab/Behrens (Hrsg.), 238–247

Bosscher, R. J., Probst, M. (2001): Psychomotorische Therapie in Vlaanderen en Nederland. In: Bosscher/Probst (Hrsg.): Ontwikkelingen in de psychomotorische therapie. Cure & Care Publisher, Utrecht, 1–16

Brähler, E. (Hrsg.) (1986): Körpererleben. Ein subjektiver Eindruck von Leib und Seele. Springer, Berlin

Brand, I., Breitenbach, E., Maisel, V. (1985): Integrationsstörungen. Edition Bentheim, Würzburg

Brandtstädter, J. (2007): Entwicklungspsychologie der Lebensspanne: Leitvorstellungen und paradigmatische Orientierungen. In: Brandtstädter/Lindenberger (Hrsg.), 34–66

Brandtstädter, J., Greve, W. (2006): Entwicklung und Handeln. Aktive Selbstentwicklung und Entwicklung des Handelns. In: Schneider/Wilkening (Hrsg.), 409–459

Brandtstädter, J., Lindenberger, U. (Hrsg.)(2007): Entwicklungspsychologie der Lebensspanne. Ein Lehrbuch. Kohlhammer, Stuttgart

Braun, F. (2014): Kleine Kinder – große Gefühle. Entwicklung und Bedeutung von emotionaler Kompetenz. Kindergarten heute 44, 8, 8–13

Bronfenbrenner, U. (1981): Die Ökologie der menschlichen Entwicklung. Klett-Cotta, Stuttgart

Bronfenbrenner, U. (1989): Ecological systems theory. Annals of Child Development 6, 187–249

Bronfenbrenner, U. (1990): The ecology of cognitive development. Zeitschrift für Sozialisationsforschung und Erziehungssoziologie, 10, 101–114

Bronfenbrenner, U. (2005): Making human beings human. Sage, Thousand Oaks, CA

Bronfenbrenner, U., Morris, P. (2006): The bioecological model of human development. In: Damon/Lerner (Hrsg.), 793–828

Brüggebors, G. (1992): Einführung in die Holistische Sensorische Integration (HSI). Teil 1: Sensorische Integration (SI) und holistische Evaluation. Modernes Lernen, Dortmund

Brüggebors, G. (1994): Einführung in die Holistische Sensorische Integration (HSI). Teil 2: Von der HSI zur Holistischen Sensorischen Balance. Modernes Lernen, Dortmund

Bründel, H., Hurrelmann, K. (1996): Einführung in die Kindheitsforschung. Beltz, Weinheim

Buch, A., Heinecke, B. (Hrsg.) (1980): An den Rand gedrängt – Was Behinderte daran hindert, normal zu leben. Rowohlt, Reinbek

Büttner, G., Dacheneder, W., Schneider, W., Weyer, K. (2008): Frostigs Entwicklungstest der visuellen Wahrnehmung. Hogrefe, Göttingen

Bundesministerium für Familie, Senioren, Frauen und Jugend (Hrsg.) (2003): Qualitätsanforderungen in der Jugendsozialarbeit. Auswirkungen auf die Trägerstrukturen. Selbstverlag, Bonn

Bundeszentrale für Gesundheitliche Aufklärung (BzgA) (Hrsg.) (2002): Was hält Menschen gesund? Antonovskys Modell der Salutogenese – Diskussionsstand und Stellenwert. Eine Expertise von Bengel, J./Strittmatter, R./Willmann, H., 7. erw. Aufl. Selbstverlag, Köln

Burmeister, H. A. (1998): Über die moderne Physik und neue Biologie zu einer verstehenden Entwicklungsberatung: Die Bedeutung des Weltbildes für eine Theorie menschlicher Entwicklung: Eine systemtheoretische Perspektive. Motorik 21, 1, 13–18

Burmeister, J. (1996): Benchmarking statt Zertifikate. In: Bundesministerium für Familie, Senioren, Frauen und Jugend (Hrsg.), 26–35

Büttner, C., Emde, A. (Hrsg.) (1985): Jahrbuch der Kindheit. Bd. 2. Beltz, Weinheim

Buytendijk, F. J. J. (1956): Allgemeine Theorie der menschlichen Haltung und Bewegung. Springer, Berlin

Caliari, E. (2004): Psychomotor prevention project in schools. Portuguese Review of Psychomotricity, 3, 107–112

Cárdenas, B. (2009): Diagnostik mit Pfiffigunde. 10. Aufl. Borgmann, Dortmund

Caritas Luxembourg (Hrsg.) (2008): Sozialalmanach. Schwerpunkt: Kinderarmut & Bildung. Selbstverlag, Luxembourg

Case, R. (1985): Intellectual development. Academic Press, New York (dt: Die geistige Entwicklung des Menschen. Schindele, Heidelberg, 1999)

Clauss, A. (Hrsg.) (1981): Förderung entwicklungsgefährdeter und behinderter Heranwachsender. Perimed, Erlangen

Cohn, R. (1983, 1997): Von der Psychoanalyse zur themenzentrierten Interaktion. 13. Aufl. Klett, Stuttgart

Collins, W. A., Laursen, B. (Eds.) (1999): Relationships as developmental contexts. The Minnesota Symposia on child psychology, Vol. 30, Erlbaum, Mahwah

Contant, M., Calza, A. (1994): Les troubles psychomoteurs et le thérapeute en psychomotricité. Masson, Paris

Conzelmann, A., Hänsel, F. (Hrsg.) (2008): Sport und Selbstkonzept. Struktur, Dynamik und Entwicklung. Hofmann, Schorndorf

Conzelmann, A., Schmidt, M., Valkanover, S. (2011): Persönlichkeitsentwicklung durch Schulsport. Theorie, Empirie und Praxisbausteine der Berner Interventionsstudie Schulsport (BISS). Huber, Bern

Conzen, P. (1990): Erik H. Erikson und die Psychoanalyse. Asanger, Heidelberg

Corbetta, D., Thelen, E., Johnson, K. (2000): Motor constraints on the development of perception-action matching in infant reaching. Infant Behavior and Development 23, 351–374

Damon, W. (Series Ed.), Lerner, R. M. (Vol. Ed.) (1998, 2006): Handbook of child psychology, Vol. 1: Theoretical models of human development. Wiley, New York

Daum, M. M., Aschersleben, G. (2014): Experimentelle Handlungsforschung: Die ontogenetische Perspektive. In: Prinz (Hrsg.), 158–216

DBM (Hrsg.)(2005): Tagungsbericht Gemen. Eigenverlag, Dortmund

Decker, R. (1967): Die psycho-kinetische Erziehung. Die Leibeserziehung, 4, 106–111

Decker, R. (1984): Die Psychomotorik – Entwicklungstendenzen und Zielrichtungen der deutschen und französischen Bewegungsforschung. Sportunterricht, 2, 51–58

Decker, R. (2002): Auf der Suche nach neuen Inhalten für das Fach „Methodik und Didaktik der Leibeserziehung“ in der Grundschullehreraus- und Fortbildung in Luxemburg. In: Mertens (Hrsg.), 39–46

De Vries, C. (2013): DIFMaB – Diagnostisches Inventar zur Förderung mathematischer Basiskompetenzen. 2. verb. Aufl. Borgmann, Dortmund

Deimann, P., Kastner-Koller, U. (2007): Entwicklungsdiagnostik. In: Hasselhorn/Schneider (Hrsg.), 558–569

Deimel, H., Huber, G., Pfeifer, K., Schüle, K. (Hrsg.) (2007): Neue Wege in Prävention und Rehabilitation. Deutscher Ärzteverlag, Köln

Demetriou, A. (2006): Neo-Piagetsche Theorien der kognitiven Entwicklung. In: Schneider/Wilkening (Hrsg.), 191–263

Derecik, A. (2015): Naturnahe Nischen als kindgemäße Aneignungsräume auf dem Schulgelände von Ganztagsgrundschulen. Motorik 38, 1, 22–30

Deutscher Kinderschutzbund LV NRW e.V., Institut für soziale Arbeit e.V. (2006/2012): Kindesvernachlässigung: Erkennen – Beurteilen – Handeln. 2. Aufl. Fuldaer Verlagsanstalt, Münster, Wuppertal

Diem, L. (1935): Juchei, die Kleinsten turnen. Ein Beitrag zur Bewegungserziehung der 3–6jährigen. Limpert, Frankfurt

Dietrich, K. (2003): Anmerkungen zum dialogischen Bewegungskonzept als Grundlage einer pädagogischen Bewegungsforschung. In: Bach/Siekmann (Hrsg.), 11–23

Dippelhofer-Stiem, B. (2015): Das sozialökologische Modell. In: Hurrelmann et al. (Hrsg.), 251–266

Döbler, E., Döbler, H. (2017): Kleine Spiele. Verlag an der Ruhr, Mühlheim

Donabedian, A. (1982): The definition of quality and approaches to its assessment and monitoring (vol. 1). Health Administration Press, Ann Arbor, Mich.

Dornes, M. (2001): Der kompetente Säugling. 10. Aufl. Fischer, Frankfurt a.M.

Dreher, E., Dreher, M. (1985): Wahrnehmung und Bewältigung von Entwicklungsaufgaben im Jugendalter: Fragen, Ergebnisse und Hypothesen zum Konzept der Entwicklungs- und Pädagogischen Psychologie des Jugendalters. In: Oerter (Hrsg.), 30–61

von Dreusche, I., Graul-Mayr, P. (2006): Rhythmisch-musikalische Elemente in der psycho-motorischen Entwicklungsförderung. In: Fischer/Knab/Behrens (Hrsg.), 133–135

Drewing, K. (2017): Multisensorische Informationsverarbeitung. In: Müsseler/Rieger (Hrsg.), 76–101

Duncker, H.-R. (2005): Die entwicklungsbiologischen Grundlagen der spezifisch menschlichen Motorik. Motorik 28, 4, 178–188

Eckert, A. (2006): Körperpsychotherapie und Psychomotorik. In: Fischer/Knab/Behrens (Hrsg.), 346–354

Eckert, A. (2016): „Spielend ins Leben?“ – Pränatale und perinatale Erfahrungen mit dem kindlichen Spiel. In: Jessel (Hrsg.) (a), 11–23

Eckert, A. (2017): Zum Ausdruck prä- und perinataler Erfahrungen von Kindern in Spiel und Bewegung. Motorik 40, 1, 4–12

Eckert, R. A. (2004): Menschen psychomotorisch verstehen und begleiten. In: Eckert/Hammer (Hrsg.), 59–73

Eckert, R. A., Hammer, R. (Hrsg.) (2004): Der Mensch im Zentrum. Verlag Aktionskreis Literatur und Medien, Lemgo

Edelstein, W. (1993): Soziale Konstruktion und die Äquilibration kognitiver Strukturen. In: Edelstein/Hoppe-Graff (Hrsg.), 92–106

Edelstein, W., (Hrsg.) (1995): Entwicklungskrisen kompetent meistern. Roland Asanger Verlag, Heidelberg

Edelstein, W., Hoppe-Graff, S. (Hrsg.) (1993): Die Konstruktion kognitiver Strukturen. Huber, Bern

Effenberg, A./O., Mechling, H. (1999): Akustisch-rhythmische Informationen und Bewegungskontrolle. Von der rhythmischen Begleitung zur Sonifikation. Motorik 22, 4, 150–169

Eggert, D. (1969): Die Testbatterie für geistig behinderte Kinder. Zeitschrift Lebenshilfe II, 75–78

Eggert, D. (Hrsg.) (1975): Psychomotorisches Training. Beltz, Weinheim

Eggert, D. (1993, 2008): Diagnostisches Inventar motorischer Basiskompetenzen (DMB). 4. Aufl. Borgmann, Dortmund

Eggert, D. (1994, 2008): Theorie und Praxis der psychomotorischen Förderung. 7. Aufl. Borgmann, Dortmund

Eggert, D. (1995): Von der Kritik an den motometrischen Tests zu den individuellen Entwicklungsplänen in der qualitativen Motodiagnostik. Motorik 18, 4, 134–148

Eggert, D. (1997): Von den Stärken ausgehen … Individuelle Entwicklungspläne (IEP) in der Lernförderungsdiagnostik. Borgmann, Dortmund

Eggert, D. (2001): Von der Kritik an der Motometrie zur qualitativen Motodiagnostik. In: Fischer/Holland-Moritz (Hrsg.), 39–73

Eggert, D. (2009): Probleme mit der Psychomotorik: Kann sie wirklich alle Kinder mit besonderem Förderbedarf wirkungsvoll fördern? Zeitschrift für Heilpädagogik 60, 460–465

Eggert, D., Bertrand, L. (2002): RZI – Raum-Zeit-Inventar. Borgmann, Dortmund

Eggert, D., Brandt, K., Jendritzki, H., Küppers, B. (2000): Verändern sich die motorischen Kompetenzen von Schulkindern? Sportunterricht 49, 11, 350–355

Eggert, D., Koller, D. (2006): Was kann eine Bewegungsförderung für die kindliche Entwicklung leisten? In: Fritz/Klupsch-Sahlmann/Ricken (Hrsg.) (2006a), 219–226

Eggert, D., Ratschinski, G., Reichenbach, C. (1993/2008): Diagnostisches Inventar motorischer Basiskompetenzen (DMB). 1./4. Aufl. Borgmann, Dortmund

Eggert, D., Reichenbach, C. (2005): DIAS- Diagnostisches Inventar auditiver Alltagshandlungen. 2. Überarb. Aufl. Borgmann, Dortmund

Eggert, D., Reichenbach, C., Bode, S. (2003): Das Selbstkonzept Inventar (SKI) für Kinder im Vorschul- und Grundschulalter. Theorie und Möglichkeiten der Diagnostik. Borgmann, Dortmund

Eggert, D., Reichenbach, C., Bode, S. (2014): Das Selbstkonzeptinventar (SKI) für Kinder im Vorschul- und Grundschulalter: Theorie und Möglichkeiten der Diagnostik. 2. Aufl. Borgmann, Dortmund

Eggert, D., Wegner-Blesin, N. (2000): DITKA- Diagnostisches Inventar taktil-kinästhetischer Alltagshandlungen. Borgmann, Dortmund

Eisenburger, M. (2003a): Das Wissenschaftsgebiet Motologie. In: Weiß/Ullmann (Hrsg.) (2003), 39–47

Eisenburger, M. (2003b): Psychomotorik mit alten Menschen (Motogeragogik). In: Weiß/Ullmann (Hrsg.) (2003), 49–58

Eisenburger, M. (2004): Psychomotorik im Alter. In: Köckenberger/Hammer (Hrsg.), 531–570

Eisenburger, M. (2006): Psychomotorik im Alter. In: Fischer/ Knab/Behrens (Hrsg.), 225–230

Eisenburger, M. (2012): „Zuerst muss die Seele bewegt werden“: Psychomotorik im Pflegeheim. Ein theoriegeleitetes Praxisbuch. 2. Aufl. Verlag Modernes Lernen, Dortmund

Eisenburger, M. (2015a): Motogeragogik: Psychomotorik im Alter. In: Krus/Jasmund (Hrsg.), 225–239

Eisenburger, M. (2015b): Körper und Bewegung im Alter. In: Wendler/Huster (Hrsg), 253–271

Eisenburger, M. (2016): Aktivieren und Bewegen von älteren Menschen. 9. Aufl. Meyer & Meyer, Aachen

Eisenburger, M., Zak, T. (2013): Bewegte Begegnungsstunden für Menschen mit Demenz. Meyer & Meyer, Aachen

Elias, N. (1980): Über den Prozeß der Zivilisation. Soziologische und psychogenetische Untersuchungen. Bd. I/II, Suhrkamp, Frankfurt a.M.

Emck, C. (2004): Psychomotor functioning of children with psychiatric disorders. A Psicomotricidade 3, 61–69

Engel, A. K., Maye, A., Kurthen, M., König, P. (2013): Where is the action? The pragmatic turn in cognitive science. Trends in Cognitive Sciences 17, 5, 202–209

Engelbracht, D., Nüsken, D. (2015): Körper und Erziehungshilfen – Konzepte, Methoden, Praxiseindrücke. In: Wendler/Huster (Hrsg.), 157–187

Epstein, S. (1984): Entwurf einer integrativen Persönlichkeitstheorie. In: Filipp (Hrsg.), 15–45

Erikson, E. H. (1950, 1989): Identität und Lebenszyklus. 11. Aufl. Suhrkamp, Frankfurt a.M.

Esser, K. (2014): Wirkfaktoren in der Erziehungshilfe. In: Macsenaere et al. (Hrsg.), 599–606

Esser, K. (2017): Die Kraft ressourcenorientierter Pädagogik in der stationären Jugendhilfe. In: Knab et al. (Hrsg.), 361–381

Esser, M. (2004): Psychomotorische Praxis Aucouturier. In: Köckenberger/Hammer (Hrsg.), 144–164

Esser, M. (2011): Beweg-Gründe. Psychomotorik nach Bernard Aucouturier. 4. Aufl. Ernst Reinhardt, München

Faltermeier, T. (1997): Die Salutogenese als neue Perspektive in der Gesundheitspsychologie. Störfaktor 10, 1, 37–58

Fediuk, F., Hölter, G. (2003): Schüler mit Behinderung. Für eine Sportpädagogik der Vielfalt. Sportpädagogik 27 (4), 22–25

Filipp, S.-H. (Hrsg.) (1979, 1995): Kritische Lebensereignisse. 3. Aufl., Urban & Schwarzenberg, München

Filipp, S.-H. (1984): Selbstkonzept-Forschung. Klett, Stuttgart

Filipp, S.-H. (2000): Selbstkonzept-Forschung in der Retrospektive und Prospektive. In: Greve (Hrsg.), 7–14

Filipp, S.-H., Frey, D. (1988): Das Selbst. In: Immelmann/Scherer/Vogel/Schmoock (Hrsg.), 415–454

Filipp, S.-H., Mayer, A.-K. (2005): Selbstkonzept-Entwicklung. In: Asendorpf (Hrsg.), 259–334

Fingerhut, J., Hufendiek, R., Wild, M. (2013): Philosophie der Verkörperung. Suhrkamp, Berlin

Firmino, N. M. (2017): Die Bedeutung von Bewegung und elterlicher Einbindung für den frühkindlichen Sprachbildungsprozess. Motorik 40, 1, 21–30

Fischer, K. (1991): Psychomotorik und Frühförderung. Motorik 14, 1, 17–23

Fischer, K. (1996a): Entwicklungstheoretische Perspektiven der Motologie des Kindesalters. Hofmann, Schorndorf
Fischer, K. (1996b): Psychomotorik: Bewegungshandeln als Entwicklungshandeln. Sportpädagogik 20, 5, 26–36
Fischer, K. (1996c): Körpererfahrung und Identität als Grundbegriffe der Psychomotorik. Motorik 19, 3, 102–105
Fischer, K. (1996d): Entwicklung im Netzwerk – Neue Tendenzen der Entwicklungspsychologie und ihre Bedeutung für die Theorie-Konstruktion der Motologie. In: Amft/Seewald (Hrsg.), 193–200
Fischer, K. (2000): Psychomotorik und kindliche Entwicklung: Metatheoretische Perspektiven. Motorik 23, 1, 22–26
Fischer, K. (2001a): Einführung in die Psychomotorik. 1. Aufl. Ernst Reinhardt, München
Fischer, K. (2001b): Etablierung der Psychomotorik als Wissenschaftsdisziplin – Psychomotorische Konzepte im Wandel. In: Fischer/Holland-Moritz (Hrsg.) (2001), 74–85
Fischer, K. (2001c): Vom Sinn der Sinne. Zum Wahrnehmungsbegriff in der Psychomotorik. In: Zimmer/Hunger (Hrsg.) (2001), 27–33
Fischer, K. (2001d): Die Entwicklung vom erlebten Körperraum zum repräsentierten Lebensraum. In: Frank/Müller/Mundigler (Hrsg.) (2001), 29–33
Fischer, K. (2006): Psychomotorik in Europa. In: Fischer/Knab/Behrens (Hrsg.) (2006): Bewegung in Bildung und Gesundheit, 232–238
Fischer, K. (2008a): Das psychomotorische Paradigma in der Frühförderung. In: Leyendecker (Hrsg.), 53–64
Fischer, K. (2008b). Kindheit in Bewegung. Kompetenz und Beziehung als übergeordnete Orientierungen für Bildung und Förderung. In: Beudels/Hammer/Hamsen/Kuhlenkamp/Volmer (Hrsg.), 89–104
Fischer, K. (2009): Implikationen der aktuellen Bildungsdebatte in der Vorschulpädagogik für die Formulierung von Forschungsfragen in der Psychomotorik/Motologie. In: Seewald/Reichenbach (Hrsg.), 35–53
Fischer, K. (2010). Die Bedeutung der Bewegung für Bildung und Entwicklung im frühen Entwicklungsalter. In: Schäfer/Staege/Meiners (Hrsg.), 117–131
Fischer, K. (2011): Konzept und Wirkungsforschung in der Psychomotorik. Frühförderung interdisziplinär 30, 1, 2–16
Fischer, K. (2013a): Bewegung als anthropologische Kategorie. Unveröffentl. Arbeitspapier BiK-Forschungsprojekt
Fischer, K. (2013b): Das aktuelle Stichwort: Exekutive Funktionen. Motorik 36, 4, 208–210
Fischer, K. (2014): Bewegung in der Kindheitspädagogik in Deutschland – Profilierung des Aus- und Weiterbildungsbereiches. In: Hunger/Zimmer (Hrsg.), 127–141
Fischer, K. (2015a): Psychomotorik. In: Wegner/Scheid/Knoll (Hrsg.), 46–56
Fischer, K. (2015b): Motologie. In: Wegner/Scheid/Knoll (Hrsg.), 362–374
Fischer, K. (2015c): Kinderspiel als Selbst- und Welterfahrung. Motorik 38, 3, 122–133
Fischer, K. (2016a): Forschungsprojekt BiK – Eine Einführung. In: Fischer/Hölter/Beudels/Jasmund/Krus/Kuhlenkamp (Hrsg.), 9–28
Fischer, K. (2016b): Kategorisierung der Bedeutungsdimensionen. In: Fischer/Hölter/Beudels/Jasmund/Krus/Kuhlenkamp (Hrsg.), 43–44
Fischer, K. (2017): Kinderspiel als Selbstbildung und Entwicklungsförderung. In: Zimmer/Hunger (Hrsg.), 324–334

Fischer, K., Behrens, M. (2010): Körper und Bewegung als entwicklungsrelevante Ressourcen für den Aufbau des kindlichen Selbstwertgefühls – Eine empirische Erhebung in Kasuistiken. In: Macsenaere/Hiller/Fischer (Hrsg.), 305–312

Fischer, K., Behrens, M. (2012): Motorik – formale Strukturen und inhaltliche Merkmale: Rückblick auf 35 Jahre Zeitschriftenentwicklung. Motorik 35, 4, 151–163

Fischer, K., Hölter, G., Beudels, W., Jasmund, C., Krus, A., Kuhlenkamp, S. (Hrsg.) (2016a): Bewegung in der frühen Kindheit. Fachanalyse und Ergebnisse zur Aus- und Weiterbildung von Fach- und Lehrkräften. Springer VS, Wiesbaden

Fischer, K., Holland-Moritz, H. (Hrsg.) (2001): Mosaiksteine der Motologie. Hofmann, Schorndorf

Fischer, K., Knab, E. (2014): Psychomotorik in der Stationären Erziehungshilfe. In: Macsenaere/Esser/Knab/Hiller (Hrsg), 391–397

Fischer, K., Kopic, A., Schneider, J. (2016b): Bewegung als anthropologische Kategorie. In: Fischer/Hölter/Beudels/Jasmund/Krus/Kuhlenkamp (Hrsg.), 233–256

Fischer, K., Knab, E., Behrens, M. (Hrsg.)(2006): Bewegung in Bildung und Gesundheit. Verlag Aktionskreis Literatur und Medien, Lemgo

Fischer, K., Krus, A. (2013): Grundlagen der Psychomotorik. Kursunterlagen : Deutsche Akademie für Psychomotorik. Selbstverlag, Lemgo

Fischer, K., Schneider, J. (2015). Gemeinsam zu mehr Handlungsspielraum. Ein handlungsorientierter Zugang zur Partizipation von Kindern, Eltern und Fachkräften im Rahmen eines europäischen Forschungsprojektes. In: Hunger/Zimmer (Hrsg.), 72–85

Fischer, K., Seeger, R. (2012): Räume sind die Landschaft der Seele – Naturnaher Spielraum für Kinder unter drei Jahren. In: Hunger/Zimmer (Hrsg.), 249–252

Fischer, K., Wendler, M. (1994): Der Schriftsprachenerwerb und kindliche Entwicklung – Neurowissenschaftliche Grundlagen und praktische Konsequenzen für eine graphomotorische Förderung. Kindheit und Entwicklung 8, 74–83

Fischer, K. W. (1980): A theory of cognitive development: The control and construction of hierarchies of skills. Psychological Review 87, 477–531

Fischer, K. W. (1987): Relations between brain and cognitive development. Child Development 58, 623– 632

Fisher, A., Murray, E. A., Bundy, A. C. (2004): Sensorische Integrationstherapie. Theorie und Praxis. 2. Aufl. Springer, Heidelberg

Flade, A. (1993): Wohnungsumgebung als Erfahrungs- und Handlungsraum für Kinder. In: Tietze/Rossbach (Hrsg.), 35–55

Flammer, A. (1990): Erfahrung der eigenen Wirksamkeit. Huber, Bern

Flammer, A. (1993): Entwicklungsaufgaben als gesellschaftliche Eintrittskarten. In: Mandl/Dreher/Kornadt (Hrsg.), 119–128

Flammer, A. (1995): Kontrolle, Sicherheit und Selbstwert in der menschlichen Entwicklung. In: Edelstein (Hrsg.), 35–42

Flammer, A. (1996/2009): Entwicklungstheorien. 2. und 4. Aufl. Huber, Bern

Flammer, A., Gasser, L. (2007): Strukturgenese. In: Hasselhorn/Schneider (Hrsg.), 15–25

Flehmig, I. (Hrsg.)(2003): Kindheit heute. Realität und Wunschdenken. Modernes Lernen, Dortmund

Fleig, P. (2008): Der Zusammenhang zwischen körperlicher Aktivität und kognitiver Entwicklung. Theoretische Hintergründe und empirische Ergebnisse. Sportunterricht 57, 1, 11–16

Flitner, A. (1973): Das Kinderspiel. Piper & Co, München

Flosdorf, P. (2004): Heilpädagogische Beziehungsgestaltung. Lambertus, Freiburg
Flosdorf, P., Rieder, H. (1967): Sport und Spiel in Gruppe und Heim. Lambertus, Freiburg
Flosdorf, P., Rieder, H. (1990): Ein historischer Rückblick auf die Entwicklung eines Konzeptes. In: Huber/Rieder/Neuhäuser (Hrsg.), 39–55
Fogel, A. (2011). Theoretical and Applied Dynamic Systems Research in Developmental Science. Child Development Perspectives, 1, 1–6
Fonseca, V. da (2004): Psychomotricity: a multidisciplinary approach. A Psicomotricidade 3, 18–29
Frank, E., Müller, Chr., Mundigler, J. (Hrsg.) (2001): Was kann Psychomotorik leisten? Arbeitsvereinigung der Sozialhilfe Kärntens, Selbstverlag, Klagenfurt
Franke, A., Fischer, K. (2001): Spielraum anders begreifen und gestalten. Motorik 24, 3, 108–118
Franken, M. L. O. (1977): Psychomotorische theorieen en trainingsprogrammas. Wolters noordhof, Groningen
Freud, S. (1908): Der Dichter und das Phantasieren. Ges. Werke Bd. 7. Hogarth, London
Fried, L., Roux, S. (2013): Handbuch Pädagogik der frühen Kindheit. 3. Aufl. Cornelsen, Berlin
Friedlmeier, W., Holodynski, M. (Hrsg.) (1999): Emotionale Entwicklung. Spektrum Akademischer Verlag, Heidelberg
Friedrich, B., Welsche, M. (2017): „Beziehung in Bewegung“ – ein Eltern-Kind-Projekt. Praxis der Psychomotorik 42, 1, 12–19
Frijda, N. H. (1986): The emotions. Cambridge University Press, Cambridge
Frimodt, L. H. (2003): Psychomotorische Praxis als präventives Angebot – ein Schwerpunkt in Dänemark. Motorik 26, 1, 12–16
Fritz, A., Hussy, W., Bartels, S. (1997): Ein spielbasiertes Training zur Verbesserung der Planungsfähigkeit bei Kindern. Psychologie in Erziehung und Unterricht 44, 110–124
Fritz, A., Klupsch-Sahlmann, R., Ricken, G. (Hrsg.) (2006a): Handbuch Kindheit und Schule. Neue Kindheit, neues Lernen, neuer Unterricht. Beltz, Weinheim
Fritz, A., Ricken, G., Schuck, K.-D. (2006b): Wie die Welt nach innen kommt. In: Fritz/Klupsch-Sahlmann/Ricken (Hrsg.), 180–191
Fröhlich-Gildhoff, K. (2013): Das Spiel in der Kinderpsychotherapie. In: Weltzien (Hrsg.), 52–64
Fröhlich-Gildhoff, K., Rönnau-Böse, M. (2015): Resilienz. 4. Aufl. Ernst Reinhardt, München
Frühauf, T. (1997): Chancen und Risiken neuerer gesetzlicher Entwicklungen für die Qualität der Dienstleistung in Einrichtungen der Behindertenhilfe. In: Schubert/Zink (Hrsg.), 9–31
Fuchs, R., Göhner, W., Seelig, H. (Hrsg.) (2007): Aufbau eines körperlich-aktiven Lebensstils. Theorie, Empirie und Praxis. Hogrefe, Göttingen
Fuchs, T. (2012): Das Gehirn – ein Beziehungsorgan. Eine phänomenologisch-ökologische Konzeption. 4. Aufl. Kohlhammer, Stuttgart
Fuhrer, U. (2008): Die Rolle enger Bindungen und Beziehungen. In: Hurrelmann et al. (Hrsg.), 129–140
Funke, J. (2004): Bewegungs- und Sportpädagogik. Schneider Hohengehren, Baltmannsweiler

Gallagher, S. (2012): Kognitionswissenschaft – Leiblichkeit und Embodiment. In: Alloa, E., Bedorf, T., Grüny, C., Klass, T. N. (Hrsg.): Leiblichkeit. Mohr Siebeck, Tübingen, 320–333

Galm, B., Hees, K., Kindler, H. (2016): Kindesvernachlässigung – verstehen, erkennen, helfen. 2. Aufl. Reinhardt Verlag, München

Gebhard, B. (2014): Das aktuelle Stichwort: Inklusion – Professionalisierung und Handlungskompetenzen in der Psychomotorik. Motorik 37 (2), 76–78

Gebhard, B., Hennig, B., Leyendecker, C. (Hrsg.)(2012): Interdisziplinäre Frühförderung: exklusiv – kooperativ – inklusiv. Kohlhammer Verlag, Stuttgart

Gebhard, B., Kuhlenkamp, S. (2012): Psychomotorik in der Frühförderung – Überlegungen aus den Perspektiven Wirksamkeit und Inklusion. In: Gebhard/Hennig/Leyendecker (Hrsg.), 219–225

Gebhard, U. (2010): Naturerfahrung und seelische Entwicklung. Motorik 33, 3, 107–111

Geulen, D. (2005): Subjektorientierte Sozialisationstheorie. Sozialisation als Epigenese des Subjekts in Interaktion mit der gesellschaftlichen Umwelt. Juventa, Weinheim

Gibson, E. J. (1992): How to think about perceptual learning: Twenty-five years later. In: Pick/Van den Broeck/Knill (Eds.), 215–237

Gibson, E. J. (2000): Perceptual learning in development: Some basis concepts. Ecological Psychology 12, 4, 295–302

Giese, M. (2009): Theoretische Grundlagen eines erfahrungsorientierten und bildenden Sportunterrichts. In: Giese (Hrsg.), 13–53

Giese, M. (Hrsg.)(2009): Erfahrungsorientierter und bildender Sportunterricht. Ein theoriegeleitetes Praxishandbuch. Meyer & Meyer, Aachen

Giese, M. (2013): Erfahrungsorientierter Sportunterricht. In: Aschebrock/Stibbe (Hrsg.), 220–242

Giese, M. (2014): Erfahrungsorientierter Sportunterricht: Chancen für die inklusive Bildung im Kinder- und Jugendsport. In: Aschebrock/Beckers/Pack (Hrsg.), 467–490

Giese, M., Weigelt, L. (Hrsg.)(2017): Inklusiver Sport- und Bewegungsunterricht. Theorie und Praxis aus der Perspektive der Förderschwerpunkte. Meyer & Meyer, Aachen

Ginsburg, H., Opper, S. (1978): Piagets Theorie der geistigen Entwicklung. Klett-Cotta, Stuttgart

Glenberg, A. M. (2010): Embodiment as a Unifying Perspective for Psychology. Wiley Interdisciplinary Reviews: Cognitive Science, 1 (4), 586–596

Glück, J., Heckhausen, J. (2006): Entwicklungspsychologie der Lebensspanne: Allgemeine Prinzipien und aktuelle Theorien. In: Schneider/Wilkening (Hrsg.), 677–738

Göbel, H. (2011): Ausschnitte von Weg und Wirken des Jonny Kiphard – eine fachliche und persönliche Ansicht. Motorik, 34(2), 93–94

Göbel, H., Panten, D. (1995): Möglichkeiten und Grenzen der Elternarbeit in der psychomotorischen Therapie im Netzwerk psychomotorischer Hilfsmaßnahmen. In: Kiphard/Olbrich (Hrsg.), 87–102

Göbel, H., Panten, D. (2002): HamMotScreen für Vorschulkinder. Praxis der Psychomotorik 27, 1, 14–21

Goldman, A., Vignemont, F. de (2009): Is Social Cognition Embodied? Trends in Cognitive Sciences, 13 (4), 154–159

Goleman, D. (1997): Emotionale Intelligenz. DTV, München

Goodman, L., Hamill, D. (1973): The effectiveness of the Kephart Getmann activities in developing perceptual-motor and cognitive skills. Focus on Exceptional Children 4, 1–9

Gordijn, C. C. F., van der Brink, C., Meerbrink, P., Tamboer, J. W. I., Vermeer, A. (1975): Wat beweegt ons. Busch & Kenning, Baarn

Görlitz, D. (Hrsg.) (1993): Entwicklungsbedingungen von Kindern in der Stadt: Praxisbeiträge der Hertener-Tagung. Selbstverlag der Stadt Herten

Goswami, U. (2001): So denken Kinder. Einführung in die Psychologie der kognitiven Entwicklung. Huber, Bern

Miller, P.H. (2011): Piaget´s Theory: Past, Present, and Future. In: Goswami, U. (Ed.): 649–672

Goswami, U. (Ed.) (2011): The Wiley-Blackwell Handbook of Childhood Cognitive Development. Wiley-Blackwell, Chichester

Greve, W. (Hrsg.) (2000): Psychologie des Selbst. Psychologie Verlags Union, Weinheim

Größing, S. (1993): Bewegungskultur und Bewegungserziehung. Grundlagen einer sinnorientierten Bewegungspädagogik. Hofmann, Schorndorf

Grossmann, K. (2005): Frühe Bindungen und psychische Sicherheit bis ins junge Erwachsenenalter. Frühförderung interdisziplinär 24, 2, 55–64

Grossmann, K., Grossmann, K. E. (2005): Bindungen – das Gefüge psychischer Sicherheit. 2. Aufl. Klett-Cotta, Stuttgart

Grossmann, K. E., Grossmann, K. (2007): Die Entwicklung von Bindungen: Psychische Sicherheit als Voraussetzung für psychologische Anpassungsfähigkeit. In: Opp/Fingerle (Hrsg.), 279–298

Grossmann, K. E., Grossmann, K., Becker-Stoll, F., Maier, M., Scheuerer-Englisch, H., Schieche, M., Stöcker, K., Suess, G., Wensauer, M., Zimmermann, P. (2003): Internalisierung unterschiedlicher kindlicher Bindungserfahrungen und ihre klinische Relevanz. In: Keller (Hrsg.), 1153–1194

Grünke, M. (2006a): Zur Effektivität von Fördermethoden bei Kindern und Jugendlichen mit Lernstörungen: Eine Synopse vorliegender Metaanalysen. Kindheit und Entwicklung 15, 238–253

Grünke, M. (2006b): Der Stellenwert der Psychomotorik in der Lernförderung von Kindern und Jugendlichen mit gravierenden Schulschwierigkeiten. In: Fischer/Knab/Behrens (Hrsg.) (2006), 32–44

Grünke, M., Hinz, A.-M. (2008): Frühförderung und Prävention zur Vermeidung gravierender Lernschwierigkeiten. In: Leyendecker (Hrsg.) (2008a), 240–247

Grundmann, M. (2008): Humanökologie, Sozialstruktur und Sozialisation. In: Hurrelmann et al. (Hrsg.), 173–182

Grupe, O. (1976): Was ist und was bedeutet Bewegung? In: Hahn/Preising (Hrsg.), 3–19

Grupe, O. (1992): Bewegung, Spiel und Leistung im Sport: Grundthemen der Sportanthropologie. Hofmann, Schorndorf

Gschwend, G. (2002): Psychomotorik aus neurophysiologischer Sicht. In: Mertens (Hrsg.), 122–130

Guillarmé, J. J. (1990): Psychomotorik in Frankreich – éducation et rééducation psychomotorices. Hofmann, Schorndorf

Gukenbiehl, H.-L. (1990): Materiell-räumliche Faktoren in der ökologischen Sozialisationsforschung. Zeitschrift für Sozialisationsforschung und Erziehungssoziologie 10, 2, 130–146

Haag, H., Strauß, B. (Hrsg.) (2006): Themenfelder der Sportwissenschaft. Hofmann, Schorndorf

Haas, R. (1997): Psychomotorische Entwicklungsbegleitung erwachsener Menschen. Motorik 20, 3, 108–115

Haas, R. (1999): Entwicklung und Bewegung. Der Entwurf einer angewandten Motologie des Erwachsenenalters. Hofmann, Schorndorf

Haas, R. (2000): Entwicklung und Bewegung – Psychomotorische Therapie auf der Basis eines multifaktoriellen Gesamtbildes (MfGb). Motorik 23, 1, 11–21

Haas, R. (2003): Entwicklung und Bewegung – angewandte Motologie des Erwachsenenalters. In: Weiß/Ullmann (Hrsg.), 59–81

Haas, R. (2006a): Praxis und Verortung einer psychomotorisch orientierten Gesundheitsförderung. In: Fischer/Knab/Behrens (Hrsg.) (2006), 323–337

Haas, R. (2006b): Chancen des neuen Präventionsgesetzes für eine psychomotorisch orientierte Gesundheitsförderung. Motorik 29, 2, 75–84

Haas, R. (2007): Psychomotorische Gesundheitsförderung – eine erste Standortbestimmung. Motorik 30, 3, 124–129

Haas, R. (2013): Das aktuelle Stichwort: Gesundheit. Motorik 36, 3, 153–155

Haas, R. (2015a): Der Leib in Bewegung als Ressource im Erwachsenenalter – eine psychomotorische Betrachtung. In: Wendler/Huster (Hrsg.), 233–251

Haas, R. (2015b): Belastungen und Ressourcen im Gleichgewicht – psychomotorische Perspektiven auf betriebliche Gesundheitsförderung im Kontext der Sozialen Arbeit. In: Krus/Jasmund (Hrsg.), 162–185

Haas, R., Golmert, C., Kühn, C. (2014): Psychomotorische Gesundheitsförderung in der Praxis. Spiel- und Dialogräume für Erwachsene. Reihe Motorik Bd. 31. Hofmann, Schorndorf

Habermas, T., Döll-Hentschker, S. (2007): Psychoanalytische Grundlagen der Entwicklungspsychologie. In: Hasselhorn/Schneider (Hrsg.), 62–70

Hackelberg-Buff, U. (2003): Systemisch-konstruktivistische Motodiagnostik. Motorik 26, 4, 164–173

Hahn, E., Preising, W. (Hrsg.) (1976): Die menschliche Bewegung – Human Movement. Hofmann, Schorndorf

Hammer, R. (2001): Bewegung allein genügt nicht. Verlag Modernes Lernen, Dortmund

Hammer, R. (2004a): Menschenbilder. In: Eckert/Hammer (2004), 9–16

Hammer, R. (2004b): Der kompetenztheoretische Ansatz in der Psychomotorik. In: Köckenberger/Hammer (Hrsg.) (2004), 43–55

Hammer, R. (2004c): Der verstehende Ansatz in der Psychomotorik. In: Köckenberger/Hammer (Hrsg.) (2004), 164–186

Hammer, R. (2007): Bewegung, Spiel und Sport als bewährte Maßnahme in der Kinder- und Jugendhilfe. Motorik 30, 2, 58–62

Hammer, R. (2015): Psychomotorik in der Kinder- und Jugendhilfe. In: Krus/Jasmund (Hrsg.), 133–145

Hammer, R., Paulus, F. (2002): Psychomotorische Familientherapie – Systeme in Bewegung. Motorik 25, 1, 13–19

Hammer, R., Wendler, M. (2014): Wenn Einstein turnt … Begegnungen mit physikalischen Phänomenen. In: Hunger/Zimmer (Hrsg.), 168–171

Hannover, B. (2000): Das kontextabhängige Selbst oder warum sich unser Selbst mit dem sozialen Kontext verändert. In: Greve (Hrsg.), 227–254

Hannover, B. (2005): Die erweiterte Version des semantisch-prozeduralen Interface-Modells des Selbst: Funktion des mentalen Interface und Implikationen für motivierte Prozesse. Psychologische Rundschau 56, 99–112

Hartmann, E. (2014): Zirkuspädagogik – ein Plädoyer für ein neues Arbeitsfeld in der Erziehungshilfe. In: Macsenaere/Esser/Knab/Hiller (Hrsg.), 422–429

Hartmann, L. (2011): Psychomotorische Förderung des Selbstkonzeptes von Kindern aus psychosozialen Risikolagen in der Frühförderung. Frühförderung interdisziplinär, 30, 1, 17–25-

Hasselhorn, M. (1999): Evaluation kognitiver Trainings: Eine Standortbestimmung. Zeitschrift für Pädagogische Psychologie. 13, 1/2, 1–3

Hasselhorn, M., Schneider, W. (2007): Handbuch der Entwicklungspsychologie. Hogrefe, Göttingen

Haunert, P. (1989): Kindheit im Wandel der Zeit. Kindergarten heute 19, 4, 147–154

Haverkamp, F. (2006): Körperliche Bewegung und ihre Bedeutung für die Gesundheit. In: Fischer/Knab/Behrens (Hrsg.), 140–147

Haverkamp, F. (2018): Gesundheit und soziale Lebenslage. Herausforderung für eine inklusive Gesundheitsversorgung. In: Huster/Boeckh/Mogge-Grotjahn (Hrsg.), 479–502

Havighurst, R. J. (1948/1972): Developmental tasks and education. McKay, New York

Haywood, K. M., Getchel, N. (2005): Life span motor development. Human Kinetics, Champaigne, Ill.

Head, H., Holmes, G. (1911): Sensory disturbances from cerebral lesions. Brain 102–254

Heckhausen, H. (1989): Motivation und Handeln. 2. Aufl. Springer, Berlin

Hegerath, H., Keller, S. (2015): „Ich kann sein, was ich will“ – Die Bedeutung von Gruppenprozessen für den Verlauf sozialer Rollenspiele 3- bis 6-jähriger Kinder. Motorik 38, 3, 104–110

Heimlich, U. (1991, 2015): Einführung in die Spielpädagogik: eine Orientierungshilfe für sozial-, schul- und heilpädagogische Arbeitsfelder. 2. Aufl. Klinkhardt, Bad Heilbrunn

Heimlich, U. (2001): Einführung in die Spielpädagogik. Eine Orientierungshilfe für sozial-, schul- und heilpädagogische Arbeitsfelder. 2. Aufl. Klinkhardt, Bad Heilbrunn

Heiner, M. (Hrsg.) (1996): Qualitätsentwicklung durch Evaluation. Lambertus, Freiburg

Heintz, N. (1983): Psychomotorische Erziehung und psychomotorische Reedukation in französischsprachigen Ländern. Diss., Hannover

Helmsen, J., Petermann, F. (2008). Nah bei sich selbst sein und auf andere zugehen können. Emotionale Intelligenz fördern. Kindergarten heute 38, 5, 8–13

Hengst, H., Zeiher, H. (Hrsg.) (2005): Kindheit soziologisch. VS, Wiesbaden

Herpertz-Dahlmann, B., Resch, F., Schulte-Marwort, M., Warnke, A. (Hrsg.) (2005): Entwicklungspsychiatrie. Schattauer, Stuttgart

Herrmann, B. (2005): Vernachlässigung und emotionale Mißhandlung von Kindern und Jugendlichen. Kinder- und Jugendarzt, 36, 6, 1–7

Hessisches Sozialministerium (HSM), Hessisches Kultusministerium (HKM) (Hrsg.) (2011): Bildung von Anfang an. Bildungs- und Erziehungsplan für Kinder von 0–10 Jahren in Hessen. Selbstverlag, Wiesbaden

Hilbers, M. (2000): Zwischen Irritation und Transformation: Der Paradigmenwechsel und die Psychomotorik. Motorik 23, 1, 27–33

Hildebrandt-Stramann, R. (2014): Bewegtes Lernen in der Grundschule. In: Hunger/Zimmer (Hrsg.), 142–146

Hildebrandt-Stramann, R. (2017): Den Schultag einer Ganztagsschule durch Bewegung rhythmisieren. In: Zimmer/Hunger (Hrsg.), 287–296
Hinsch, R., Pfingsten, U. (2007): Gruppentraining sozialer KOmpetenzen GSK. 5. Aufl. Beltz, Weinheim
Hinsch, R., Wittmann, S. (2003): Soziale Kompetenz kann man lernen. PVU, Weinheim
Hoffmann, A., Brand, R., Schlicht, W. (2006): Körperliche Bewegung. In: Lohaus/Jerusalem/Klein-Heßling (Hrsg.), 201–220
Hofsten, C. v. (2001): On the Early Development of Action, Perception and Cognition. In: Lacerda, F., Hofsten, C. v., Heimann, M. van (Eds.): Emerging Cognitive Abilities in Early Infancy. Earlbaum, Mahwah, 73–89
Hofsten, C. v. (2003): On the development of perception and action. In: Valsiner/Connolly (Eds.), 114–140
Hofsten, C. v. (2009): Action, the foundation for cognitive development. Scandinavian Journal of Psychology, 50, 617–623
Holodynski, M. (2006): Emotionen – Entwicklung und Regulation. Springer, Heidelberg
Holodynski, M. (2014): Die Erforschung menschlicher Emotionen. In: Ahnert (Hrsg.), 436–467
Holodynski, M., Friedlmeier, W. (1999): Emotionale Entwicklung und Perspektiven ihrer Erforschung. In: Friedlmeier/Holodynski (Hrsg.), 1–16
Höhne, M. (2011): Inklusive Bewegung – Inklusion und Psychomotorik. Motorik 34 (3), 150–151
Höhne, M., Jessel, H. (2011): Wie Wegbereiter Jonny Kiphard erlebt haben. Motorik 34, 2, 69–72, 86–87, 91, 94–95
Hölter, G. (1987): Als Pädagoge von Therapien lernen. Überlegungen zur Erweiterung des pädagogischen Bezuges im Sportunterricht. Sportpädagogik 11, 4, 16–26
Hölter, G. (Hrsg.)(1993a): Mototherapie mit Erwachsenen. Sport, Spiel und Bewegung in Psychiatrie, Psychosomatik und Suchtbehandlung. Hofmann, Schorndorf
Hölter, G. (1993b): Selbstverständnis, Ziele und Inhalte der Mototherapie. In: Hölter (Hrsg.) (1993a), 12–33
Hölter, G. (1996): Aus der Nische ins Rampenlicht? Motopädagogik auf dem Prüfstand bildungstheoretischer Überlegungen zur Bewegungserziehung. In: Amft/Seewald (Hrsg.), 118–127
Hölter, G. (1998): Entwicklungslinien der Psychomotorik im deutschsprachigen Raum. Motorik 21, 2, 43–49
Hölter, G. (2002): Beziehungsgestaltung in der Psychomotorik. In: Mertens (Hrsg.), 77–86
Hölter, G. (2005a): Psychomotorik und Psychotherapie. Motorik 28, 3, 130–137
Hölter, G. (2005b): Supervision und Wirksamkeitsforschung in der Psychotherapie. Implikationen für das „Dortmunder Modell“ einer universitätsintegrierten Supervision. In: Subellok (Hrsg.), 101–111
Hölter, G. (2007): Sport- und Bewegungstherapie in der Psychosomatik. In: Deimel/Huber/Pfeifer/Schüle (Hrsg.), 213–223
Hölter, G. (Hrsg.) (2011a): Bewegungstherapie bei psychischen Erkrankungen. Grundlagen und Anwendungen. Köln: Deutscher Ärzteverlag.
Hölter, G. (2011b): Körper, Leib und Bewegung – begriffliche und inhaltliche Annäherungen. In: Hölter (Hrsg.), 5–45
Hölter, G. (2011c): Konturen der klinischen Bewegungstherapie. In: Hölter (Hrsg.), 71–153

Hölter, G. (2013): Psychomotorik in Deutschland am Beginn des 21. Jahrhunderts. Lücken und Tücken eines Erfolgmodells. Motorik 36, 1, 9–17
Hölter, G., Flosdorf, P. (2006): Beziehung als dialogischer Prozess. In: Fischer/Knab/Behrens (Hrsg.), 148–160
Homburger, A. (1923): Zur Gestaltung der normalen menschlichen Motorik und ihre Beurteilung. Zeitschrift für die gesamte Neurologie und Psychiatrie 83, 274–314
Huber, G., Rieder, H., Neuhäuser, G. (Hrsg.) (1990): Psychomotorik in Therapie und Pädagogik. Verlag Modernes Lernen, Dortmund
Hundmeyer, S. (2014): Aufsichtspflicht – kein Hindernis für eine bewegte Kindheit. In: Hunger/Zimmer (Hrsg.), 222–226
Hundmeyer, S. (2017): Immer mit einem Bein im Gefängnis? Ein Gespräch über die Aufsichtspflicht im Außengelände der Kita mit Simon Hundmeyer. Die Kindergartenzeitschrift 48, 44–46
Hunger, I., Zimmer, R. (Hrsg.) (2007): Bewegung. Bildung. Gesundheit – Entwicklung fördern von Anfang an. Hofmann, Schorndorf
Hunger, I., Zimmer, R. (Hrsg.)(2010): Bildungschancen durch Bewegung – von früher Kindheit an. Hofmann, Schorndorf
Hunger, I., Zimmer, R. (Hrsg.)(2012): Frühe Kindheit in Bewegung. Entwicklungspotenziale nutzen. Hofmann, Schorndorf
Hunger, I., Zimmer, R. (Hrsg.) (2014): Inklusion bewegt. Herausforderungen für die frühkindliche Bildung. Hofmann, Schorndorf
Hunger, I., Zimmer, R. (Hrsg.)(2015): Bewegungschancen bilden. Hofmann, Schorndorf
Hünnekens, H., Kiphard, E. J. (1960): Übung der Motorik als therapeutische Methode bei entwicklungsrückständigen Kindern. In: Villinger (Hrsg.), 177–193
Hünnekens, H., Kiphard, E, J. (1963): Motoskopische Untersuchungen beim Trampolinspringen. Acta Paedopsychiatr. 30, 231–247, 324–341
Hünnekens, H., Kiphard, E. J. (1975): Bewegung heilt – Psychomotorische Übungsbehandlung bei entwicklungsrückständigen Kindern. 5. Aufl. Flöttmann, Gütersloh
Hünnekens, H., Kiphard, E. J. (1990): Zum Beginn psychomotorischer Fragen, diagnostischer Maßnahmen und therapeutischer Versuche. In: Huber/Rieder/Neuhäuser (Hrsg.), 27–37
Hoppe-Graff, S. (2014): Denkentwicklung aus dem Blickwinkel des strukturgenetischen Konstruktivismus. In: Ahnert (Hrsg.), 148–173
Hurrelmann, K., Albert, M., Infratest (2006): 15. Shell-Jugendstudie. Fischer, Frankfurt a.M.
Hurrelmann, K., Andresen, S., Infratest (2007): 1. World Vision Kinderstudie. Fischer, Frankfurt a.M.
Hurrelmann, K., Bauer, U. (2015): Das Modell des produktiv realitätsverarbeitenden Subjekts. In: Hurrelmann et al. (Hrsg.), 144–161
Hurrelmann, K., Bauer, U., Grundmann, M., Walper, S. (Hrsg.) (2015): Handbuch Sozialisationsforschung. 8. Aufl. Beltz, Weinheim
Hurrelmann, K., Grundmann, M., Walper, S. (Hrsg.)(2008): Handbuch der Sozialisationsforschung. 7. Aufl. Beltz, Weinheim
Hurrelmann, K., Ulich, D. (Hrsg.) (1991): Neues Handbuch der Sozialisationsforschung. 4. Aufl. Beltz, Weinheim
Huschke-Rhein, R. (1998): Systemische Erziehungswissenschaft. Beltz, Weinheim
Huster, E., Wendler, M. (2013): Soziale Inklusion und Bildungsgerechtigkeit im Kontext bewegungs- und körperorientierter Förderung. Praxis der Psychomotorik 38, 4, 197–203

Huster, E., Boeckh, J., Mogge-Grotjahn, H. (Hrsg.) (2018): Handbuch Armut und soziale Ausgrenzung. 3. Aufl. Springer VS, Wiesbaden
Immelmann, K., Scherer, K. R., Vogel, Chr., Schmoock, P. (Hrsg.) (1988): Psychobiologie. G. Fischer, Psychologie Verlags Union, München
Irmischer, T. (1984): Quellen der Psychomotorik. In: Knab (Hrsg.) (1983), 29–36
Irmischer, T. (1981): Bewegungsbeobachtung. In: Clauss (Hrsg.), 202–218
Irmischer, T. (1983): Lehrbrief: Einführung in die Bewegungsbeobachtung. In: Irmischer/Fischer/Müller (Hrsg.), 1–16
Irmischer, T. (1987): Lehrbrief: Grundzüge der Motopädagogik. In: Irmischer/Fischer/Müller (Hrsg.), 1–20
Irmischer, T. (1993): Ursprünge. In: Irmischer/Fischer (Hrsg.), 9–18
Irmischer, T. (1998): Psychomotorik in Europa. Motorik 21, 3, 133–137
Irmischer, T., Fischer, K. (Hrsg.) (1989, 1993): Psychomotorik in der Entwicklung. 2. Aufl. Hofmann, Schorndorf
Irmischer, T., Fischer, K., Müller, H.-J. (Red.) (1983/1987): Arbeitsmaterialien zur Motopädagogik. Lehrbriefsammlung. 1./2. Aufl. Aktionskreis Psychomotorik, Selbstverlag, Lemgo
Irmischer, T., Hammer, R. (Hrsg.) (2001): Psychomotorik in Geschichten. Verlag Aktionskreis Literatur und Medien, Lemgo
Irmler, M. (2015): Selbstkonzeptforschung in der Psychomotorik bei Kindern mit Muskeldystrophie. Motorik 38, 1, 4–9
Izard, C. E. (1994): Die Emotionen des Menschen. Eine Einführung in die Grundlagen der Emotionspsychologie. Beltz, Weinheim
James, W. (1890): Principles of Psychology (Vol. 1 u. 2). Holt, New York
Jansen, P., Richter, S. (2016): Macht Bewegung wirklich schlau? Zum Verhältnis von Bewegung und Kognition. Hogrefe, Bern
Jarosch, B., Göbel, H., Panten, D. (1993): Von der Psychomotorischen Übungsbehandlung zur Klinischen Psychomotorischen Therapie. In: Irmischer/Fischer (Hrsg.), 147–161
Jarosch, B., Panten, D., Göbel, H. (1987): Die Abteilung für Psychomotorik in Hamm stellt sich vor. Motopäde 3, 12–15
Jasmund, C. (2014): Bewegung in der frühen Kindheit (BiK). Editorial zum Schwerpunktheft der Zeitschrift Kita aktuell Spezial 4, 4
Jasmund, C., Krus, A. (2016): Kompetent in Bewegung. In: Fischer et al (Hrsg.), 257–281
Jaster, R. (2014): Erfahrungsraum Außengelände. Grundsätze für eine naturnahe und kindgerechte Gestaltung. Kindergarten heute 44, 2, 30–34
Jerusalem, M. (2006): Theoretische Konzeptionen der Gesundheitsförderung im Kindes- und Jugendalter. In: Lohaus/Jerusalem/Klein-Heßling (Hrsg.), 31–57
Jessel, H. (2006): Psychomotorische Gewaltprävention – ein mehrperspektivischer Ansatz. In: Fischer/Knab/Behrens (Hrsg.), 371–376
Jessel, H. (2007): Psychomotorische Gewaltprävention – ein mehrperspektivischer Ansatz. Diss. FB Erziehungswissenschaft, Marburg
Jessel, H.(Hrsg.)(2011a): Die Kunst mit der Vielfalt umzugehen. 35 Jahre Aktionskreis Psychomotorik e.V. Bd. 10 Verlag AKP, Lemgo
Jessel, H. (2011b): Ansichten – Einsichten – Aussichten: Erkenntnistheoretische Grundlagen der psychomotorischen Gewaltprävention. In: Jessel (Hrsg.), 73–95
Jessel, H. (2012): Achtsamkeit – Leiblichkeit – Gesundheit. Zur Relevanz des Achtsamkeits-Konzepts für eine psychomotorisch orientierte Gesundheitsförderung. Motorik 35, 2, 61–69

Jessel, H. (2015): (Zwischen-) Leiblichkeit und Gewalt – ein vergessener Zusammenhang der Gewaltpräventionsforschung?! In: Wendler/Huster (Hrsg.), 315–325
Jessel, H. (Hrsg.)(2016a): Spiel(T)raum. Spielraum lassen – Spielraum geben – Spielraum haben. Bd. 13 Verlag AKP, Lemgo
Jessel, H. (Hrsg.)(2016b): Lehren und Lernen in der Psychomotorik. Bd. 15 Verlag AKP, Lemgo
Joraschky, P. (1986): Körperschema und das Körper-Selbst. In: Brähler (Hrsg.), 34–49
Kambas, A. (2003): Die Griechische Psychomotorik ist da. Motorik 26, 2, 94
Kastner, J. (2010): Entwicklungsbedingte Koordinationsstörungen: Folgen für die kognitive Entwicklung, das Lern- und Sozialverhalten. Dissertation, Universität Bremen
Kastner-Koller, U., Deimann, P., Konrad, C., Steinbauer, B. (2004): Entwicklungsförderung im Kindergartenalter. Praxis Kinderpsychologie und Kinderpsychiatrie, 53, 145–166
Kaufmann-Hayoz, R. (1989): Entwicklung der Wahrnehmung. In: Keller (Hrsg.), 401–418
Kaufmann-Hayoz, R., van Leeuwen, L. (2003): Entwicklung der Wahrnehmung. In: Keller (Hrsg.), 861–894
Kavale, K., Mattson, P. D. (1983): One jumped over the balance beam: Meta-analysis of perceptual-motor training. Journal of learning disabilities 16, 3, 165–173
Kegan, R. (1991): Die Entwicklungsstufen des Selbst. Fortschritte und Krisen im menschlichen Leben. 2. Aufl., Kindt, München
Keller, H. (Hrsg.) (1989/2003/2011): Handbuch der Kleinkindforschung. 1./3./4. Aufl., Luchterhand, Neuwied
Keller, H. (1993): Kind und städtische Umwelt aus der Sicht der Entwicklungspsychologie. In: Görlitz (Hrsg.), 95–100
Keller, H. (Hrsg.) (1998): Lehrbuch der Entwicklungspsychologie. Huber, Bern
Keller, R., Fritz, A. (1998). Auf leisen Sohlen durch den Unterricht. Ein Arbeitsbuch zum spiel- und handlungsorientierten Unterricht im 1. und 2. Grundschuljahr. 2. Aufl. Hofmann, Schorndorf
Kerste, U. (1989): Spielen: In und mit der Natur. Motorik 12, 3, 104–112
Kesper, G., Hottinger, C. (1992; 2015): Mototherapie bei Sensorischen Integrationsstörungen. Eine Anleitung zur Praxis. 8. Aufl. Ernst Reinhardt, München.
Kesper, G., Hottinger, C. (1993): Mototherapie bei Sensorischen Integrationsstörungen. Praxis der Psychomotorik 18, 4, 200–202
Kesper, G., Hottinger, C. (1996): Ein Konzept der Förderung motorisch unruhiger Kinder nach den Prinzipien der Sensorischen Integration. In: Passolt (Hrsg.), 85–109
Keßel, P., Eckrodt, L., Firmino, N. M. (2018): Aktuelle Tendenzen in der Entwicklungsdiagnostik. Die Verknüpfung qualitativer und quantitativer Aspekte am Beispiel des MOT 4–6 und BaSiK. Motorik 41, 1, 23–30
Keßel, P., Kruse-Heine, M., Engel, A. M. (2016): Das aktuelle Stichwort: Selbstkompetenzen. Motorik 39, 3, 150–152
Keßel, P., Ruploh, B. (2015): Motoriktests können mehr als messen und zählen. In: Hunger/Zimmer (Hrsg.), 245–247
Kesselmann, G. (1990): Konzeption und Wirksamkeit in der Mototherapie. Psychomotorik in Forschung und Praxis – Bd. 14. Gesamthochschule, Universität, FB Psychologie, Selbstverlag, Kassel
Kessl, F., Reutlinger, C. (Hrsg.)(2015): Handbuch Sozialraum. Grundlagen für den Bildungs- und Sozialbereich. Springer VS, Wiesbaden

Kiefer, M., Trumpp, N. M. (2012): Embodiment theory and education: The foundations of cognition in perception and action. Trends in Neuroscience and Education 1, 15–20
Kiese-Himmel, C. (2003): Göttinger Entwicklungstest der Taktil-Kinästhetischen Wahrnehmung. Beltz, Göttingen
Kiesling, U. (1999): Sensorische Integration im Dialog. Modernes Lernen, Dortmund
Kiesling, U., Klein, J. (Hrsg.) (2002): Inge Flehmig – Sensorische Integration. Modernes Lernen, Dortmund
Kiphard, E. J. (1960): Bewegung heilt. Flöttmann, Gütersloh
Kiphard, E. J. (1970): Leibeserziehung als Therapie. Flöttmann, Gütersloh
Kiphard, E. J. (Hrsg.) (1979): Psychomotorik als Prävention und Rehabilitation. Flöttmann, Gütersloh
Kiphard, E. J. (1980): Der Trampolin-Koordinations-Test. Motorik 3, 3, 78–83
Kiphard, E. J. (1998): Psychomotorik als „Meisterlehre". Motorik 21, 3, 87–91
Kiphard, E. J. (2002): „Man sieht nur mit dem Herzen gut" – Mein Weg zur Psychomotorik. In: Mertens (Hrsg.), 19–32
Kiphard, E. J. (2004a): Entstehung der Psychomotorik in Deutschland. In: Köckenberger/Hammer (Hrsg.) (2004), 27–43
Kiphard, E. J. (2004b): Lachen, Humor und Clownerie in Pädagogik und Therapie. In: Kuntz/Voglsinger (Hrsg.) (2004), 59–66
Kiphard, E. J., Huppertz, H. (1968): Erziehung durch Bewegung. Dürr, Bad Godesberg
Kiphard, E. J., Olbrich, I. (Hrsg.) (1995): Psychomotorik und Familie: Psychomotorische Förderpraxis im Umfeld von Familie und Pädagogik. Modernes Lernen, Dortmund
Kiphard, E. J., Schilling, F. (1974, 2007): Körperkoordinationstest für Kinder (KTK). Manual von F. Schilling. 2. Aufl. Beltz, Weinheim
Klaes, R., Walthes, R. (1996): Störung ist so gut wie Kaviar. In: Amft/Seewald (Hrsg.), 41–52
Klafki, W. (2005): Bewegungskompetenz als Bildungsdimension. In: Laging/Prohl (Hrsg.), 15–24
Klafki, W. (2007): Neue Studien zur Bildungstheorie und Didaktik. 6. Auflage, Beltz, Weinheim
Klafki, W., Braun, K.-H. (2007): Wege pädagogischen Denkens. Ein autobiografischer und erziehungswissenschaftlicher Dialog. Ernst Reinhardt, München
Klauer, K.J. (1989): Denktraining für Kinder I. Ein Programm zur intellektuellen Förderung. Hogrefe, Göttingen
Klein, G. (2011): Brücken zwischen Frühförderung und Frühe Hilfen. Frühförderung interdisziplinär 30, 2, 73–81
Klein, J. (2010): Evaluation und Qualitätsentwicklung im Bereich psychomotorischer Förderung und Therapie. In: Macsenaere/Hiller/Fischer (Hrsg.), 313–319
Klein, J., Knab, E., Fischer, K. (2006): Evaluation und Qualitätsentwicklung im Bereich der psychomotorischen Förderung und Therapie. Motorik 29, 4, 168–178
Klein, M. (1991): Von der Seele des Körpers. Aufsätze zur Soziologie, Pädagogik und Psychologie des Sports. Bd. I. Bibliotheks- und Informationssystem der Universität. Oldenburg-Verlag, Oldenburg
Knab, E. (Hrsg.) (1983): Motopädagogik in der Heimerziehung. Lang, Frankfurt a.M.
Knab, E. (1999): Sport in der Heimerziehung. Bewegungspädagogik und Psychomotorik in der Heimerziehung für verhaltensgestörte Kinder und Jugendliche. Peter Lang, Frankfurt

Knab, E. (2003): Psychomotorik in der Kinder- und Jugendhilfe. In: Knab/Macsenaere (Hrsg.), 158–170

Knab, E., Klein, J. (2006): Qualitätsentwicklung in der Psychomotorik. In: Fischer/Knab/Behrens (Hrsg.), 166–175.

Knab, E., Klein, J. (2017): Neue Forschungsperspektiven zur ressourcenorientierten Pädagogik in der stationären Jugendhilfe. In: Knab/Masterz/Esser/Scheiwe (Hrsg.), 253–278

Knab, E., Macsenaere, M. (Hrsg.) (2003): Heimerziehung als Lebensaufgabe. Schriftenreihe des Instituts für Kinder- und Jugendhilfe, Bd. 4, Selbstverlag, Mainz

Knab, E., Masterz, D., Esser, K., Scheiwe, N. (Hrsg.)(2017): Entwicklungen in der Erziehungshilfe. Innovationen für eine gelingende Zukunft. Lambertus, Freiburg

Koch, M. (2016): Bildung, Betreuung und Erziehung von Kleinstkindern unter besonderer Berücksichtigung des Themenschwerpunkts Bewegung. Eine qualitative Studie zu Sichtweisen und Orientierungen von Fachkräften und Lehrenden. Inauguraldissertation Humanwissenschaftliche Fakultät der Universität Köln.

Koch, S. (2013): Embodiment: Der Einfluss von Eigenbewegung auf Affekt, Einstellung und Kognition. 2. Auf. Logos Verlag, Berlin

Köckenberger, H., Hammer, R. (Hrsg.) (2004): Psychomotorik. Ansätze und Arbeitsfelder. Verlag Modernes Lernen, Dortmund

Köckenberger, H. (2007): Kinder stärken. Ressourcenorientierte Diagnostik (RODI) und psychomotorische Entwicklungsbegleitung (ROPE). Borgmann Media, Dortmund

Kopic, A., Jasmund, C., Schneider, J. (2016): Aus- und Weiterbildung in Bewegung. Ein Qualifikationsprofil für den Anwendungsbereich Bewegung. Motorik 39, 3, 141–149

Koppes, M. (2007): Auf meinem Weg vom bewegten Spiel zum kompetenten Handeln. Motopädagogische Anregungen zur Begleitung der Handlungskompetenz bei drei- bis sechsjährigen Kindern. Motorik 30, 3, 142–150

Krabs, S., Staschke, V. (2017): „Ich will meinen Traum leben …" Strukturierende Stundenmodelle in der ressourcen-orientierten psychomotorischen Entwicklungsbegleitung von Erwachsenen mit geistiger Behinderung und/oder Störungen im stationären Kontext. Praxis der Psychomotorik 42, 4, 214–222

Kränzl-Nagl, R., Mierendorff, J. (2007): Kindheit im Wandel. Annäherung an ein komplexes Phänomen. SWS-Rundschau 47, 1, 3–25

Kranz, I., Sammann, K., Amft, S., Vetter, M. (2011): Effekte einer grafomotorisch ausgerichteten psychomotorischen Intervention bei Kindern im Vorschulalter. Psychologie in Erziehung und Unterricht 58, 1–13

Krenz, A. K. (2006): Der Verlust des Spiel-Raumes Kindheit – Kinder(t)räume als Grundlage für eine kindorientierte Entwicklung. Motorik 29, 1, 12–20

Krist, H. (2006): Psychomotorische Entwicklung. In: Schneider/Sodian (Hrsg.), 151–238

Kron, M. (2005): In den Bildungsdebatten vergessen: Kinder mit Behinderung im vorschulischen Alter. Behindertenpädagogik 44, 3, 235–244

Krus, A. (2004a): Mut zur Entwicklung. Das Konzept der psychomotorischen Entwicklungstherapie. Hofmann, Schorndorf

Krus, A. (2004b): Die Ausarbeitung von Therapiezielen als zentraler Bestandteil der begleitenden Elternarbeit. Motorik 29, 2, 74–80

Krus, A. (2006): Psychomotorische Entwicklungsförderung zur Stärkung der kindlichen Resilienz. In: Fischer/Knab/Behrens (Hrsg.), 355–361

Krus, A. (2008): Mut zur Entwicklung – Bewegen und Handeln als Motor der kindlichen Entwicklung. In: Leyendecker (Hrsg.), 65–70

Krus, A. (2015a): Entwicklungslinien der Psychomotorik. In: Krus/Jasmund (Hrsg.), 17–35

Krus, A. (2015b): Psychomotorik – Gegenstandsbestimmung. In: Krus/Jasmund (Hrsg.), 36–56

Krus, A. (2016): Lehren lernen – Qualifikation für Lehrende im Themenfeld Bewegung. Motorik 39, 3, 116–121

Krus, A. (2018): Qualifikationsprofil „Bewegung lehren und in Bewegung lernen". Springer VS, Wiesbaden

Krus, A., Bahr, S. (2014): Naturwissenschaftliche Phänomene in Bewegung erleben. In: Hunger/Zimmer (Hrsg.), 172–176

Krus, A., Bahr, S. (2016): Bewegung als Medium der Gesundheitsförderung. In: Fischer et al. (Hrsg.), 61–73

Krus, A., Jasmund, C. (Hrsg.)(2015): Psychomotorik in sozialpädagogischen Arbeitsfeldern. Kohlhammer, Stuttgart

Krus, A., Jessel, H. (Hrsg.) (2013): Psychomotorik im Bildungskontext. Bd. 12 Verlag Aktionskreis Psychomotorik, Lemgo

Kruse, L., Graumann, C-F., Lantermann, E-D. (Hrsg.)(1996): Ökologische Psychologie, Beltz, Weinheim

Kubesch, S. (2007): Das bewegte Gehirn. Körperliche Aktivität und exekutive Funktion. Hofmann, Schorndorf

Kubesch, S. (Hrsg.)(2016a): Exekutive Funktionen und Selbstregulation. Neurowissenschaftliche Grundlagen und Transfer in die pädagogische Praxis. 2. Aufl. Huber, Bern

Kubesch, S. (2016b): Der Sport macht's! Effekte körperlicher Aktivität auf exekutive Funktionen, Selbstregulation und sozial-emotionale Lernprozesse. In: Kubesch (Hrsg.), 121–144

Kuhlenkamp, S. (2017): Lehrbuch Psychomotorik. Ernst Reinhardt, München

Kuhlenkamp, S., Nowakowski, N. (2014): Ressourcenaufbau durch Körper- und Bewegungserfahrungen in der frühen Kindheit am Beispiel der „Bewegungsforscher". Motorik 37, 2, 64–70

Kunde, W. (2017): Handlung und Wahrnehmung. In: Müsseler/Rieger (Hrsg.), 821–837

Kuntz, St., Voglsinger, J. (Hrsg.) (2004): Humor, Phantasie und Raum in Pädagogik und Therapie. Zum 80. Geburtstag von E. J. Kiphard. Modernes Lernen, Dortmund

Kunz, T. (1990): Psychomotorische Förderung – ein neuer Weg der Unfallverhütung im Kindergarten. Dissertation, Frankfurt, M.

Kunz, T. (1993): Weniger Unfälle durch Bewegung. Hofmann, Schorndorf

Kurz, D. (2005): Der siebte Sinn. Praxis der Psychomotorik 30, 4, 224–233

Laging, R., Prohl, R. (Hrsg.)(2005): Bewegungskompetenz als Bildungsdimension. Schriften der Deutschen Vereinigung für Sportwissenschaft Bd. 150 (Reprint ausgewählter Beiträge aus den VDS-Bänden 104 unde 120). Czwalina, Hamburg

Lakoff, G., Johnson, M. (1999): Philosophy of the flesh: the embodied mind and its challenge to western thought. Basic books, New York

Landessportbund Hessen (Hrsg.) (2005): Sport- und Bewegungskindergärten. Zukunftsorientierte Sportstättenentwicklung. Selbstverlag LSB Hessen, Frankfurt/M.

Lang, A. (1988): Die kopernikanische Wende in der Psychologie steht noch aus! – Hinweise auf eine ökologische Entwicklungspsychologie. Schweizerische Zeitschrift für Psychologie 47, 2/3, 93–108

Lange, H., Sinning, S. (Hrsg.)(2009): Handbuch Sportdidaktik. 2. Aufl. Spitta, Balingen

Lapierre, A., Aucouturier, B. (2002): Die Symbolik der Bewegung. Psychomotorik und kindliche Entwicklung. 2. Aufl. Ernst Reinhardt, München

Le Boulch, J. (1977): Face au sport: De l'éducation physique en France depuis 1945 à la psychocinétique. E.S.F., Paris

Le Boulch, J. (1983): L'Éducation psychomototrice à l'école élémentaire et la psychocinétique à l'age scolaire. E.S.F., Paris

Lechner, C. M., Silbereisen, K. (2015): Der Beitrag der Entwicklungspsychologie zur Sozialisationsforschung. In: Hurrelmann et al. (Hrsg.), 96–113

Lensing-Conradi, R. (2010): RisKids – Bewegungsrisiken in der psychomotorischen Förderung. In: Hunger/Zimmer (Hrsg.), 208–211

Lensing-Conradi, R. (2015): Mathe bewegt! Vom Körperraum zum Zahlenraum. Modernes Lernen, Dortmund

Lenzinger-Bohleber, M., Emde, R. N., Pfeifer, R. (Hrsg.)(2013): Embodiment: Ein innovatives Konzept für Entwicklungsforschung und Psychoanalyse. Vandenhoeck & Ruprecht, Göttingen

Leontjew, A. N. (1973): Probleme der Entwicklung des Psychischen. Fischer, Frankfurt a.M.

Lerner, R. M. (1988): Children and adolescents as producers of their own development. Developmental Review 2, 342–370

Lerner, R. M. (2012): Developmental Science: Past, present, and future. International Journal of Developmental Science 6, 29–36

Lerner, R.(Series Ed.), Overton, W. E., Molenaar, P. C. M. (Vol. Eds.)(2015): Handbook of Child Psychology and Developmental Science. 7. th Edition, Volume 1.: Theory and Method, Wiley, Hoboken, N.J.

Lerner, R.(Series Ed.), Liben, L.S., Müller, U. (Vol. Eds.)(2015): Handbook of Child Psychology and Developmental Science. 7. th Edition, Volume 2.: Cognitive Processes, Wiley, Hoboken, N.J.

Lerner, R.(Series Ed.), Lamb, M. E. (Vol. Ed.)(2015): Handbook of Child Psychology and Developmental Science. 7 th Edition, Volume 3.: Socioemotional Processes, Wiley, Hoboken, N.J.

Lesemann, G. (1925): Das Problem des Gesamtunterrichts in der Hilfsschule. Die Hilfsschule 18, 140–143

Lesemann, G. (1972): Lebendige Krücken. Geistesstützen und Erziehungshilfen für Schwache am Geist. 4. Aufl. Marhold, Berlin

Lewin, K. (1936): Principals of topological psychology. McGraw-Hill, New York

Lewis, M. C., Granic, I. (Eds.) (2000): Emotion, development and self-organization. Cambridge University Press, Cambridge

Leyendecker, C. (Hrsg.) (2008a): Gemeinsames Handeln statt Behandeln. Aufgaben und Perspektiven der Komplexleistung Frühförderung. Ernst Reinhardt, München

Leyendecker, C. (2008b): Der Weg von der Behandlung zum gemeinsamen Handeln. In: Leyendecker (Hrsg.), 22–33

Leyendecker, C., Horstmann, T. (Hrsg.) (2000, 2002): Große Pläne für kleine Leute. Grundlagen, Konzepte und Praxis der Frühförderung. 2. Aufl. Ernst Reinhardt, München

Liebisch, R., Quante, S. (2006): „Abenteuer im Weltall". Wie kann der salutogenetische Ansatz in der Psychomotorik umgesetzt werden? In: Fischer/Knab/Behrens (Hrsg.), 384–393

Lietz, M., Schmidt, N.M. (2018): Interkulturelle Kompetenz als Anforderung für die Gestaltung von psychomotorischen Angeboten für Flüchtlingsfamilien. Motorik 41, 1, 43–45

Lippuner, R. (2005): Raum, Systeme, Praktiken. Zum Verhältnis von Alltag, Wissenschaft und Geographie. Franz Steiner, Stuttgart

Lohaus, A., Lißmann, I. (2006): Entwicklungsveränderungen und ihre Bedeutung für die Gesundheitsförderung. In: Lohaus/Jerusalem/Klein-Heßling (Hrsg.), 58–86

Lohaus, A., Jerusalem, M., Klein-Heßling, J. (Hrsg.) (2006): Gesundheitsförderung im Kindes- und Jugendalter. Hogrefe, Göttingen

Lohaus, A., Glüer, M. (Hrsg.)(2014): Entwicklungsförderung in der Kindheit. Hogrefe, Göttingen

Ludwig-Körner, C. (2016): Exklusion statt Inklusion – Angebote für Familien mit Hilfebedarf. In: Ludwig-Körner/Krauskopf/Stegemann (Hrsg.), 13–70

Ludwig-Körner, C., Krauskopf, K., Stegemann, U. (Hrsg.)(2016): Frühe Hilfen – Frühförderung – Inklusion. Stärkung der Eltern-Kind-Beziehung im Kindergarten. Psychosozial Verlag, Gießen

Lüscher, K. (2006): Urie Bronfenbrenner 1917–2005. Facetten eines persönlichen Portraits. Zeitschrift für Soziologie und Sozialisation 26, 232–246

Macsenaere, M. (2006): 10 Jahre Wirkungsforschung in der Kinder- und Jugendhilfe. Welche Befunde lassen sich für die Psychomotorik gewinnen? Motorik 29, 4, 194–200

Macsenaere, M. (2014): Wirkungsforschung und ihre Ergebnisse. In: Macsemaere/Esser/Knab/Hiller (Hrsg.), 592–598

Macsenaere, M. (2016): „Was wirkt? Wirkungen und Grenzen der Hilfen zur Erziehung“. Unsere Jugend 68, 5, 194–204

Macsenaere, M., Esser, K., Knab, E., Hiller, S. (Hrsg.)(2014): Handbuch der Hilfen zur Erziehung. Lambertus, Freiburg

Macsenaere, M., Hiller, S., Fischer, K. (Hrsg.)(2010): Outcome in der Jugendhilfe gemessen. Lambertus, Freiburg

Maier, H. W. (1983): Drei Theorien der Kindheitsentwicklung. Harper & Row, New York

Malti, T., Perren, S. (2016): Soziale Kompetenz bei Kindern und Jugendlichen. Entwicklungsprozesse und Fördermöglichkeiten. 2. Aufl. Kohlhammer, Stuttgart

Mandl, H., Dreher, M., Kornadt, H.-J. (Hrsg.) (1993): Entwicklung und Denken im kulturellen Kontext. Hogrefe, Göttingen

Markefka, M., Nauck, B. (Hrsg.) (1993): Handbuch der Kindheitsforschung. Luchterhand, Neuwied

Marshall, P. J. (2015). Neuroscience, Embodiment, and Development. In: Lerner/Overton/Molenaar (Eds.), 244–283

Marshall, P.J. (2016): Embodiment and human Development. Child Development Perspectives 10, 4, 245–250

Martins, R. (2006): Body movement and identity. In: Fischer/Knab/Behrens (Hrsg.), 254–264

Martzy, F., Ruploh, B., Bischoff, A. (2015): Veränderungen im Selbstkonzept nach psychomotorischer Förderung. Eine multimethodische Untersuchung des kindzentrierten Ansatzes. Motorik 38, 1, 10–21-

Mattner, D. (1989): Anthropologische Bestimmung der Mototherapie. Motorik 12, 4, 142–149

Mattner, D. (2004): Psychomotorik aus anthropologischer Perspektive. Zur Aktualität des anthroplogischen Denkens. In: Eckert/Hammer (Hrsg.), 17–26

Merleau-Ponty, M. (1966): Phänomenologie der Wahrnehmung. Walter de Gruyter, Berlin

Mertens, K. (Hrsg.) (2002): Psychomotorik – Grundlagen und Wege der Förderung. Modernes Lernen, Dortmund

Menke, R. (2014): Was wirkt in der Psychomotorik? Analyse von Wirkfaktoren auf der Basis von Experteneinschätzungen. In: Richter-Mackenstein (Hrsg.), 27–44

Michaelis, R. (2003): Motorische Entwicklung. In: Keller (Hrsg.), 815–859

Miedzinski, K. (1983): Die Bewegungsbaustelle. Modernes Lernen, Dortmund

Miedzinski, K., Fischer, K. (2006, 2014): Die Neue Bewegungsbaustelle. Lernen mit Kopf, Herz, Hand und Fuß. Modell bewegungsorientierter Entwicklungsförderung. 3. Aufl. Borgmann, Dortmund

Mietzel, G. (2002): Wege in die Entwicklungspsychologie. Kindheit und Jugend. 4. Aufl. Beltz, PVU, Weinheim

Milani-Comparetti, A. (1980): Integration – Wunsch und Wirklichkeit. In: Buch/Heinecke (Hrsg.), 137–145

Milani-Comparetti, A. (1986): Von der „Medizin der Krankheit“ zu einer „Medizin der Gesundheit“. In: Paritätisches Bildungswerk Bundesverband (Hrsg.): Von der Behandlung der Krankheit zur Sorge um Gesundheit. Selbstverlag, Frankfurt a.M., 9–18

Miller, P. (1993): Theorien der Entwicklungspsychologie. Spektrum Akademischer Verlag, Heidelberg

Ministerium für Generationen, Familie, Frauen und Integration des Landes NRW (MGFFI), Ministerium für Schule und Weiterbildung des Landes NRW (MSW) (Hrsg.) (2010): Mehr Chancen durch Bildung von Anfang an – Entwurf- Grundsätze zur Bildungsförderung für Kinder von 0–10 Jahren in Kindertageseinrichtungen und Schulen im Primarbereich in NRW. Selbstverlag, Düsseldorf

Möller, K. (2006): Handlungsorientierung im naturwissenschaftlichen Sachunterricht mit dem Ziel, den Aufbau von Wissen zu unterstützen. In: Fritz/Klupsch-Sahlmann/Ricken (Hrsg.), 273–282

Mogel, H. (2008): Psychologie des Kinderspiels. Von den frühesten Spielen bis zum Computerspiel. Springer, Heidelberg

Montada, L. (2002): Die geistige Entwicklung aus der Sicht Jean Piagets. In: Oerter/Montada (Hrsg.), 418–442

Moser, T. (2003): Evaluation und Effektkontrolle in der Psychomotorik. In: Weiß/Ullmann (Hrsg.), 267–291

Moser, T. (2008): Ein gesunder Geist in einem geschickten Körper? Zur Beziehung von Bewegung, Kognition, Sprache und Selbstbild bei 6- und 7-jährigen Kindern. Eine theoretische und empirische Studie. Diplomica, Hamburg

Moser, T., Christiansen, K. (2000): Die Effekte psychomotorischen Trainings auf kognitive und motorische Lernvoraussetzungen von Kindern – ein Trainingsexperiment. Spectrum der Sportwissenschaften, 12, 1, 84–97

Moser, T. (2016): Körper und Lernen. In: Weiß/Vogelsinger/Stuppacher (Hrsg.), 15–39

Motorik (2007/1): Schwerpunkt Bewegung und Bildung in der Kindheit. Nr. 30, Heft 1

Motorik (2007/3): Schwerpunkt Gesundheitsförderung. Nr. 30, Heft 3

Motorik (2012/2): Schwerpunkt Gesundheit. Nr. 35, Heft 2

Motorik (2016/3): Schwerpunkt Psychomotorik in Lehre und Ausbildung. Nr. 39, Heft 3

Mroncz, T. (2001): Klettern für Kinder mit Wahrnehmungsstörungen – mehr als nur die Eroberung der dritten Dimension. Motorik 25, 3, 87–93

Müller, H. J. (2001): Aufbruchstimmung im Jahre 1975. In: Irmischer/Hammer (Hrsg.), 17–20

Müller, H. J. (2002): Ein Waldspaziergang mit Folgen. Daten und Namen zur Gründung des „Aktionskreises Psychomotorik". In: Mertens (Hrsg.), 33–38

Müller, H. J., Decker, R., Schilling, F. (Hrsg.) (1975): Motorik im Vorschulalter. Wissenschaftliche Grundlagen und Erfassungsmethoden. Hofmann, Schorndorf

Müsseler, J., Rieger, M. (Hrsg.)(2017): Allgemeine Psychologie. Springer, Berlin, Heidelberg

Neto, C. (2004): Children's play and psychomotor development. A psicimotricidade 3, 127–143

Neubauer, W. (1993): Identitätsentwicklung. In: Markefka/Nauck (Hrsg.), 303–315

Neuber, N. (2007): Entwicklungsförderung im Jugendalter. Theoretische Grundlagen und empirische Befunde aus sportpädagogischer Perspektive. Hofmann, Schorndorf

Neuber, N. (2016): Bewegung, Spiel und Sport in der Ganztagsschule – Chancen für die Psychomotorik? Motorik 39, 1, 25–33

Neuber, N., Wentzek, Chr. (2005): Lebensstilorientierte Gesundheitsförderung im Jugendalter. Prävention 28, 1, 22–25

Neuhäuser, G. (1992): Bewegungsstörungen bei Kindern. Praxis der Psychomotorik 17, 1, 4–10

Neuhäuser, G. (1996): Motodiagnostik im Vorschulalter. Motorik 19, 1, 12–17

Neuhäuser, G. (1999): Psychomotorik und Mototherapie – Wirkfaktoren und Behandlungsergebnisse. Motorik 22, 3, 106–112

Neuhäuser, G. (2002): Motodiagnostik als Indikation für Mototherapie. In: Mertens (Hrsg.), 112–121

Neuhäuser, G. (2011): Frühförderung und Psychomotorik – erfolgreiche Integration und feste Koalition. Frühförderung interdisziplinär 30, 1, 48–58

Nickel, F. U. (2015): „Wirf Dich auf den Boden … nur knapp daneben … und jetzt flieg los!" Perspektiven auf pädagogische, kulturelle und theatrale RollenSpielRäume für die Psychomotorik. In: Jessel (Hrsg.), 99–125

Nitsch, J. R. (2004): Handlungstheoretische Grundlegung der Sportpsychologie: In: Gabler, H., Nitsch, J. R., Singer, R. (Hrsg.) (2004): Einführung in die Psychologie. Teil 1: Grundthemen. 2. Aufl. Hofmann, Schorndorf, 43–164

Nitsch, J. R., Munzert, J. (1997): Handlungstheoretische Ansätze des Techniktrainings. Ansätze zu einem integrativen Modell. In: Nitsch/Neumaier/de Marées/Mester (Hrsg.), 109–172

Nitsch, J. R., Neumaier, A., de Marées, H., Mester, J. (Hrsg.) (1997): Techniktraining. Hofmann, Schorndorf

Nolan, J. E. (2004): Analysis of Kavale und Mattson´s „Balance Beam" study: Criteria for selection of articles. Perceptual and Motor Skills 99, 63–82

Nußbeck, S. (2008): Vorschulische Förderung bei sprachlichen und kognitiven Beeinträchtigungen. In: Borchert/Hartke/Jogschies (Hrsg.), 95–197

Oberhuemer, P., Schreyer, I., Neumann, M. J. (2010): Professionals in early childhood education and care systems: European profiles and perspectives. Budrich, Opladen

OECD (2001): Starting Strong: Early Childhood Education and Care. OECD, Paris.

OECD (2006): Starting Strong II: Early Childhood Education and Care. OECD, Paris

Oerter, R. (Hrsg.) (1985): Lebensbewältigung im Jugendalter. Edition Psychologie, VCH, Weinheim

Oerter, R. (1987): Pädagogische Psychologie im Wandel. Rückblick und Neuorientierung. Zeitschrift für Pädagogische Psychologie 1, 1–28

Oerter, R. (1995, 2008): Kultur, Ökologie und Entwicklung. In: Oerter/Montada (Hrsg.), 84–127

Oerter, R., Dreher, E. (1995, 2008): Jugendalter. In: Oerter/Montada (Hrsg.) (1995), 310–395; (2008), 271–332

Oerter, R. (1997): Psychologie des Spiels: ein handlungstheoretischer Ansatz. Beltz, Weinheim

Oerter, R. (1999): Psychologie des Spiels. Beltz, Weinheim

Oerter, R. (2008): Kindheit. In: Oerter/Montada (Hrsg.), 225–248

Oerter, R., Immelmann, K. (1988): Kognitive und soziale Entwicklung. In: Immelmann/Scherer/Vogel/Schmoock (Hrsg.), 181–218

Oerter, R., Montada, L. (Hrsg.) (1995, 2008): Entwicklungspsychologie. 6. Aufl., Beltz, Psychologie Verlags Union, Weinheim

Oeveste, H. zur (1987): Kognitive Entwicklung im Vor- und Grundschulalter. Hogrefe, Göttingen

Ohlmeier, G. (Hrsg.) (1979): Frühförderprogramme für behinderte Kinder. Modernes Lernen, Dortmund

Ohrt, B. (2006): Motorisches Lernen und seine Beziehung zu weiteren Dimensionen der kindlichen Entwicklung. Frühförderung interdisziplinär 4, 145–158

Opp, G., Fingerle, M. (Hrsg.) (2007, 2008): Was Kinder stärkt. Erziehung zwischen Risiko und Resilienz. 3. Aufl. Ernst Reinhardt, München

Opper, E., Oberger, J., Worth, A., Woll, A., Bös, K. (2008): Wie motorisch leistungsfähig sind aktive Kinder und Jugendliche in Deutschland? Motorik 31, 2, 61–73

Oseretzky, N. I. (1931): Psychomotorik und Methoden zur Untersuchung der Motorik. In: Stern, W., Lipmann, O. (Hrsg.): Beihefte zur Zeitschrift für angewandte Psychologie. Beiheft 57, Barth, Leipzig

Österreicher, H. (2017): Samstag: Arbeitseinsatz in der Kindi! Wie Gartengestaltung in Eigenregie gelingen kann. Die Kindergartenzeitschrift 48, 35–38

Osterwälder, P. (2004): Wahrnehmungslernen. Eleanor Gibsons ökologischer Ansatz. Praxis der Psychomotorik 29, 1, 31–49

Overton, W. (2006): Developmental Psychology: Philosophy, Concepts, Methodology. In: Damon, W., Lerner, R. M. (Eds.), 18–88

Overton, W. F., Molenaar, C. M. (2015): Concepts, theory, and method in develpmental science. In: Lerner/Overton/Molenaar (Eds.), 1–8

Palmowski, W. (1995): Psychomotorik und systemisches Denken. Praxis der Psychomotorik 23, 4, 194–198

Pannhorst, N. (2011): Berührung, Körperkontakt und Beziehungsgestaltung bei vernachlässigten Kindern. Frühförderung interdisziplinär 30, 2, 96104

Panten, D. (2011): Klinische Psychomotorische Therapie: Konzeption, Evaluation und Wirkfaktoren. In: Jessel (Hrsg.), 97–117

Panten, D., Göbel, H. (2005): Die Klinische Psychomotorische Therapie (KPT) als Bestandteil des multiprofessionellen Behandlungs-Settings der Kinder- und Jugendpsychiatrie. In: DBM (Hrsg.), 56–90

Parsons, L. M. (1994): Temporal and Kinematic Properties of Motor Behavior Reflected in Mentally Simulated Action. Journal of Experimental Psychology: Human Perception and Performance, 20 (4), 709–730

Passolt, M. (Hrsg.) (1996): Mototherapeutische Arbeit mit hyperaktiven Kindern. Ernst Reinhardt, München

Passolt, M. (2003): Psychomotorische Diagnostik. Die STEP-Diagnostik, ein prozessorientiertes, mehrperspektivisches Beobachtungsverfahren. Praxis der Psychomotorik 29, 3, 168–175

Passolt, M. (2006): Profilentwicklung durch psychomotorische Diagnostik. In: Fischer/Knab/Behrens (Hrsg.), 160–166

Passolt, M., Petzold, H. G. (2001): Supervision: Möglichkeit zur Förderung von beruflicher Kompetenz und Performanz im Rahmen psychomotorischer Aus- und Weiterbildung. Praxis der Psychomotorik 26, 3, 152–159

Paulus, P. (1986): Körpererfahrung und Selbsterfahrung in persönlichkeitspsychologischer Sicht. In: Bielefeld (Hrsg.), 87–123

Perleth, Chr., Ziegler, A. (Hrsg.) (1999): Pädagogische Psychologie. Grundlagen und Anwendungsfelder. Huber, Bern

Perren, S., Argentino-Groeben, M., Stadelmann, S., Klitzing, K. von (2016): Selbst- und fremdbezogene soziale Kompetenzen: Auswirkungen auf das soziale Befinden. In: Malti/Perren (Hrsg.), 91–110

Pescador, J. E. P., Lázaro, A. L., Domínguez, M. R. F. (2000): Psicomotricidad y educatión. Univ. Publ., Zaragoza

Petermann, F., Bös, K., Kastner, J. (2015): M-ABC-2. Movement Assessment Battery for Children. 4. überarb.& erw. Aufl. Pearson Assessment, Frankfurt am Main

Petermann, F., Macha, T. (2013): Entwicklungstest für Kinder von 6 Monaten bis 6 Jahren – Revision (ET 6-6 R). Pearson Assessment, Frankfurt am Main

Petermann, F., Niebank, K., Scheithauer, H. (2004): Entwicklungswissenschaft. Springer, Berlin

Petermann, F., Wiedebusch, S. (2003): Emotionale Kompetenz bei Kindern. Hogrefe, Göttingen

Petersen, U., Volger, B. (1984): Mitspielen können – Bewegungslust haben. In: ADL (Hrsg.), 207–209

Petzold, H. (1990): Integrative Bewegungs- und Leibtherapie. Ein ganzheitlicher Weg leibbezogener Psychotherapie. Bd. 1, 2. Aufl. Junfermann, Paderborn

Pfeffer, C. (1958): Bewegung ist aller Erziehung Anfang. Sämann, Zürich

Pfeffer, S. (2012): Sozial-emotionale Entwicklung fördern. Wie Kinder in Gemeinschaft stark werden. Herder, Freiburg

Philippi-Eisenburger, M. (1989): Motogeragogik. In: Irmischer/Fischer (Hrsg.), 193–210

Philippi-Eisenburger, M. (1991a): Motologie. Einführung in die theoretischen Grundlagen. Hofmann, Schorndorf

Philippi-Eisenburger, M. (1991b): Bewegungsarbeit mit älteren und alten Menschen. Hofmann, Schorndorf

Philippi-Eisenburger, M. (1991c): Praxis der Bewegungsarbeit mit älteren und alten Menschen. Hofmann, Schorndorf

Piaget, J. (1969): Nachahmung, Spiel und Traum. Klett, Stuttgart

Piaget, J. (1975): Gesammelte Werke. Studienausgabe. Klett-Cotta, Stuttgart

Piaget, J., Szeminska, A. (1975): Die Entwicklung des Zahlbegriffs beim Kinde. Gesammelte Werke. Bd. 3. Klett-Cotta, Stuttgart

Pick, H. L. jr. (1992): Eleanor J. Gibson: Learning to perceive and perceiving to learn. Developmental Psychology 28, 5, 787–794

Pick, H. L. jr., Van den Broeck, P., Knill, D. C. (Eds.) (1992): Cognition: Conceptual and Methodological Issues. American Psychological Association, Washington, D. C.

Picq, L., Vayer, P. (1965): Éducation psychomotrice et arriération mentale. Doin, Paris

Pinter-Theiss, V., Theiss, Chr. (1997): Bewegt durchs Leben. Psychomotorik als Beitrag zur Entwicklung des Menschen. Hölder-Pichler-Tempsky, Wien

Pless, M., Carlsson, M. (2000): Effects of motor skill intervention on developmental coordination: A meta analysis. Adapted Physical Activity Quarterly 61, 378–387

Plutchik, R. (1991): The emotions: University Press of America, Lanham, MA

Portuguese Review of Psychomotricity (2004): Psychomotricity. European Congress of Psychomotricity Lisboa 2004, 3

Pothmann, J., Trede, W. (2014): Wohin entwickeln sich die erzieherischen Hilfen? Unsere Jugend 66, 5, 194–207

Praagh, F. van (2003): Entwicklung der Psychomotorik in den Niederlanden. Unveröff. Diplomarbeit, FB Sozialpädagogik, Fachhochschule Darmstadt

Prenner, K. (1996): Quo vadis Motologie? Eine kleine Bestandsaufnahme und einige Perspektiven. In: Amft/Seewald (Hrsg.), 12–27

Preuss-Lausitz, K. (Hrsg.) (1983): Kriegskinder, Konsumkinder, Krisenkinder. Zur Sozialisationsgeschichte seit dem zweiten Weltkrieg. Beltz, Weinheim

Preuss-Lausitz, U. (1990a): Kinder zwischen Selbständigkeit und Zwang. Widersprüche in der Schule. In: Preuss-Lausitz (Hrsg.), 54–67

Preuss-Lausitz (Hrsg.) (1990b): Selbständigkeit für Kinder – die große Freiheit? Kindheit zwischen pädagogischen Zugeständnissen und gesellschaftlichen Zumutungen. Beltz, Weinheim

Prévost, J. J. (1990): Grundzüge der Psychomotorik in Frankreich. Motorik 13, 3, 107–113

Prinz, W. (Hrsg.)(2014a): Experimentelle Handlungsforschungsforschung. Kognitive Grundlagen der Wahrnehmung und Steuerung von Handlungen. Kohlhammer, Stuttgart

Prinz, W. (2014b): Kognitionspsychologische Handlungsforschung: Der Ideomotorische Ansatz. In: Prinz (Hrsg.), 11–55

Prohl, R. (2009): Erziehung mit dem Ziel der Bildung: Der Doppelauftrag des Sportunterrichts. In: Lange/Sinning (Hrsg.), 40–53

Prohl, R. (2010): Grundriss der Sportpädagogik. 3. Aufl. Limpert, Wiebelsheim

Prohl, R. (2012a): Sportdidaktische Orientierungen. In: Scheid/Prohl (Hrsg.), 54–69

Prohl, R. (2012b): Der Doppelauftrag des Erziehenden Sportunterrichts. In: Scheid/ Prohl (Hrsg.), 70–91

Quante, S. (1999): Mit der Waldfee unterwegs! Natur als Erfahrungsraum für psychomotorische Lernprozesse. Haltung und Bewegung, 19, 3, 17–24

Quante, S. (2004): Was Kindern gut tut! – Handbuch der erlebnisorientierten Entspannung. Borgmann, Dortmund

Quenzel, G. (2015): Das Konzept der Entwicklungsaufgaben. In: Hurrelmann/Bauer/ Grundmann/Walper (Hrsg.), 233–250

Reich, K. (2017): 10 Bausteine einer inklusiven Schulentwicklung und Didaktik. In: Reich (Hrsg.): Inklusive Didaktik in der Praxis. Beltz, Weinheim, 15–30

Reichenbach, C. (Hrsg.) (2005): Begegnungen mit Dietrich Eggert. Borgmann, Dortmund

Reichenbach, C. (2006a): Förderung des Selbstkonzeptes in der Psychomotorik als Teil einer Gesundheitsförderung. In: Fischer/Knab/Behrens (Hrsg.), 365–370

Reichenbach, C. (2011): Psychomotorik. Ernst Reinhardt, München

Reichenbach, C. (2016a): Bewegungsdiagnostik in Theorie und Praxis. 2. Aufl. Borgmann, Dortmund

Reichenbach, C. (2016b): „Diagnostik“ kann doch jeder?!? 40 Jahre (psycho-)motorische Diagnostik im Wandel der Zeit. In: Jessel/Krus (Hrsg.), 161–184

Reichenbach, C., Lücking, Chr. (2007): Diagnostik im Schuleingangsbereich. Borgmann, Dortmund

Reinelt, T. (2003): Tiefenpsychologische Dimension der Psychomotorik. In: Weiß/Ullmann (Hrsg.), 195–213

Remschmidt, H. (Hrsg.) (1997): Psychotherapie im Kindes- und Jugendalter. Thieme, Stuttgart, New York

Rens, C. van (2014): Erlebnispädagogik in der Erziehungshilfe. In: Macsenaere/Esser/Knab/Hiller (Hrsg.), 384–390

Reppenhorst, S., Menke, R. (2016): Psychomotorische Gesundheitsförderung. Das Systemische-Anforderungs-Ressourcenmodell von Becker als Rahmenmodell zur Gesundheitsförderung von pädagogischen Fachkräften. In: Jessel (Hrsg.), 109–124

Reppenhorst, S., Schäfer, C. (2012): Bewegte Familienzeit. Das Praxis- und Forschungsprojekt „Bewegung am Fluss“ zur präventiven Förderung von Familien. Motorik 35, 1, 2–14

Reuker, S., Rischke, A., Kämpfe, A., Schmitz, B., Teubert, A., Thissen, A., Wiethäuper, H. (2016): Inklusion im Sportunterricht. Ein Überblick über internationale Forschungsergebnisse aus den Jahren 2005 bis 2014. Sportwissenschaft 46, 2, 88–101

Reusser, K. (2006): Jean Piagets Theorie der Entwicklung des Erkennens. In: Schneider/Wilkening (Hrsg.), 91–189

Reutlinger, C. (2015): Sozialräumliche Sozialisation. In: Hurrelmann et al. (Hrsg.), 606–627

Richter, J. (2010): Ist Psychomotorik wirklich wirkungslos? Theoretische und enpirische Argumente gegen ein Vorurteil. Zeitschrift für Heilpädagogik 61, 378–387

Richter-Mackenstein, J. (2012): Spielend gelöst. Systemisch-psychomotorische Familienberatung: Theorie und Praxis. Vandenboeck & Ruprecht, Göttingen

Richter-Mackenstein, J. (2014): Das juckt mich nicht – zum wissenschaftstheoretischen Umgang mit konzeptionellem Mischmasch. In: Richter-Mackenstein (Hrsg.), 11–22

Richter-Mackenstein, J. (Hrsg.)(2014): Blickpunkte. Aktuelle Entwicklungen und Verwicklungen in Psychomotorik und Motologie. WVPM-Schriftenreihe, Marburg

Richter-Mackenstein, J. (2017): Status-quo und Megatrends. Von Errungenschaften, zwingenden Notwendigkeiten und zukünftigen Herausforderungen für Psychomotorik und Motologie. In: Richter-Mackenstein/Blos (Hrsg.), 15–37

Richter-Mackenstein, J., Blos, K. (Hrsg.)(2017): Megatrends und Werte. Zukunftsweisende Themen und Herausforderungen für Psychomotorik und Motologie. Wissenschaftlicher Verlag für Psychomotorik und Motologie, Marburg

Rieder, H. (1970): Sport als Therapie. Bartels und Wernitz, Berlin

Rieger, M., Wenke, D. (2017): Embodiment und Sense of Agency. In: Müsseler/Rieger (Hrsg.), 774–819

Rittner, V. (1978): Zur Soziomotorik. Motorik 1, 3, 81

Rittner, V. (1986): Körper und Körpererfahrung in kulturhistorisch-gesellschaftlicher Sicht. In: Bielefeld (Hrsg.), 125–155

Röhr-Sendlmeier, U. (Hrsg.) (2007): Frühförderung auf dem Prüfstand. Logos, Berlin

Röhr-Sendlmeier, U., Knopp, K., Franken, S. (2007): Auswirkungen psychomotorischer Förderung auf die körperliche, Kognitive und Persönlichkeitsentwicklung. In: Röhr-Sendlmeier, U. (Hrsg.)(2007), 17–33

Rönnau-Böse, M., Fröhlich-Gildhoff, K. (2013): Resilienz. An schwierigen Lebensumständen wachsen. Kindergarten heute, 43, 2, 8–13

Rogers, C. R. (1973): Die klientenbezogene Gesprächspsychotherapie. Kindler, München

Rogge, J.-U. (1985): Los-Sein und Los-Machen. Über Wahrnehmungsstile, Erfahrungszusammenhänge und Aneignungstätigkeiten in den Medienkindheiten. In: Büttner/Emde (Hrsg.), 83–97

Röhr-Sendlmeier, U. (Hrsg.) (2007): Frühförderung auf dem Prüfstand. Die Wirksamkeit von Lernangeboten in Familie, Kindergarten und Schule. Logos Verlag, Berlin

Röhr-Sendlmeier, U., Knopp, K., Franken, S. (2007): Auswirkungen psychomotorischer Förderung auf die körperliche, kognitive und Persönlichkeitsentwicklung. In: Röhr-Sendlmeier (Hrsg.), 17–33

Röthig, P. (1966): Beiträge zur Theorie und Lehre vom Rhythmus. Hofmann, Schorndorf

Röthig, P. (2002): Zur Bedeutung der rhythmischen Bewegung in der Psychomotorik. In: Mertens (Hrsg.), 87–96

Röttgen, G., Müllenbach, M. (2000): Ort und Richtung – Wahrnehmungstraining zur Orientierungsverbesserung für Sechs- und Achtjährige. Borgmann, Dortmund

Ruploh, B., Martzy, F., Bischoff, A., Matschulat, N., Zimmer, R. (2013): Veränderungen im Selbstkonzept nach psychomotorischer Förderung. Motorik 36, 4, 180–189

Ruhploh, B., Keßel, P. (2015): Die Neuauflage des MOT 4–6: Weiterentwicklung, Testgüte und praktische Erfahrungen. Motorik 38, 4, 156–163

Sandseter, F., Kennair, L. (2011): Children's risky play from an evolutionary perspective. The antiphobic effects of thrilling experiences. Evolutionary Psychology, 9, 257–284

Sarimski, K. (2017): Handbuch interdisziplinäre Frühförderung. Ernst Reinhardt, München

Sattler, J. B., Marquardt, C. (2006): Rückschulung bei erwachsenen umgeschulten Linkshändern. Motorik 29, 3, 121–127

Schache, S. (2013): Bewegung in der Bewegung – Inklusion und Psychomotorik. Praxis der Psychomotorik 38, 1, 45–50

Schache, S. (2014): Ansichten und Einsichten bewegen – Psychomotorik und Inklusion. In: Hunger/Zimmer (Hrsg.), 66–70

Schache, S. (2018): Körper und Behinderung. Theoretische Nahtstellen zur Psychomotorik und Motologie. Motorik 41, 2, 56–60

Schache, S., Keßel, P. (2016): Psychomotorik als Zugang zum Selbst. Motorik 39, 3, 122–126

Schaefgen, R. (1996): Sensorische Integration. Eine Elterninformation zur Sensorischen Integrationstherapie. Phänomen-Verlag, Schnega

Schäfer, G. (1986): Spiel, Spielraum und Verständigung. Untersuchungen zur Entwicklung von Spiel und Phantasie im Kindes- und Jugendalter. Juventa, Weinheim

Schäfer, G. (2005): Bildungsprozesse im Kindesalter. Selbstbildung, Erfahrung und Lernen in der frühen Kindheit. 3. Aufl. Juventa, Weinheim/München

Schäfer, G. (2006): Bewegung als Grundlage von Bildung und Gesundheit. In: Fischer/Knab/Behrens (Hrsg.), 291–306

Schäfer, G., Staege, R., Meiners, K.(Hrsg.)(2010): Kinderwelten – Bildungswelten. Cornelsen, Berlin

Schäfer, I. (1993): Grundbausteine der Psychomotorischen Übungsbehandlung – Entwicklungsabschnitt 1955 bis 1975. In: Irmischer/Fischer (Hrsg.), 19–31

Schäfer, I. (1998): Von der psychomotorischen Idee zu den Gründungsjahren des Aktionskreises Psychomotorik. Motorik 21, 3, 82–86

Schäfer, I. (2011): Von den Wurzeln zur Entwicklung, Weiterentwicklung und zu aktuellen Perspektiven der Psychomotorik – Kiphard und sein Werk. Motorik 34, 2, 58–68

Schäfer, M. (1997): Zur Anwendung motometrischer und psychologischer Testverfahren in unterschiedlichen Praxisfeldern. Motorik 20, 1, 9–14

Schaller, H.-J. (1992): Instrumentelle Tendenzen in der Sportpädagogik. Sportwissenschaft 22, 1, 9–31

Scheiblauer, M. (1956): Musikerziehung und Heilpädagogik. Zeitschrift für Rhythmische Erziehung, 3/4, 14–20

Scheid, V., Prohl, R. (Hrsg.)(2012): Sportdidaktik. Grundlagen – Vermittlungsformen – Bewegungsfelder. Limpert, Wiebelsheim

Scherer, G. (2004): Erfahrung versus Mouseclick? – Grundlagen und Perspektiven erfahrungsorientierten Lernens. In: Zimmer/Hunger (Hrsg.), 66–76

Scherer, G. (2009): Zum Gegenstand von Sportunterricht: Bewegung, Spiel und Sport. In: Lange/Sinning (Hrsg.), 24–39

Scherler, K. (1975): Sensomotorische Entwicklung und materiale Erfahrung. Hofmann, Schorndorf

Schiffer, E. (2001): Wie Gesundheit entsteht. Salutogenese: Schatzsuche statt Fehlerfahndung. Beltz, Weinheim

Schilling, F. (1973): Motodiagnostik des Kindesalters. Marhold, Berlin

Schilling, F. (1976a): Das Fachgebiet der Motologie. Med. Habilitation, Marburg

Schilling, F. (1976b): Checkliste motorischer Verhaltensweisen. Westermann, Braunschweig

Schilling, F. (1977a): Bewegungsentwicklung, Bewegungsbehinderung und das Konzept der „Erziehung durch Bewegung“. Sportwissenschaft 7, 4, 361–373

Schilling, F. (1977b): Einführung in die Motodiagnostik des Kindesalters. Zeitschrift Psychomotorik 2, 2, 90–94

Schilling, F. (1981): Grundlagen der Motopädagogik. In: Clauß (Hrsg.), 184–194

Schilling, F. (1984): Mototherapie vorerst nicht verordnungsfähig. Motorik 7, 3, 101–102

Schilling, F. (1986a): Zur Situation von Psychomotorik, Motopädagogik und Mototherapie. Der Kinderarzt 17, 726–734

Schilling, F. (1986b): Ansätze zu einer Konzeption der Mototherapie. Motorik 9, 2, 59–64

Schilling, F. (1987): Motodiagnostik als Grundlage von Förderung und Therapie. Kinderarzt 19, 6, 947–949

Schilling, F. (1990): Das Konzept der Psychomotorik – Entwicklung, wissenschaftliche Analysen, Perspektiven. In: Huber/Rieder/Neuhäuser (Hrsg.), 57–77

Schilling, F. (1993): Motodiagnostik und Mototherapie. In: Irmischer/Fischer (Hrsg.), 55–60

Schilling, F. (1996): Motologie – das Marburger Konzept. In: Werle (Hrsg.), 59–88

Schilling, F. (2001): Persönliches zur Geschichte der Psychomotorik. In: Irmischer/Hammer (Hrsg.), 21–25

Schilling, F. (2002a): Von den Anfängen des KTK zu einem umfassenden motodiagnostischen Konzept. In: Mertens (Hrsg.) (2002), 131–142

Schilling, F. (2002b): Motodiagnostisches Konzept zur Planung von psychomotorischer Förderung und Behandlung. Motorik 25, 2, 50–58

Schilling, F. (2009): Punktier- und Leistungs-Dominanztest für Kinder (5–12 Jahre). Borgmann, Dortmund

Schilling, F. (2014): Körperkontrolle und kindliche Entwicklung. KTK-Normtabellen erweitert. Motorik, 37, 4, 167–177

Schlack, H. G. (2000): Handeln statt Behandeln. In: Leyendecker/Horstmann (Hrsg.), 31–38

Schmidt, N. (1992): Erziehungsberatung. Welt des Kindes 70, 4, 16–19
Schmidt-Denter, U. (1999): Soziale Kompetenz. In: Perleth/Ziegler (Hrsg.), 123–132
Schmidt-Denter, U. (2005): Soziale Beziehungen im Lebenslauf. Beltz, Weinheim
Schmidt-Millard, T. (2007): Erziehender Sportunterricht oder Erziehung durch Sport? Sportunterricht 56, 4, 105–107
Schneewind, K. A. (2002): Familienentwicklung. In: Oerter/Montada (Hrsg.), 105–128
Schneider, J. (2011): „Eltern und Kinder bewegen sich aufeinander zu“. Möglichkeiten psychomotorischer Angebote in der Eltern-Kind-Frühförderarbeit. Frühförderung interdisziplinär, 30, 1, 37–47
Schneider, J. (2013a): Zusammenarbeit, die bewegt. Motorik 36, 1, 33–41
Schneider, J. (2013b): Eltern in Bewegung. Motorik 36, 3, 145–152
Schneider, J. (2015): Psychomotorik. Kindergarten heute, 45, 6–7, 34–37
Schneider, J., Fischer, K. (2016): A joint effort for more scope of action: Play area design – the gateway to the development of a culture of participation in “Kindertagesstätten”. In: Fischer, K., Kaschefi-Haude, I., Schneider, J. (Eds.): Strengthening Activity-Orientated Interaction and Growth in the Early Years and in Transition. In: www.signals-eu.com/compendium.html, 17.05.2017, 42–68
Schneider, J., Kopic, A., Jasmund. C. (2015): Qualifikationsprofil Bewegung in der frühen Kindheit. Was frühpädagogische Fachkräfte wissen, können und tun sollten. Springer VS, Wiesbaden
Schneider, W., Lindenberger, U. (2012): Entwicklungspsychologie. 7. Aufl. Beltz, Weinheim
Schneider, W., Sodian, B. (Hrsg.) (2006): Kognitive Entwicklung, Enzyklopädie der Psychologie, Serie V, Band 2, Hogrefe, Göttingen
Schneider, W., Wilkening, F. (Hrsg.) (2006): Theorien, Modelle und Methoden der Entwicklungspsychologie. Enzyklopädie der Psychologie, Serie V, Band 1, Hogrefe, Göttingen
Schölmerich, A., Lengning, A. (2014): Neugier, Exploration und Bindungsentwicklung. In: Ahnert (Hrsg.): Frühe Bindung. Entstehung und Entwicklung. 3. Aufl. Ernst Reinhardt, München, 198–212
Schönrade, S., Pütz, G. (2007): Abenteuer im Piratenland. Borgmann, Dortmund
Schönrade, S., Pütz, G. (2017): Die Abenteuer der kleinen Hexe. 10. Aufl. Borgmann, Dortmund
Schröer, S. (2006): Räume, Ort, Grenzen. Auf dem Weg zu einer Soziologie des Raumes. Suhrkamp, Frankfurt a.M.
Schubert, H.-J., Zink, K. J. (Hrsg.) (1997): Qualitätsmanagement in sozialen Dienstleistungsunternehmen. Luchterhand, Neuwied, Kriftel
Schwarzer, G., Degé, F. (2014): Theorien der Wahrnehmung. In: Ahnert (Hrsg), 94–121
Seeger, C., Seeger, R. (1996): Kostengünstige Naturspielräume und die Umsetzung durch Bürgeraktionen. Forschungsstelle für Spielraumplanung, Selbstverlag, Hohenahr-Altenkirchen
Seeger, C., Seeger, R. (2001): Naturnahe Spiel- und Bewegungsräume. Handbuch für Planung und Gestaltung. Ökotopia-Verlag, Münster
Seeger, C., Seeger, R. (2005): Der Außenraum im Kindergarten – Abenteuer und Entdeckergarten. In: Landessportbund Hessen (Hrsg.), 97–116
Seeger, C., Seeger, R. (2009): Abenteuer- und Entdeckergarten. Der Außenraum im Kindergarten und der „Psychomotorische Ansatz“. Motorik 32, 3, 106–124
Seeger, C., Seeger, R, (2017): Das naturnahe Außenspielgelände in der Kita. Die Kindergartenzeitschrift 48, 2, 30–34

Seewald, J. (1991): Plädoyer für ein erweitertes Bewegungsverständnis. Praxis der Psychomotorik 16, 1, 30–38

Seewald, J. (1992a): Leib und Symbol. Fink, München

Seewald, J. (1992b): Vorläufiges zu einer „verstehenden Motologie". Motorik 15, 4, 204–221

Seewald, J. (1993): Entwicklungen in der Psychomotorik. Praxis der Psychomotorik 18, 2, 49–58

Seewald, J. (1997): Der „Verstehende Ansatz" und seine Stellung in der Theorielandschaft der Psychomotorik. Praxis der Psychomotorik 22, 1, 4–14

Seewald, J. (1998): Zwischen Pädagogik und Therapie – Entwicklungsförderung als Paradigma der Psychomotorik. Praxis der Psychomotorik 23, 3, 136–141

Seewald, J. (2004): Über die Genese des „Verstehenden Ansatzes" in der Motologie. In: Eckert/Hammer (Hrsg.), 27–58

Seewald, J. (2006): Gesundheitsförderung als neues Paradigma der Motologie? In: Fischer/Knab/Behrens (Hrsg.), 282–290

Seewald, J. (2007): Der Verstehende Ansatz in Psychomotorik und Motologie. Ernst Reinhardt, München

Seewald, J. (2009): Wann ist ein Ansatz ein Ansatz? Über Kriterien für psychomotorische Ansätze. Praxis der Psychomotorik 34, 1, 31–34

Seewald, J. (2010): Motologie und Körperpsychotherapie – Ergänzung und Unvereinbarkeit? Motorik 33, 2, 52–54

Seewald, J. (2012): Motologisch orientierte Gesundheitsförderung. Konzeptionelle Überlegungen und praktische Konsequenzen. Motorik 35 (2), 54–60

Seewald, J., Reichenbach, C. (Hrsg.)(2009): Aktuelle Themen der Psychomotorik und Motologie. Zwischen Forschungsfragen und Praxis. Modernes Lernen, Dortmund

Seiler, T. B. (1991): Entwicklung und Sozialisation: Eine strukturgenetische Sichtweise. In: Hurrelmann/Ulich (Hrsg.), 99–119

Seligman, M. E. P. (1975, 1990): Helplessness. Freeman, San Francisco. (dt.: Erlernte Hilflosigkeit. Urban & Schwarzenberg, München 1990)

Selman, R. L. (1981): The child as a friendship philosopher. In: Asher/Gottmann (Eds.), 242–272

Seyda, M. (2011): Persönlichkeitsentwicklung Spiel und Sport. Die Bedeutung des Schulsports für die Selbstkonzeptentwicklung im Grundschulalter. Meyer & Meyer, Aachen

Seyda, M. (2013): Ziele einer Selbstkonzeptförderung von Kindern durch Bewegung. Motorik 36, 2, 72–79

Seyda, M. (2015): Editorial zum Schwerpunktheft Psychomotorik und Selbstkonzept. Motorik 38, 1, 1.

Shepherd, P. (2017): Radical Wholeness. The Embodied Present and the Ordinary Grace of Being. North Atlantic Books, Berkeley

Siegler, R., Eisenberg, N., de Loache, J., Saffran, J. (Hrsg.)(2016a): Entwicklungspsychologie im Kindes- und Jugendalter. 4. Auf., Springer, Berlin, Heidelberg

Siegler, R., Eisenberg, N., de Loache, J., Saffran, J. (Hrsg.)(2016b): Die frühe Kindheit – Sehen, Denken und Tun. In: Siegler/Eisenberg/de Loache/Saffran (Hrsg.), 155–196

Siegler, R., Eisenberg, N., de Loache, J., Saffran, J. (Hrsg.)(2016c): Bindung und die Entwicklung des Selbst. In: Siegler/Eisenberg/de Loache/Saffran (Hrsg.), 397–438

Siegler, R., Eisenberg, N., de Loache, J., Saffran, J. (Hrsg.)(2016d): Theorien der kognitiven Entwicklung. In: Siegler/Eisenberg/de Loache/Saffran (Hrsg.), 117–154

Silbereisen, R. K., Noack, P. (2006): Kontexte und Entwicklung. In: Schneider/Wilkening (Hrsg.), 311–368
Simon, H. (1929): Aktivere Krankenbehandlung in der Irrenanstalt. De Gruyter, Berlin
Simons, J. (2000a): Geschichte der psychomotorischen Therapie in Flandern. Motorik 23, 2, 63–67
Simons, J. (2000b): Psychomotorik in der Therapie von Kindern und Jugendlichen. Motorik 23, 2, 72–76
Sodian, B. (2012): Denken. In: Schneider/Lindenberger (Hrsg.), 385–411
Späker, T. (2009): Psychomotorik in der Natur. Eine Abgrenzung und Einordnung. Praxis der Psychomotorik 34, 3, 112–118
Späker, T. (2010a): Psychomotorik in der Natur. Eine praktische Annäherung. In: Späker/Jessel (Hrsg.), 31–50
Späker, T. (2010b): Psychomotorik in der Natur – Eine theoretische Spurensuche. Motorik 33, 3, 100–111
Späker, T. (2012): Wer darf sich Psychomotoriker nennen? Praxis der Psychomotorik 37, 1, 17–23
Späker, T. (2017a): Natur – Entwicklung und Gesundheit. Schneider Hohengehren, Baltmannsweiler
Späker, T. (2017b): Psychomotorik in der Natur. Eine Befragung zu Naturerfahrungen in der Praxis. Praxis der Psychomotorik 42, 1, 36–41
Späker, T., Jessel, H. (Hrsg.)(2010): Brücken bauen in der Psychomotorik. AKL, Lemgo
Speck, O. (2008): System Heilpädagogik. Eine ökologisch reflexive Grundlegung. 6. Aufl. Ernst Reinhardt, München
Speck, O. (2016): Was ist ein inklusives Schulsystem? Vierteljahreszeitschrift für Heilpädagogik und ihre Nachbargebiete 85, 3, 185–195
Speck, O., Thurmair, M. (Hrsg.) (1989): Fortschritte der Frühförderung entwicklungsgefährdeter Kinder. Ernst Reinhardt, München
Spencer, J. P., Perone, S., Buss A. T. (2011): Twenty years and ongoing strong: A dynamical systems revolution in motor and cognitive development. Child Development Perspectives, 5, 4, 260–266
Spencer, M. B., Swanson, D. P., Harpalani, V. (2015): Development of the self. In: Lerner/Lamb (Eds.), 750–793
Sroufe, L. A., Egeland, B., Carlson, E. A. (1999): One social world: The integrated development of parent-child and peer-relationships. In: Collins/Laursen (Eds.), 241–264
Stabe, E. R. (1996): Rhythmik im Elementar-, Primär- und Sonderschulbereich. Haupt-Verlag, Wien
Stachelhaus, A. (2003): Auswirkungen wahrnehmungs- und bewegungsorientierter Förderung auf die Graphomotorik von Schulanfängern – Eine Längsschnittstudie. Diss. Universität Münster
Stachelhaus, A. (2005): Übungsprogramme für den Psychomotorisch-orientierten Sportunterricht. Hofmann, Schorndorf
Stachelhaus, A., Strauß, B. (2005): Die Förderung graphomotorischer Fertigkeiten von Erstklässlern durch psychomotorische Übungen im Sportunterricht. Zeitschrift für Entwicklungspsychologie und Pädagogische Psychologie 37, 4, 194–204
Stahl-von Zabern, J., von Zabern, L., Kopic, A., Klein, J., Beudels, W. (2013): Bewegungsbezogene Qualifikationen frühpädagogischer Fachkräfte. Empirische Befunde des Verbundprojektes "Bewegung in der frühen Kindheit" (BiK) zum Aus- und Fortbildungsstand frühpädagogischer Fachkräfte im Bildungsbereich Bewegung. Motorik 36, 3, 132–137

Stahl-von Zabern, J., Beudels, W., von Zabern, L., Kopic, A., Klein, J. (2016): Vom Bewegungsverständnis zur Bewegungspraxis. In: Fischer et al (Hrsg.), 105–129
Stange, H. (2006): Kindheit heute. In: Fritz/Klupsch-Sahlmann/Ricken (Hrsg.), 37–60
Staudinger, U. M. (2007): Lebensspannen–Psychologie. In: Hasselhorn/Schneider (Hrsg.), 71–82
Stehno, V. (1997): Zur Geschichte der Motopädagogik in Österreich. In: Pinter-Theis/Theis (Hrsg.), 9–10
Steingrüber, H.-J (2010): Hand-Dominanz-Test. 3. überarb. Aufl. Hogrefe, Göttingen
Stibbe, G. (2013): Zum Spektrum sportdidaktischer Positionen – ein konzeptioneller Trendbericht. In: Aschebrock/Stibbe (Hrsg.), 19–52
Stiller, J., Alfermann, D. (2008): Inhalte und Struktur des physischen Selbstkonzepts. In: Conzelmann/Hänsel (Hrsg.), 14–25
Strack, F., Martin, L., Stepper, S. (1988): Inhibiting and Facilitating Conditions of the Human Smile: A Nonobstrusive Test of the Facial Feedback Hypothesis. Journal of Personality and Social Psychology, 54, 768–777
Strengmann-Kuhn, W., Hauser, R. (2018): International vergleichende Armutsforschung. In: Huster/Boeckh/Mogge-Grotjahn (Hrsg.), 179–201
Subellok, K. (Hrsg.): Sprachtherapie: fröhliche Wissenschaft oder blinde Praxis? Ausbildung akademischer Sprachtherapeutinnen in Dortmund. Athena Verlag, Oberhausen
Tamboer, J. (1979): Sich bewegen – ein Dialog zwischen Mensch und Welt. Sportpädagogik, 3. 2, 14–19
Teuchert-Noodt, G., Lehmann, K. (2005): Entwicklungsneuroanatomie. In: Herpertz-Dahlmann/Resch/Schulte-Marwort/Warnke (Hrsg.), 19–36
Thelen, E., Smith, L. B. (2006): Dynamic Systems Theroies. In: Damon, W., Lerner, R. M. (Eds.), 258–312
Thiesen, P. (1994): Klassische Kinderspiele. Beltz, Weinheim
Thiesen, P. (1999): Himmel, Hölle und Co. Beltz, Weinheim
Thomae, H. (1968, 1996): Das Individuum und seine Welt: eine Persönlichkeitstheorie. 3. Aufl., Hogrefe, Göttingen
Thurmair, M. (2013): Netzwerke Frühe Hilfen und der Beitrag von Frühförderstellen. Frühförderung interdisziplinär 32 (4), 206–221
Thurmair, M., Naggl, M. (2010): Praxis der Frühförderung. 4. Aufl. Ernst Reinhardt, München
Tietze, W., Rossbach, G. (Hrsg.) (1993): Erfahrungsfelder in der frühen Kindheit. Bestandsaufnahme, Perspektiven. Lambertus, Freiburg
Trebels, A. (1992): Das dialogische Bewegungskonzept. Sportunterricht, 41 (1), 20–29
Treeß, H. (2001): Psychomotorik und Gemeinwesenarbeit. Praxis der Psychomotorik 26, 4, 224–229
Trojan, A., Sturm, B. (Hrsg.) (1986): Gesundheit fördern statt kontrollieren. Fischer, Frankfurt a.M.
Trommelen, S. (2018): „Du traust dich ja gar nichts!“ Ressourcenorientierter Umgang mit Ängsten in der Psychomotorik. Praxis der Psychomotorik 43, 1, 32–41
Trouli, K. (2008): Psychomotor education in preschool years – an experimental research. European Psychomotricity Journal 1, 23–27
Tschacher, W., Bergomi, C. (2011): The implications of Embodiment. Cognition and Communication. Imprint-Academic, Exeter
Tschacher, W., Storch, M. (2012): Die Bedeutung von Embodiment für Psychologie und Psychotherapie. Psychotherapie 17, 2, 259–267

Tschacher, W., Storch, M. (2017): Grundlagen des Embodiment-Ansatzes in den Humanwissenschaften. Motorik 40, 3, 118–126

Ullmann, J. (2003): Meilensteine in der Entwicklung der Psychomotorik und Motopädagogik in Österreich. In: Weiß/Ullmann (Hrsg.): Motopädagogik, 11–14

Valkanover, S. (2015): Wissen kompakt: Selbstkonzept. Motorik 38, 1, 31–33

Valsiner, J., Connolly, K. J. (Eds.) (2003): Handbook of developmental psychology. Sage, London

Vetter, M. (1998): Was lernt man eigentlich in einer Bewegungslandschaft? Praxis der Psychomotorik 23, 1, 4–12

Vetter, M. (2001): Handlungsorientierte psychomotorische Diagnostik. Aktueller Diskussionsstand und Bezugspunkte im empirischen Unterrichtsversuch. Verlag Dissertation.de, Berlin

Vetter, M. (2003): Handlungstheorie als integratives Modell in der Psychomotorik. Motorik 26, 2, 55–66

Vetter, M. (2004): Wer wagt, gewinnt, oder: Hilft Risikokompetenz Unfälle zu vermeiden. In: Zimmer/Hunger (Hrsg.), 162–167

Vetter, M. (2013): Nicht immer mit Kanonen auf Spatzen! Forschung muss vielfältig sein. Motorik 36, 1, 18–27

Vetter, M. (2015): Forschungsrezeptionen zur Wirksamkeit: Kuckuckseier in pädagogogisch-therapeutischen Berufen? Vierteljahreszeitschrift für Heilpädagogik und ihre Nachbargebiete 84, 2, 151–162

Vierhaus, M. (2014): Soziale Fähigkeiten. In: Lohaus/Glüer (Hrsg.), 117–134

Viernickel, S. (2013): Zur Bedeutung der Peerkultur. In: Fried/Roux (Hrsg.), 66–74

Villinger, R. (Hrsg.) (1960): Jahrbuch der Kinder- und Jugendpsychiatrie. Bd. II. Huber, Bern

Voglsinger, J. (2016): Bewegtes Lernen – bewegtes Denken. In: Weiß/Voglsinger/Stuppacher (Hrsg.), 41–63

Volkamer, M., Zimmer, R. (1986): Kindzentrierte Mototherapie. Motorik 9, 2, 49–58

Vortisch, E., Wendler, M. (1993). Vom Körperraum zum Lebensraum. Eine Sammlung von Spielanregungen zur Entwicklungsförderung von Kindern. Sportunterricht 42, 8, 113–120 (Lehrhilfen)

Waddington, C. H. (1957): The strategy of the genes. Allen & Unwin, London

Walter, J. (2002): „Einer flog über das Kuckucksnest“ oder welche Interventionsformen erbringen im sonderpädagogischen Feld welche Effekte? Zeitschrift für Heilpädagogik 53, 11, 442–450

Weber, A. M. (2017): Die körperliche Konstitution von Kognition. Metzler, Wiesbaden

Wegner, M., Scheid, V., Knoll, M. (Hrsg.)(2015): Handbuch Behinderung im Sport. Hofmann, Schorndorf

Wehle, P. (2003): Am Anfang war der Rhythmus. In: Weiß/Ullmann (Hrsg.), 175–194

Weinert, F. E. (2000): Begabung und Lernen. Neue Sammlung 3, 353–368

Weiß, H. (1989): Entwicklungen und neue Problemstellungen in der Zusammenarbeit mit den Eltern. In: Speck/Thurmair (Hrsg.), 71–102

Weiß, H. (2013): Interdisziplinäre Frühförderung und Frühe Hilfen: Kooperationspartner in präventiven Netzwerken für entwicklungsgefährdete Kinder und deren Familien. Frühförderung interdisziplinär 32, 2, 67–81

Weiß, O. (1996): Motologie aus Sicht der Soziologie: Zur sozialen Bedeutung der Bewegung. In: Amft/Seewald (Hrsg.), 153–158

Weiß, O. (2018): Effizientes Lernen als inhaltlicher Schwerpunkt des Universitätslehrgangs „Psychomotorik“ (MA) an der Universität Wien. Motorik 41, 1, 40–42

Weiß, O., Ullmann, J. (Hrsg.) (2003): Motopädagogik. Facultas Verlags- und Buchhandels AG, Wien

Weiß, O., Voglsinger, J., Stuppacher, N. (Hrsg.)(2016): Effizientes Lernen durch Bewegung. Waxmann, Münster

Weizsäcker, V. von (1947, 1993): Der Gestaltkreis. Theorie der Einheit von Wahrnehmen und Bewegen. Thieme, Stuttgart

Welsche, M. (2018a): Beziehungsorientierte Bewegungspädagogik. Ernst Reinhardt, München

Welsche, M. (2018b): Sportorientierte Angebote in der teil- und vollstationären Jugendhilfe. Überlegungen zu grundlegenden Prinzipien der Durchführung. Motorik 41, 1, 11–17

Welsche, M., Schillinger, C. (2015): Bewegung und Sport als Thema in ausgewählten Fachzeitschriften der Sozialen Arbeit: Stand der Dinge und Implikationen für Fachwissenschaft wie Praxis. Neue Praxis 45, 4, 435–443

Welter-Enderlin, R. (2012): Einleitung: Resilienz aus Sicht von Beratung und Therapie. In: Welter-Enderlin/Hildenbrand (Hrsg.), 7–19

Welter-Enderlin, R., Hildebrand, B. (Hrsg.)(2012): Resilienz – Gedeihen trotz widriger Umstände. 4. Aufl. Carl-Auer-Systeme-Verlag, Heidelberg

Weltzien, D. (Hrsg.)(2013): Das Spiel des Kindes. Kindergarten heute. Wissen kompakt. Herder, Freiburg

Wendler, M. (2001): Diagnostik und Förderung der Grafomotorik. Konzeptionelle Überlegungen zu einem entwicklungs- und bewegungsorientierten Schriftspracherwerb. Diss. Phil. Erziehungswissenschaften Marburg

Wendler, M. (2006): Der Körper als Fundament des Lernens und seine Bedeutung im Spiegel der aktuellen Bildungsdiskussion. In: Fischer/Knab/Behrens (Hrsg.), 44–57

Wendler, M. (2014): Handeln – Sprechen – Schreiben. Plädoyer für eine körper- und bewegungsorientierte Grundlegung im Schriftspracherwerb zur Verbesserung der Chancengerechtigkeit. In: Hunger/Zimmer (Hrsg.), 254–257

Wendler, M. (2015a): Körper(lichkeit) in verschiedenen Fachdiskursen – ein Desiderat. In: Wendler/Huster (Hrsg.), 81–101

Wendler, M. (2015b): Handeln – Sprechen – Schreiben – Ein Bildungskonzept zur Einführung und Begleitung des Schriftspracherwerbs. In: Hunger/Zimmer (Hrsg.), 166–171

Wendler, M. (2017a): Embodied Action: Lernen mit dem ganzen Körper. Motorik 40, 3, 127–136

Wendler, M. (2017b): „Embodied Action!: Lesen, Rechnen, Schreiben mit dem ganzen Körper. In: Zimmer/Hunger (Hrsg), 155–158

Wendler, M. (2018): Bewegung und Körperlichkeit als Risiko und Chance. In: Huster/Boeckh/Mogge-Grotjahn (Hrsg.), 663–686

Wendler, M., Huster, U. (Hrsg.)(2015): Der Körper als Ressource in der Sozialen Arbeit. Grundlegungen zur Selbstwirksamkeitserfahrung und Persönlichkeitsentwicklung. Springer VS, Wiesbaden

Werle, J. (Hrsg.) (1996): Forschung im Sport mit Sondergruppen. Heidelberger Fachgespräche zur Sportwissenschaft. Bd. 7. Institut für Sport und Sportwissenschaft, Selbstverlag, Heidelberg

WHO (1986): Die Ottawa-Charta. In: Trojan/Sturm (Hrsg.), 84–92

WIFF – Weiterbildungsinitiative Frühpädagogischer Fachkräfte (Hrsg.)(2014): Kompetenzorientierte Gestaltung von Weiterbildungen. Grundlagen für die Frühpädagogik. Deutsches Jugendinstitut (WIFF Wegweiser Weiterbildung 7).

WIFF – Weiterbildungsinitiative Frühpädagogischer Fachkräfte (2017). In: www.weiterbildungsinitiative.de/studium-und-weiterbildung/studium/studiengangsdatenbank/#logo, 01.08.2017
Wilk, M., Jasmund, Chr. (2015): Kita-Räume pädagogisch gestalten. Beltz, Weinheim
Wilkening, F., Cacchione, T. (2007): Theorien dynamischer Systeme in der Entwicklungspsychologie. In: Hasselhorn/Schneider (Hrsg.), 49–61
Wilkening, F., Huber, S., Cacchione, T. (2006): Intuitive Physik im Kindesalter. In: Schneider/Sodian (Hrsg.), 823–859
Wilkening, F., Krist, H. (2008): Entwicklung der Wahrnehmung und Psychomotorik. In: Oerter/Montada (Hrsg.), 413–435
Wilson, M. (2012): Six views of embodied cognition. Psychonomic Bulletin & Review 9, 4, 625–636
Windmüller, S., Strecker, S. (2018): Friede, Freude, Eierkuchen … Eine psychomotorische Perspektive auf die sozial-emotionale Entwicklung. Praxis der Psychomotorik 43, 1, 10–16
Winkler, Y. (2012): Komplexleistung Interdisziplinäre Frühförderung – Leistungsangebot in der Heilpädagogischen Praxis. In: Gebhard/Hennig/Leyendecker (Hrsg.), 201–210
Wirtz, S. (2007): Kinder und Eltern in Bewegung. Ideen und Ansätze einer psychomotorischen Familienbegleitung in der Frühförderung unter besonderer Berücksichtigung bildungstheoretischer Grundlagen. Unveröff. Diplomarbeit Köln
Witherington, D. C. (2015): Dynamic systems in developmental science. In: Lerner/Overton/Molenaar (Eds.), 63–112
Wittmann, G. W. (1991): Soziale Kompetenz im Kindergarten. Eine Explorationsstudie mit türkischen und deutschen Kindern. Profil-Verlag, Freiburg
Wolf, B. (2010a): Zwei Türen, die in denselben Raum führen – Körperpsychotherapie und Motologie. Motorik 33, 2, 46–51
Wolf, B. (2010b): Bearbeiten können, was angestoßen wird – Körperpsychotherapie und Motologie. In: Späker/Jessel (Hrsg.), 217–229
Wolf, B. (2016): Fünf Jahre Körperpsychotherapie studieren in Marburg. Motorik 39,2, 100–102
Wustmann, C. (2005): Die Blickrichtung der neueren Resilienzforschung. Zeitschrift für Pädagogik 51, 192–206
Wustmann, C. (2015): Resilienz. Widerstandsfähigkeit von Kindern in Tageseinrichtungen. 5. Aufl. Cornelsen, Berlin
Wygotski, L. S. (1971): Denken und Sprechen. Fischer, Stuttgart
Zacharias, W. (Hrsg.)(1987): Spielraum für Spielräume. Pädag. Aktion, Müchen
Zeiher, H. (1983): Die vielen Räume der Kinder. Zum Wandel räumlicher Lebensbedingungen seit 1945. In: Preuss-Lausitz (Hrsg.), 176–195
Zeiher, H. (2005a): Der Machtgewinn der Arbeitswelt über die Zeit der Kinder. In: Hengst/Zeiher (Hrsg.), 201–226
Zeiher, H. (2005b): Neue Zeiten – neue Kindheiten? Wandel gesellschaftlicher Zeitbedingungen und die Folgen für die Kinder. Zeitschrift für Familienforschung. Sonderheft 5, 74–91
Zeiher, H. J., Zeiher, H. (1998): Orte und Zeiten der Kinder. 2. Aufl. Juventa, München
Ziemen, K. (2018): Didaktik und Inklusion. Vandenhoeck & Ruprecht, Göttingen
Zimmer, R. (1981a): Motorik und Persönlichkeitsentwicklung bei Kindern im Vorschulalter. Hofmann, Schorndorf
Zimmer, R. (1981b): Die Bedeutung sensomotorischer Erfahrungen für die kognitive Entwicklung des Kindes. Motorik 4, 4, 139–149

Zimmer, R. (1981c): Methoden zur Erfassung des motorischen Entwicklungsstandes. In: Clauss (Hrsg.) (1981), 234–280
Zimmer, R. (2001): Was Kinder stark macht. Fähigkeiten wecken – Entwicklung fördern. Herder, Freiburg
Zimmer, R. (2002): Selbstkonzept und Identität – Schlüsselbegriffe psychomotorischer Förderung. In: Mertens (Hrsg.), 68–76
Zimmer, R. (2004): Kindzentrierte psychomotorische Entwicklungsförderung. In: Köckenberger/Hammer (Hrsg.), 55–67
Zimmer, R. (2005): Wirkungsvolles Lernen – Selbstwirksamkeit erleben. Erleben und lernen. Internationale Zeitschrift für handlungsorientiertes Lernen 3, 4, 16–20
Zimmer, R. (2006a): Psychomotorik. In: Haag/Strauß (Hrsg.), 187–203
Zimmer, R. (2007a): Bildung durch Bewegung – Bewegung in der Bildung. Motorik 30, 1, 3–11
Zimmer, R. (2007b): Braucht Bildung Bewegung? Früh übt sich, wer nicht sitzen bleiben will! In: Hunger/Zimmer (Hrsg.), 23–29
Zimmer, R. (1999/2006b/2012): Handbuch der Psychomotorik. 1./8./13. Aufl. Herder, Freiburg
Zimmer, R. (1996, 2013): Handbuch der Bewegungserziehung. 12. Aufl. Herder, Freiburg
Zimmer, R. (2014): Inklusive Bildungsprozesse – von Anfang an bewegt gestalten. In: Hunger/Zimmer (Hrsg.), 24–32
Zimmer, R. (2015a): Ich laufe, also bin ich. Wie der Aufbau des Selbstkonzepts mit Bewegungserfahrungen zusammenhängt. Kindergarten heute 45, 9, 8–13
Zimmer, R. (2015b): Motoriktest für vier- bis sechsjährige Kinder. 2. Aufl. Hogrefe, Göttingen
Zimmer, R., Dzikowski, P. (2007): Sozialkompetenz stärken – Ein Beitrag aus dem Projekt „Bewegungs- und Gesundheitsförderung in Kindertagesstätten". Motorik 30, 1, 35–43
Zimmer, R., Hunger, I. (Hrsg.) (2001): Kongressbericht „Kindheit in Bewegung" 23.–25.3.2000 in Osnabrück. Hofmann, Schorndorf
Zimmer, R., Hunger, I. (Hrsg.)(2004): Wahrnehmen – Bewegen – Lernen. Kindheit in Bewegung. Hofmann, Schorndorf
Zimmer, R., Hunger, I. (Hrsg.)(2017): Gut starten. Bewegung – Entwicklung – Diversität. Hofmann, Schorndorf
Zimmer, R., Volkamer, M. (1987): MOT 4–6. Motoriktest für vier- bis sechsjährige Kinder. Manual. Beltz, Weinheim
Zimmermann, G. (2015): Der Körper als Ressource in der (offenen) Kinder- und Jugendarbeit. In: Wendler/Huster (Hrsg.), 203–218

Internet-Links zu Tabelle 12 (Testverfahren)

Die einzelnen Tests sind bei einer Suche unter dem Link www.testzentrale.de zu finden (KTK, HDT, MOT 4-6, BOT-2, FEW-2, PTK-LDT, M-ABC-2, ET 6-6 R).

Adressen

Nationale und internationale Vereinigungen für Psychomotorik

Deutsche Gesellschaft für Psychomotorik e.V.
www.dgfpm.org

Aktionskreis Psychomotorik e.V.
www.psychomotorik.com

Berufsverband der Motologen – Diplom/ / Master (BVDM)
www.motologie.net

Deutscher Berufsverband der MotopädInnen und MototherapeutInnen DBM e.V.
www.motopaedie-verband.de

Wissenschaftliche Vereinigung für Psychomotorik und Motologie e.V. (WVPM)
www.wvpm.org

Europäisches Forum für Psychomotorik
www.psychomot.org

Bundesverband der Ausbildungsstätten für staatlich anerkannte Motopädinnen/ Motopäden e.V. (BAM)
www.motopaedie-verband.de

Aktionskreis Psychomotorik e.V.
Bundesgeschäftsstelle
Kleiner Schratweg 32
32657 Lemgo
www.psychomotorik.com

Aktionskreis Motopädagogik in Österreich – akmö
Döblinger Hauptstr. 7a/2/43
1190 Wien
http://akmoe.at

Berufsverband Psychomotorik Österreich –PMÖ
Rötzergasse 56–58/1/16
1170 Wien
www.psychomotorik.or.at

Verband der Psychomotoriktherapeutinnen und -therapeuten – Psychomotorik Schweiz
Genfergasse 10
3011 Bern
www.psychomotorik-schweiz.ch

Hochschul- und Fachschulausbildungen in der Psychomotorik

Masterstudiengang Motologie
Philipps-Universität Marburg
Institut für Sportwissenschaft und Motologie
Universität Marburg
Barfüßerstr. 1
35032 Marburg
www.uni-marburg.de/fb21/motologie

Master "Psychomotorik als Frühe Hilfe in Institutionen der Kindheit"
Universität zu Köln
Humanwissenschaftliche Fakultät
Lehrstuhl: Bewegungserziehung und Bewegungstherapie
Gronewaldstr. 2a
50931 Köln
www.hf.uni-koeln.de/30056

Bachelorstudiengang Kindheitspädagogik mit dem Schwerpunkt „Bildung durch Bewegung"
Hochschule Niederrhein
Fachbereich Sozialwesen
Studienort Mönchengladbach
Richard-Wagner-Str. 101
41065 Mönchengladbach
www.hs-niederrhein.de/

Bachelorstudiengang Interdisziplinäre Physiotherapie – Motologie – Ergotherapie
Hochschule Emden/Leer
Fachbereich Soziale Arbeit und Gesundheit
Constantiaplatz 4
26723 Emden
www.hs-emden-leer.de

Masterstudium Psychomotorik/
Universität Wien
Auf der Schmelz 6a
1150 Wien
www.postgraduatecenter.at/weiterbildungsprogramme/gesundheit-naturwissenschaften/psychomotorik

Bachelorstudiengang Psychomotoriktherapie
Interkantonale Hochschule für /Heilpädagogik Zürich
Department pädagogisch-therapeutische Berufe
Schaffhauserstrasse 239
8050 Zürich
www.hfh.ch/de

Bachelorstudiengang Psychomotoriktherapie
Haute école de travail social
16, rue du Pré-Jérome
1211 Genève 4
www.hesge.ch/hets/formation-base/bachelor-science-en-therapie-psychomotrice

Fachschulen für Motopädie/Mototherapie mit staatlich anerkannter Ausbildung

Fachschule für Motopädie der Wirtschaft- und Sozialakademie
der Arbeitnehmerkammer Bremen gGmbH (wisoak)
Dölvestr. 8
28207 Bremen
www.wisoak.de/fachschulen/fachschule-fuer-motopaedie

Berufskolleg Bergisch Gladbach – Fachschule für Motopädie
Bensberger Straße 134–146
51469 Bergisch Gladbach
www.bkgl.de/start

Berufskolleg Lise Meitner – Fachschule für Motopädie
Lonsweg 24
48683 Ahaus
www.bklm-ahaus.de

LWL Berufskolleg- Fachschulen Hamm
Staatliche Fachschule für Motopädie
Heithofer Allee 64
59071 Hamm
www.westf-berufskolleg.de

Berufskolleg Michaelshoven – Fachschule für Motopädie
Pfarrer-te-Reh-Straße 5
50999 Köln
www.diakonie-michaelshoven.de

Berufskolleg Vera Beckers – Fachschule für Motopädie
Girmesgath 1131
47803 Krefeld
www.bkvb.de

Weber Schule – Fachschule für Motopädie
Emanuel-Leutze-Str. 8
40547 Düsseldorf/
www.weber-schule.de

Franz Sales Berufskolleg – Fachschule für Motopädie
Steeler Straße 261
45138 Essen
www.franz-sales-haus.de

Fachschule für Motopädie am Märkischen Berufskolleg des Kreises Unna –
Nachfolge der Motopädie-Gründungsschule Ernst-Kiphard-Berufskolleg Dortmund
Parkstr. 22
59425 Unna
www.motopaedieschule.de

Private Fort- und Weiterbildungsinstitute und –Akademien

Zentrum für Aus- und Fortbildung in Psychomotorischer Praxis Aucouturier – ZAPPA
Professor-Neu-Allee 6
53225 Bonn
www.zappa-bonn.de

DRK Soziale Dienste OWL gGmbH –
Institut für psychomotorische Entwicklungsförderung – ipe
August-Bebel-Straße 8
33602 Bielefeld
www.drk-sozial.de

Fachschule für Motopädagogik
Süderdorfkamp 22
24536 Neumünster
www.motopaedie-ausbildung.ibaf.de

Fortbildungsakademie für Psychomotorik
Lerchenweg 3
91126 Schwabach
www.majewski-akademie.de

Institut für Bewegungsbildung und Psychomotorik – IBP
Gröbenhüter Str. 9
82194 Gröbenzell
www.ibp-psychomotorik.de

FIPS – Fortbildungsinstitut für Psychomotorik
Heeper Str. 174
33607 Bielefeld
www.pf-bielefeld-herford.de

Rheinische Akademie – Erwachsenenbildung im Förderverein Psychomotorik
Wernher- von Braun Str. 3
53113 Bonn
www.psychomotorik-bonn.de

SPI – Sozialpädagogisches Institut Gütersloh e.V.
Verler Str. 6
33332 Gütersloh
www.spi-gt.de

Psychomotorisches Förderzentrum FluVium
Oesterholzstraße 89–91
44145 Dortmund
www.vincenz-jugendhilfe.de/fluvium.php

Deutsche Akademie für Psychomotorik (dakp)
Kleiner Schratweg 32
32657 Lemgo
www.dakp.de

Fachzeitschriften

Motorik. Zeitschrift für Psychomotorik in Entwicklung, Bildung und Gesundheit
Ernst Reinhardt GmbH & Co KG
Kemnatenstraße 46
80639 München

Praxis der Psychomotorik
Zeitschrift für Bewegungs- und Entwicklungsförderung
Verlag modernes lernen
Borgmann GmbH & Co. KG
Schleefstraße 14
44287 Dortmund

Bulletin
Offizielles Publikationsorgan des Berufsverbands Psychomotorik Schweiz für seine Mitglieder. Erscheinungsweise zweimal im Jahr in Deutsch und Französisch

Sachregister